Misslungene Interventionen in der Extremitäten- und Wirbelsäulenchirurgie

Rainer-Peter Meyer
Fabrizio Moro
Hans-Kaspar Schwyzer
Dezsö J. Jeszenszky

Hrsg.

Misslungene Interventionen in der Extremitäten- und Wirbelsäulen- chirurgie

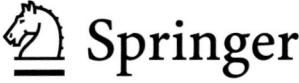

Springer

Hrsg.
Dr. med. Rainer-Peter Meyer
Abteilung Obere Extremitäten
Schulthess Klinik
Zürich, Schweiz

Dr. med. Hans-Kaspar Schwyzer
Abteilung Obere Extremitäten
Schulthess Klinik
Zürich, Schweiz

Dr. med. Fabrizio Moro
Abteilung Obere Extremitäten
Schulthess Klinik
Zürich, Schweiz

Dr. med. Dezsö J. Jeszenszky
Abteilung für Wirbelsäulen-und
Neurochirurgie
Schulthess Klinik
Zürich, Schweiz

Fotografien von Andreas Lütscher
Bilddokumentation
Schulthess Klinik
Zürich, Schweiz

ISBN 978-3-662-59411-7   ISBN 978-3-662-59412-4   (eBook)
https://doi.org/10.1007/978-3-662-59412-4

Die Deutsche Nationalbibliothek verzeichnet diese Publikation in der Deutschen Nationalbibliografie;
detaillierte bibliografische Daten sind im Internet über http://dnb.d-nb.de abrufbar.

Springer

Fotonachweis Umschlag: © Andreas Lütscher, Schulthess Klinik Zürich, Leiter der Bilddokumentation

Springer ist ein Imprint der eingetragenen Gesellschaft Springer-Verlag GmbH, DE und ist ein Teil von
Springer Nature.
Die Anschrift der Gesellschaft ist: Heidelberger Platz 3, 14197 Berlin, Germany

Für alle Patienten ...
... die unter missratener Chirurgie zu leiden hatten und uns Ärzten diese Fehlleistungen nachsehen.

Geleitwort

Zusammen mit den Herausgebern dieses Bandes haben wir eine Zeitspanne in der Orthopädie erlebt, welche hinsichtlich operativem und technischem Fortschritt seinesgleichen sucht. So war es unserer Generation vergönnt, die unglaubliche Entwicklungsgeschichte der Gelenkchirurgie von den Anfängen der modernen Hüftprothetik über die Arthroplastik der Kniegelenke, der Schulter- und Ellbogengelenke sowie schliesslich auch der kleinen Gelenke an den Händen hautnah mit zu erleben. Gleichzeitig hat auch die Wirbelsäulenchirurgie eine Blüte mit neuen Fixations- und Korrekturmöglichkeiten erfahren. Etwas später sind Arthroskopie und minimal invasive Techniken hinzugekommen.

Neben den eindrücklichen, bedeutenden Fortschritten haben wir auch Irrwege und Fehlentwicklungen gesehen und erlebt. Denn leider verhalten sich Biologie und Biomechanik oft nicht genau so, wie wir und die Theorie uns das vorstellen. Eine fast unüberschaubare Reihe von Entwicklungen sind stillschweigend in den Schubladen der Forschungs- und Entwicklungsabteilungen entsorgt worden. Leider, und jetzt kommen wir zum Punkt, liegt hinter jeder Fehlentwicklung und jedem missratenen Eingriff ein Patient, auf dessen Rücken die Suche nach dem Fortschritt ausgetragen wurde. Dies gilt sowohl für neue Operationstechniken wie neue, theoretisch bessere Implantate und Kunstgelenke. Die Euphorie des Fortschritts hat leider nicht selten den kritischen Blick auf die Gefahren solcher Entwicklungen getrübt.

Vor diesem Hintergrund entstand die Entwicklung von Mechanismen und Instrumenten zur Qualitätskontrolle. Diese hat im Bereich der unteren Extremitäten früher eingesetzt, geht es doch vor allem um eine schmerzfreie, normale Gehfähigkeit, welche vergleichsweise einfach messbar ist. An der oberen Extremität ist die Qualitätskontrolle komplexer, da der Nachweis des Patientennutzens schwieriger zu erbringen ist und eine Anzahl von Messinstrumenten zur Messung der subjektiven Ergebnisqualität durch den Patienten voraussetzt. Mit der Validierung und Integration in den klinischen Alltag konnte ein zertifiziertes Qualitätskontrollsystem eingeführt werden, welches eine Pionierleistung war.

Qualitätskontrolle verschleisst personelle und finanzielle Ressourcen und stellt immer auch einen Willensakt dar. Neben Eigenmitteln braucht es meist externe Fördermittel oder Zuwendungen von Stiftungen.

Die Schaffung von Implantat-Registern hatte es äusserst schwer. Erst das Umdenken in der Fehlerkultur und der politische Druck dahinter hat diesen zum Durchbruch verholfen.

Im Bereiche des Bewegungsapparates steht das langfristige Denken im Zentrum des Indikationsprozesses, haben wir es doch bei jungen Patienten mit einem wachsenden Organismus zu tun. Behandlungsfehler im Wachstumsalter potenzieren den Schaden. Bei älteren Patienten geht es im Wesentlichen um langfristige Funktionserhaltung und Lebensqualität. Daher haben Indikations- und Behandlungsfehler immer eine langfristige Dimension und sind deshalb umso gravierender für die Betroffenen.

Indikations- und Ergebnisqualität stehen in der Orthopädie im Vordergrund. Beide sind aber auch eng verbunden mit der Prozessqualität. Diese steht heute vor allem im Fokus der Gesundheitspolitik. Der Umgang mit dem Patienten, die Gesprächskultur, die Abläufe im Operationssaal und die Betreuung vor und nach einem Eingriff sind integrierende Bestandteile der Prozessqualität. So hat die Einführung von Checklisten die Abläufe sicherer gemacht. Im Fokus der Politik stehen auch Mindestfallzahlen. Aber hohe Fallzahlen für sich allein verbessern die Prozessqualität nicht; Erfahrung allein schütz nicht vor Fehlern. Die Routine, so lernt jeder Flugschüler, birgt Risiken in sich und kann dazu verleiten, Ausnahmesituationen auszublenden.

Für uns Orthopäden steht noch ein anderer Aspekt im Vordergrund. Die rekonstruktiven Möglichkeiten der Gelenkchirurgie, die zunehmende Überalterung der Bevölkerung und der ebenfalls zunehmende Anspruch auf Lebensqualität bis ins höchste Alter haben zu einer Mengen- und Kostenausweitung geführt, welche die Gesundheitssysteme vor schwer lösbare Probleme stellen. Der Nachweis eines relevanten Patientennutzens unserer Tätigkeit ist deshalb ein absolut zentrales Anliegen unserer Qualitätskontrolle und, eng damit verknüpft, der Aus- und Weiterbildung der Orthopäden. Auch der Begriff des Patientennutzens hat sich gewandelt. Es geht nicht nur um Schmerzfreiheit. Es geht um Selbstständigkeit und Arbeitsfähigkeit, um die Stellung in der Gesellschaft und nicht zuletzt um Lebensqualität und Lebensfreude mit allen Möglichkeiten der Freizeitgestaltung und Sportfähigkeit bis ins hohe Alter.

Das vorliegende Buch setzt sich aus individuellen Krankheitsverläufen aus den verschiedenen Gebieten der Orthopädie und Traumatologie zusammen. Am Anfang dieser Einzelschicksale stehen Beurteilungs- und Indikationsfehler oder Fehler, welche im Verlaufe der Behandlung erfolgt sind. Waren diese Fehler vermeidbar? Der Sinn dieser Fragestellung ist nicht Anklage oder mit dem Finger auf den Verursacher zeigen, sondern die Reflexion und das Überdenken der jeweiligen Beurteilungskriterien und Versäumnisse sowie der folgenden Indikationsstellungen. Die Fehlerkultur in der Fliegerei hat es uns gelehrt: diese Art der Verarbeitung und Reflexion der eigenen Fehler führt zur zuverlässigen Qualitätsverbesserung und hilft uns im täglichen Berufsleben, Stolpersteine und Fallgruben rechtzeitig zu erkennen und damit unseren uns anvertrauten Patienten viel Leid zu ersparen.

Das ist der tiefere Sinn dieses Werkes.

Beat R. Simmen

Vorwort

„Früher war das Leben ein Dasein, heute ist es ein Geschäft!"

Dieser Leitfaden zieht sich leider auch durch die Medizin – in mehr oder minder ausgeprägter Form.

Unter dem Begriff „missratene Chirurgie" können wir ein ganzes Kontrastprogramm von Fällen einbringen. Ob eine Hammerzehen-Operation misslingt oder bei einer Wirbelsäulenintervention die ganze Wirbelsäule vom Becken abgehängt und so belassen wird, sind doch zwei recht differente Fälle von „missratener Chirurgie".

Wer produziert „missratene Chirurgie"? Im Klartext: Wir alle. Wer von uns behauptet, keine operativen Misserfolge zu haben, der operiert schlicht nicht.

Bei der vorliegenden Buchpublikation geht es auch nicht darum, eine Anklageschrift zu verfassen. Wie könnten wir auch. Wir sitzen ja alle im selben Boot.

Es gibt in der Orthopädie und in der Extremitätentraumatologie Fälle, bei denen sich die meisten von uns ehrlicherweise eingestehen müssen, dass diese Problemstellungen unser handwerkliches Können überfordern. Und gerade hier möchten wir einsetzen mit „unserer Sicht der Dinge": Es gibt intraartikuläre Trümmerfrakturen im proximalen Humerusbereich, multifragmentäre Luxationsfrakturen am Ellbogen, schwerste Hüft-nahe Femurfrakturen, supra- und infrakondyläre Trümmerbrüche in der Knieregion, Pilon-tibial-Frakturen und noch viele schwerste traumatische Knochenverletzungen mehr.

Es reicht hier nicht aus, dass der Operateur die eine oder andere Form dieser Frakturtypen schon einmal operativ angegangen hat. Um sich an solche Frakturen heranzuwagen, muss der Chirurg über ein hohes handwerkliches Können verfügen, das er nahezu täglich auszuüben hat.

Das gleiche Muster spielt sich bei seltenen, anspruchsvollen orthopädischen Wahleingriffen ab. Ob ein versierter Hüftchirurg sich an die Implantation einer Schulter-Totalprothese wagt, ist diskutabel. Valgisations-Derotations-Verkürzungsosteotomien wollen gelernt sein. Das lässt sich nicht aus einer Operationsanleitung herauslesen.

Und unser *Fazit*:

Der souveräne Chirurg ist sich nicht zu schade, schwierigste Frakturen, auch seltene Wahleingriffe am Bewegungsapparat an einen spezialisierten Fachmann seiner Wahl weiterzugeben. Kein Zacken wird ihm aus der Krone fallen. Im Gegenteil: Der Patient schätzt dieses Eingeständnis seines Chirurgen, dass es ein anderer noch besser kann.

Wenn es uns durch dieses Buch gelingt, einige „missratene Chirurgie-Fälle" zu verhindern, hat sich der Aufwand gelohnt.

R.-P. Meyer
F. Moro
H.-K. Schwyzer
D. J. Jeszenszky

Sommer 2019

Dank

39 Autoren haben sich nicht gescheut, belastende, auch eigene Fälle von missratener Chirurgie in diesem Buch vorzustellen. Wir möchten zuallererst und vor allem diesen Autoren danken für ihre Offenheit in der Analyse der missratenen Chirurgie und für ihr hartnäckiges „Nachsetzen" bis zur erfolgreichen Sanierung. Auch wenn ein vollständiges „Ausbügeln" der Defekte nicht immer möglich war, so ist beim Gros aller Fälle doch eine deutliche Verbesserung sowohl objektiv wie subjektiv gelungen. „Chapeau" vor so viel Können und Durchhaltewillen und ein grosses Dankeschön an jeden der 39 Operateure.

Das digitale Zeitalter hat bei der Buchgestaltung die analoge Zeit definitiv abgelöst. Frau Priti Inderbitzin beherrscht die digitale wie auch analoge Buchbearbeitung souverän. Ihr verdanken wir, wenn Text und Bild so harmonisch ineinander passen.

Wenn man die unzähligen Abbildungen, Röntgenbilder, Skizzen und mehr – korrekt im Text eingebracht – als selbstverständlich hinnimmt, dürfen wir die ordnende Hand von Andreas Lütscher, dem Leiter der Bilddokumentation unserer Klinik, nicht vergessen. Er meistert seinen Auftrag einmal mehr mit Bravour.

Herr Dr. Fritz Krämer, Frau Antje Lenzen, Frau Barbara Knüchel und Frau Yvonne Bell bilden das kompakte Springer-Team, das uns das Bücherschreiben zum Vergnügen macht. Vom „Point Zero" bis zur Auslieferung des Buches werden wir von diesem Team perfekt beraten und betreut.

Herzlichen Dank an alle.

Dr. med. Rainer-Peter Meyer,

Dr. med. Fabrizio Moro,

Dr. med. Hans-Kaspar Schwyzer,

Dr. med. Dezsö J. Jeszenszky

Inhaltsverzeichnis

Mitarbeiterverzeichnis

Dr. med. univ. E. Abermann
Schulthess Klinik
Zürich, Schweiz

Dr. med. H.-J. Becker
Schulthess Klinik
Zürich, Schweiz

PD Dr. med. F. Buck
Schulthess Klinik
Zürich, Schweiz

Dr. med. T. Drobny
Schulthess Klinik
Zürich, Schweiz

Dr. med. J. Drumm
Klinikum Karlsbad-Langensteinbach
Karlsbad, Deutschland

Dr. med. M. Flury
Schulthess Klinik
Zürich, Schweiz

Dr. med. H. Grehn
Orthopädie und Traumatologie des
Bewegungsapparates
Kantonsspital Graubünden
Chur, Schweiz

Dr. med. K. Grob
Kantonsspital St. Gallen
St. Gallen, Schweiz

Dr. med. T. Guggi
Schulthess Klinik
Zürich, Schweiz

Dr. med. D. Herren
Schulthess Klinik
Zürich, Schweiz

Dr. med. A. K. Hickmann
Schulthess Klinik
Zürich, Schweiz

Dr. med. D. J. Jeszenszky
Schulthess Klinik
Zürich, Schweiz

Dr. med. Ch. Jung
Schulthess Klinik
Zürich, Schweiz

Dr. med. F. Kalberer
Kantonsspital Winterthur
Winterthur, Schweiz

Dr. med. F. Kleinstück
Schulthess Klinik
Zürich, Schweiz

Dr. med. Ch. Lampert
Orthopädie am Rosenberg
Klinik Stephanshorn/Hirslanden
St. Gallen, Schweiz

Dr. med. V. Longhino
Schulthess Klinik
Zürich, Schweiz

Dr. med. M. Mattila
Universitäts-Kinderklinik Helsinki
Helsinki, Finland

Dr. med. R.-P. Meyer
Schulthess Klinik
Zürich, Schweiz

Dr. med. F. Moro
Schulthess Klinik
Zürich, Schweiz

PD Dr. med. F. Naal
Schulthess Klinik
Zürich, Schweiz

Dr. med. L. Neukom
Schulthess Klinik
Zürich, Schweiz

PD Dr. med. F. Porchet
Schulthess Klinik
Zürich, Schweiz

Dr. med. O. Pröbstl
Schulthess Klinik
Zürich, Schweiz

Dr. med. B. Purbach
4 Park Close, Grossbritannien, UK

Dr. med. P. Rippstein
Schulthess Klinik
Zürich, Schweiz

PD Dr. med. H. Rüdiger
Schulthess Klinik
Zürich, Schweiz

Prof. Dr. med. M. Ruf
Klinikum Karlsbad-Langensteinbach
Karlsbad, Deutschland

Dr. med. St. F. Schindele
Schulthess Klinik
Zürich, Schweiz

Prof. Dr. med. D. Schlencka
Universitäts-Kinderklinik Helsinki
Helsinki, Finland

Dr. med. T. Schwering
Schulthess Klinik
Zürich, Schweiz

Dr. med. H.-K. Schwyzer
Schulthess Klinik
Zürich, Schweiz

Dr. med. R. Sheikh
FMH für Orthopädie
Baden, Schweiz

Dr. med. P. Siney
4 Park Close, Grossbritannien, UK

Dr. med. M. Spasojevic
Orthopädie und Traumatologie des
Bewegungsapparates
Kantonsspital Graubünden
Chur, Schweiz

Dr. med. Ch. Spormann
Klinik Hirslanden
Zürich, Schweiz

Dr. med. Ch. Tinner
Orthopädie und Traumatologie des
Bewegungsapparates
Kantonsspital Graubünden
Chur, Schweiz

Dr. med. P. Wahl
Kantonsspital Winterthur
Winterthur, Schweiz

Dr. med. S. Zwicky
Schulthess Klinik
Zürich, Schweiz

Eine etwas zwiespältige Einleitung

R.-P. Meyer

1

Missratene Chirurgie muss ja nicht gleich eine Oberschenkelamputation nach vorderer Kreuzband-Plastik bedeuten wie beiliegendes Röntgenbild dramatisch dokumentiert (◘ Abb. 1.1).

Die 50 hier vorgelegten Fälle sollen jedoch in eindringlicher Art aufzeigen, wie bedeutsam die Operationsindikation, die technische Ausführung des Eingriffes und nicht zuletzt auch das chirurgische Können des Operateurs sind.

Über Operationsindikationen bei Wahleingriffen kann man endlos streiten, bei traumatologischen Fällen ist die Diskussionsbreite etwas geringer.

Über die technische Ausführung eines Eingriffes wollen wir nicht zu Gericht sitzen. Zu viele nicht abwägbare Faktoren können da mitspielen. Wenn die technische Fehlleistung jedoch zu evident wird, so wie beispielsweise bei einem Rotationsfehler von 80° nach Marknagelung einer proximalen Humerusschaftfraktur, so sollte dieser Casus nicht einfach durchgewunken werden.

Die subjektive Einschätzung des technischen Könnens eines Operateurs ist primär ein ethisches Problem und somit eine Charakterfrage des jeweiligen Akteurs. Viele medizinische und auch paramedizinische Gründe tauchen bei dieser komplexen Thematik immer wieder auf: Wie effizient und breit war die Ausbildung des Operateurs? Welche Anzahl von ähnlich gearteten Eingriffen hat er bereits bewältigt? Wie stark ist die Beeinflussung zum Eingriff durch den Patienten? Oder stehen auch materielle Anreize an?

Unser vordringliches Postulat: Ist ein Fall zu komplex, eine operative Indikationsstellung zu kontrovers, so ist das Einbeziehen eines entsprechend spezialisierten Chirurgen anzustreben.

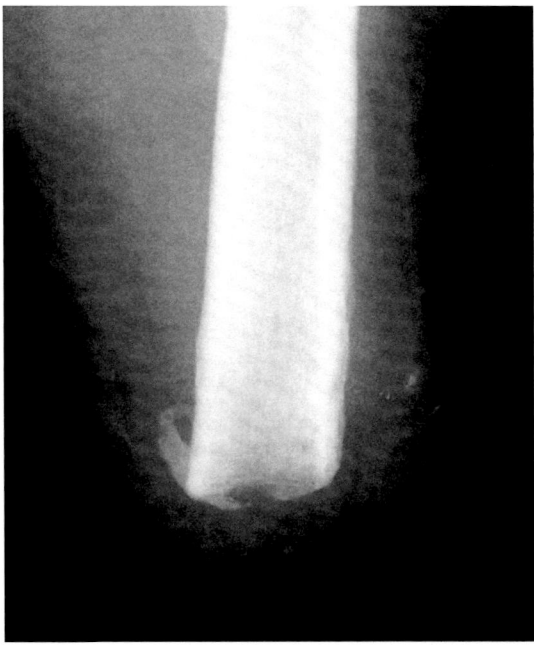

◘ **Abb. 1.1** Oberschenkelamputation nach vorderer Kreuzbandplastik – ein Beispiel für missratene Chirurgie

Am Leser ist es, diese missratenen Fälle entsprechend seinem Wissen und Empfinden zu analysieren. Vieles wird ihm bekannt vorkommen. Ein „Déjà-vu" haben wir wohl alle bei dem einen oder anderen Fall.

Den Autoren ist es ein Bedürfnis, technische Fehler mit den konsekutiven Fehlentwicklungen aufzudecken, nicht um anzuklagen, sondern um ein wenig Remedur zu schaffen in diesem Dickicht von Chirurgie. Ob uns das gelingt, soll jeder Leser für sich selbst entscheiden. Es freut uns, dass Sie dieses Buch in Händen halten.

Ein minimal invasiver Eingriff an der Hüfte mit großen Folgen: Von einem schonenden Zugang zur Luxation und Girdlestone Situation

E. Abermann und F. Naal

© Springer-Verlag GmbH Deutschland, ein Teil von Springer Nature 2020
R.-P. Meyer et al. (Hrsg.), *Misslungene Interventionen in der Extremitäten- und
Wirbelsäulenchirurgie*, https://doi.org/10.1007/978-3-662-59412-4_2

2.1 Der Fall

Eine 61-jährige Patientin stellt sich mit Arthrose-beschwerden im Bereich der rechten Hüfte bei ihrem behandelnden Orthopäden vor. Auf der Gegenseite hatte die Patientin einige Monate zuvor von diesem eine Hüftprothese über einen anterioren minimal invasiven Zugang erhalten und war mit dem Ergebnis sehr zufrieden (◘ Abb. 2.1).

Daher war nun auch rechts die Implantation einer Hüfttotalendoprothese über denselben Zugang geplant. Postoperativ gestaltet sich der Verlauf allerdings anders als auf der Gegenseite. Es kommt bereits in den ersten Tagen nach dem operativen Eingriff zweimal zur Luxation des Gelenkes ohne außergewöhnliche Bewegungen (◘ Abb. 2.2).

Diese können jeweils ohne Probleme geschlossen reponiert werden. Nach vier Tagen erfolgt ein Revisionseingriff mit Kopf- und Inlaywechsel, wobei die Kopfgröße von 32 mm auf 36 mm Durchmesser erhöht und ein längerer Hals gewählt wird. Jedoch kann das Gelenk auch mit diesem Vorgehen nicht stabilisiert werden. Es kommt 14 Tage postoperativ neuerlich zu einer anterioren Luxation. Nach nochmaliger geschlossener Reposition ist die Patientin stark verunsichert und stellt sich deshalb zur Zweitmeinung vor.

2.2 Second Opinion

23 Tage nach dem Ersteingriff leidet die Patientin vor allem an starken muskulären Verspannungen und Verunsicherung durch die mehrfachen Luxationen. Die Schmerzsituation ist unter oraler Medikation gut kompensiert. Es zeigt sich ein mässig hinkendes Gangbild an zwei Unterarmgehstöcken. Die Beckenstabilisierung im Einbeinstand ist links unauffällig, während sie rechts schmerzbedingt nicht überprüft werden kann (der Einbeinstand ist rechts nicht durchführbar). Es findet sich eine Druckdolenz im Bereich des Trochanter major, ansonsten keine lokalen oder fortgeleiteten Entzündungszeichen im Operationsgebiet. Die Beweglichkeit der Hüfte zeigt in Bezug auf Extension und Flexion mit 0/0/90 einen normalen früh postoperativen Befund. Auf eine Überprüfung der Rotation wird auf Grund der Luxationstendenz verzichtet. Die Beinlänge ist klinisch ausgeglichen. Zusätzlich zeigen sich klinisch eine ausgeprägte Abduktoreninsuffizienz und starke Schmerzen bei Tonisierung der Abduktorenmuskulatur.

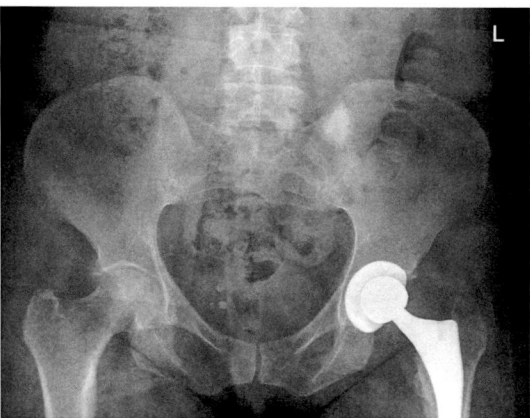

◘ **Abb. 2.1**   Präoperative Situation. Mit der linken Hüfte ist die Patientin zufrieden

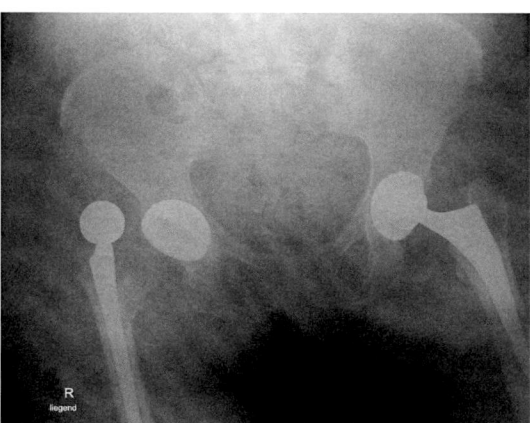

◘ **Abb. 2.2**   Postoperatives Luxationsbild

In den neu angefertigten Röntgenbildern zeigt sich eine unauffällige Prothese linksseitig. Rechts fällt eine ausgesprochen tiefe Osteotomieebene auf Höhe des Trochanter minor auf. Der Trochanter major ist mehrheitlich nicht vorhanden. Zusätzlich wird eine im Vergleich zur Gegenseite erhöhte Antetorsion des Schaftes vermutet. Die Pfanne zeigt eine korrekte Positionierung (◘ Abb. 2.3).

Es wird nun zur Integritätsbeurteilung der Abduktoren sowie zur Rotationsbestimmung des Schaftes ein MARS-MRI (metal artefact reducing sequences) in die Wege geleitet. Befundlich bestätigen sich eine erhöhte Antetorsion des Schaftes von 55° sowie eine abgelöste gluteale Sehnenplatte. Die Gluteus medius- und minimus-Sehne sind jeweils ca. 6 cm retrahiert (◘ Abb. 2.4). Die Glutealmuskulatur zeigt sich etwas ödematös verändert, aber ohne höhergradige fettige Degeneration. Der Musculus vastus lateralis ist etwas nach

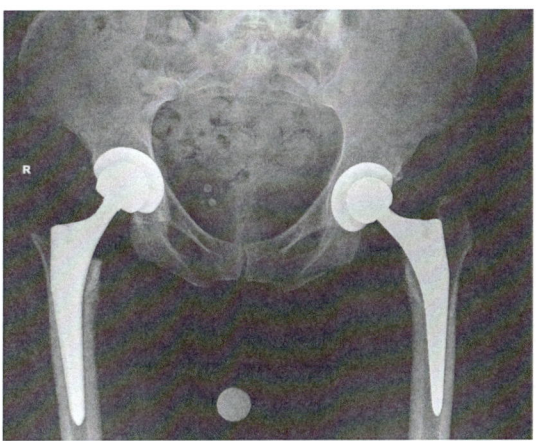

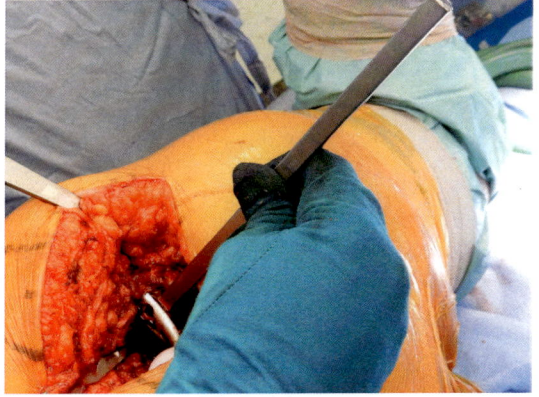

Abb. 2.5 Intraoperatives Bild bei der erneuten Revision. Deutlich erhöhte Schaftanteversion

Abb. 2.3 Situation nach der ersten Revision. Ausgesprochen tiefe Osteotomie-Ebene

2.3 Revisionseingriff

4 Wochen nach der Primärimplantation erfolgt schließlich die Revision über einen dorsolateralen Zugang. Intraoperativ können die bereits geschilderten Befunde bestätigt werden. Es zeigt sich der Trochanter major knapp oberhalb des Tuberculum innominatum fehlend und die Abduktoren bis auf einen schmalen intakten Rest der ventralen Gluteus medius-Sehne retrahiert. Nach dorsaler Luxation der Hüfte kann auch die Antetorsion von ca. 50° verifiziert werden (■ Abb. 2.5).

Die Pfannenpositionierung zeigt sich intraoperativ sowohl bezüglich Inklination als auch Anteversion korrekt. Nach Ausschlagen des Schaftes, Resektion von Narbengewebe sowie ausgedehnter Spülung werden die retrahierten Abduktoren mobilisiert und in Mason-Allen-Technik mit mehreren Fäden angeschlungen. Diese werden anschließend knapp oberhalb des Tuberculum innominatum transossär sowie zusätzlich etwas weiter distal über eine Kleinfragmentschraube mit Unterlagscheibe fixiert, wobei sich eine gute Deckung erzielen lässt. Anschließend erfolgt ein schichtweiser Wundverschluss. Das postoperative Röntgen zeigt eine klassische Girdlestone-Situation mit relativem Hochstand des Femurs, was gewünscht ist, um die Spannung der refixierten Abduktoren zu reduzieren (■ Abb. 2.6).

Die Mobilisation erfolgt primär mit Rollstuhl-Transfer und im Verlauf schrittweise zur entlasteten Mobilisation (touch ground) am Eulenburg. Die Wunden verheilen problemlos und die Patientin wird im Anschluss an den stationären Aufenthalt in eine Rehabilitationseinrichtung verlegt.

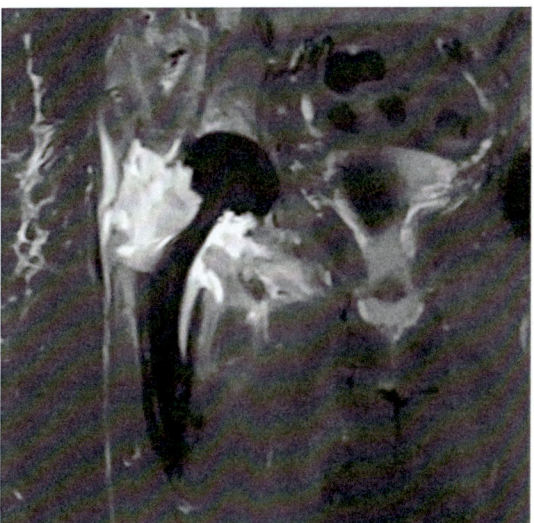

Abb. 2.4 Die Abduktoren sind grösstenteils abgelöst und retrahiert

distal retrahiert. Diese Befunde erklären die rezidivierenden Luxationen des Hüftgelenkes.

Bei den vorliegenden Befunden wird klar, dass ein Prothesenwechsel auf eine Double-Mobility-Prothese alleine das Problem nicht lösen kann. Zusätzlich müssen die abgelösten Abduktoren wieder refixiert werden und funktionstüchtig einheilen. Um dies spannungsfrei zu ermöglichen, wird der Patientin ein zweizeitiges Vorgehen mit primär Prothesenausbau und transossärer Refixation der Gluteus medius- und minimus-Sehne in einer Girdlestone-Situation empfohlen. Sekundär wird dann die Reimplantation der Hüftprothese geplant.

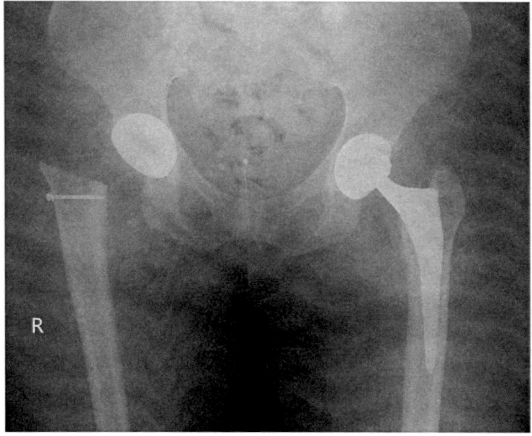

Abb. 2.6 Girdlestone-Situation. Gewünschter relativer Hochstand des proximalen Femurs zur Entspannung der transossär refixierten Abduktoren

Die passive Hüftflexion wird bis 70° freigegeben, während eine aktive Abduktion und passive Innenrotation vermieden werden sollen.

6 Wochen später erfolgt die planmäßige Reimplantation der Hüftprothese neuerlich über einen dorsolateralen Zugang. Im intraoperativen Situs zeigen sich circa 50 % der ventralen Anteile der Abduktoren teils knöchern reinseriert, teils narbig über Weichteile am Vastus lateralis anhaftend. Die dorsolateralen Anteile fehlen. Primär wird nun die Kleinfragmentschraube aufgesucht und entfernt. Im Anschluss erfolgt die neuerliche Inspektion der Pfanne, welche nach wie vor korrekte Verhältnisse zeigt. In weiterer Folge kann problemlos ein Schaft mit 20° Antetorsion implantiert werden. Bei der intraoperativen Stabilitätsprüfung kann nach Reposition und ausgeglichener Beinlänge weder in Hyperextension noch in Flexion/Innenrotation eine Luxation provoziert werden.

Postoperativ wird der Patientin eine Teilbelastung für 6 Wochen verordnet. Die Flexion wird zunächst weiterhin auf 70° limitiert, eine aktive Beübung der Abduktoren ist untersagt. Die radiologische Kontrolle (■ Abb. 2.7a, b) zeigt ausgeglichene Beinlängen sowie die korrekte Schaftposition. Nach 6 Wochen erfolgt ein sukzessiver Belastungsaufbau sowie eine Steigerung des Bewegungsumfanges. Bis zur bislang letzten Kontrolle 4 Monate postoperativ ist die Patientin an einem Stock mobil mit nach wie vor vorhandenem Trendelenburghinken, aber guter Tonisierung der Restabduktoren bei Abduktion gegen die Schwerkraft, bei absolut stabilen Verhältnis-

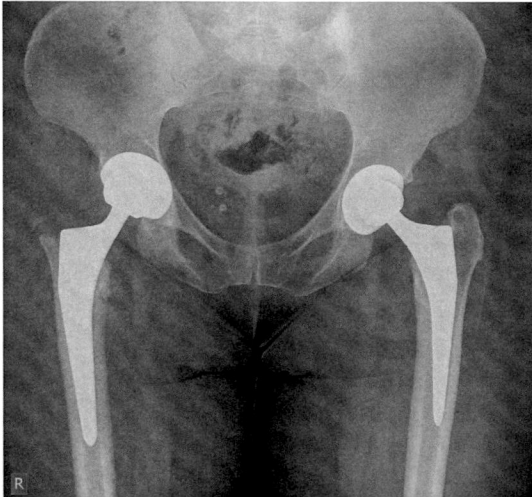

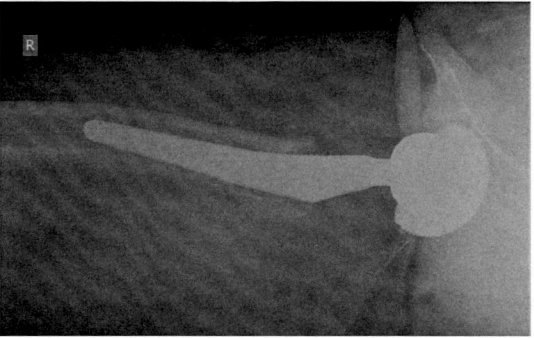

Abb. 2.7 a, b In der radiologischen Kontrolle 6 Wochen nach Wiedereinbau zeigen sich ausgeglichene Beinlängen und eine korrekte Schaftposition.

sen. Im Verlauf zeigten sich deutliche Fortschritte, weshalb noch von einer weiteren Besserung auszugehen ist.

2.4 Fazit

Wie zahlreiche Studien belegen, ermöglicht ein minimal-invasiver Zugang zur Implantation einer Hüfttotalendoprothese eine schnelle Erholung, eine kürzere Hospitalisationsdauer, ein geringeres Weichteiltrauma, weniger postoperative Schmerzen und mitunter ein besseres kosmetisches Ergebnis (Agten et al. 2017; Bergin et al. 2011; Howell et al. 2004; Rachbauer und Krismer 2008; Sendtner et al. 2011). Durch den Umstand, dass bei einem direkten anterioren Zugang keine Muskeln abgelöst werden müssen und auch die hinteren Weichteilstrukturen nicht verletzt werden (Rachbauer und Krismer 2008), sollten die Inzidenz eines hinkenden Gangbildes sowie die Luxationsgefahr gesenkt werden. Nachteil des Zuganges ist eine mitunter schwierige Exposition des proximalen Femurs (Spaans et al. 2012). Bei sorgfältiger Präparation sollte die Osteotomieebene aber gut bestimmt werden können. Die Trochanterschulter und die Linea intertrochanterica sind als Landmarken üblicherweise gut darstellbar. Durch die in diesem Fall erfolgte transtrochantäre Osteotomie mit konsekutiver Schädigung der Abduktoren-Insertion sind jedoch alle Vorteile des minimal-invasiven Zuganges verloren gegangen. Auch führt eine Abduktoreninsuffizienz zu einem erhöhten Luxationsrisiko, was sich in diesem Fall mit der Erstluxation einen Tag postoperativ bestätigte. Zur Erhöhung der Stabilität wurde initial die Indikation zur Revision mit Wechsel auf einen höheren Kopfdurchmesser und längeren Kopf gestellt, was eine durch die Literatur belegbare Überlegung darstellt (Girard 2015). Ohne Wiederherstellung des Muskelzuges der Abduktoren konnte aber auch dies nur zu einer geringen Stabilitätsverbesserung führen. Erschwerend kam die mit 55° zu hohe Antetorsion des Femurschaftes hinzu, was die anteriore Luxationsgefahr zusätzlich erhöhte (D'lima et al. 2000). Eine derartige Komplikation ist glücklicherweise sehr selten, die Folgen können jedoch auch durch mehrfache Revision nicht vollständig behoben werden.

Literatur

Agten CA, Sutter R, Dora C et al (2017) MR imaging of soft tissue alterations after total hip arthroplasty: comparison of classic surgical approaches. Eur Radiol 27:1312–1321

Bergin PF, Doppelt JD, Kephart CJ et al (2011) Comparison of minimally invasive direct anterior versus posterior total hip arthroplasty based on inflammation and muscle damage markers. J Bone Joint Surg Am 93:1392–1398

D'lima DD, Urquhart AG, Buehler KO et al (2000) The effect of the orientation of the acetabular and femoral components on the range of motion of the hip at different head-neck ratios. J Bone Joint Surg Am 82:315–321

Girard J (2015) Femoral head diameter considerations for primary total hip arthroplasty. Orthop Trauma Surg Res 101:S25–S29

Howell JR, Garbuz DS, Duncan CP (2004) Minimally invasive hip replacement: rationale, applied anatomy, and instrumentation. Orthop Clin North Am 35:107–118

Rachbauer F, Krismer M (2008) [Minimally invasive total hip arthroplasty via direct anterior approach]. Oper Orthop Traumatol 20:239–251

Sendtner E, Borowiak K, Schuster T et al (2011) Tackling the learning curve: comparison between the anterior, minimally invasive (Micro-hip(R)) and the lateral, transgluteal (Bauer) approach for primary total hip replacement. Arch Orthop Trauma Surg 131:597–602

Spaans AJ, Van Den Hout JA, Bolder SB (2012) High complication rate in the early experience of minimally invasive total hip arthroplasty by the direct anterior approach. Acta Orthop 83:342–346

Die haarsträubende Geschichte des Herrn A.H.: eine aktivierte laterale Gonarthrose im Frühstadium

T. Drobny

© Springer-Verlag GmbH Deutschland, ein Teil von Springer Nature 2020
R.-P. Meyer et al. (Hrsg.), *Misslungene Interventionen in der Extremitäten- und Wirbelsäulenchirurgie*, https://doi.org/10.1007/978-3-662-59412-4_3

3

3.1 Der Fall

Als ehemaliger Fussballer und Nationalspieler war A.H. Verletzungen gewohnt und sein Vertrauen in die ärztliche Kunst grenzenlos. Es ist ja immer gut gegangen. Unzählige Male musste er unters Messer, bis er im Alter von 26 Jahren einsehen musste, dass es mit dem Fussball nicht weiter geht, und er 1992 seinen Rücktritt bekanntgab. In seinem Fitness-Zentrum blieb er als Personal Trainer dem Sport verbunden. Natürlich nicht ganz ohne Beschwerden, aber jammern war nie sein Ding. Irgendwann im Jahre 2014 spuckte das rechte Kniegelenk doch etwas mehr, sodass er sich, damals 48 Jahre alt, zu seinen Vertrauensärzten in Behandlung begab. Die Röntgenbilder (◘ Abb. 3.1a–c) des rechten Kniegelenkes liessen keine schwere Arthrose erahnen.

Erst im MRI (◘ Abb. 3.2) waren die degenerativen Veränderungen, vor allem im lateralen Kompartiment, nicht übersehbar.

Was macht man mit einem 48-jährigen, beruflich auf Sport angewiesenen Patienten mit diesem Befund einer aktivierten lateralen Gonarthrose im Frühstadium? Es entzieht sich unserer Kenntnis, ob und wie lange versucht wurde, die Beschwerden mit konservativen Massnahmen unter Kontrolle zu bringen, und ob der Leidensdruck wirklich die folgende invasive Behandlung rechtfertigte. Die Beinachsenverhältnisse waren mit ca. 10° Valgus in der EBS-Aufnahme nicht so weit weg von der Norm entfernt und der femoro-tibiale Gelenkspalt noch recht gut erhalten. Ein klassischer „Borderline case".

3.2 Der Eingriff

Man war offenbar schnell entschieden, operativ vorzugehen, da von der Röntgenaufnahme vom 16.01.2014 (◘ Abb. 3.1) bis zur Operation nur 7 Wochen vergangen sind. Retrospektiv gesehen war es eine fatale Entscheidung.

Am 26.02.2014 war es dann soweit. Die Tatsache, dass zuerst eine Arthroskopie des rechten Kniegelenkes durchgeführt worden ist, deutet darauf hin, dass der Operateur die weitere Entscheidung vom arthroskopischen Befund abhängig machte, wogegen sicher nichts einzuwenden ist. Dieser Befund veranlasste ihn aber sofort in gleicher Narkose eine laterale unikompartimentelle

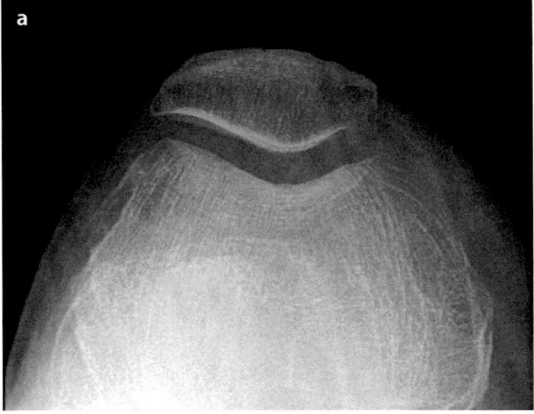

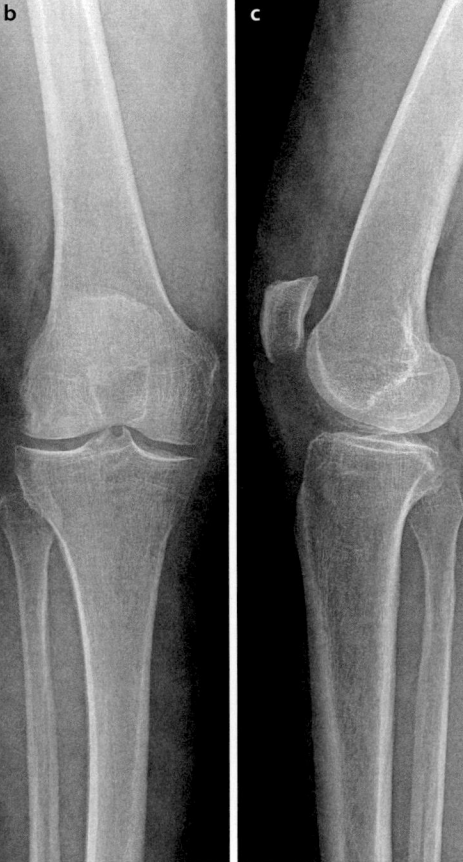

◘ **Abb. 3.1** a–c Die Röntgenbilder des rechten Kniegelenkes lassen keine schwere Arthrose erahnen

Knieprothese vom Typus Sigma Partial einzusetzen, womit der Grundstein für den Absturz des Kniegelenkes gelegt wurde und der Beginn einer monatelangen desaströsen Leidensgeschichte ihren Anfang genommen hat. Das postoperative Röntgenbild (◘ Abb. 3.3a, b) deutet darauf hin, dass peroperativ nicht alles wunschgemäss ver-

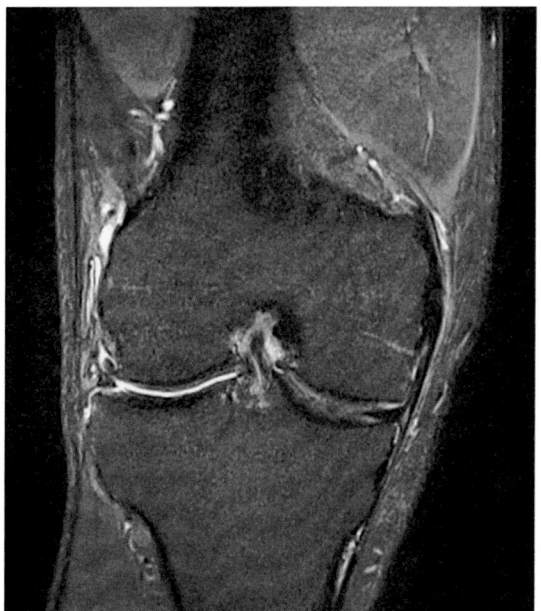

☐ Abb. 3.2 Degenerative Veränderungen, im MRI sichtbar. Betroffen ist vor allem das laterale Kompartiment

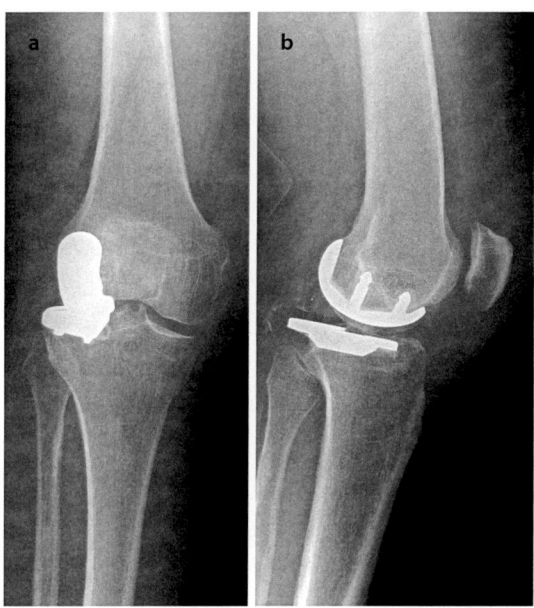

☐ Abb. 3.3 a, b Röntgenbild postoperativ

laufen ist. So war auch der postoperative Verlauf durch eine äusserst mühsame Rehabilitationsphase geprägt, gekennzeichnet nicht nur durch eine schmerzhafte Arthrofibrose und Instabilität des rechten Kniegelenkes, sondern auch einer zunehmenden psychischen Dekompensation des Patienten.

3.3 Der erste Revisionseingriff

Angetrieben durch diesen Misserfolg und ohne eine weitere Meinung einzuholen, hat man die Flucht nach vorne ergriffen und knapp 3 Monate später(!), am 28.05.2014, einen computernavigierten Prothesenwechsel in Angriff genommen, womit möglicherweise auch die Spuren der missglückten Schlittenprothese endgültig verwischt werden sollten. Der Patient ist immer noch 48 Jahre alt und existenziell auf Sport angewiesen. Auch dieser Eingriff wurde nicht von einem Erfolg gekrönt, und der Patient weiterhin durch Schmerzen und Arthrofibrose geplagt, begleitet durch eine vorerst auf unbestimmte Zeit fixierte Arbeitsunfähigkeit.

3.4 Second Opinion

Erst jetzt stellen sich bei dem Patienten langsam Zweifel ein, ob das alles mit rechten Dingen zu tun hat und er stellt sich auf Empfehlung von Freunden und Bekannten in der Schulthess Klinik zu einer Zweitmeinung vor. Dies um so mehr, als man den erneuten Misserfolg einerseits einer Psoriasis vulgaris und andererseits einer narzistischen Persönlichkeitsstörung in die Schuhe zu schieben versuchte.

Am 20.10.2014 erfolgt die erste Konsultation in der Schulthess Klinik. Zu diesem Zeitpunkt erreichte der Patient psychisch bereits das Stadium der Verzweiflung. Das Knie bewegte fünf Monate nach der Operation nur 0-0-80 Grad, was dem Bewegungsmenschen A.H., bei aller Bescheidenheit, weder für den Alltag noch beruflich genügen konnte. Die Schmerzen, welche die Bewegungseinschränkung begleitet haben, trugen dem gesamten Misserfolg eine weitere schwer zu tolerierende Note bei. Die Röntgenbilder vom 20.10.2014 (☐ Abb. 3.4a–c) zeigten bis auf eine leicht varisch positionierte Tibiakomponente keine klare Ursache für die schmerzhafte Arthrofibrose.

Nach Ausschluss einer frühzeitigen Lockerung, eines Low Grade Infektes und einer Malrotation der femoralen Komponente (CT) erwartete der Patient einen Lösungsvorschlag. Bei der Vorgeschichte und Anspruchshaltung des Patienten keine einfache Entscheidung, zumal die Ursache für die schmerzhafte Arthrofibrose mit den uns zur Verfügung stehenden diagnostischen Mitteln

3

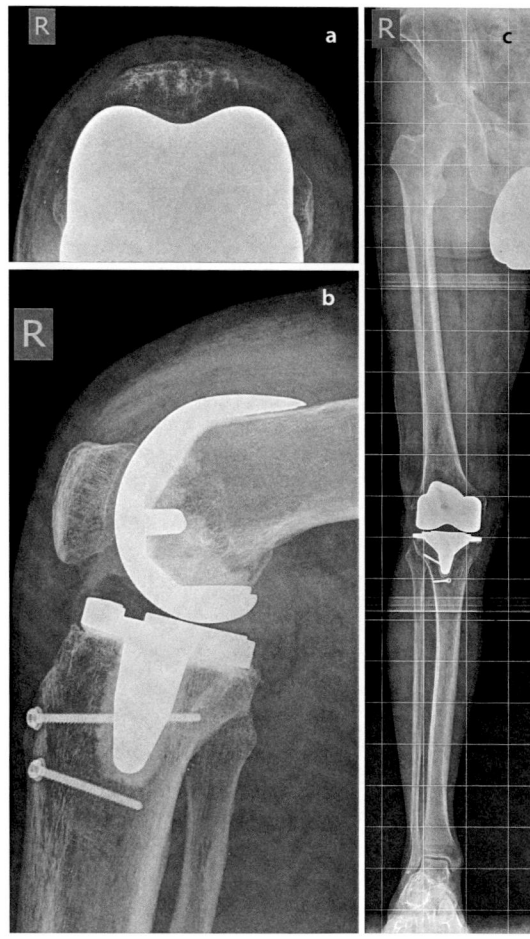

nicht definiert werden konnte. Es war uns allen klar, dass es der dritte und letzte Versuch sein wird, in einer Serie von zwei zuvor missglückten, grösseren Operationen, dies in einem Zeitraum von nur 14 Monaten! Ein orthopädischer K.O. hätte die Folge sein können. Für den Patienten war der Zustand auf Dauer nicht erträglich und verständlicherweise auch nicht akzeptabel.

3.5   Der zweite Revisionseingriff

Auch wenn damals und heute noch die Ursache für die Arthrofibrose nicht klar ist, war der Prothesenwechsel unumgänglich und musste auf ein total anderes Prothesendesign erfolgen, als es die Prothese war, die in situ lag. Einen weiteren Misserfolg mit einer einfachen, offenen Arthrolyse und Belassung der alten Prothese hätte der inzwischen zu tiefst depressive Patient nicht verkraftet.

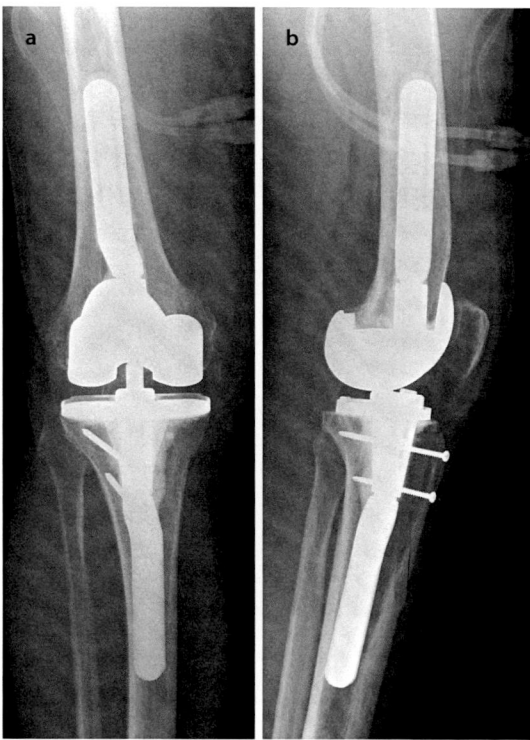

Abb. 3.5   a, b Röntgenbilder nach 2. Revisionseingriff

Inzwischen haben sich auch soziale Probleme eingestellt, indem auch die Versicherungen weitere Zahlungen verweigerten und der Patient auch finanziell in höchste Bedrängnis geraten ist.

Die 3,5 stündige offene Arthrolyse und der einzeitige Prothesenwechsel erfolgten am 24.04.2015 unter strenger Beobachtung eines im Operationssaal anwesenden und mit dem Patienten befreundeten Firmenvertreters. Das Vertrauen des Patienten in die ärztliche Kunst war nicht mehr vorhanden. Und da er den Verlauf der Operation nicht selber „überwachen" konnte, wünschte er, einen ihm vertrauten Augenzeugen dabei zu haben. Diesen Wunsch haben wir ihm gerne erfüllt. In einer minuziösen, eher maximal als minimal invasiven, Operation wurden alle Vernarbungen aus dem Gelenk entfernt und eine neue semiconstrained Knieprothese vom Typus NexGen LCCK eingesetzt (■ Abb. 3.5a, b). Die peroperative Beweglichkeit betrug zum Schluss der Operation 0-0-120 Grad. Wegen der durch Schonung aufgetretenen Osteopenie der Kniescheibe haben wir auf den gleichzeitigen Kniescheibenersatz verzichtet.

Der postoperative Verlauf war eine Gratwanderung zwischen Mobilisation auf der Kinetek-Schiene, dosierter Physiotherapie und Schonung

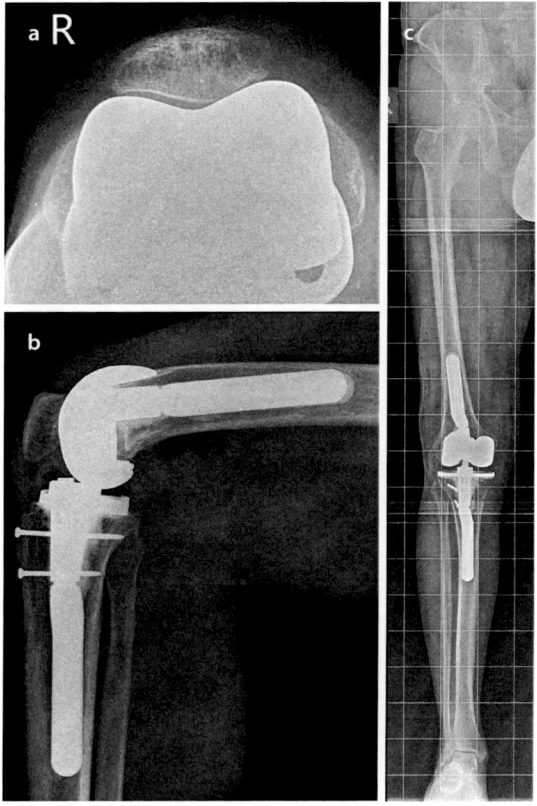

◘ Abb. 3.6   a–c Abschließende Röntgenaufnahmen

und hat dem Patienten auch nach der Entlassung aus der Klinik die letzten Nerven abverlangt.

Die Behandlung in der Schulthess Klinik konnte am 23.03.2017 offiziell abgeschlossen werden (◘ Abb. 3.6a–c). Zwei Jahre nach dem Prothesenwechsel hat der Patient die Beweglichkeit von 0-0-120 Grad aufrechterhalten können, war aber immer noch nicht ganz schmerzfrei. Erst vor wenigen Wochen hat der Patient mit einer WhatsApp seine Zufriedenheit zum Ausdruck gebracht und ist im Leben wieder angekommen: „Thank you … Sie haben mich gerettet, ich bin seit Monaten auf dem langweiligen Hometrainer … aber hab seit einem Jahr kein geschwollenes Knie mehr … so viele Schmerzen … so viel Unsicherheit … so viele Tränen … im Moment geht's richtig gut … danke Maestro … danke … danke …" Die nächste offizielle Kontrolle findet 5 Jahre postoperativ im Jahre 2020 statt.

Die Kosten, welche in dem Zeitraum vom 16.01.2014 bis jetzt entstanden sind, wurden nicht berechnet. Die Kosten-Nutzen-Analyse wird oh-

nehin angesichts des bescheidenen Outcomes kaum aufgehen, besonders wenn man bedenkt, dass der Patient in einem Alter von 49 Jahren bereits eine Revisionsprothese in situ hat, die mit Sicherheit noch zu Lebzeiten die eine oder andere Revision beanspruchen wird.

3.6 Fazit: Und was ist die Moral der Geschichte?

Die operative Behandlung jeglicher Art ist eine Ultima Ratio und sollte nicht früher durchgeführt werden, bevor alle konservativen Massnahmen und der Faktor „Zeit" nicht zum Ziel geführt haben.

Es ist im Zweifelsfall immer konservativ vorzugehen und in einem Zentrum eine Zweitmeinung einzuholen. Niemandem fällt dabei ein Stein aus der Krone.

Wir müssen die Grenzen und Konsequenzen unseres Tuns und Wirkens kennen und dürfen sie nicht überschreiten. Damit sind nicht nur die Grenzen der Medizin im Allgemeinen, sondern auch die persönlichen Grenzen gemeint (Selfassessment).

Eine Schlittenprothese bei einem unter Fünfzigjährigen bedarf einer sehr gründlichen Überlegung und Aufklärung, besonders dann, wenn die radiologischen Zeichen nicht überzeugend sind.

Die Computernavigation stellt keine Garantie für ein gutes Resultat dar.

Die Ursache eines Misserfolges einer orthopädischen Wahloperation ist in erster Linie beim Operateur zu suchen und nicht bei einem Psychiater. Schon bei der Indikationsstellung und spätestens auf dem Operationstisch werden die Weichen auf Erfolg oder Misserfolg gestellt.

Die Folgen der Missachtung von diesen Regeln haben für die Betroffenen weitreichende Folgen, welche von dauerhafter Invalidität bis zur Depression, existentieller Bedrohung und sozialer Isolation führen können. Diesmal ist es noch gut gegangen. Was aber nach dem jahrelangen traumatischen Erlebnis, welches Herr A.H. in Zusammenhang mit dieser Odyssee durchgemacht hat, zurückbleibt, ist eine bleibende tiefe „psychische und physische Narbe". Auch wenn das Knie jetzt ordentlich funktioniert, sein Leben wird nie mehr so sein, wie es mal war.

Primär chronische Arthritis: Wenn Spondylodese – dann richtig

J. Drumm und M. Ruf

© Springer-Verlag GmbH Deutschland, ein Teil von Springer Nature 2020
R.-P. Meyer et al. (Hrsg.), *Misslungene Interventionen in der Extremitäten- und Wirbelsäulenchirurgie*, https://doi.org/10.1007/978-3-662-59412-4_4

4.1 Der Fall

53 Jahre alte Patientin, rheumatoide Arthritis seit ihrem 9. Lebensjahr mit langjähriger Kortisontherapie, seit ihrem 37. Lebensjahr faziale zervikale Dystonie, betreffend beide Schultern und Nacken. Im weiteren Verlauf entwickelte sie zusätzlich Symptome einer zervikalen Myelopathie. Die radiologische Diagnostik zeigte degenerative Veränderungen mit Kyphosierung und Ventrolisthese C3/4 (◘ Abb. 4.1).

Aufgrund des klinischen Bildes einer Myelopathie wurde bei diesem Röntgenbefund der HWS eine ventrale Dekompression und Fusion ACDF (anterior cervical dissectomy and fusion) C3-5 mit Knochenspan und Plattenosteosynthese durchgeführt (◘ Abb. 4.2 Röntgen seitlich 1. Tag postOP).

Innerhalb 1 Monats lockerte das Implantat aus, die Knochenspäne resorbierten sich partiell. Es entwickelte sich erneut eine kyphotische Fehlstellung (◘ Abb. 4.3).

In dieser Situation wurde dann auswärtig eine Revision mit dorsoventraler Instrumentation C2-T1 durchgeführt und ventral ein allogenes Fibulainterponat eingesetzt. Zusätzlich wurde dorsal BMP

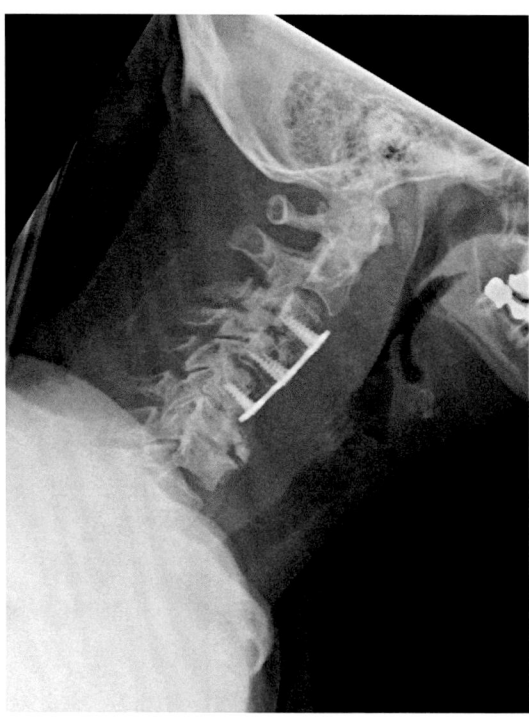

◘ **Abb. 4.2**   Röntgen seitlich: Zustand nach ACDF C3-5 in schlechtem sagittalem Alignment

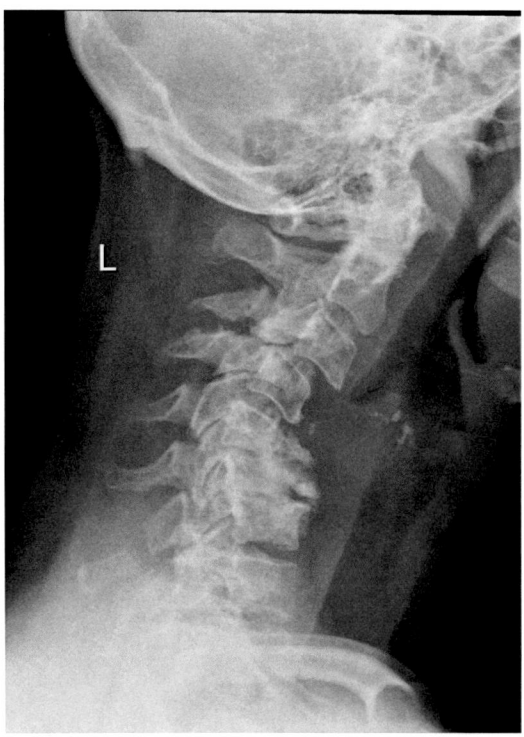

◘ **Abb. 4.1**   Röntgen seitlich: 53 Jahre alte Patientin mit primär chronischer Arthritis

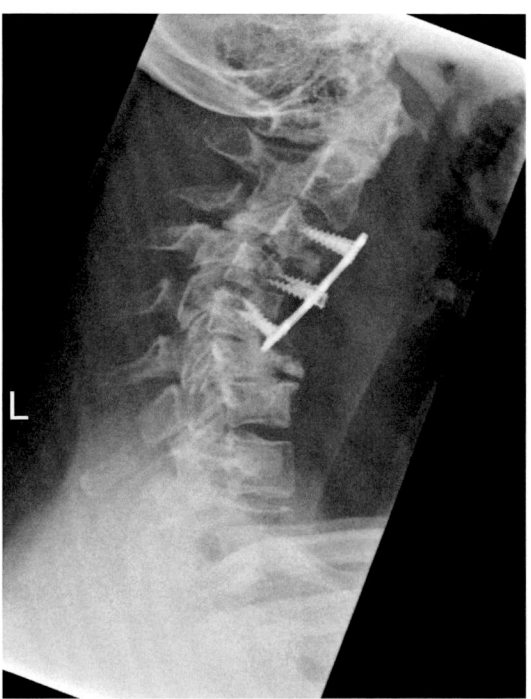

◘ **Abb. 4.3**   Röntgen seitlich: Zunahme der kyphotischen Fehlstellung mit Implantatlockerung und Annäherung an den Ausgangsbefund (Aufnahme 5 Wochen nach Abb. 4.2)

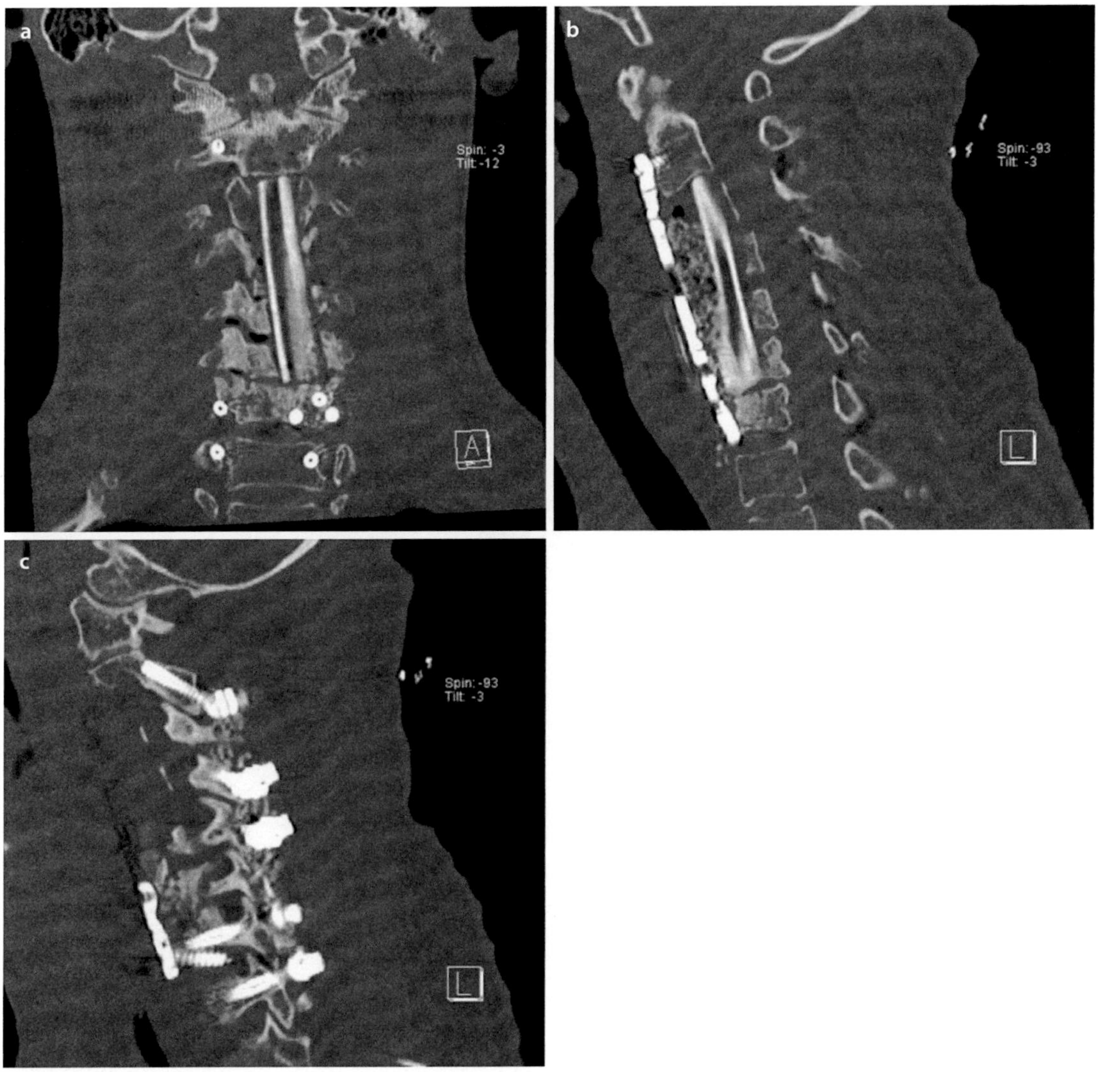

a Spin: -3
Tilt: -12
A

b Spin: -93
Tilt: -3
L

c Spin: -93
Tilt: -3
L

▣ Abb. 4.4   CT nach dorsoventraler Instrumentation C2-T1, Fibulaimplantat

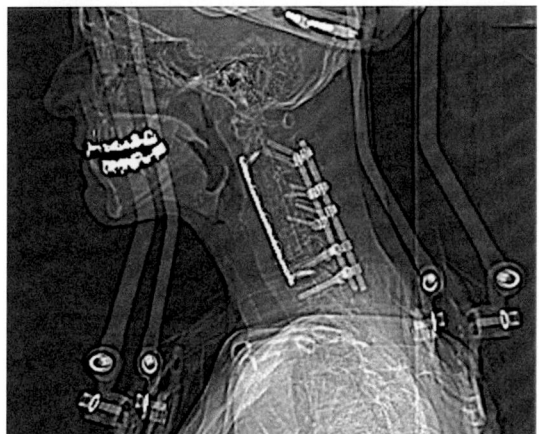

▣ Abb. 4.5   Röntgen seitlich: Aufnahme zum Zeitpunkt von ▣ Abb. 4.4 mit Darstellung der äußeren Halofixation

(bone morphogenetic protein) zur Spondylodese aufgelagert. Das postoperative Computertomogramm zeigt die Kyphose partiell korrigiert. in der Frontalebene liegen Fibula und ventrale Platte schräg von rechts kranial nach links kaudal verlaufend (▣ Abb. 4.4). Auf Grund der bekannten Dystonie wurde zusätzlich eine externe Stabilisierung über eine Haloweste vorgenommen, die fast ein Jahr (!) belassen wurde (▣ Abb. 4.5).

Zu diesem Zeitpunkt (ein Jahr nach der letzten Operation) wendet sich die Patientin an uns mit der Fragestellung, ob noch eine weitere chirurgische Option bestünde, um nicht noch länger eine Haloweste tragen zu müssen.

Die radiologische Diagnostik ergab: keine knöcherne Integration des allogenen Fibulaspans, keine knöcherne Durchbauung des instrumentierten Wirbelsäulenabschnitts. Die kaudalen Schrauben der ventralen Platte liegen nahe der Arteria vertebralis auf der linken Seite. Von ventral und dorsal waren auf der rechten Seite die beiden unteren Schrauben in C7 und Th1 gelockert (◻ Abb. 4.6).

In der Analyse der individuellen Problematik der Patientin sahen wir die folgenden Probleme als die wesentlichen an:

◻ **Abb. 4.6** Röntgen und CT ein Jahr nach der dorsoventralen Operation: Schräglage des allogenen Fibulaspans, keine knöcherne Integration. Schraubenfehllage bei C7 und TH 1

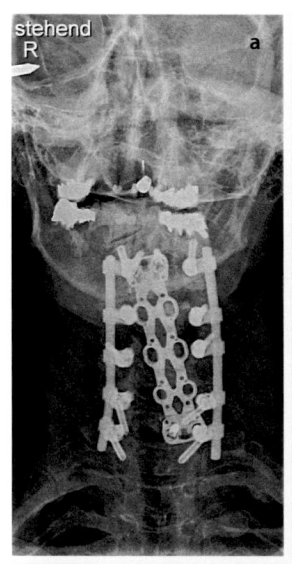
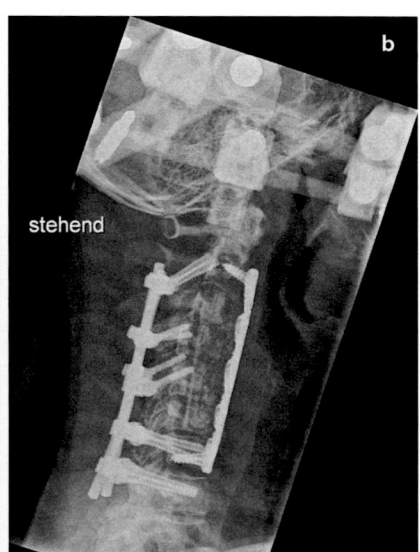
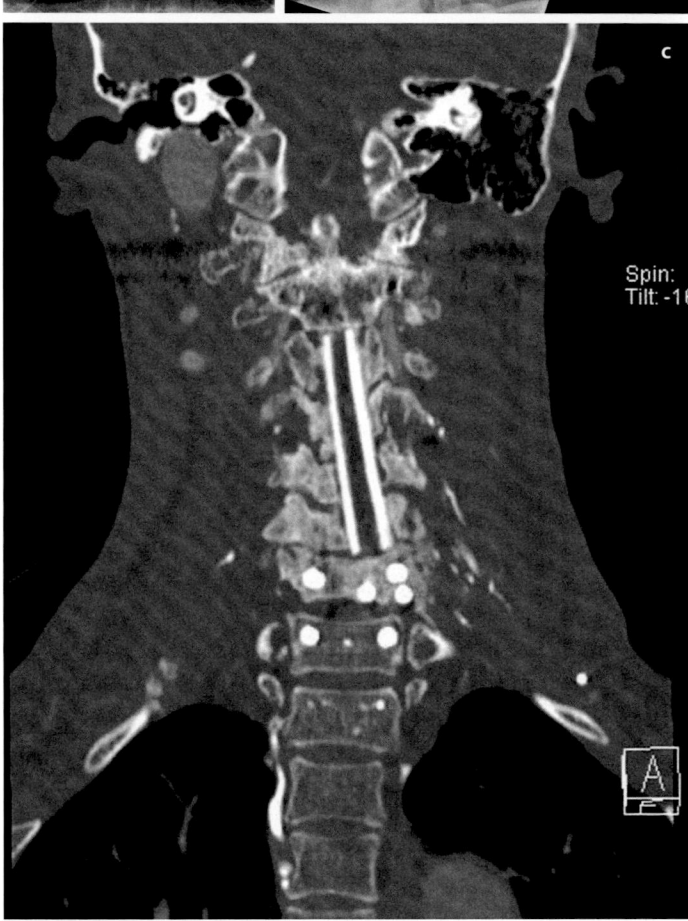

1. Die pseudarthrotische Ausheilung und damit verbunden die damit verbundene Einschränkung der Stabilität der HWS – auch bedingt durch die Lockerung der Implantate.
2. Die schwer zu beurteilende Belastungssituation der HWS nach Abnahme der Haloweste bei der bekannten Dystonie.
3. Die bereits langstreckige Instrumentation mit entsprechender Bewegungseinschränkung – eine Erweiterung nach kranial sollte unbedingt vermieden werden.

4.2 Revisionseingriff

Die wesentlichen Eckpunkte unserer Revisionsstrategie waren entsprechend:
1. Die knöcherne Ausheilung herbeiführen. Hierzu planten wir, ausschließlich autologen Knochen zu verwenden – an den Enden des Titankorbes als lockere Spongiosa – und dorsal als soliden Span
2. Erhöhung der Stabilität durch
   - Neue, korrekt implantierte Instrumentation, transpedikulär bei C2 und thorakal, verlängert bis Th3
   - Austausch des Fibulaimplantats durch einen in der Frontalebene korrekt gesetzten Titankorb, der zur besseren Abstützung mit Knochenzement gefüllt wurde, um eine initiale Sinterung zu vermeiden
   - Temporäre Sicherung des Operationsergebnisses durch ein Halo Body Jacket
   - Initial schlugen wir der Patientin auch vor, durch Botox – Injektionen in die betroffenen Muskeln eine temporäre Beruhigung der Dystonie herbeizuführen – dies lehnte sie aber ab
   - als Folge dieser chirurgischen Einzelmaßnahmen konnte die Ausweitung der Instrumentation nach kranial vermieden werden

Im weiteren Verlauf konnte bei eingetretener Fusion der Halofixateur nach 6 Monaten entfernt werden. Die Röntgen- und CT-Kontrolle zeigten eine solide knöcherne Fusion, das klinische Bild extrem zufriedenstellend (◘ Abb. 4.7a–d).

4.3 Fazit: Weshalb war dieser Fall misslungen?

Betrachtet man das Alignement der initialen HWS stellen sich mehrere Fragen:
1. War eine alleinige ventrale Operation angebracht oder war gerade bei bekannter primär chronischer Arthritis nicht eine additive längerstreckige dorsale Instrumentation indiziert?
2. Wurde die reduzierte Knochenqualität nach langjähriger Kortisoneinnahme nicht ausreichend gewürdigt?
3. Wenn das Ergebnis gefährdet ist, sollte dann nicht früher gegengesteuert werden z. B. durch einen ergänzenden Eingriff dorsal?
4. Bei der dorsoventralen Versorgung mit Fibulaspan stellt sich die Frage, ob diese technisch korrekt durchgeführt wurde oder ob die fehlende Lordosierung und die Schräglage des Fibulaspans zur Pseudoarthrose beigetragen haben?
5. War die Schrägstellung des Fibulacrafts vermeidbar – durch eine AP Röntgenaufnahme oder bessere intraoperative Darstellung der zygoapophysealen Gelenke?
6. Wurde die biologische Integrationsfähigkeit eines allogenen Knochentransplantates überschätzt?

Das Einbringen von autologem Knochenmaterial in Kombination mit einer primärstabilen, korrekt platzierten Instrumentation hat dann zu einer raschen knöchernen Fusion und dauerhaft belastbaren Situation geführt.

4

◻ **Abb. 4.7   a–b** Röntgen
a.p., seitlich: Zustand nach
endgültiger Versorgung
und Abnahme des
Halofixateurs, **c** CT zu
◻ Abb. 4.7a–b dorsal
trikortikaler Span aus
Beckenkamm gut
eingeheilt, **d** Patientin nach
Abnahme des Halofixateurs

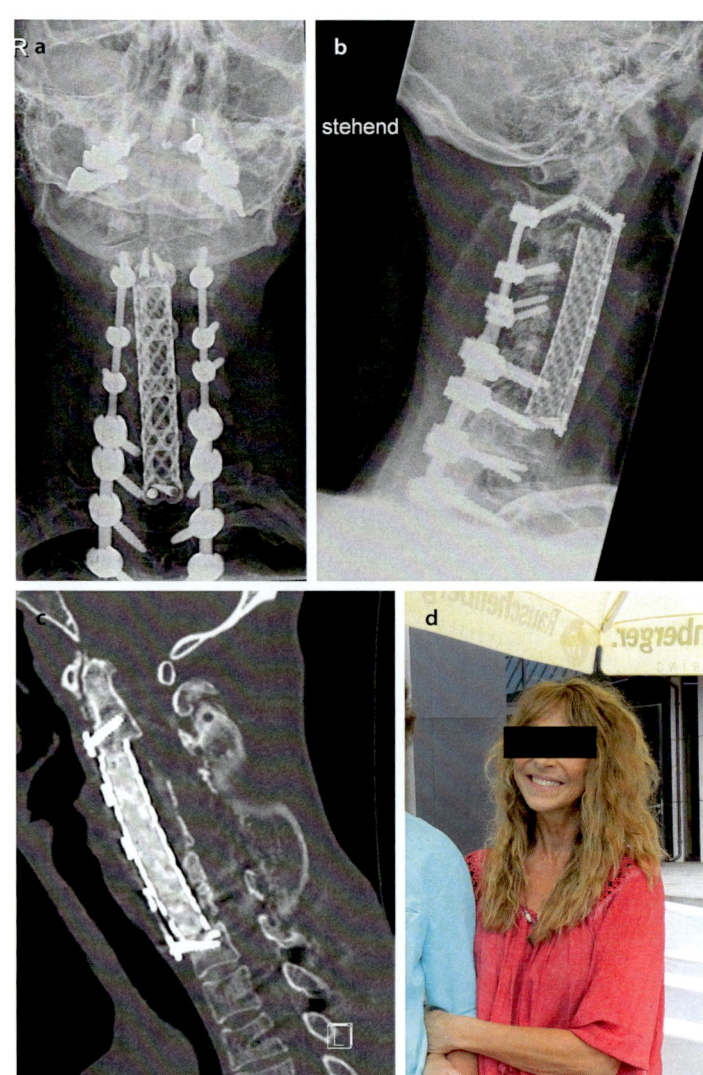

Jede (Wirbelsäulen-) Reise beginnt mit einem ersten Schritt

J. Drumm und M. Ruf

© Springer-Verlag GmbH Deutschland, ein Teil von Springer Nature 2020
R.-P. Meyer et al. (Hrsg.), *Misslungene Interventionen in der Extremitäten- und Wirbelsäulenchirurgie*, https://doi.org/10.1007/978-3-662-59412-4_5

5.1 Der Fall

Eine 60 Jahre alte Patientin leidet seit Jahren an Lumboischialgie. Es besteht eine Großzehenheberschwäche links, Kraftgrad 4/5 nach Janda sowie eine Hypästhesie entsprechend dem Dermatom S1. Eine Blasenschwäche ist seit einem Jahr bekannt. ◘ Abb. 5.1 zeigt die LWS, ◘ Abb. 5.2 die WS im Stehen zu diesem Zeitpunkt (◘ Abb. 5.1 und 5.2).

Als Hauptursache der Beschwerden wird die Spondylolisthesis L4/5 mit begleitender Stenose gesehen. Es wurde eine TLIF (transforaminal lumbar interbody fusion) L4/L5 und, bei intraoperativem Verdacht auf Pedikelfraktur L4 rechts, eine temporäre Instrumentation bis L3 auf der rechten Seite durchgeführt (◘ Abb. 5.3). Bei postoperativ persistierenden Beschwerden erfolgt zeitnahe eine Revisionsoperation mit Reinstrumentation L3 bis L5 sowie Nachdekompression L4/L5 bds. (◘ Abb. 5.4).

5 Monate später stellt sich die Patientin mit heftigen Schmerzen und stark geminderter Gehstrecke erneut vor. Es bestand ein deutlicher ventraler Überhang des Oberkörpers. Die Wirbelsäulenganzaufnahmen zeigen eine progrediente Kyphosierung im thorakolumbalen Bereich (◘ Abb. 5.5).

Es erfolgte die dorsale Aufrichtungsspondylodese von Th11 bis Os ilium mit Vertebroplastieschrauben von L2 nach kranial (◘ Abb. 5.6).

Nach anfänglicher Besserung stellt sich die Patientin 6 Monate später mit gleichen Beschwerden wie zum Zeitpunkt bei ◘ Abb. 5.5 erneut vor. Die Röntgenaufnahmen der Wirbelsäule zeigen eine Kyphosierung am oberen Ende der Fusionstrecke (◘ Abb. 5.7). Das Computertomogramm zeigt hier eine instabile Distraktionsfraktur von Th11 mit beidseitiger Zerreißung der Pedikel und keilförmiger Deformation des Wirbelkörpers (◘ Abb. 5.8).

◘ **Abb. 5.1** Röntgen LWS a.p., seitlich: 60 Jahr alte Patientin mit beginnender degenerativer Lumbalskoliose und degenerativer Spondylolisthese L4/5

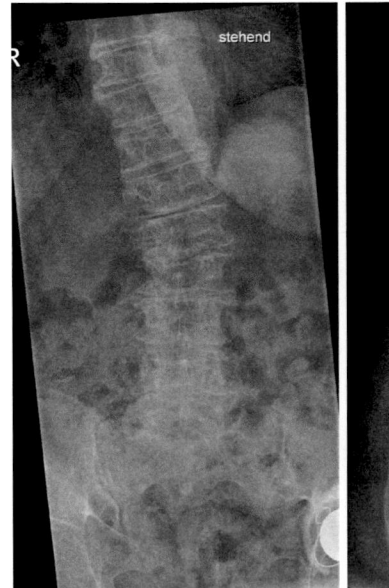
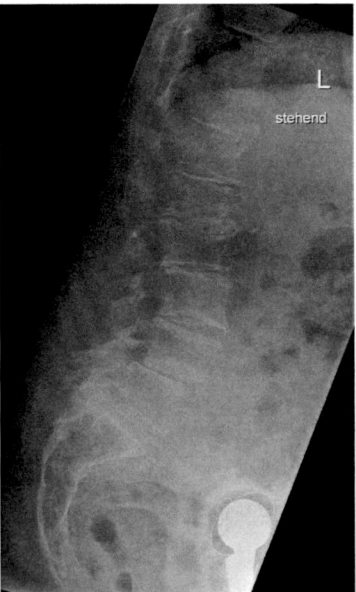

◘ **Abb. 5.2**   WS-Ganzaufnahme im Stehen

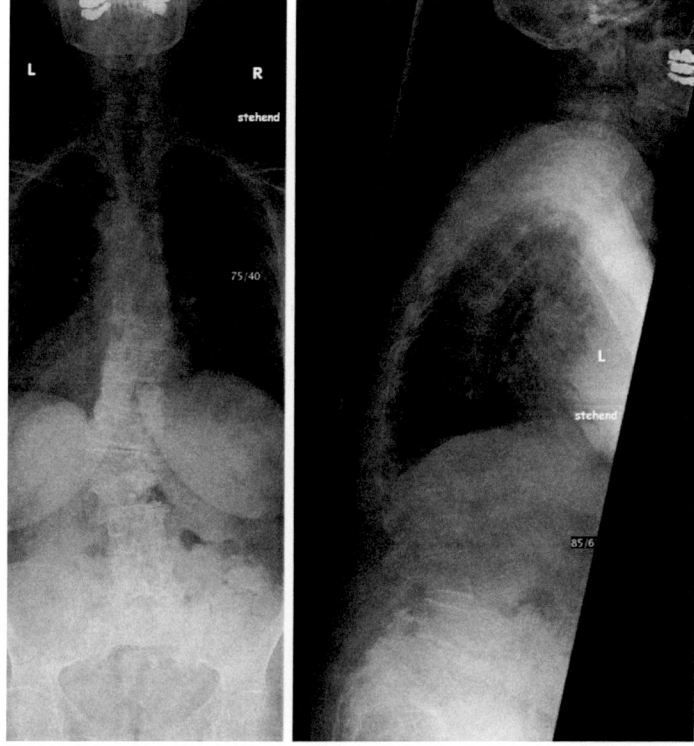

◘ **Abb. 5.3**   Röntgen a.p.,
seitlich LWS im Stehen: PLIF
L4/5 mit temporärer
Instrumentation bis L3
rechts

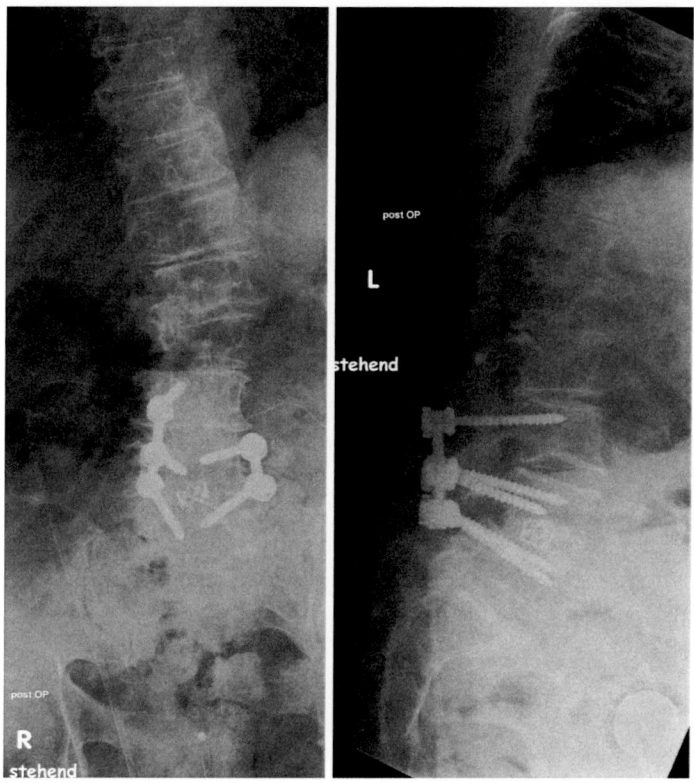

☐ Abb. 5.4 Röntgen a.p., seitlich LWS- im Stehen: frühe Revision mit Reinstrumentation und Dekompression bei persistierenden Beschwerden

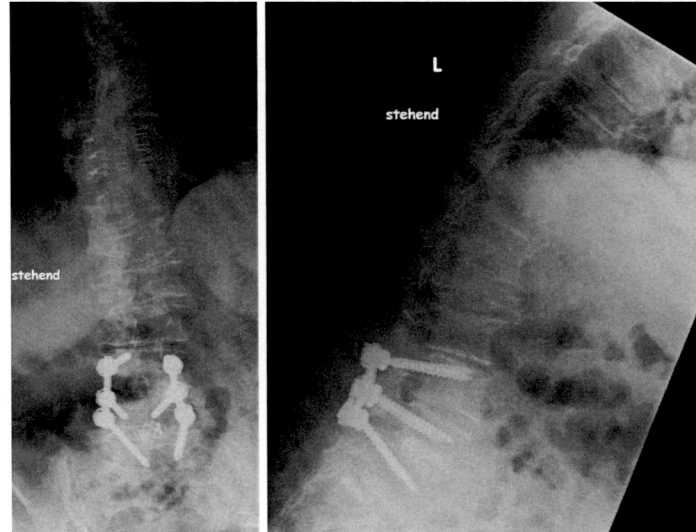

☐ Abb. 5.5 Röntgen WS-Ganzaufnahme im Stehen seitlich: ventraler Überhang mit zunehmender Kyphosierung am thorakolumbalen Übergang

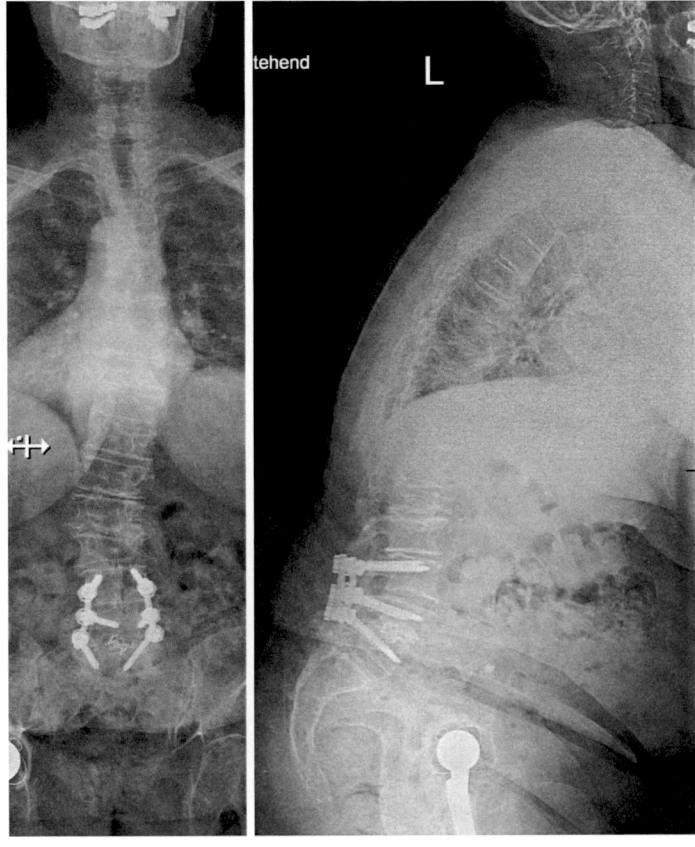

◘ Abb. 5.6 Röntgen LWS
im Stehen a.p., seitlich:
Zustand nach Aufrich-
tungsspondylodese T11-Os
ileum

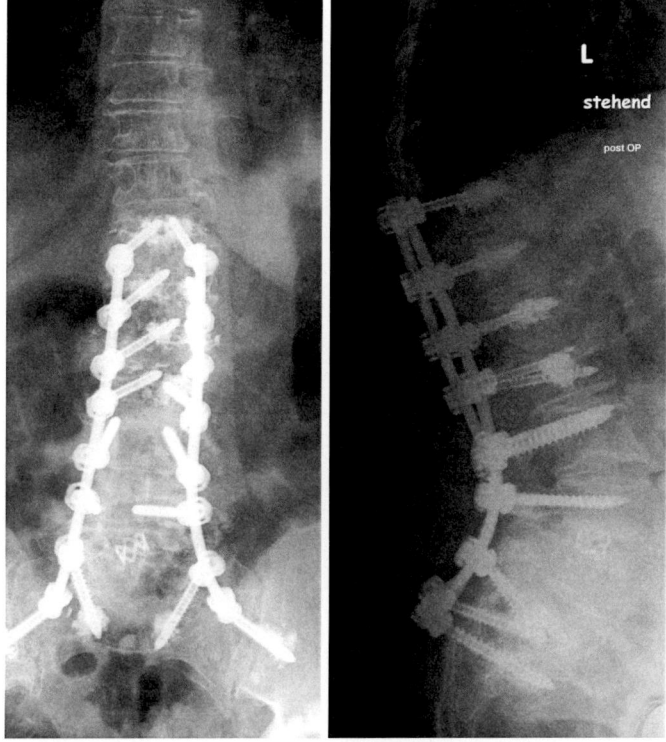

◘ Abb. 5.7 Röntgen WS
ganz im Stehen a.p.,
seitlich: Kyphosierung am
thorakolumbalen
Übergang

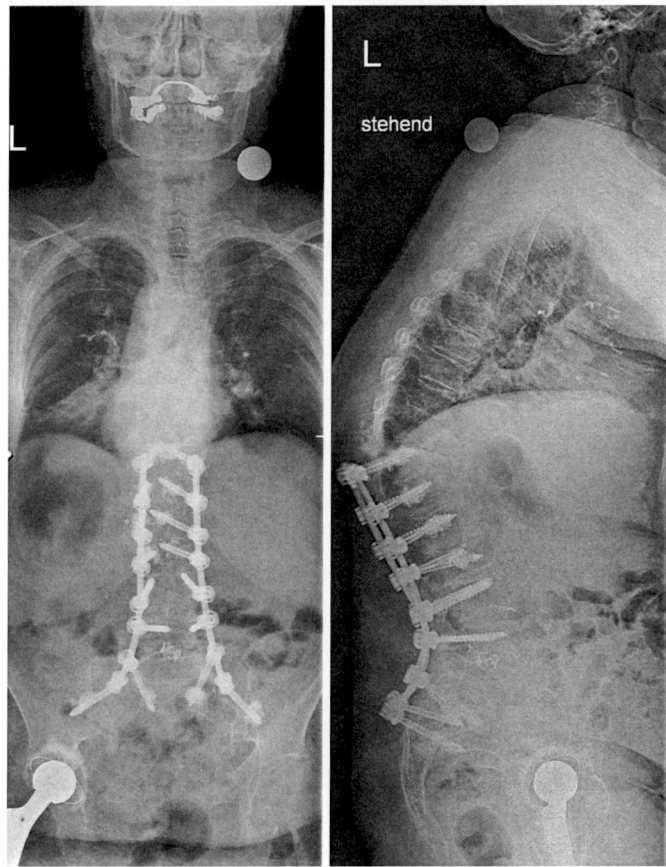

■ **Abb. 5.8**   Das CT zeigt eine instabile Distraktionsfraktur vonTh11

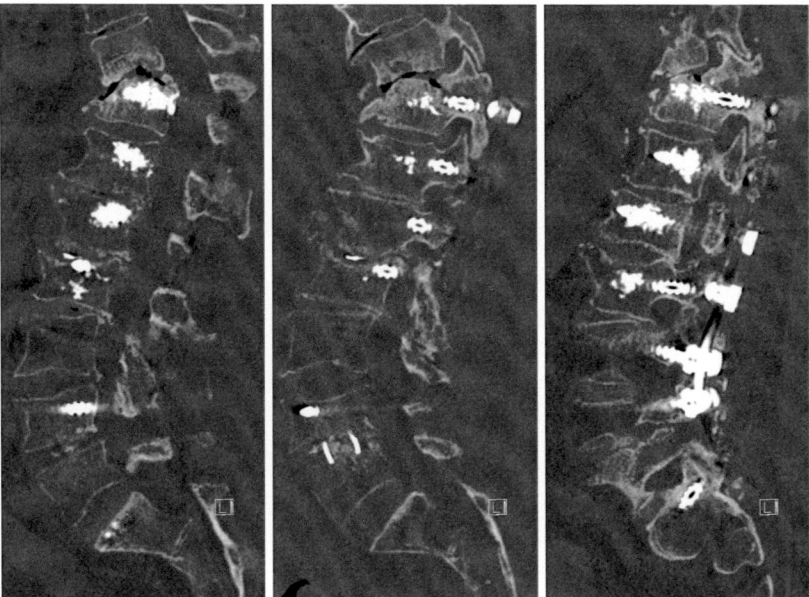

5.2 Revisionseingriff

In der Analyse der individuellen Problematik der Patientin sahen wir die folgenden Probleme als die wesentlichsten an:

1. Kraniale Anschlußdekompensation an die jeweilige Instrumentation mit kyphotischer Fehlstellung
2. Hochgradige Instabilität bei Distraktionsfraktur des 11. Brustwirbels
3. Bei Verlust des für die Patientin physiologischen sagittalen Profils ungünstige biomechanische Lastverteilung der WS im Stehen, insbesondere im Bereich des thorakolumbalen Überganges

Die wesentlichen Eckpunkte unserer Revisionsstrategie waren entsprechend:

1. Wiederherstellung der Stabilität am thorakolumbalen Übergang.
2. Wiederherstellung eines sagittalen Profils durch zusätzliche ventrale Abstützung mittels eines von dorsal eingebrachten Titankorbes bei T11, der mit autologem Knochen gefüllt wurde (■ Abb. 5.9).
3. Verlängerung der Instrumentation bis T3, um eine erneute Anschlußdekompensation thorakal zu vermeiden

Diese Versorgung erwies sich dann als stabil, wie die Röntgenaufnahmen ein Jahr später sowie das im Rahmen eines Tumor-Stagings 4 Jahre später angefertigte CT zeigen (■ Abb. 5.10).

5.3 Fazit: Weshalb ist dieser Fall misslungen?

1. War das anfänglich gewählte Operationsverfahren unter Berücksichtigung des initialen WS-Alignements angebracht oder zu kurzstreckig gewählt?
2. Kann bei einer Patientin im Alter von 60 noch davon ausgegangen werden, dass eine Fusion stattfindet oder hätte man einer konservativen Therapie den Vorzug geben sollen?
3. Spielt das sagittale Alignement eine entscheidende Rolle, ob eine Instrumentation langfristig bestand hat? Hätte bereits primär eine längerstreckige Korrektur des sagittalen Profils angestrebt werden sollen?
4. Ist eine eventuell vorliegende Osteoporose nicht ausreichend gewürdigt worden? Hätte eventuell zunächst eine suffiziente medikamentöse Osteoporosetherapie erfolgen sollen?

◻ **Abb. 5.9** Röntgen
WS-Ganzaufnahme im
Stehen a.p., seitlich nach
vorerst endgültiger
langstreckiger Instrumen-
tationsspondylodese

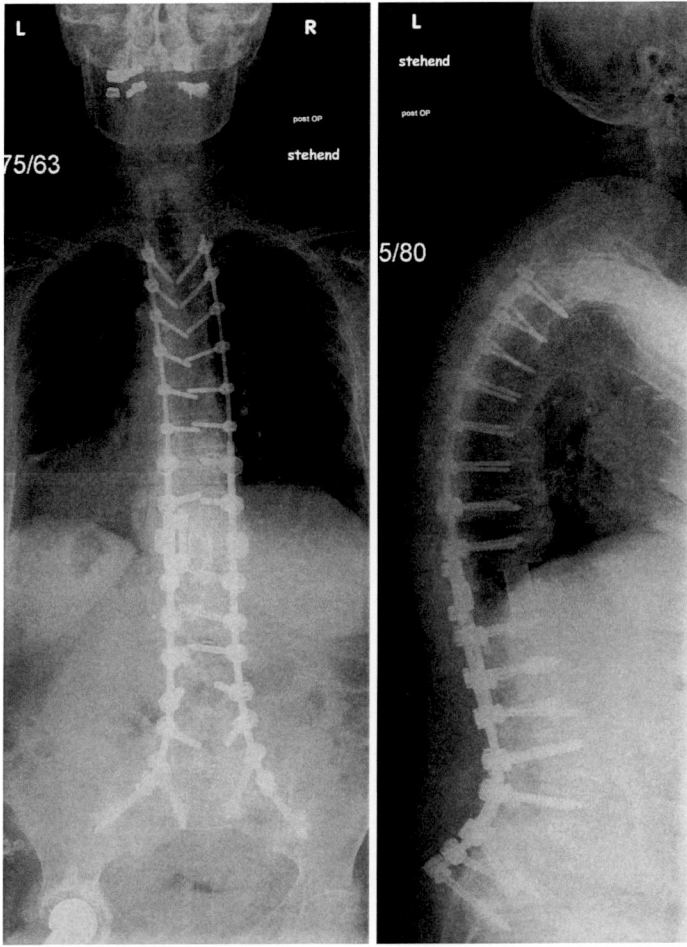

◻ **Abb. 5.10** Röntgen
WS-Ganzaufnahme im
Stehen a.p. ein Jahr später
sowie CT im Rahmen eines
Tumor-Stagings 4 Jahre
später

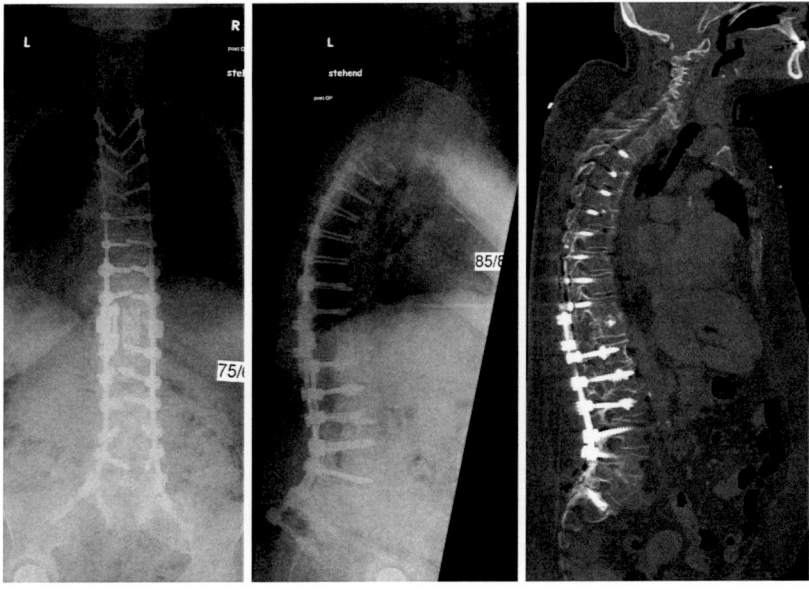

80° Rotationsfehler – NA UND?

M. Flury

© Springer-Verlag GmbH Deutschland, ein Teil von Springer Nature 2020
R.-P. Meyer et al. (Hrsg.), *Misslungene Interventionen in der Extremitäten- und Wirbelsäulenchirurgie*, https://doi.org/10.1007/978-3-662-59412-4_6

6.1 Der Fall

Ein 68-järiger männlicher und für sein Alter sportlicher Patient erleidet im Rahmen eines Stolpersturzes eine Humerusschaftfraktur auf seiner rechten, dominanten Seite. Bis zum Unfall konnten beide Arme ohne Probleme eingesetzt werden ohne relevante Vorbehandlung. ◘ Abb. 6.1 zeigt die Röntgenbilder unmittelbar nach dem Trauma. Weitere bildgebende Abklärungen wurden keine angefertigt.

Basierend auf diesem Röntgenbild wurde die Fraktur am nächsten Tag mittels eines Humerus-Marknagels versorgt (Stryker T2®). ◘ Abb. 6.2 zeigt die Situation 2 Monate nach operativer Versorgung, ein unmittelbar postoperatives Bild liegt nicht vor.

1 Jahr postoperativ wurde ein Verlaufs-Röntgenbild angefertigt. Der Chirurg interpretiert die Fraktur als geheilt und der Fall wird von ihm abgeschlossen. ◘ Abb. 6.3 zeigt das entsprechende Röntgenbild

Aufgrund einer persistierenden therapieresistenten Funktionseinschränkung wünscht der Patient selber noch einmal eine weitere Abklärung mittels Computertomografie. ◘ Abb. 6.4 zeigt die entsprechenden Bilder.

Auf Basis dieser CT Bilder wird nun die Diagnose gestellt einer chronisch verhakten dorsalen Schulterluxation bei St.n. Marknagelosteosynthese einer Humerusschaftfraktur. Zwei zugezogene Orthopäden empfehlen die Marknagelentfernung mit anschliessendem Einsetzen einer Schulterprothese. Der eine Orthopäde empfiehlt dazu eine intraoperative Beurteilung der Stabilität und sofern möglich ein anatomisches Model, der andere empfiehlt direkt ein inverses Modell. Der Patient wünscht daraufhin eine weitere second Opinion

6.2 Second Opinion

2 Jahre postoperativ zeigt sich ein gesunder, kräftiger Patient. Er berichtet von einer stark einschränkenden Schulterblockade. Schmerzen bestehen bei Bewegung. Ruheschmerz wird keiner angegeben,

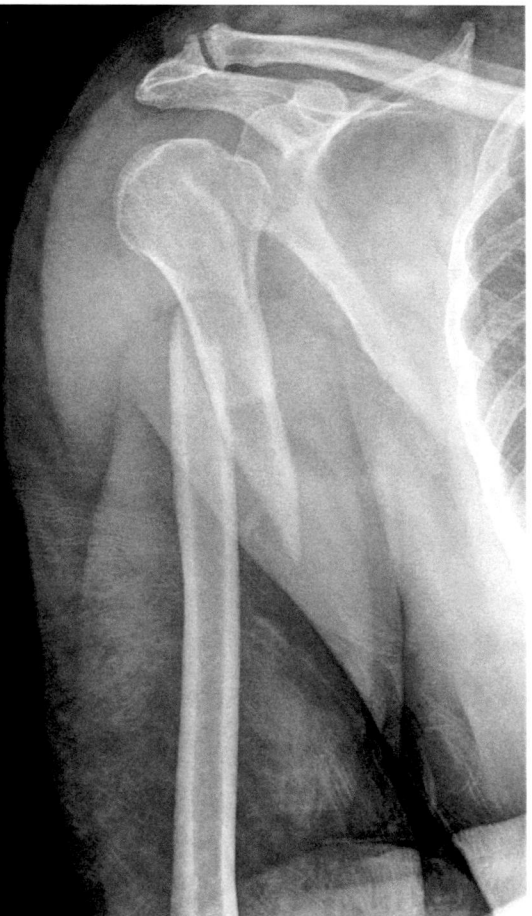

◘ **Abb. 6.1**   Frakturbild Schulter – Oberarm rechts

allerdings ist das Liegen auf der betroffenen Seite nicht möglich. In der klinischen Untersuchung zeigen sich eine reizfreie antero-laterale Narbe an der Schulter sowie reizfreie Stichinzisionen am distalen Oberarm. Es bestehen keine Hinweise für eine neurale Läsion weder für den N. axillaris noch für die peripheren Nerven. Die Rotationsbewegungen sind fast vollständig blockiert, ebenso die glenohumerale Beweglichkeit. Flexion und Abduktion gelingen bis knapp 50°, aber fast ausschliesslich scapulothorakal. Sonografisch zeigen sich intakte Sehnen des Subscapularis, Infraspinatus und Teres minor. Der Supraspinatus ist aufgrund postoperativer Veränderungen nur beschränkt beurteilbar, höchstwahrscheinlich aber zumindest partiell rupturiert.

■ **Abb. 6.2**   In situ liegender Marknagel 2 Monate postoperativ

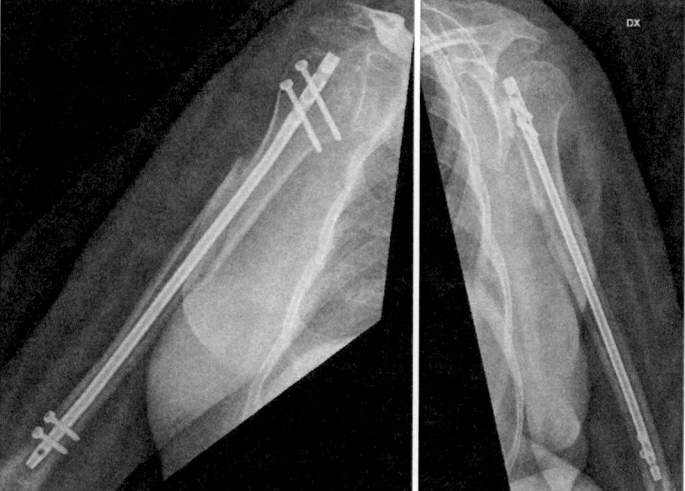

■ **Abb. 6.3**   1 Jahr postoperativ

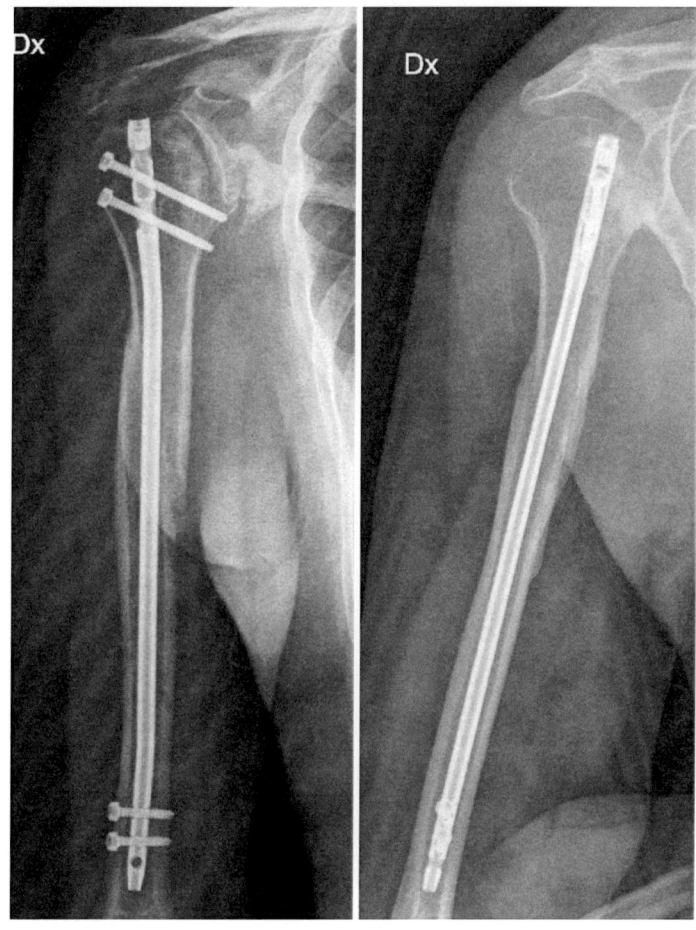

Abb. 6.4   CT Bilder 13 Monate postoperativ

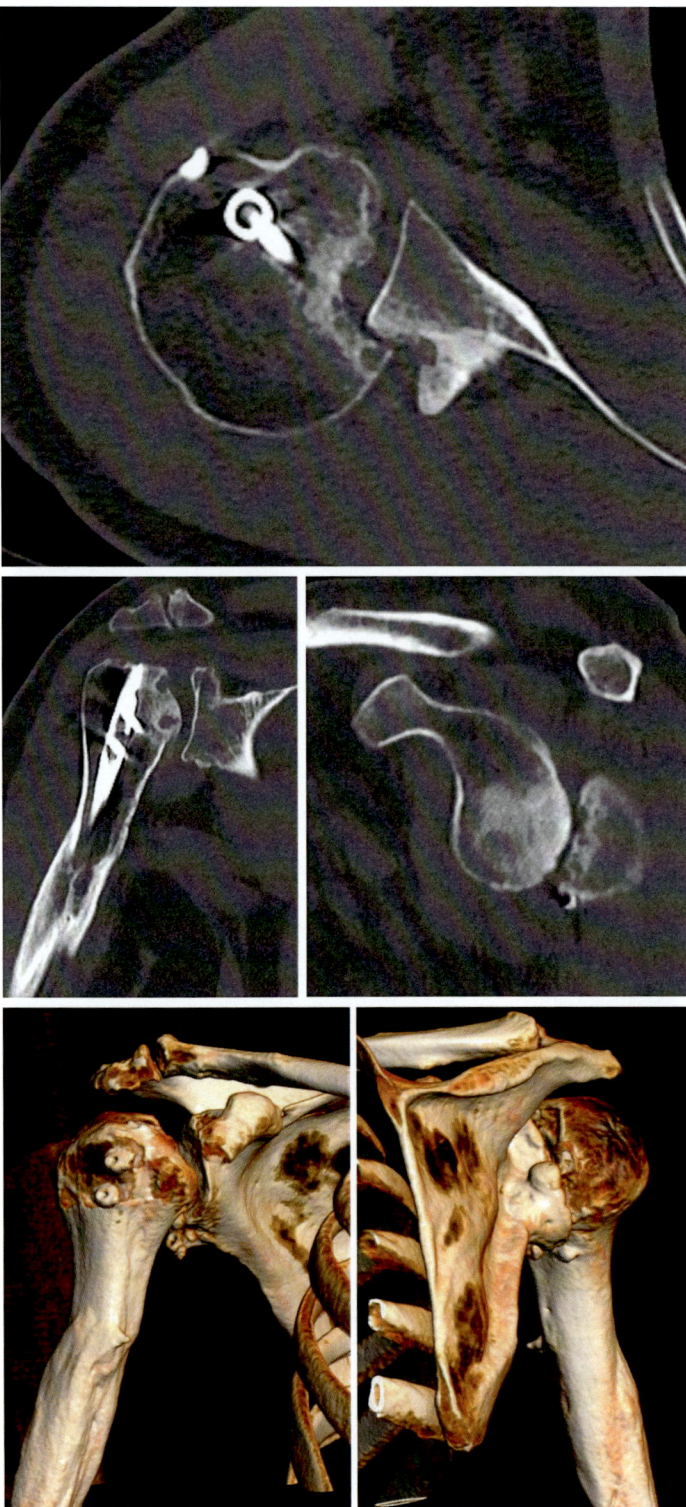

6.3 Analyse

Retrospektiv zeigt sich in den Unfallbildern bereits eine dorsale Luxationsstellung des Humeruskopfes. Somit dürfte es im Rahmen des Sturzes zu einer dorsalen Schulterluxation mit Verhakung gekommen sein und dann aufgrund weiter wirkender Torsionskräfte auf den Schaft zu einer proximalen Humerusschaft Spiralfraktur. Dies wurde weder prä- noch intraoperativ erkannt und die Fraktur wurde in der dorsalen Luxation mittels Marknagel stabilisiert. Damit dies möglich war, musste eine relevante Rotationsfehlstellung, entsprechend der fixierten Innenrotationsstellung des Humeruskopfes, in Kauf genommen werden angezeigt durch die Inkongruenz in den Frakturlinien nach Nagelung.

2 Jahre postoperativ ist es zwar zu einer ossären Konsolidation der Fraktur gekommen, dies aber in einer Innenrotationsfehlstellung des Humeruskopfes. Und es persistiert die chronisch verhakte dorsale Schulterluxation mit einem grossen inversen Hill-Sachs Defekt und Zeichen einer sekundären Omarthrose.

Gelenkerhaltend kommt eine subkapitale Korrekturosteotomie mit Auffüllung des inversen Hill-Sachs Defektes entweder mit einem Beckenkammspan oder einem Allograft in Frage. Dafür sprechen der Gelenkerhalt und die erhaltene anteriore und posteriore Rotatorenmanschette. Dagegen sprechen einerseits die deutlichen sekundären Omarthrose-Zeichen und die nun zwei Jahre fixierte dorsale Luxationsstellung mit dementsprechender massiver Verkürzung der ventralen Weichteilstrukturen (Kapsel und Rotatorenmanschette) und chronischer Überdehnung der dorsalen Strukturen. Es ist somit von einem hohen Risiko für eine persistierende dorsale Instabilität auszugehen.

Alternativ dazu kann eine Schulter-Prothese implantiert werden. Die Argumentation für ein anatomisches oder inverses System ist im Prinzip die gleiche wie für die gelenkerhaltende Operation. Für ein anatomisches Modell spricht die intakte antero-posteriore Rotatorenmanschette, dagegen bzw. für ein inverses Modell das Risiko einer persistierenden dorsalen Instabilität sowie die Innenrotationsfehlstellung des Humeruskopfes, die mit einem anatomischen Modell höchstens partiell ausgeglichen werden kann ohne das Tuberculum minus mit dem Subscapularisansatz komplett zu resezieren.

6.4 Intervention und Verlauf

Aufgrund obiger Überlegungen haben wir uns für das Einsetzen einer inversen Schulterprothese nach vorgängiger Materialentfernung entschieden.

Intraoperativ zeigte sich die komplett verhakte dorsale Luxation die sich manuell kaum reponieren liess mit sofortiger Reluxation nach dorsal. Der inverse Hill-Sachs Defekt betrug zum Zeitpunkt der Operation rund 50 % der Gelenksoberfläche (vgl. ◻ Abb. 6.5) und der Humeruskopf war in 80° Retroversion verheilt.

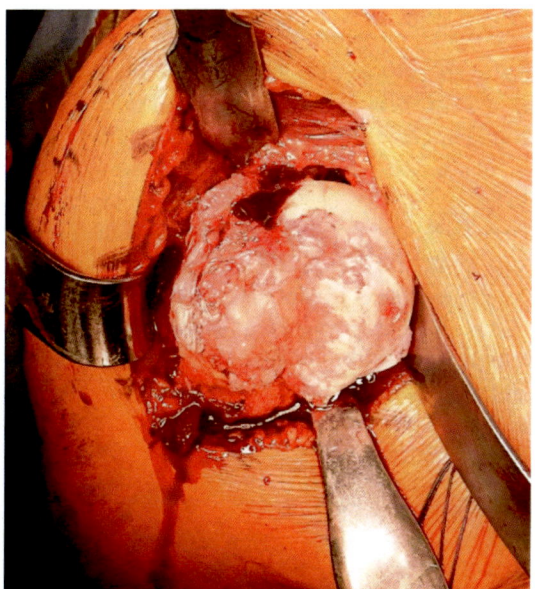

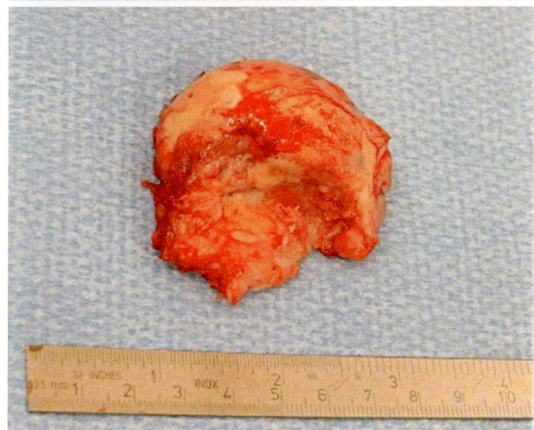

◻ **Abb. 6.5** Oben intraoperativer Situs mit grossem inversem Hill-Sachs Defekt. Die Subscapularissehne ist tenotomiert zur Exposition, cranial zeigen sich die minimalen Reste der Supraspinatussehne. Unten der resezierte Humeruskopf mit deutlichen Knorpelschäden an der Restoberfläche

Zudem zeigte auch das Glenoid eine dorsale Entknorpelung. Der Supraspinatus war nur noch als dünner Rest vorhanden. Die Subscapularis- und die Infraspinatussehne waren kräftig intakt, wobei der Subscapularis im Verbund mit der ventralen Kapsel eine massive Vernarbung aufwies. Somit konnte intraoperativ der Entscheid für eine inverse Prothese bestätigt werden. Diese wurde in einer Retroversion von 20° ohne intraoperatives adverses Ereignis implantiert.

6.5 Ergebnis

3 Monate postoperativ präsentiert sich ein praktisch schmerzfreier Patient. Flexion und Abduktion gelingen aktiv bis 100°, passiv bis 120°. Die adduzierte Aussenrotation beträgt 20° und die abduzierte AR 60°. Der Nackengriff gelingt problemlos und der Schürzengriff ist bis gluteal möglich. In ◘ Abb. 6.6 findet sich radiologisch eine stabile, zentrierte Implantat-Lage.

Der Patient ist mit dem bisher erreichten Resultat bereits sehr zufrieden, wobei das definitive funktionelle Resultat ca. 1 Jahr postoperativ erreicht sein wird.

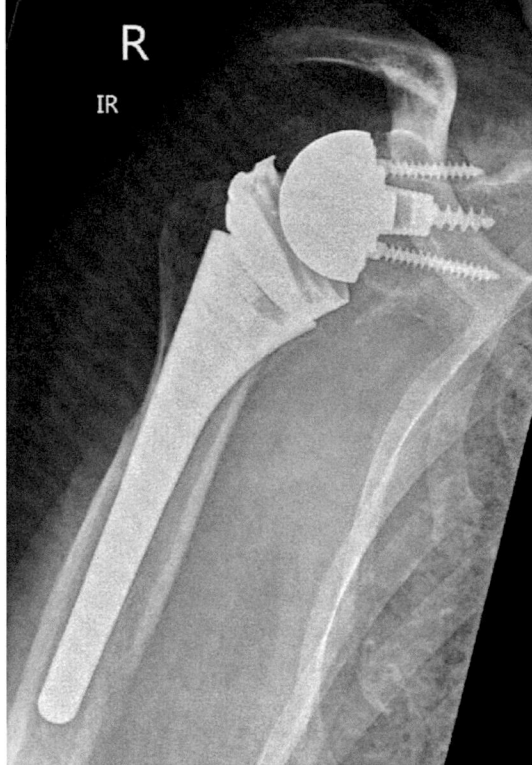

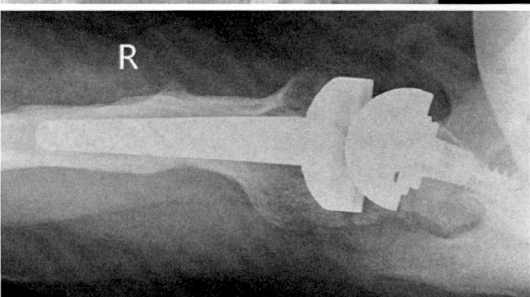

◘ **Abb. 6.6**   Inverse Schulterprothese 3 Monate postoperativ

Komplikationen in der Hüftprothetik, Fall 1

K. Grob

© Springer-Verlag GmbH Deutschland, ein Teil von Springer Nature 2020
R.-P. Meyer et al. (Hrsg.), *Misslungene Interventionen in der Extremitäten- und Wirbelsäulenchirurgie*, https://doi.org/10.1007/978-3-662-59412-4_7

Die primäre Hüftgelenksprothetik ist eine Erfolgsgeschichte. Stimmt die Indikation, kann der Patient mit grösster Wahrscheinlichkeit mit einem guten Resultat rechnen. Die meisten Patienten vergessen gar, dass Sie am Hüftgelenk operiert wurden. Komplikationen sind selten. Wenn sie aber auftreten, bedeutet dies für den Patienten in der Regel eine lange Leidensgeschichte.

Es sind verschiedene Faktoren, die im Falle einer Komplikation weitere operative Therapien erschweren können. Nicht selten reiht sich dann eine Komplikation an die nächste – die erste Revision muss somit „sitzen". Die Anforderungen an den Revisionsprothetiker wachsen mit steigendem Alter der Patienten.

Die folgenden Beispiele illustrieren komplexe Krankheitsverläufe nach primärer Hüftprothetik, die dem Patienten einiges abverlangen. Es handelt sich dabei immer um Revisionen des Hüftgelenkes, bei denen bereits Revisionen nach primärem Hüftgelenkersatz vorausgegangen waren. In den meisten Fällen konnten die Röntgenbilder retrospektiv – wenn auch nicht immer vollständig – ausfindig gemacht werden.

Erschwert wird ein Revisionseingriff am Hüftgelenk immer dann, wenn die Verankerungsmöglichkeiten für die entsprechenden Prothesenkomponenten schwinden. Gründe dafür sind: Knochenverluste infolge aseptischer Lockerungen der Prothesenkomponenten, Knochendefekte nach Voroperationen, Osteoporose im Alter und Knochenverluste bei periprothetischen Frakturen. Zusätzliche Herausforderungen sind periprothetische Infektionen, eine beeinträchtigte oder gar insuffiziente pelvitrochantere Muskulatur sowie eine Störung der lokalen Durchblutung.

7.1 Von der Hüftgelenksarthroskopie bis zum „Desaster"

Diese Patientin (Jahrgang 1968) war bei ihrem ersten Hüftgelenkseingriff 30 Jahre alt. Die Zuweisung an unsere Klinik erfolgte erstmals 2015.

Infolge Leistenschmerzen links bei femoroacetabulärem Impingement (□ Abb. 7.1) erfolgte 1996 eine Hüftgelenksarthroskopie. Die Beschwerden nach diesem Eingriff wurden nicht wirklich besser im Gegenteil: während praeoperativ Schmerzen insbesondere bei Flexions- und Innenrotationsbewegungen auftraten, kamen neu

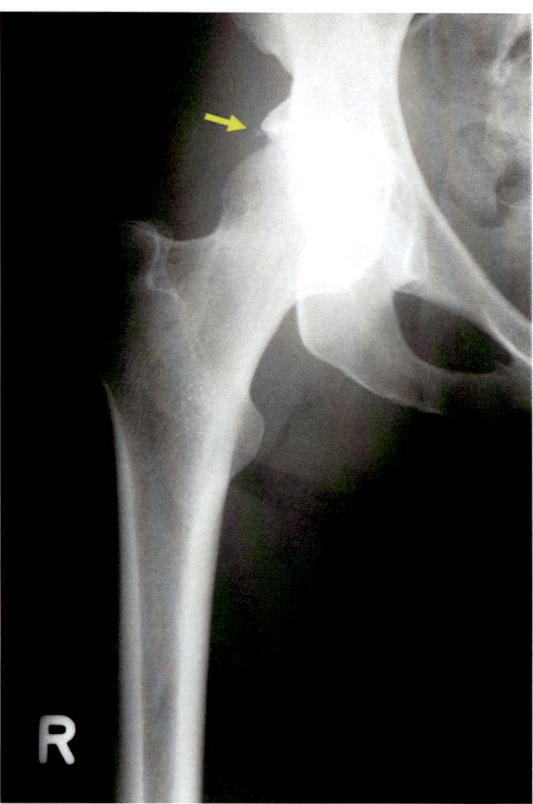

□ **Abb. 7.1**   03.06.1996: Arthroskopie bei femoro-acetabulärem Impingement, Os acetabuli

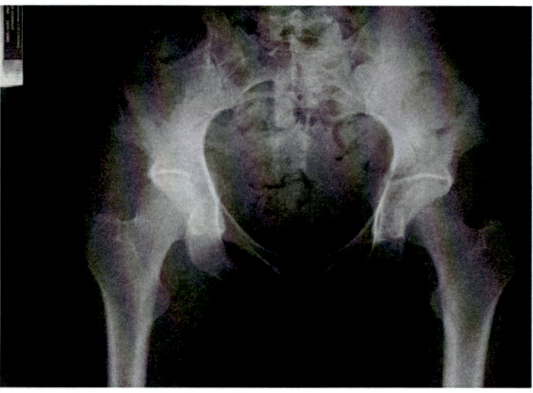

□ **Abb. 7.2**   27.06.1996: Gelenkspaltverschmälerung 24 Tage nach Hüftgelenksarthroskopie links

belastungsabhängige Schmerzen und zunehmend auch Ruheschmerzen hinzu.

Bereits wenige Wochen später (□ Abb. 7.2) zeigte sich in der Röntgenuntersuchung eine deutliche Verschmälerung des Gelenkspaltes; dies als Ausdruck zunehmender degenerativer Veränderungen im Hüftgelenk. Diese rasche Progredienz

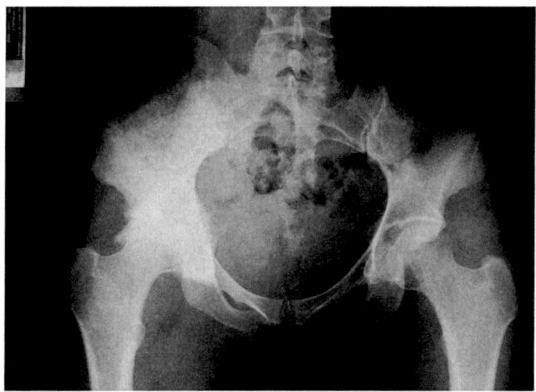

◘ Abb. 7.3 14.01.1999: Postinfektiöse Coxarthrose im Alter von 31 Jahren

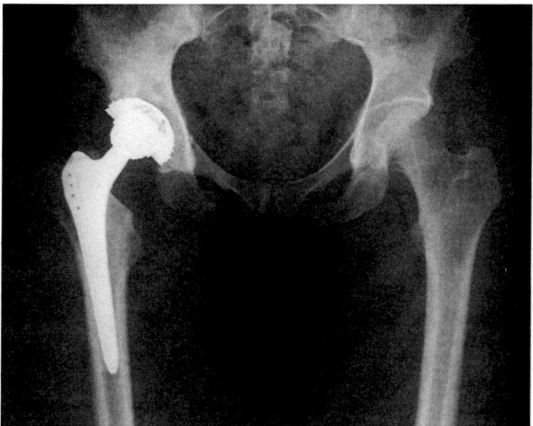

◘ Abb. 7.4 28.02.2000: Hüfttotalprothesenimplantation: Hohe Schaftposition mit Kompromittierung der Hüftabduktoren, Pfanne etwas lateral positioniert, verminderte Knochenqualität acetabulär

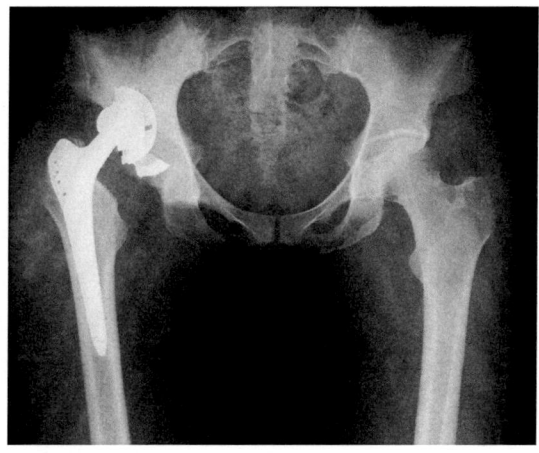

◘ Abb. 7.5 13.06.2000: Ausbruch der Schraubpfanne

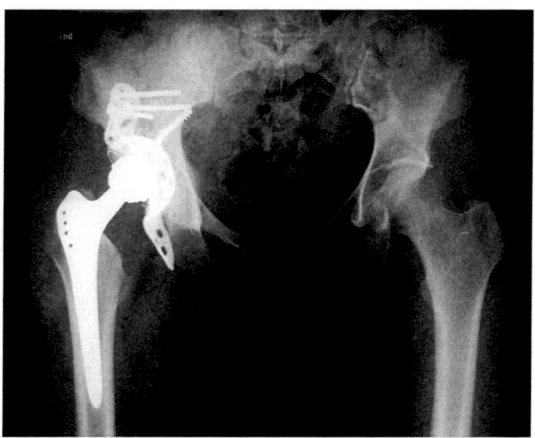

◘ Abb. 7.6 04.08.2000: Revision mittels Schneider-Burch-Pfannendachschale

war unter anderem einer eitrigen Coxitis verschuldet. Weitere arthroskopische Eingriffe und schliesslich eine offene Spülungen des Hüftgelenkes folgten. Die Ausbildung einer postinfektiösen Coxarthrose liess sich dennoch nicht verhindern (◘ Abb. 7.3).

Bei entsprechendem Leidensdruck erfolgte im Alter von 34 Jahren die Implantation einer Hüfttotalprothese (◘ Abb. 7.4).

Kurze Zeit später kam es zu einem Ausbruch der Schraubpfanne (◘ Abb. 7.5). Es erfolgte die Revision mittels Schneider-Burch-Pfannendachschale (◘ Abb. 7.6) wiederum mit komplikationsreichem Verlauf (◘ Abb. 7.7, 7.8, und 7.9). Bei nachgewiesener periprothetischer Infektion erfolgte der Ausbau der gesamten Hüfttotalprothese (Girdlestonearthroplastik, ◘ Abb. 7.10).

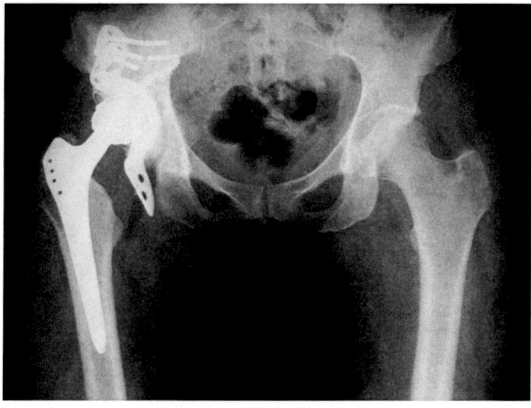

◘ Abb. 7.7 04.10.2000: Lockerung der Pfannendachschale, Schraubenbrüche

⬛ Abb. 7.8 27.03.2001: Lockerung der Pfannendachschale, Schraubenbrüche

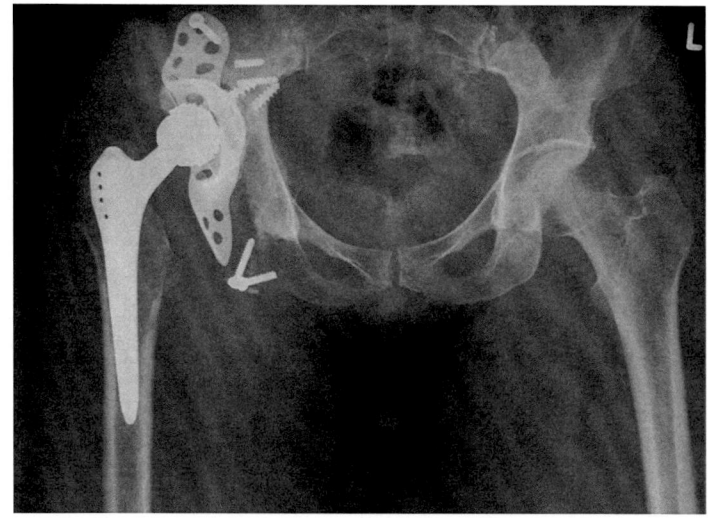

⬛ Abb. 7.9 19.07.2001: Ausbruch der Schnei-der-Burch Schale

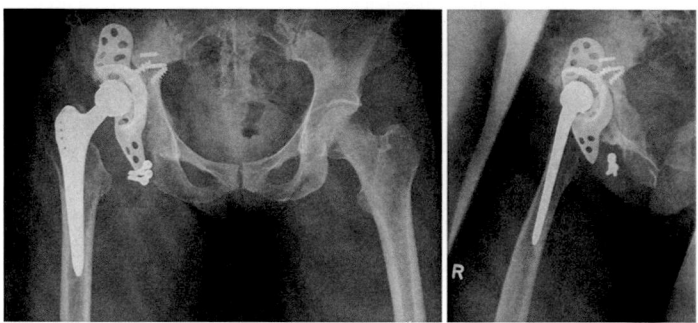

⬛ Abb. 7.10 24.07.2001: Girdlestonearthroplastik bei periprothetischer Infektion

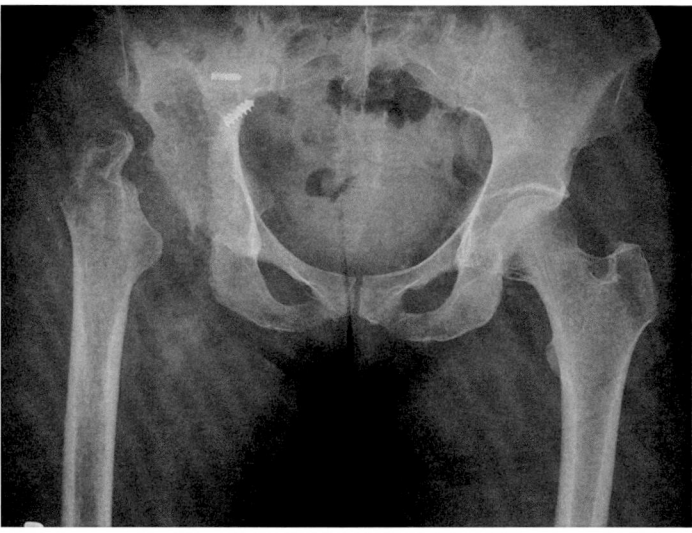

7

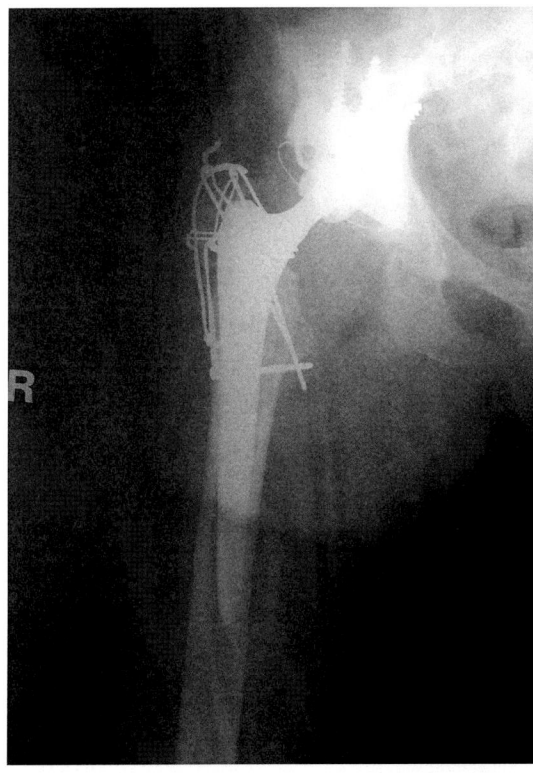

Dabei kam es zu einer Fraktur des ohnehin ge-
schwächten Trochanter majors.

Der Wiedereinbau der Hüfttotalprothese mit
Zuggurtungs-Osteosynthese des Trochanter majors erfolgte 3 Wochen später (■ Abb. 7.11
und 7.12). Drahtbruch (■ Abb. 7.13). Beim Nachweis einer erneuten periprothetischen Infektion
erfolgte der zweite Prothesenausbau (Girdlestonearthroplastik, ■ Abb. 7.14).

Wiedereinbau der Hüfttotalprothese nach
sechs-wöchigem Zeitintervall (■ Abb. 7.15). Nach
weiteren sechs Wochen zeigt sich eine Dislokation des Trochanter majors (■ Abb. 7.16) und ein
Jahr später ein Ausbruch der Pfanne mit Luxation
des Hüftgelenkes (■ Abb. 7.17). Wiederum konnten Erreger im Hüftgelenk nachgewiesen werden.
Nebst der Entfernung der Prothese erfolgte eine
Resektion des proximalen Femurs (Girdelstonearthroplastik, ■ Abb. 7.18).

Nach einem 10-wöchigen Intervall entschied
man sich zur Implantation einer Tumorprothese
(Turemos-Tumorprothese) Hüftgelenk rechts,
■ Abb. 7.19) und Einsatz einer Pressfit-Pfanne.
Bei schlechter Knochenqualität kam es bald zu
einem erneuten Ausbruch der mit Schrauben fi-
xierten Pressfitpfanne (■ Abb. 7.20). Der defekte
Knochen am Acetabulum wurde schliesslich

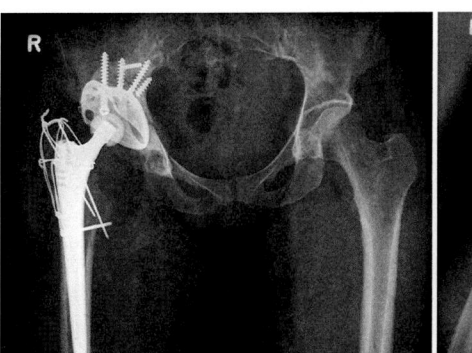
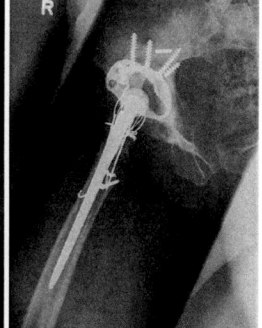

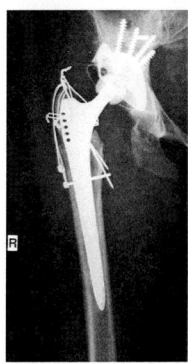
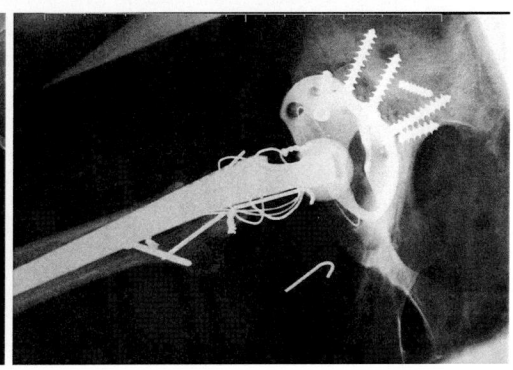

Abb. 7.14   29.11.2002:
Zweite Girdlestonearthro-
plastik bei erneuter
periprothetischer Infektion

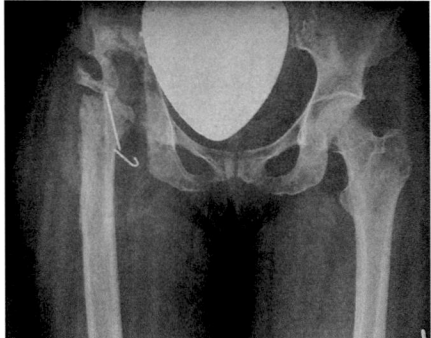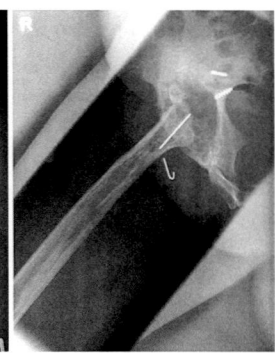

Abb. 7.15   09.01.2003:
Wiedereinbau der
Hüfttotalprothese sechs
Wochen nach zweiter
Girdlestonearthroplastik
mit dem Versuch einer
erneuten Zuggurtungsos-
teosynthese des Trochanter
majors

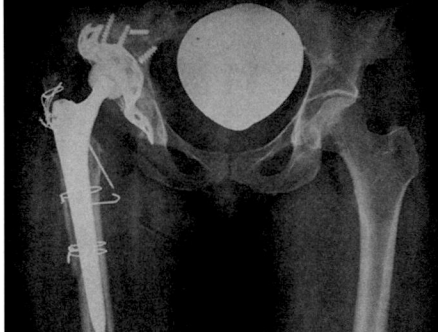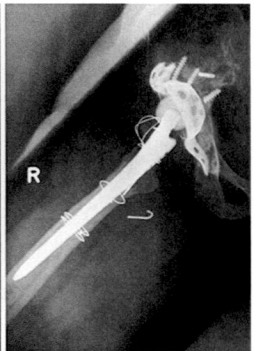

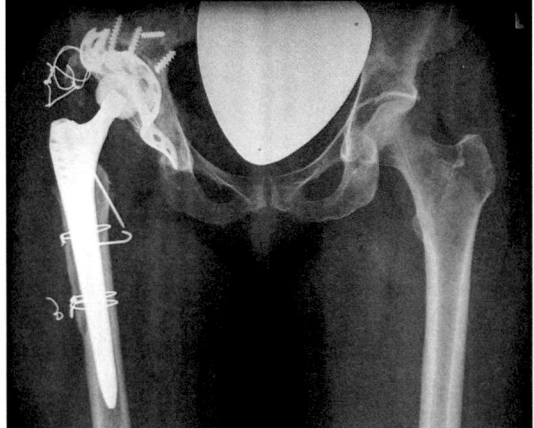

Abb. 7.16   20.02.2003: Versagen der Zuggurtungsos-
teosynthese mit erneuter Dislokation des Trochanter
major-Restfragmentes

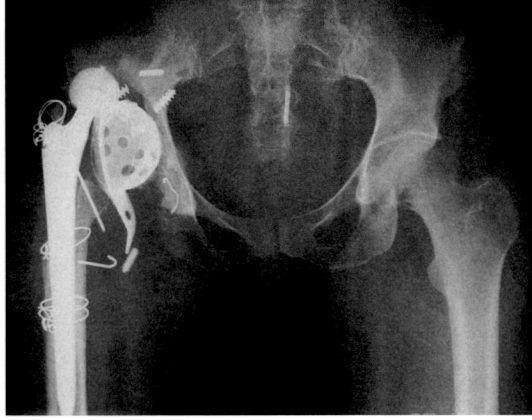

Abb. 7.17   15.01.2004: Ausbruch der Pfannendachschale mit Luxation des Hüftgelenkes bei insuffizienter
pelvitrochanterer Muskulatur

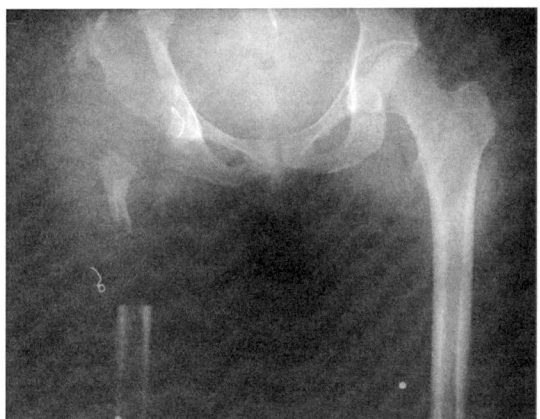

▣ Abb. 7.18   19.05.2004: Dritte Girdlestonearthroplastik mit Resektion des proximalen Femurs infolge erneuter periprothetischer Infektion

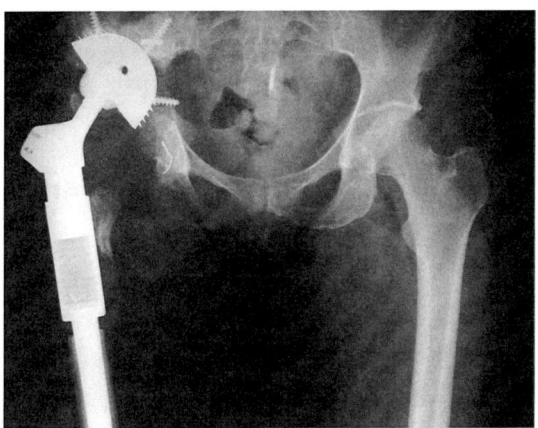

▣ Abb. 7.19   27.07.2004: Rekonstruktion des Hüftgelenkes mit Turemos-Tumorprothese, Pressfitpfanne mit Schrauben gesichert

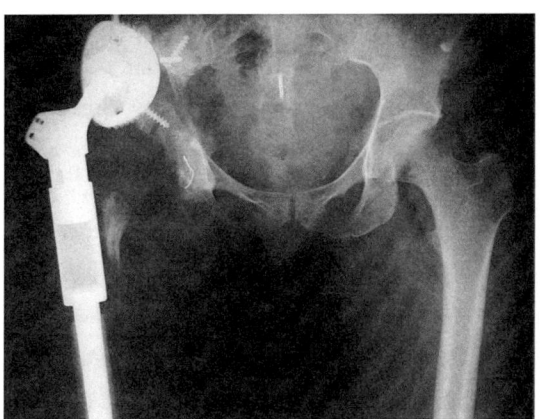

▣ Abb. 7.20   20.09.2004: Ausbruch der Pressfitpfanne infolge ausgebliebener Osteointegration

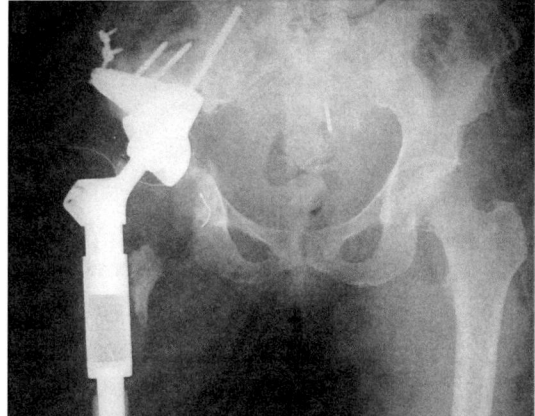

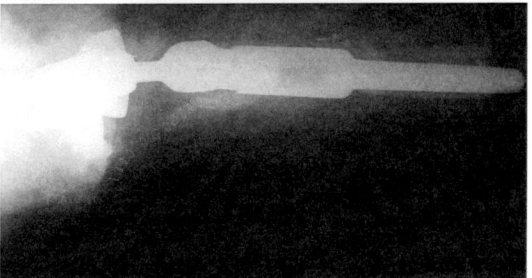

▣ Abb. 7.21   04.10.2004: Rekonstruktion des acetabulären Defektes mit Augment und Pfannenwechsel

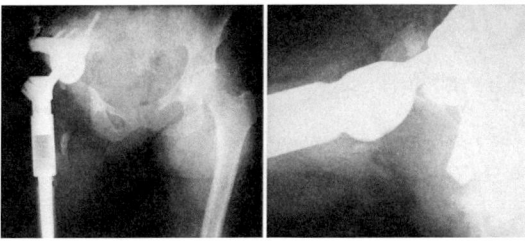

▣ Abb. 7.22   31.01.2005: Erneute Lockerung der Pfannenkomponente

durch einen Metallaufbau (Spezialanfertigung Turemos) verstärkt (▣ Abb. 7.21). Die erneute Lockerung der Pfannenkomponente liess indes wiederum nicht lange auf sich warten (▣ Abb. 7.22 und 7.23). Schmerzen zwangen zu einer erneuten Revision. Der acetabuläre Defekt wurde mit einem weiteren Augment verstärkt (▣ Abb. 7.24). In den folgenden Jahren blieb die Patientin beschwerdearm, beobachtete allerding – trotz konsequenter Stockentlastung der rechten Hüfte – eine zunehmende Verkürzung des rechten Beines, was mit einer stetigen Schuhanpassung korrigiert wurde.

2015 nahmen die Schmerzen im rechten Hüftgelenk pelvitrochanter rasch zu. Es erfolgte die Zuweisung an unsere Klinik (◘ Abb. 7.25). In der klinischen Untersuchung kann die Prothese (proximaler Prothesenschaft) unter der Haut palpiert werden. Die Patientin geht an zwei Gehstöcken. Unter Entlastung sind die Schmerzen tolerierbar. Das Liegen auf der rechten Körperseite ist schmerzhaft. Die Patientin ist nun 47 Jahre alt; sie leidet physisch und psychisch. Mit einer baldigen Luxation des Hüftgelenkes ist zu rechnen. Ich muss der Patientin zu einer nochmaligen Revision raten.

Eine Infektion im Hüftgelenk wurde mittels mehrmaligen Punktionen weitgehend ausgeschlossen. In der Computertomografie (CT) liess sich das Ausmass des acetabulären Knochendefektes quantifizieren (◘ Abb. 7.26). Mithilfe der CT-Daten wurde ein dreidimensionales Becken-Modell erstellt und ein Custom-made Implantat angefertigt (◘ Abb. 7.27 und 7.28).

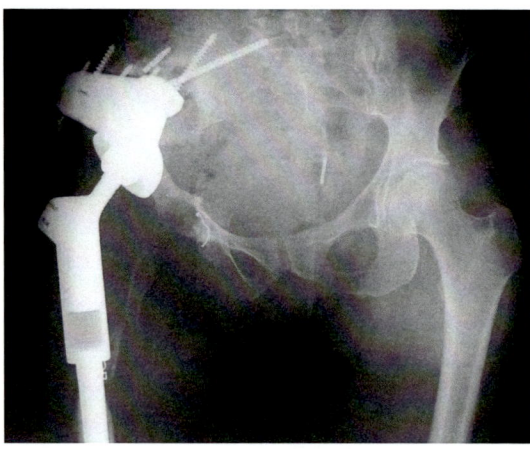

◘ **Abb. 7.24**   25.04.2008: Zusätzliche Verstärkung und Rekonstruktion des Acetabulumdefektes

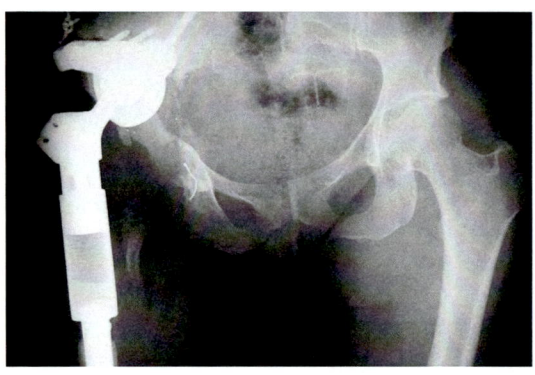

◘ **Abb. 7.23**   14.03.2005: Lockerung der Pfannenkomponente

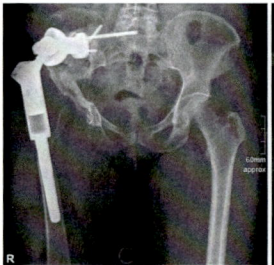
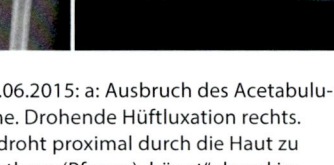

◘ **Abb. 7.25**   a,b 29.06.2015: a: Ausbruch des Acetabulumaufbaus samt Pfanne. Drohende Hüftluxation rechts. Der Prothesenschaft droht proximal durch die Haut zu perforieren. b: Die Prothese (Pfanne) „hängt" dorsal im Weichteilgewebe. Drohende Hüftluxation

◘ **Abb. 7.26**   29.06.2015: 3D-CT: Teile des hinteren Acetabulumpfeilers sowie die gesamte Pfannenhinterwand fehlen. Die Verankerung der Pfanne fehlt

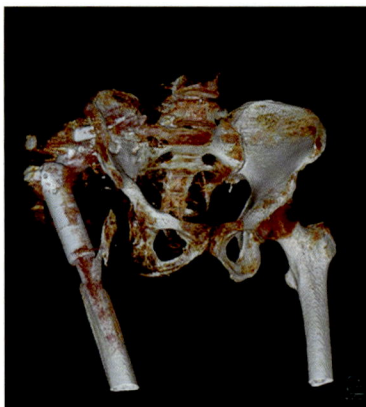
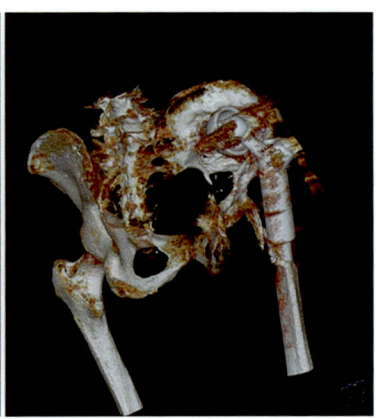

◘ Abb. 7.27 3D-Modell: Diskontinuität des hinteren Acetabulumpfeilers (zur Stabilisierung des Knochenmodells ist eine Stütze (*) eingepasst)

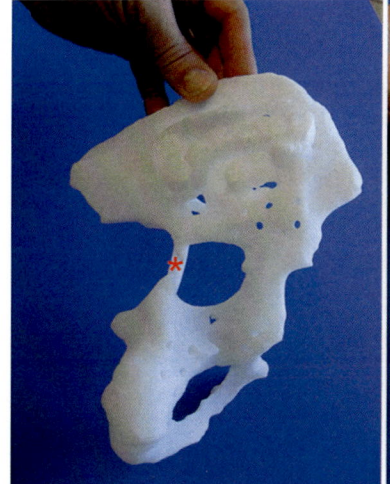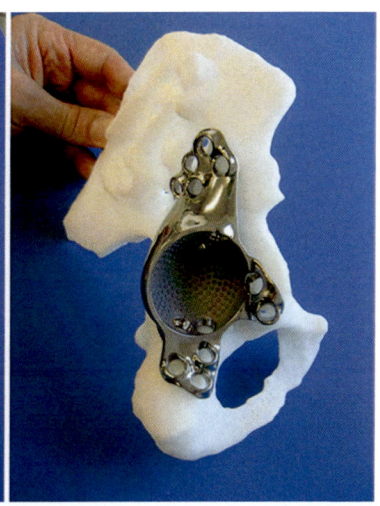

◘ Abb. 7.28 3D-Modell: Diskontinuität des hinteren Acetabulumpfeilers (zur Stabilisierung des Knochenmodells ist eine Stütze (*) eingepasst)

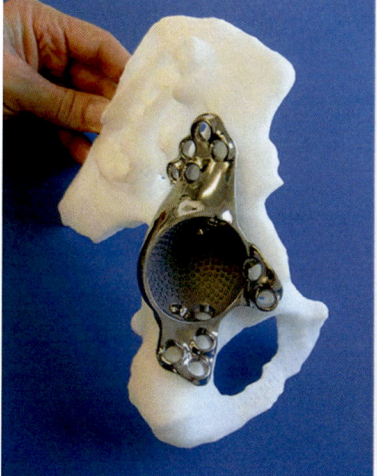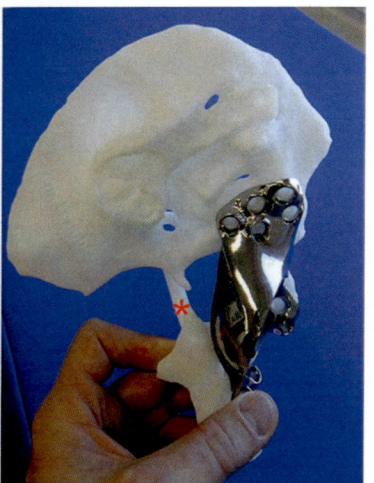

7.2 Revisionseingriff

Die erneute Revisionsoperation erfolgte im Mai 2017 (◘ Abb. 7.29 und 7.30). Intraoperativ waren sämtliche Pfannenelemente locker. Die aneinander reibenden Metallteile führten zu einer ausgeprägten Metallose und Synovialitis im Gelenk (◘ Abb. 7.30). Entgegen der Erwartungen gestaltete sich die Platzierung der Pfannenkomponente (Custom-made Pfannendachschale mit Polar-Cup) als problemlos (◘ Abb. 7.31). Dagegen musste ich vom ursprünglichen Plan den Schaft zu belassen und das Schulterteil der Turemosprothese durch ein kürzeres Teilstück zu ersetzen, abrücken. Die Weichteilspannung und die damit verbundene Gefahr einer Nervenläsion (in-

traoperativ erfolgte ein Nervenmonitoring) liess eine Distalisierung des Schaftes nicht zu. Der fest osteointegrierte Schaft musste aus dem Knochen gelöst werden. Die sichere Verankerung des neu implantierten Revisionsschaftes (Revitan) im distalen divergierenden Anteil des Femurs gestaltete sich als schwierig. Beim Anziehen der Cerglagen am distalen Femur kam es zu einer Fraktur (Einschneiden) des osteoporotischen Knochens (◘ Abb. 7.32), weswegen zusätzlich eine Schutzosteosynthese mittels NCB-Femur-Platte erfolgte (Verriegelung des Revitanschaftes durch die NCB-Femur-Platte). Die Weichteilspannung liess ein Ausgleich der Beinlänge lediglich um 4–5cm zu. Entsprechend enttäuscht war die Patientin nach dem Eingriff.

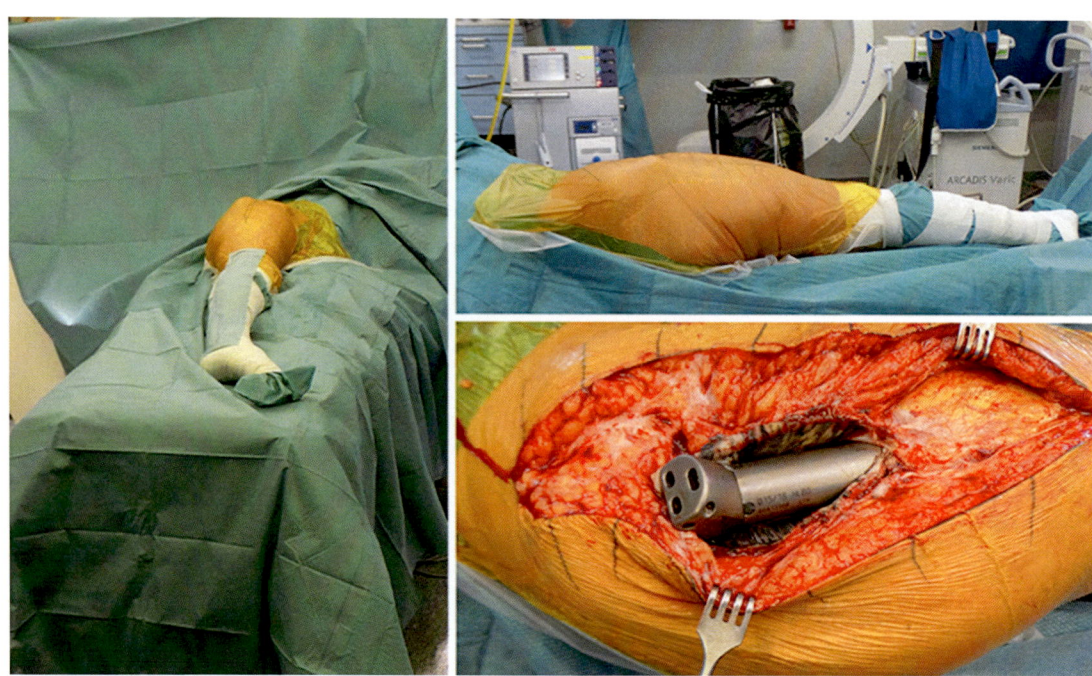

◧ **Abb. 7.29**   Mai 2017: Operation in links-Seitenlage. Der Prothesenschaft liegt proximal direkt unter der Haut. Ausgedehnte Metallose im Gelenk

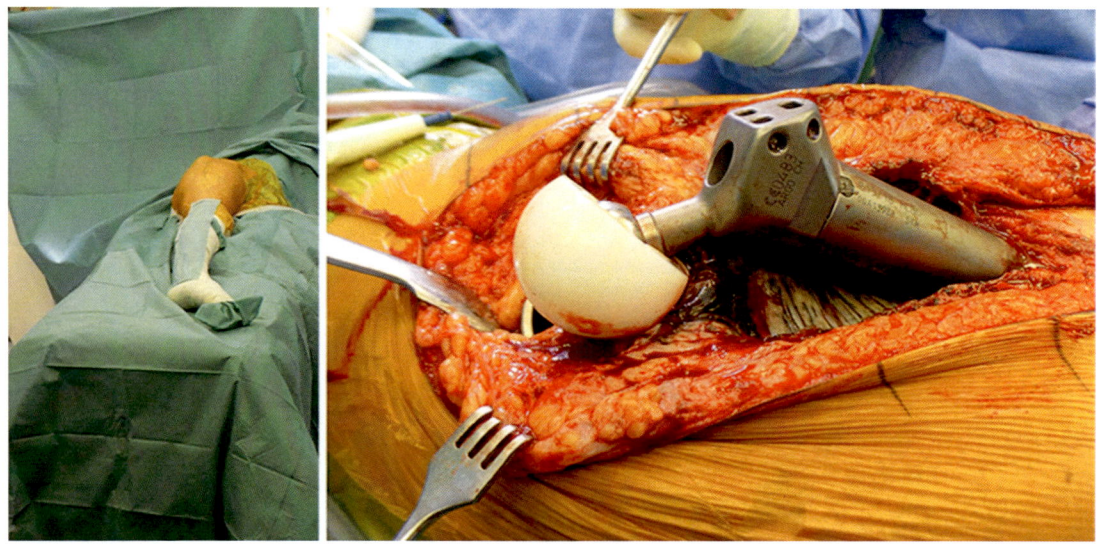

◧ **Abb. 7.30**   Mai 2017: Operation in links-Seitenlage. Die Prothese liegt proximal direkt unter der Haut. Ausgedehnte Metallose im Gelenk

Allerdings entspannten sich die Weichteile unter der Mobilisation zusehends. Die Gelenkspannung liess rasch nach. Trotz Polar-Cup (43-er Kopf) drohte eine Hüftluxation (◧ Abb. 7.33, 7.34, und 7.35). Dieser Zustand setzte sich über die nächsten Wochen fort (◧ Abb. 7.36); die Patientin war dennoch zufrieden und an zwei Gehstö-cken mobil. Die Konsolidierung des Femurs ging langsam voran (◧ Abb. 7.37). Sechs Monate später war die Osteointegration der Pfannendachschale (◧ Abb. 7.38) sowie die Frakturheilung am Femur soweit abgeschlossen (◧ Abb. 7.39), dass die Revi-tan-Revisionsprothese verlängert werden konnte (◧ Abb. 7.40).

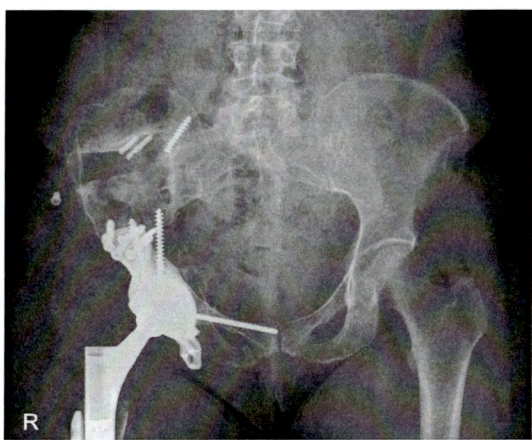

◻ **Abb. 7.31** 30.05.2017: Rekonstruktion des Acetabulums mit Custom made Pfannendachschale (vgl. Abb. 27 und 28)

◻ **Abb. 7.32** 30.05.2017: Verriegelung des Revitanschaftes durch die NCB-Platte unterhalb der eingebrochenen Drahtcerclage (Pfeil)

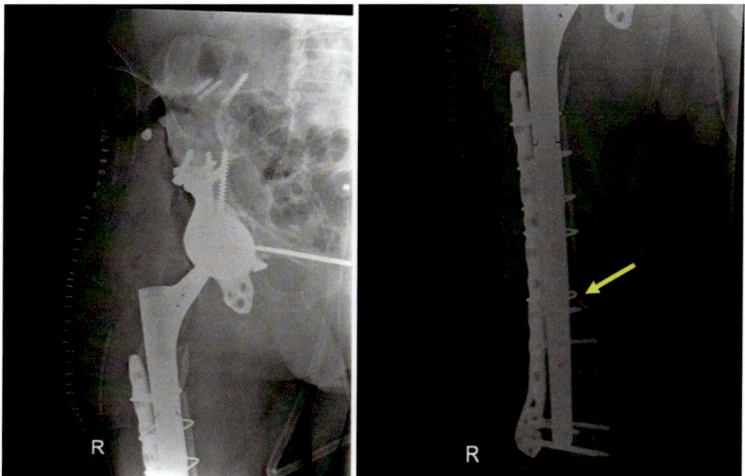

◻ **Abb. 7.33** 30.05.2017: Ala- und Obturatoraufnahmen des Hüftgelenkes. Nachlassen der initial hohen Weichteilspannung mit Subluxation des Prothesenkopfes (Dualkopf, 24er Metallkopf in 43mm-Polyethylenkopf)

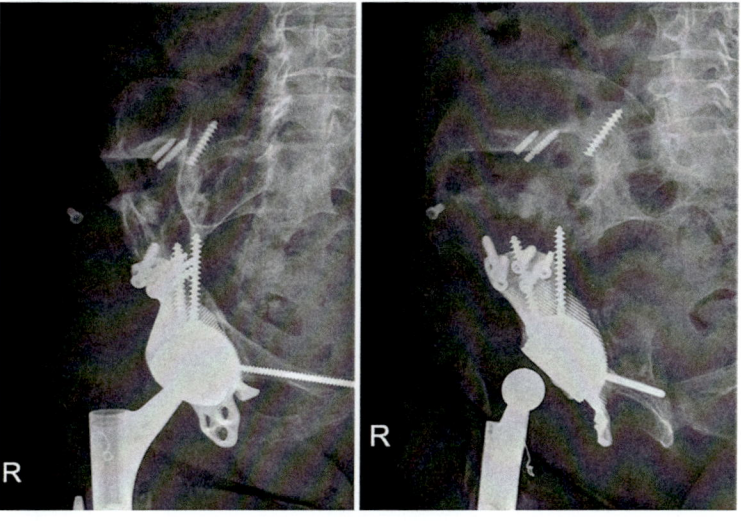

7

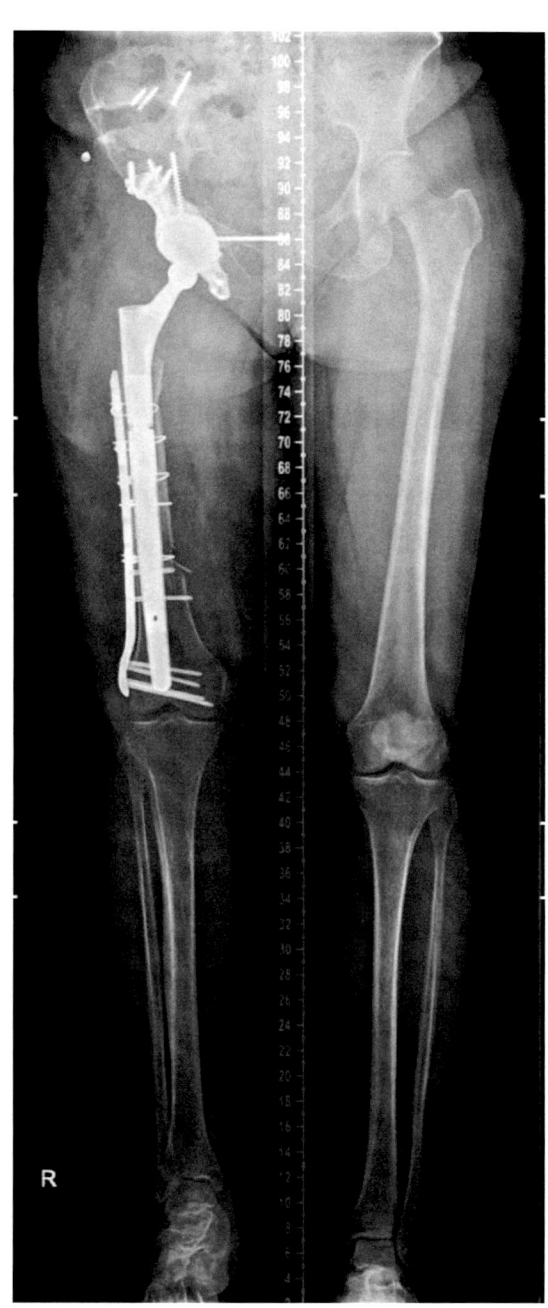

◻ **Abb. 7.34**   30.05.2017: Orthoradiogramm

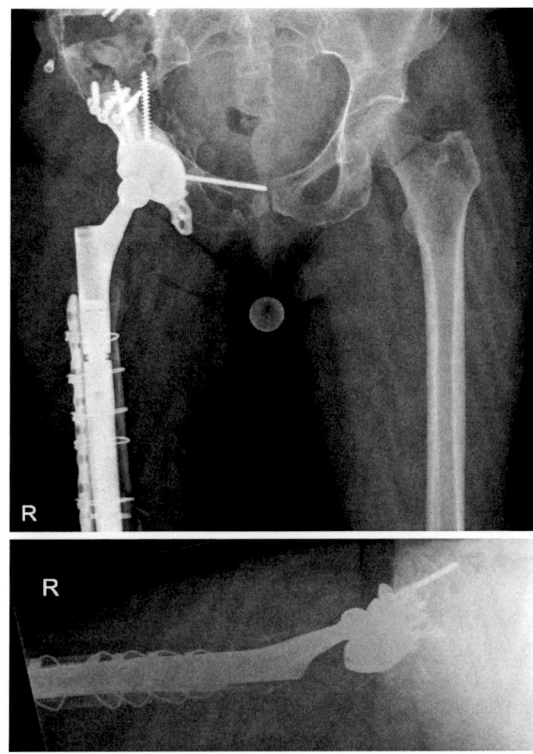

☐ **Abb. 7.35**   26.06.2017: Drohende Hüftluxation

☐ **Abb. 7.36**   26.06.2017:
Drohende Hüftluxation

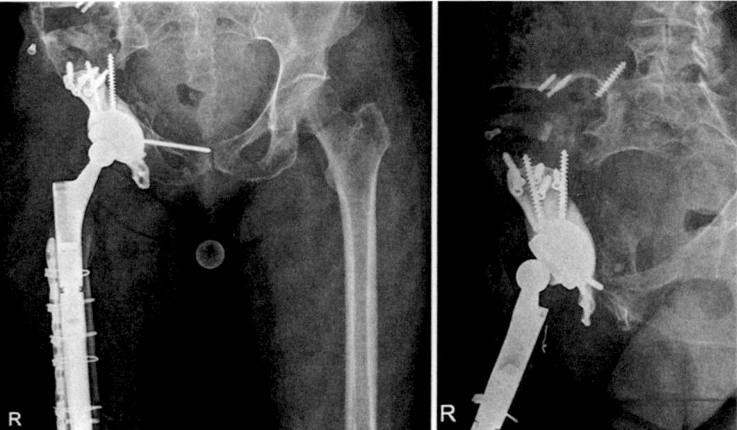

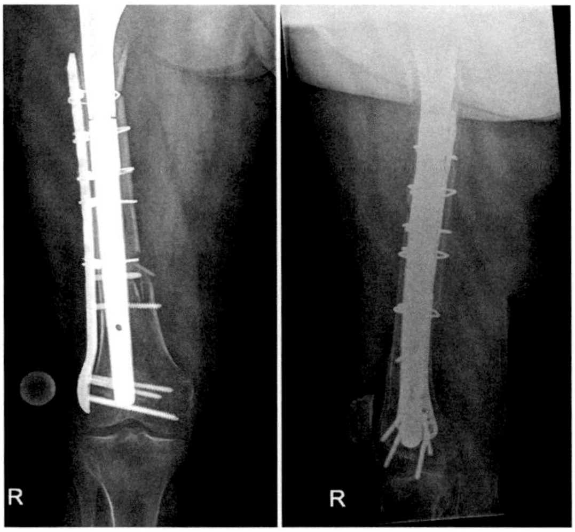

■ **Abb. 7.37** 26.06.2017: Langsame Konsolidierung des Femurs

■ **Abb. 7.38** 28.08.2017: Osteointegration der Pfannendachschale

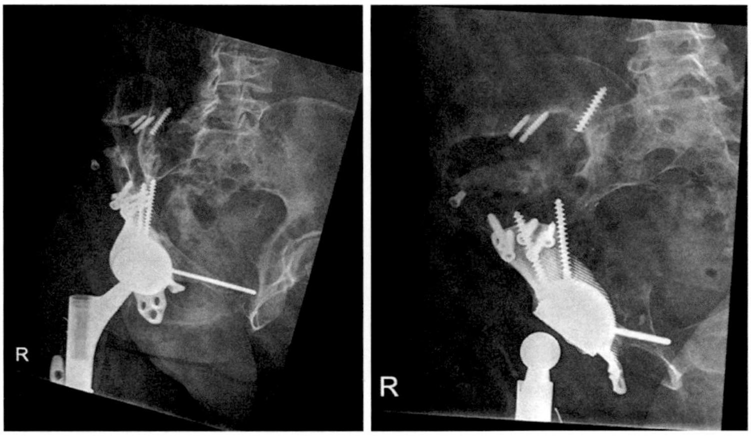

◘ Abb. 7.39   28.08.2017:
Osteoporose, zunehmende
Konsolidierung am Femur
dorsal

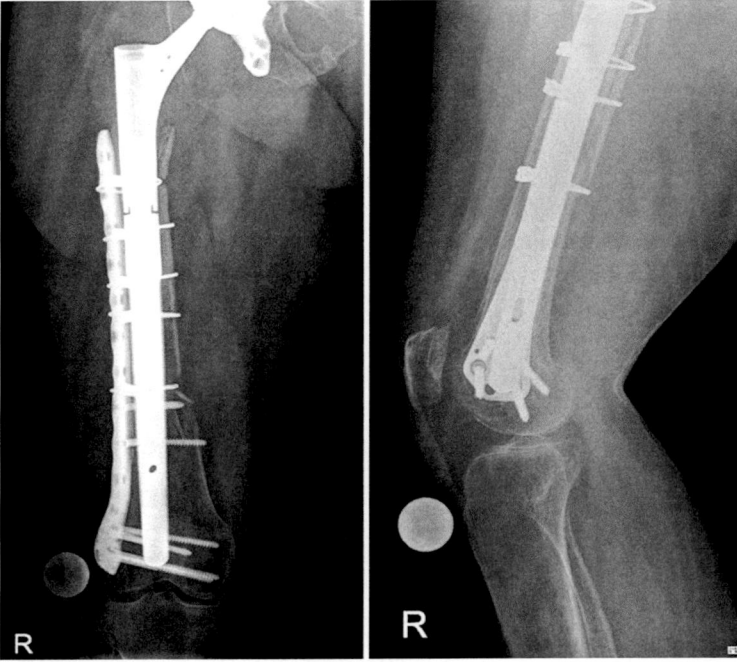

◘ Abb. 7.40   Vor und
nach der Verlängerung
(Pfeil) des Revitan-Revi-
sionsschaftes

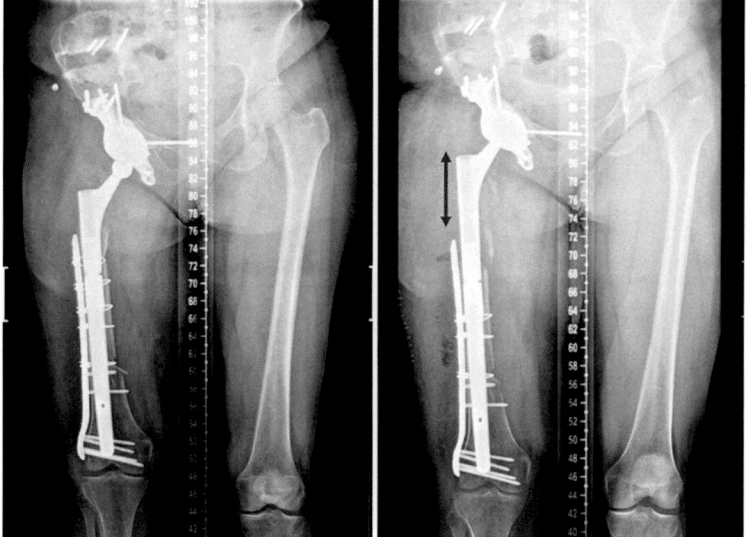

7.3 Ergebnis

In der klinischen Untersuchung vom Juli 2018 ist die Patientin zufrieden. Sie ist insbesondere schmerzfrei. Die Patientin stört sich allerdings an der nach wie vor erheblichen Beinlängendifferenz (■ Abb. 7.41). Eine entsprechende Schuhanpassung war immer noch nötig. Das Röntgenbild zeigte eine gut osteointegrierte Pfanne und Prothesenschaft (■ Abb. 7.42 und 7.43). Das Hüftgelenk war stabil und gar in besserem Umfang zur Gegenseite beweglich. Die Patientin ist mit einem Gehstock auf der gesunden Seite gut mobil. Zu Hause in der Wohnung geht die Patientin ohne Gehhilfe.

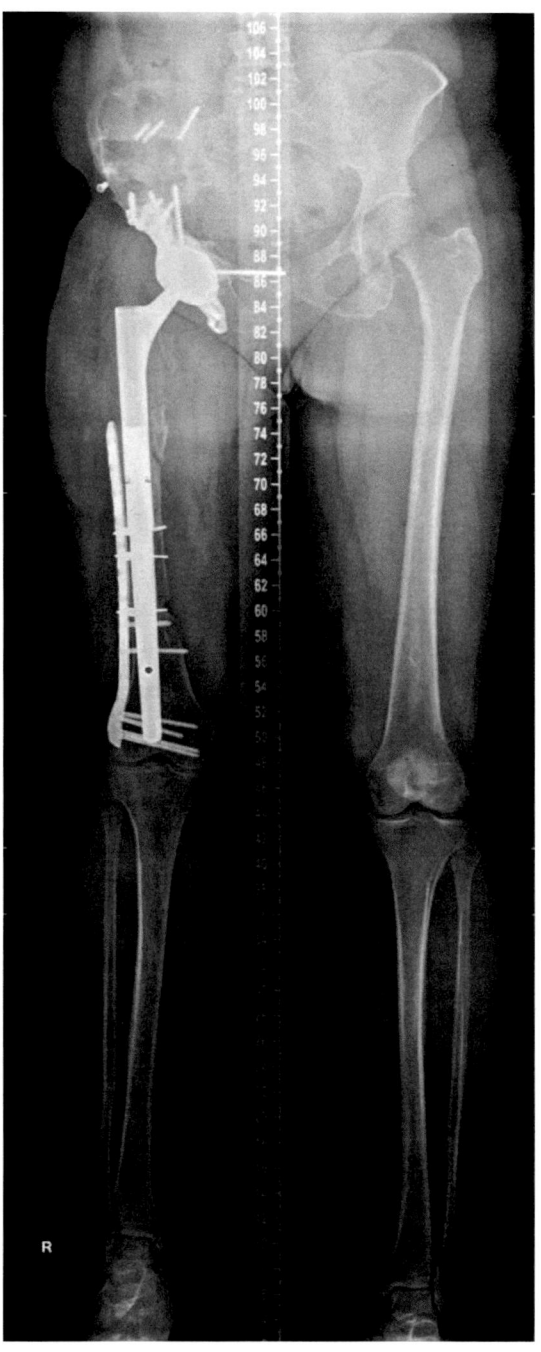

■ **Abb. 7.41**   23.07.2018: Orthoradiogramm: Verbleibende Beinverkürzung rechts

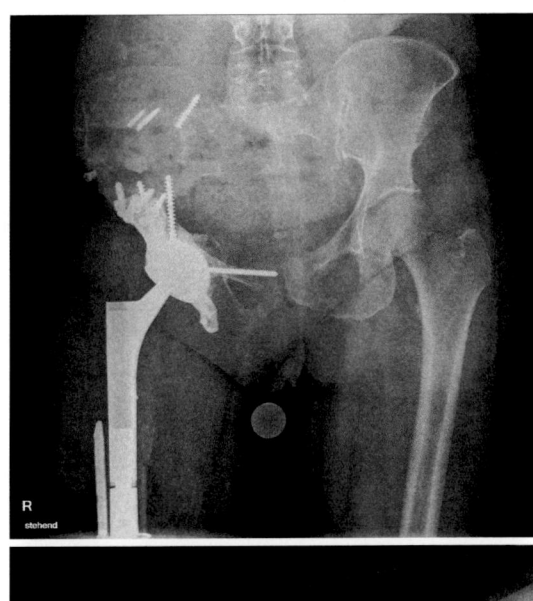

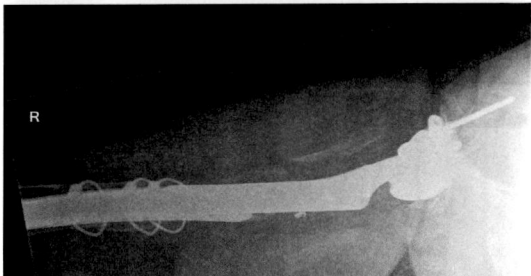

◘ **Abb. 7.42** Gute Osteointegration von Pfanne und Prothesenschaft

◘ **Abb. 7.43** Gute Osteointegration von Pfanne und Prothesenschaft

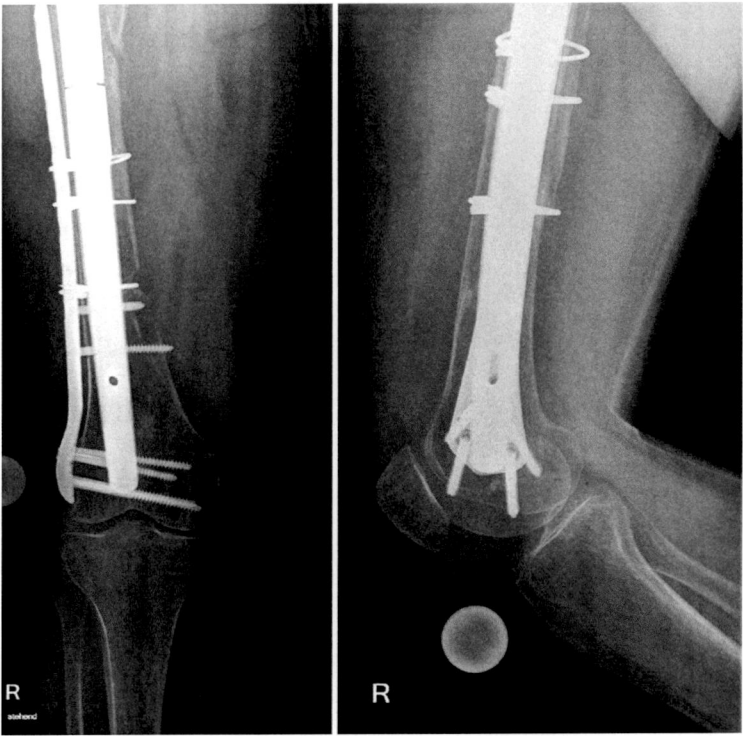

Komplikationen in der Hüftprothetik, Fall 2

K. Grob

© Springer-Verlag GmbH Deutschland, ein Teil von Springer Nature 2020
R.-P. Meyer et al. (Hrsg.), *Misslungene Interventionen in der Extremitäten- und Wirbelsäulenchirurgie*, https://doi.org/10.1007/978-3-662-59412-4_8

8.1 Zweizeitiger Prothesenwechsel bei perioprothetischer Infektion - erschwert durch diaphysäre Femurfraktur nach Girdlestonearthroplastik

Zuweisung im März 2014. Nach mehrfachen Revisionen litt die 74-jährige Patientin weiterhin an einer periprothetischen Infektion des rechten Hüftgelenkes. Die Patientin berichtete über starke pelvitrochantere Schmerzen mit Ausstrahlung in den Oberschenkel. Die Patientin konnte nicht mehr gehen. Der Allgemeinzustand der polymorbiden Patientin hat sich zusehends verschlechtert.

Das Röntgenbild zeigt ein revisionsbedürftiges Hüfgelenk (◘ Abb. 8.1). Der einzementierte Prothesenschaft ist locker und steht in einer progredienten Varusfehlstellung. Die Knochenqualität des proximalen Femurschaftes ist stark reduziert. Dorsal, ca. 8cm unterhalb der Trochanterspitze, zeigt sich ein Kortikalisdefekt (axialer Strahlengang, ◘ Abb. 8.1).

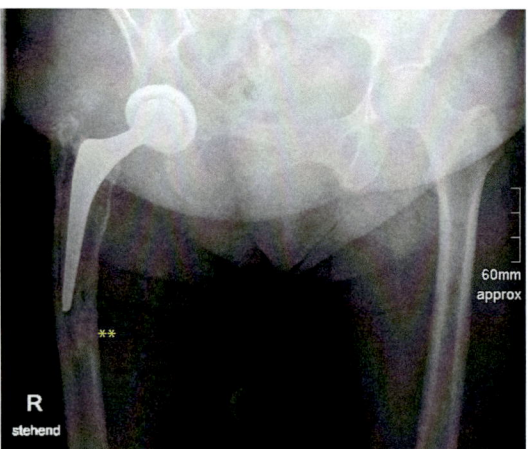

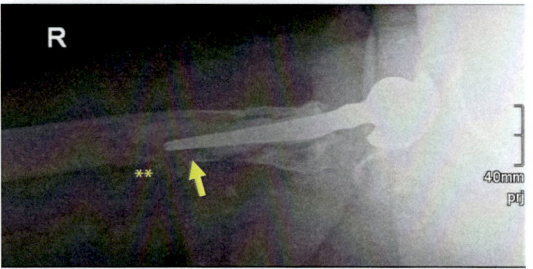

◘ **Abb. 8.1**   24.03.2014: Persistierende periprothetische Infektion nach mehrmaligen Revisionsreingriffen. Der Prothesenschaft ist locker und zeigt eine progrediente Varusfehlstellung. Kortikalisdefekt (Pfeil). Gentamycin-Ketten in Situ (**)

8.2 Revisionseingriff

Der Ausbau der Hüfttotalprothese erfolgte über eine modifizierte erweiterte Trochanterosteotomie. Sämtlicher Knochenzement wurde entfernt. Die temporäre Fixation des erweiterten Trochanterfragmentes erfolgte mittels Drahtcerclage (◘ Abb. 8.2). Trotz verordneter Bettruhe stürzte die Patientin bei einem nächtlichen Alleingang zur Toilette (postoperativer Verwirrtheitszustand) und zog sich dabei eine Fraktur distal der erweiterten Trochanterosteotomie zu (◘ Abb. 8.3). Ab diesem Zeitpunkt musste die Patientin nun eine konsequente Bettruhe einhalten.

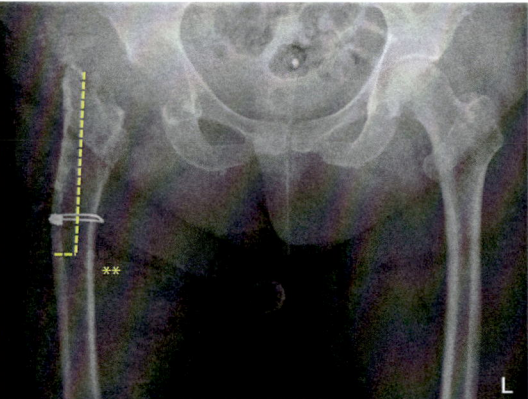

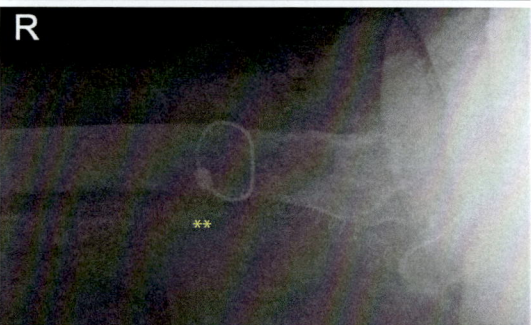

◘ **Abb. 8.2**   24.03.2014: Ausbau der Hüftprothese über eine modifizierte erweiterte Trochanterosteotomie, Knochenzement in toto entfernt. Temporäre Fixation des erweiterten Trochanterfragmentes mittels Drahtcerclage

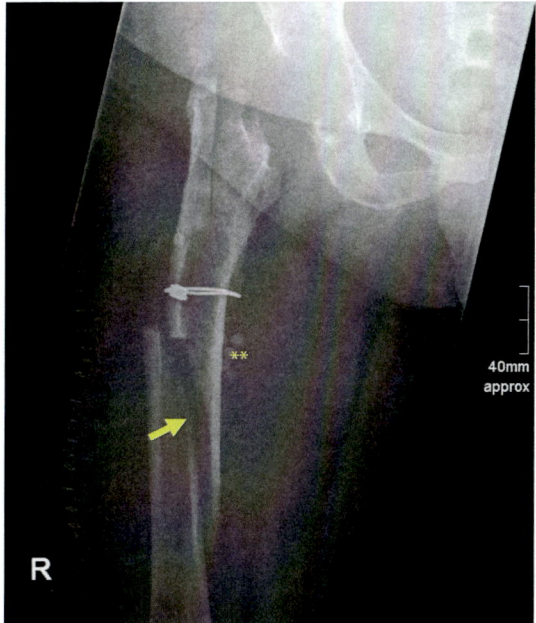

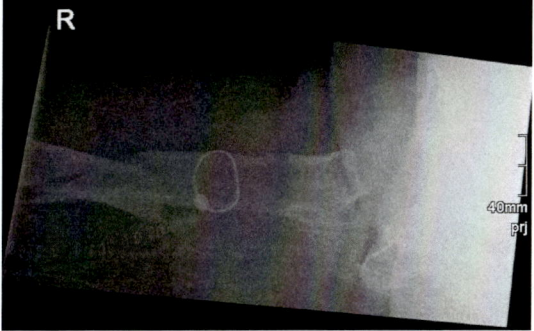

▣ Abb. 8.3   25.04.2014: Sturz bei der Mobilisierung mit dem Resultat einer diaphysären Femurfraktur mit Frakturausläufer nach distal. Die Fraktur beginnt unmittelbar unterhalb der erweiterten Trochanterosteotomie. Gentamycin-Ketten in Situ (**)

8.3 Ergebnis

Nach vollständiger Erholung der klinischen und labormässigen Entzündungswerte erfolgte der Einbau der Revisionsprothese (Revitanschaft). Die übliche, diaphysäre Verankerung des Prothesenschaftes unterhalb der Trochanterosteotmie war nun, Fraktur bedingt, nicht mehr ohne weiteres möglich und musste mit einer Osteosynthese des distalen Femurs (NCB-Femur-Platte) kombiniert werden (▣ Abb. 8.4). Es erfolgte eine einfache Verriegelung des Revitanschaftes durch die NCB-Femurplatte (▣ Abb. 8.4, 8.5, 8.6, und 8.7). Der weitere Verlauf zeigt schliesslich eine infektfreie Konsolidierung des Femurs mit guter Osteointegration des Prothesenschaftes (▣ Abb. 8.6 und 8.7). Die Konversion der unikondylären Knieprothese in eine Knie-Totalprothese erfolgte später an einer anderen Klinik.

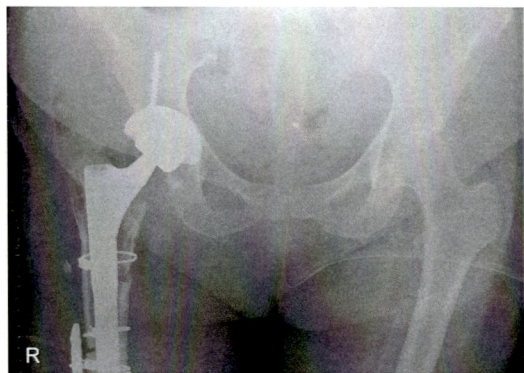

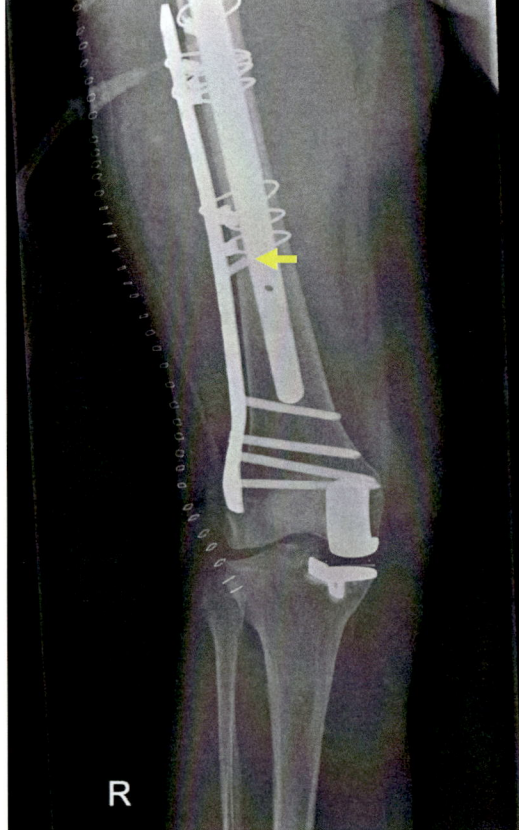

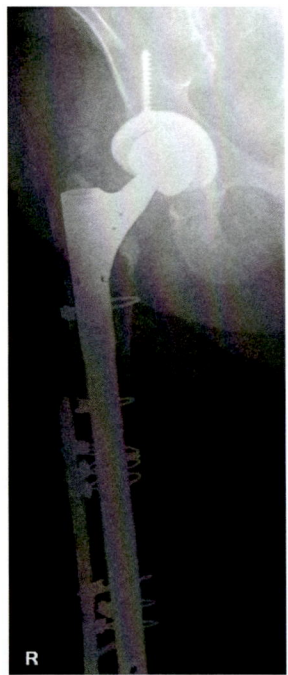

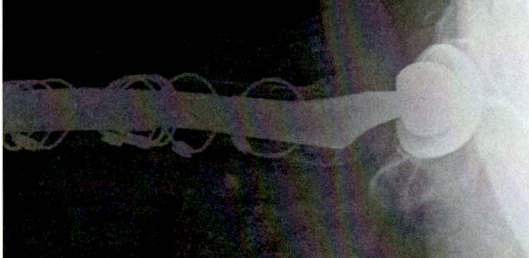

Abb. 8.5 04.05.2018: 1 1/2 Monate nach Einbau der Revisionsprothese

Abb. 8.4 Einbau der Revisionsprothese (Revitan-Schaft) mit zusätzlicher Osteosynthese des distalen Femurs (NCB-Platte). Dabei erfolgt die «Verriegelung» des Prothesenschaftes mittels Plattenschraube (Pfeil)

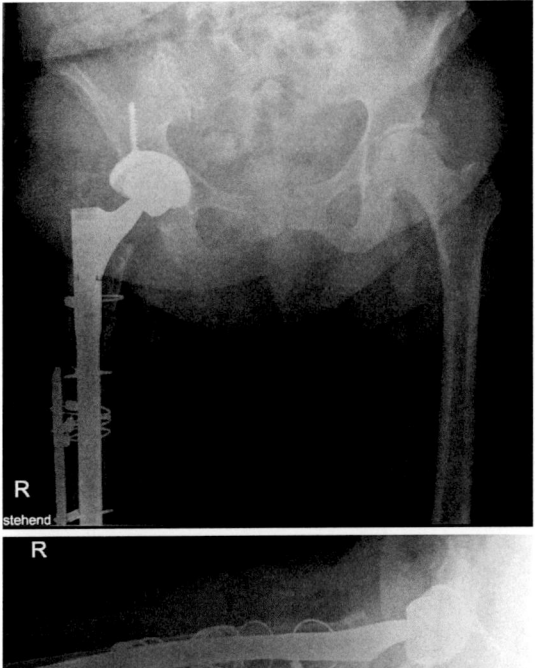

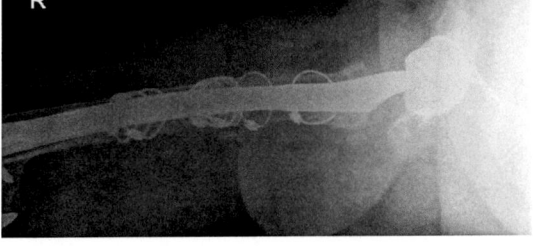

Abb. 8.6 30.06.2014: 3 Monate nach Einbau der Revisionsprothese

Abb. 8.7   04.05.2018:
4 Jahre postoperativ:
Osteointegrierter
Prothesenschaft und
konsolidierte Femurfraktur.
«Verriegelung» des
Prothesenschaftes mittels
NCB-Platten-Schraube
(Pfeil). Reste der Gentamy-
cinketten (**)

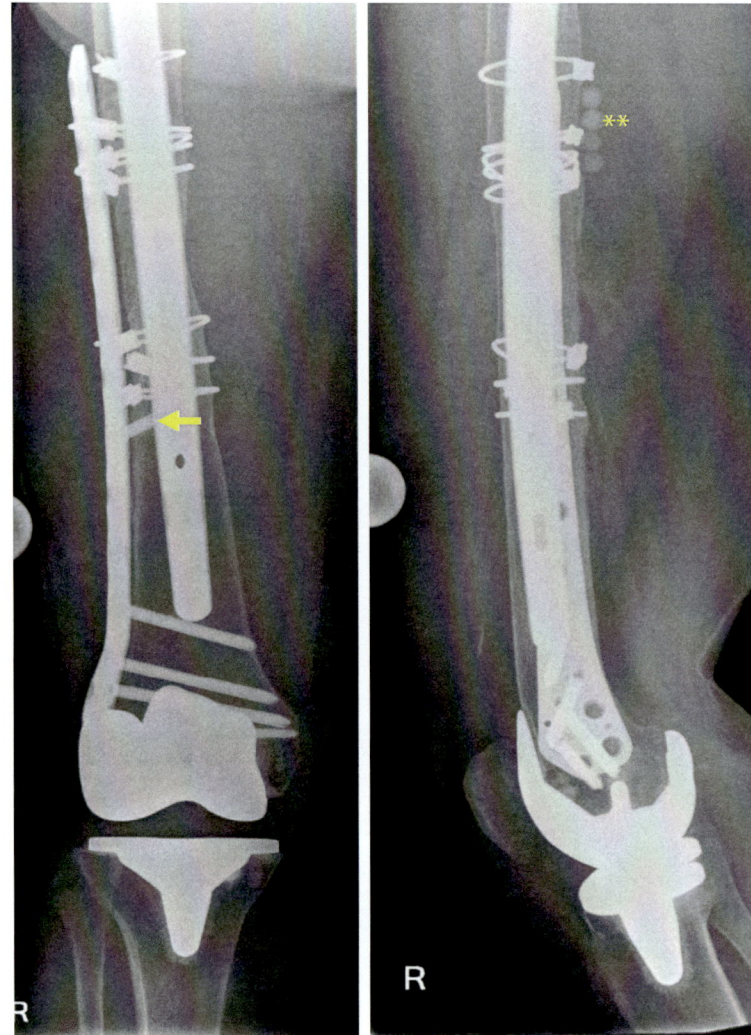

Komplikationen in der Hüftprothetik, Fall 3

K. Grob

© Springer-Verlag GmbH Deutschland, ein Teil von Springer Nature 2020
R.-P. Meyer et al. (Hrsg.), *Misslungene Interventionen in der Extremitäten- und Wirbelsäulenchirurgie*, https://doi.org/10.1007/978-3-662-59412-4_9

9.1 Was, wenn sich der Prothesenschaft an der Hüfte nicht mehr verankern lässt?

Nach dem Wechsel der Hüfttotalprothese rechts aufgrund einer bis weit nach distal reichenden, periprothetischen Fraktur und lockerer Prothese zeigte sich eine fehlende Osteointegration des Prothesenschaftes (Revitan). Der Revisionsschaft war massiv eingesunken, was sich am hochstehenden Trochanter major und minor zeigte (□ Abb. 9.1). Die Konsolidierung des Femurs blieb aus; dies bei äusserst schlechter Knochenqualität. Der Prothesenschaft drohte die ventrale Kortikalis Kniegelenksnah gar zu perforieren (□ Abb. 9.2).

Die Patientin berichtet über starke Knieschmerzen begleitet von einer progredienten Beinverkürzung rechts. Sie ist gehunfähig. Vier mögliche Therapieoptionen stehen zur Diskussion:

1. Konservative Therapie mit beschränkter Mobilisierung im Rollstuhl und Schmerzmedikation
2. Ausbau der Hüfttotalprothese und Wechsel auf einen breiteren Revisionsschaft in Kombination mit einer Osteosynthese des Femurs (vgl. Fall 2)
3. Wechsel der Knietotalprothese mit Verbindung zum Hüftprothesenschaft (OsteoBridge, Merete).
4. Femurtotalersatz

Therapieoption eins hat die Patientin abgelehnt. Die Schmerzen waren zu stark. Mit Option zwei konnte ich nicht sicher sein, ob die Verankerung des dickeren Schaftes gelingt und die Konsolidierung des Femurs in Kombination mit einer Plattenosteosynthese erreicht werden kann. Quantitativ und qualitativ stand zu wenig Knochen für eine Schraubenplatzierung zur Verfügung. Der Eingriff wäre zu ausgedehnt gewesen und hätte eine erneute, erweiterte Trochanterosteotomie bis weit nach distal erfordert. Ein Femurersatz schien mir in Anbetracht des Alters der Patientin zu invastiv. Somit blieb Therapieoption drei übrig (86-jährig).

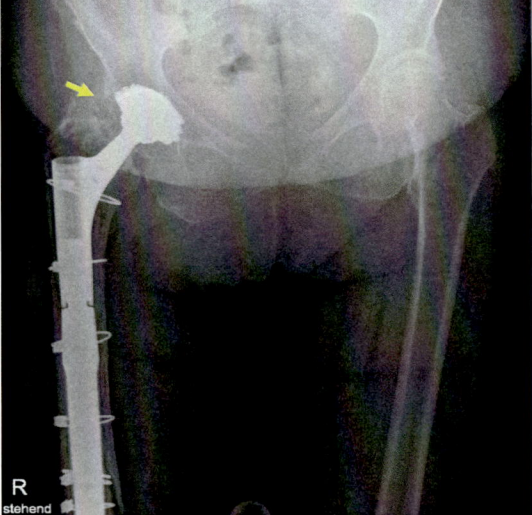

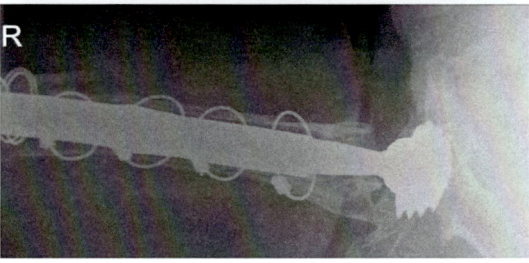

□ **Abb. 9.1**   31.03.2014: Eingesunkener Revisionsschaft mit Trochanterhochstand (Pfeil). Fehlende Osteointegration des Schaftes und mangelnde Knochenheilung

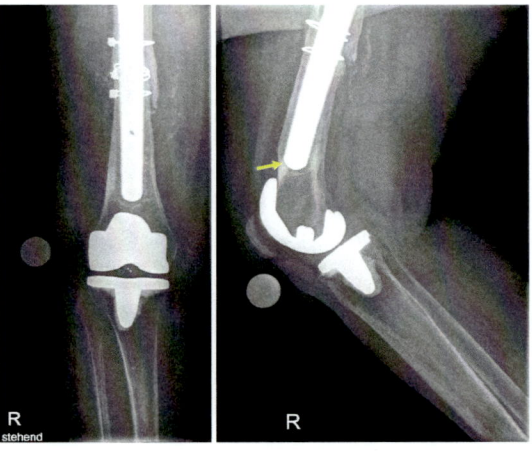

□ **Abb. 9.2**   31.03.2014: Eingesunkener Revisionsschaft mit drohender Perforation ventral Kniegelenksnah (Pfeil). Es zeigt sich eine fehlende Osteointegration des Schaftes und mangelnde Knochenheilung

9.2 Revisionseingriff

Über einen lateralen Subvastuszugang in Kombination mit einer Tuberositas-Osteotomie erfolgt die Darstellung des Kniegelenkes sowie des distalen Femurs (■ Abb. 9.3). Das distale Femur wurde auf gewünschter Höhe reseziert und der nun vorstehende Hüftrevisionsschaft mit der Knietotalprothese verbunden. Dazu dient ein Custom-made Verbindungsstück (OsteoBridge, ■ Abb. 9.4). Nach Refixation der Tuberositas tibiae erfolgt der Wundverschluss (■ Abb. 9.5).

■ **Abb. 9.3** Lateraler Subvastuszugang zum Kniegelenk und distalen Femur rechts. Die osteotomierte Tuberositas tibiae wird nach medial weggehalten

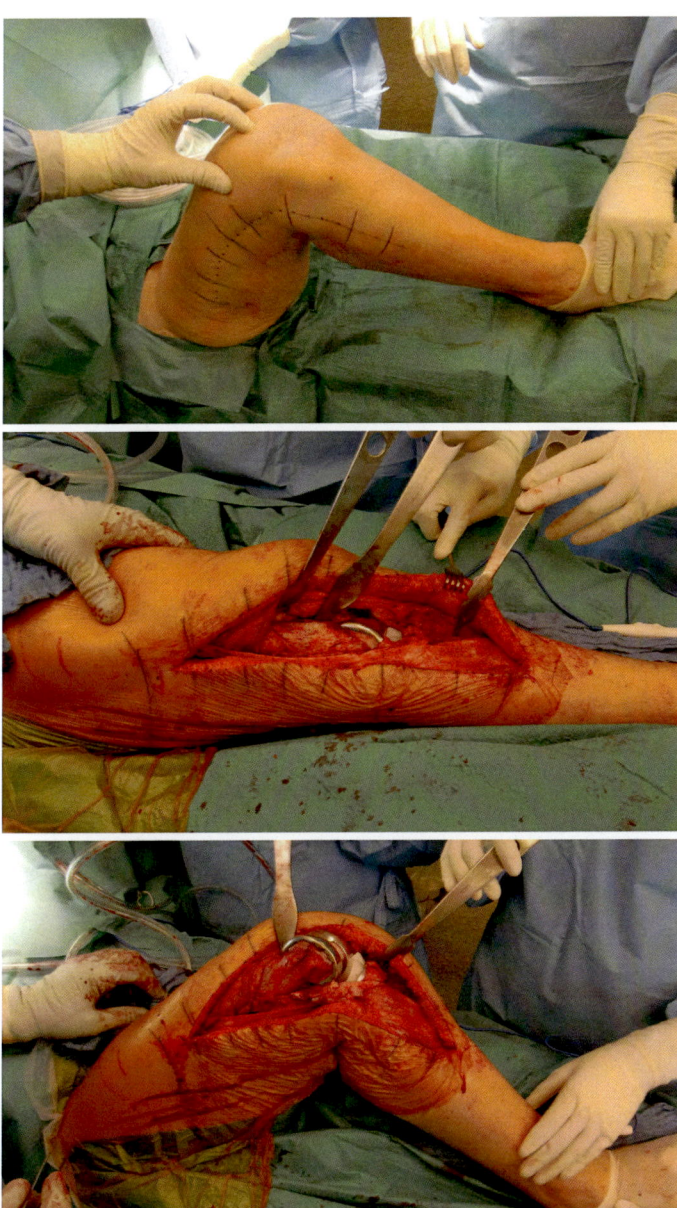

9

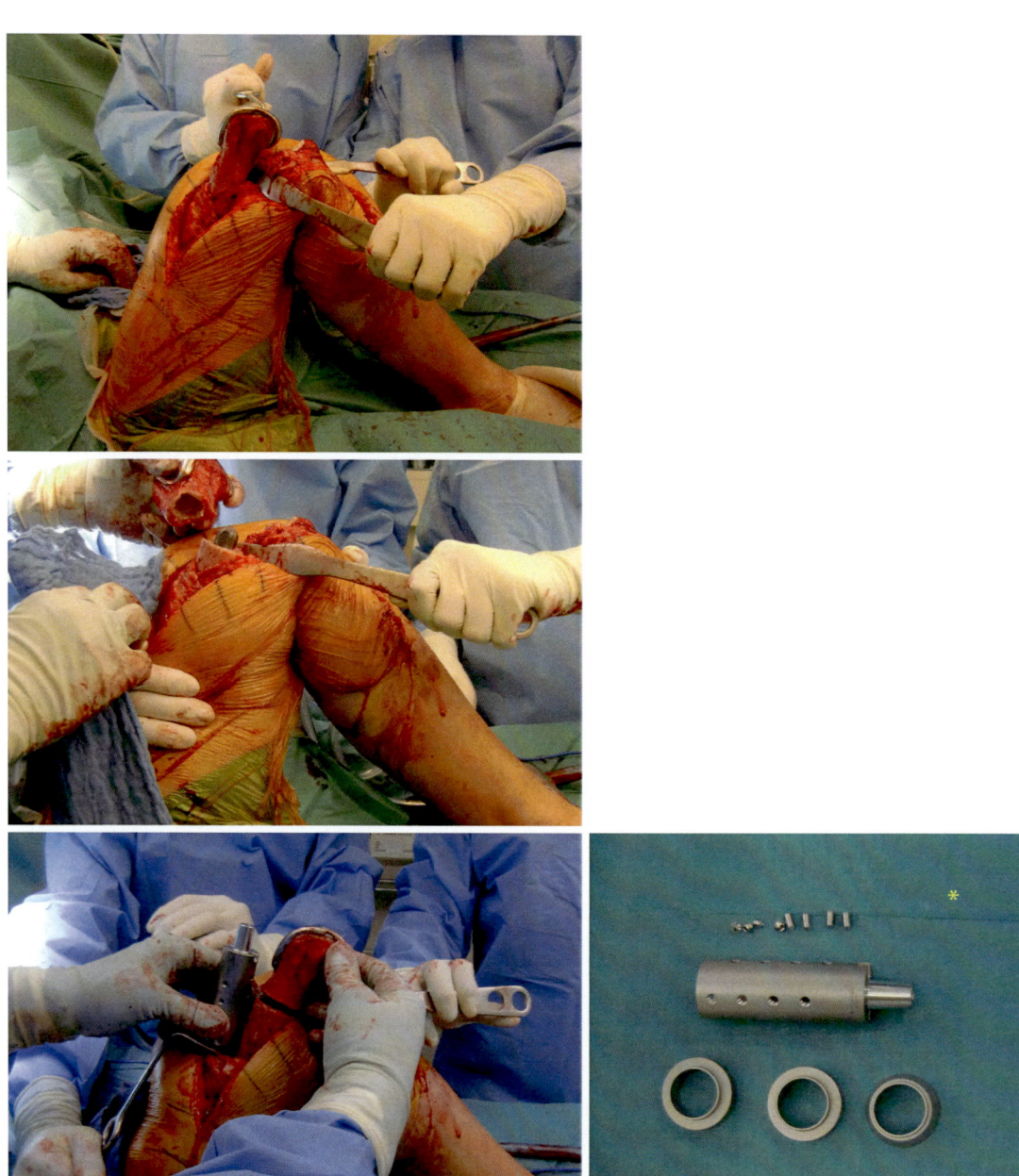

■ **Abb. 9.4**   Das distale Femur wird auf die gewünschte Höhe gekürzt, so dass der Hüftprothesenschaft mit dem Stem der Revisionsknietotalprothese verbunden werden kann. OsteoBridge-Verbindungsstück (*)

◼ **Abb. 9.5**   Verschluss des lateralen Subvastuszuganges zum rechten Kniegelenk

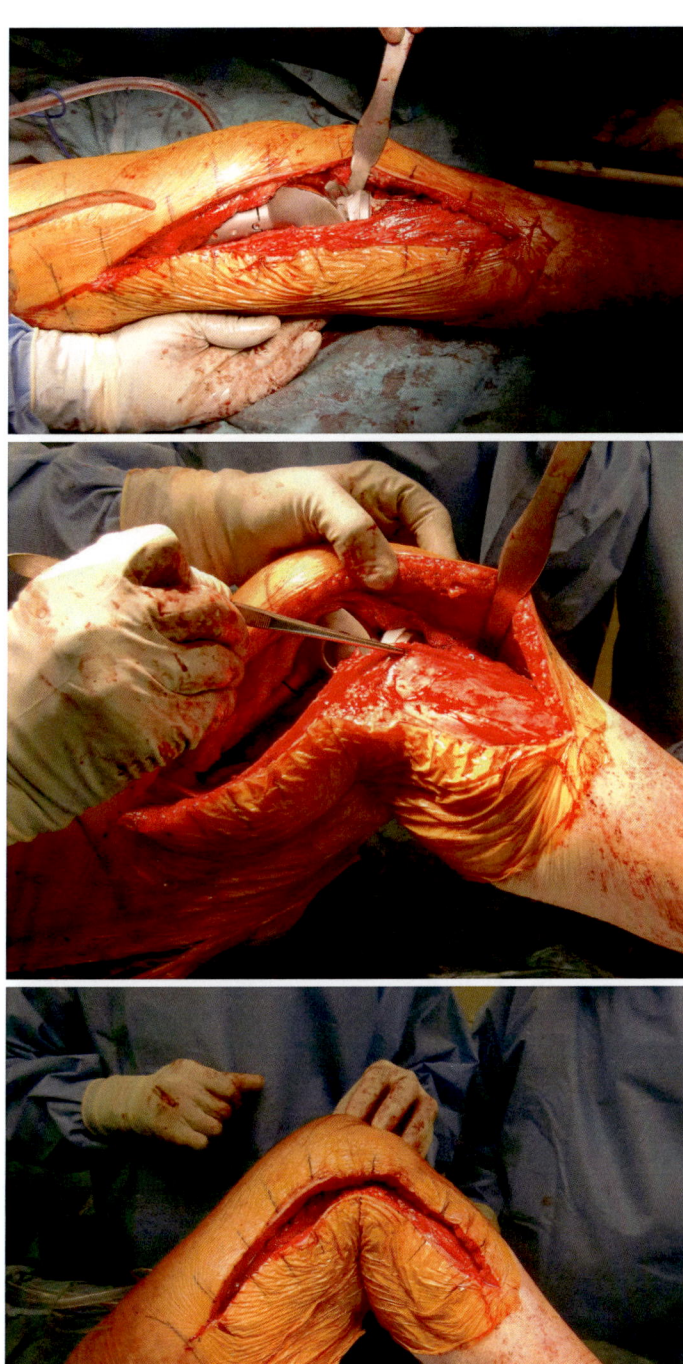

9.3 Ergebnis

Im klinischen Verlauf zeigt sich eine zufriedene und schmerzfreie Patientin. Allerdings geht die Patientin aufgrund der verbleibenden Beinlängendifferenz und der partiellen Glutealinsuffizienz bei Hochstand des Trochanter majors weiterhin an zwei Gehstöcken (◘ Abb. 9.6 und 9.7).

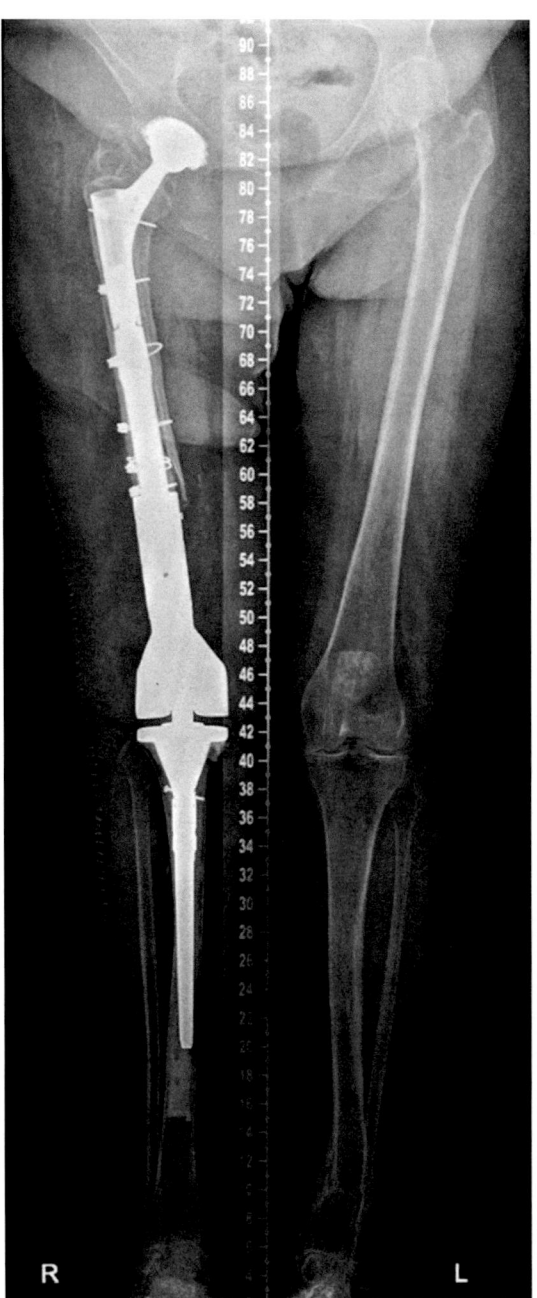

◘ **Abb. 9.6**   Röntgenbild postoperative vom 17.09.2015

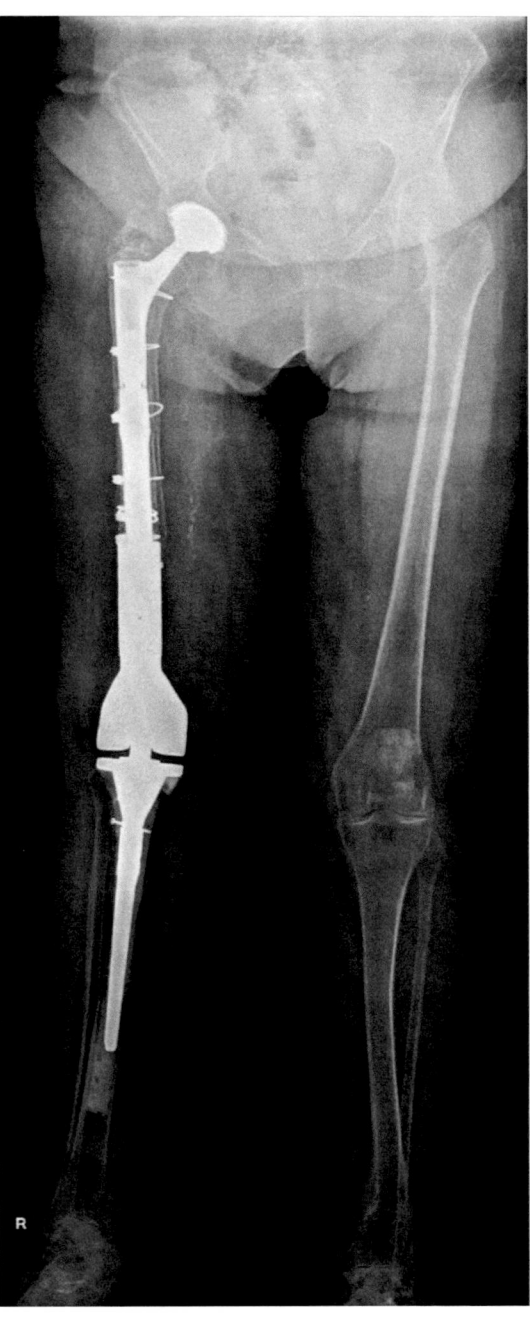

◘ **Abb. 9.7**   Rötgenbild postoperativ vom 11.05.2018

Komplikationen in der Hüftprothetik, Fall 4

K. Grob

© Springer-Verlag GmbH Deutschland, ein Teil von Springer Nature 2020
R.-P. Meyer et al. (Hrsg.), *Misslungene Interventionen in der Extremitäten- und Wirbelsäulenchirurgie*, https://doi.org/10.1007/978-3-662-59412-4_10

10.1 Plattenfehllage bei komplexer periprothetischer Femurfraktur – die erste Revision muss «sitzen»

Diese periprothetische Femurfraktur einer 84-jährigen Patientin (■ Abb. 10.1) wurde 2014 an unserer Klinik osteosynthetisch versorgt (■ Abb. 10.2 und 10.3). Die Frakturversorgung war aus drei Gründen ungenügend:

1. Die Platte ist zu kurz; diese sollte bis und mit Trochater major reichen
2. Die Platte liegt zu ventral am Femur und nicht dorsal des Hüftprothesenschaftes, wo der Knochen entlang der Linea aspera eine bessere Qualität aufweist und in diesem Fall eine Verankerung besser möglich gewesen wäre.
3. Die proximalen Schrauben liegen nicht im Knochen (Resultat der Plattenlage); die Bohrung für die Schrauben hat hier den Knochen gar geschwächt (■ Abb. 10.3 und 10.4).

10

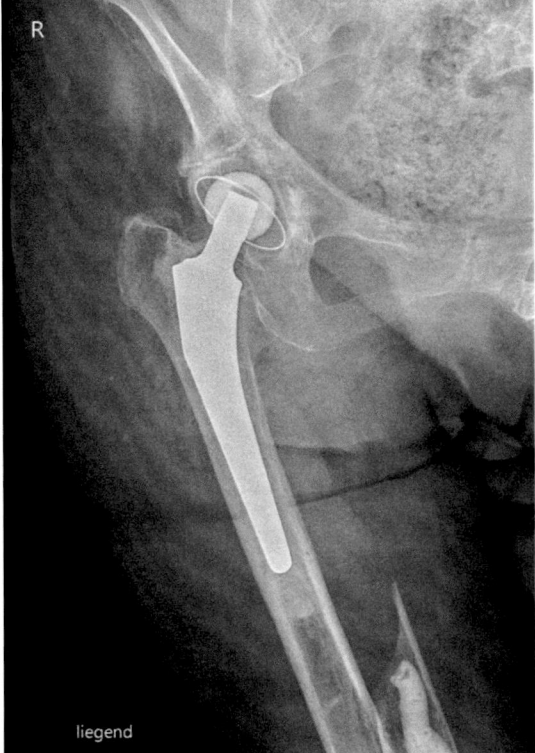

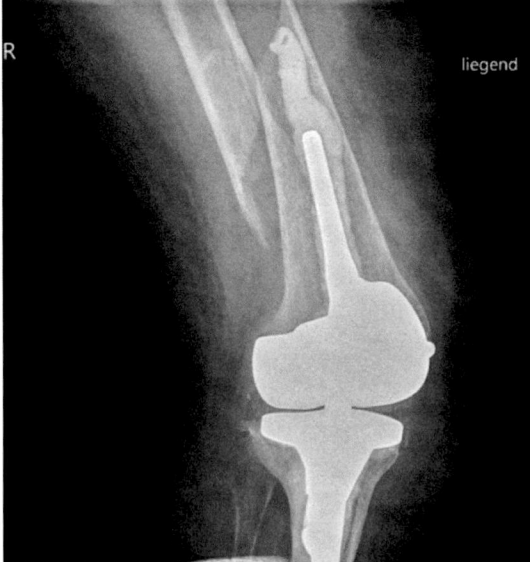

■ **Abb. 10.1**   31.01.2014: Komplexe periprothetische Fraktur rechts bei liegender Knie- und Hüfttotalprothese

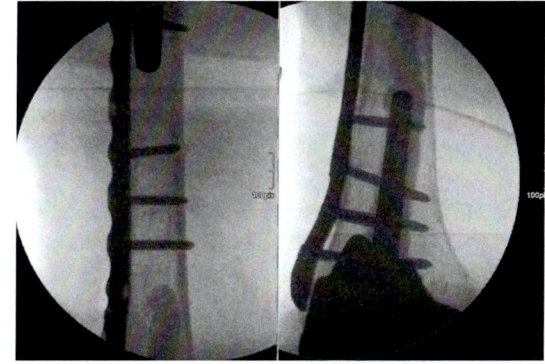

■ **Abb. 10.2**   01.02.2014: Intraoperative Röntgenbilder

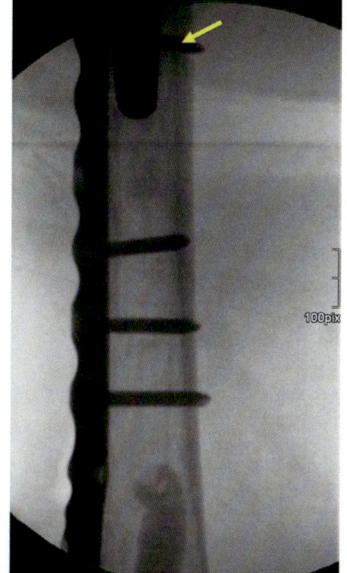

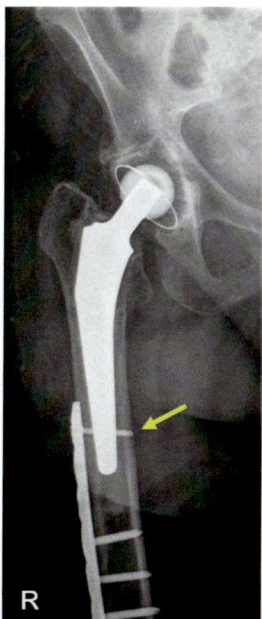

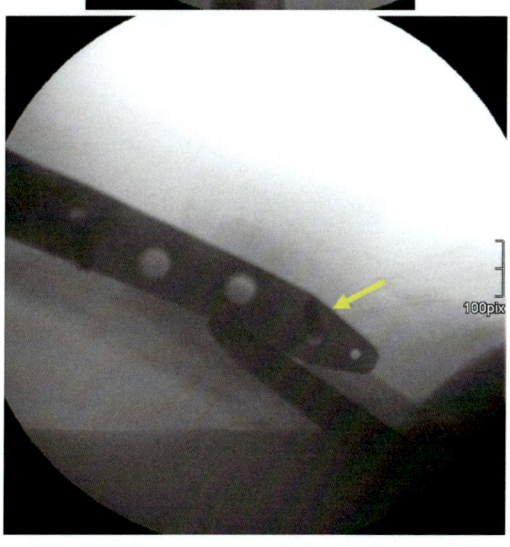

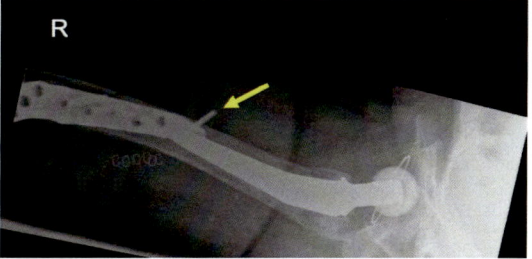

■ **Abb. 10.4**   05.02.2014: Die Röntgenkontrolle vier Tage postoperativ bestätigt die ungünstige Plattenlage

■ **Abb. 10.3**   01.02.2014: Intraoperative Röntgenbilder. Im axialen Strahlengang rechts zeigt sich die Fehplatzierung der NCB-Platte zu ventral. Die proximalste Bohrung Plattenschraube hat die Kortikalis geschwächt (Pfeil)

10.2 Revisionseingriff

Die Komplikation liess nicht lange auf sich warten. Noch während der Hospitalisation kam es zu einer weiteren periprothetischen Fraktur an voraussehbarer Sollbruchstelle (◘ Abb. 10.5). Nun erfolgte die Revision des Hüftgelenkes: Zum einen wurde der Prothesenschaft gewechselt, zum anderen die Osteosynthese erweitert. Aufgrund der schlechten Knochenqualität (*qualitativ* aufgrund der Fraktur und der Voreingriffe und *quantitativ* wegen der liegenden Prothesenschäfte) konnte wiederum keine zufriedenstellende stabile Osteosynthese erreicht werden (◘ Abb. 10.6). Durch das Setzen weiterer Cerglagen (◘ Abb. 10.7 und 10.8) wurden die Durchblutungsverhältnisse des Femurs sicherlich weiter kompromittiert.

10

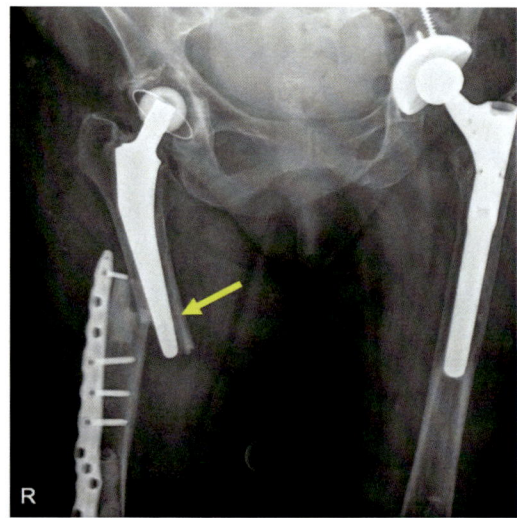
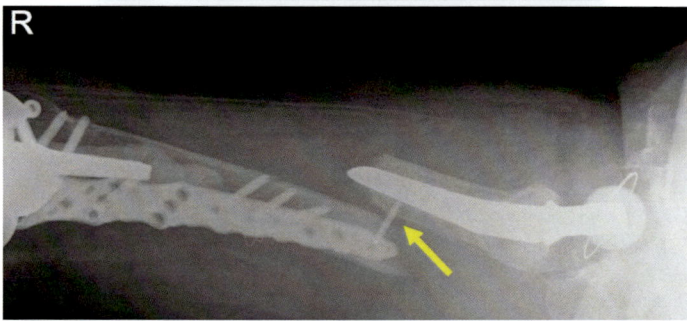

◘ **Abb. 10.5**   10.02.2014: Zweite periprothetische Frakur an der Sollbruchstelle der fehlplatzierten Schraube (Pfeil)

☐ **Abb. 10.6**   12.02.2014:
Wechsel des Prothesenschaftes
und Reosteosynthese. Die
Verankerung der Platte im
Bereiche des Prothesenschaftes
ist nur mittels Cerclagen
möglich

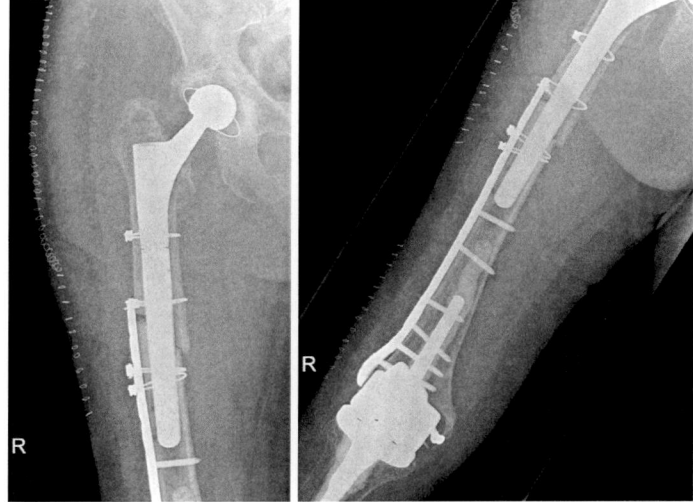

☐ **Abb. 10.7**   12.03.2014: Die
Osteosynthese wird um weitere
Cerclagen ergänzt

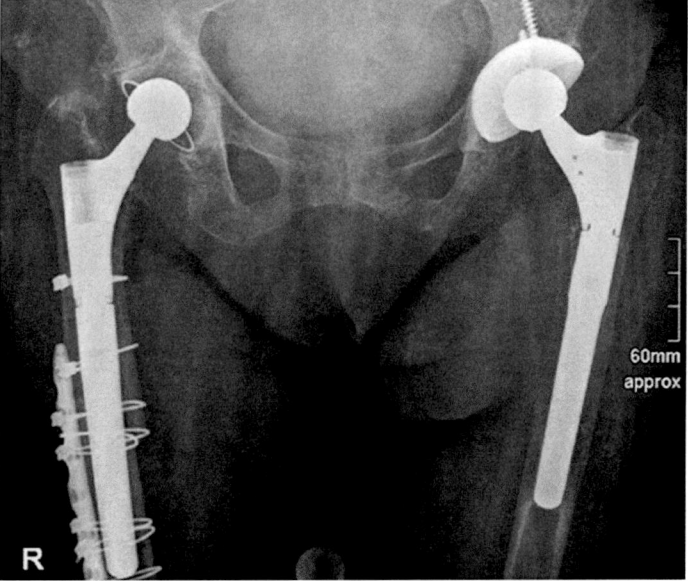

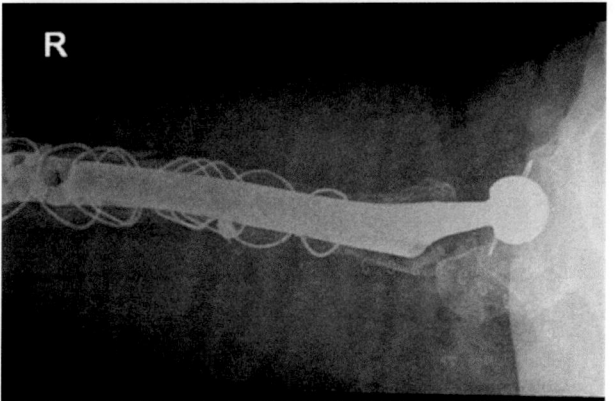

Sechs Monate postoperativ zeigt sich somit immer noch keine Frakturheilung. Der Schaft war locker und eingesunken (□ Abb. 10.9). Die Patientin, welche im Pflegeheim lebte und mehrheitlich im Rollstuhl sass, konnte dennoch gut gepflegt werden und war vorerst nicht schmerzgeplagt. Die Situation wurde in Absprache mit der Patientin vorerst belassen und beobachtet.

□ **Abb. 10.8**   16.06.2014: Vier Monate nach Schaftwechsel

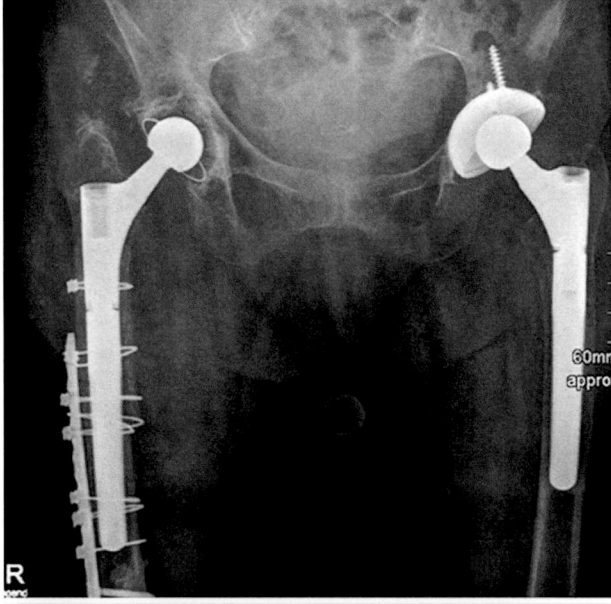

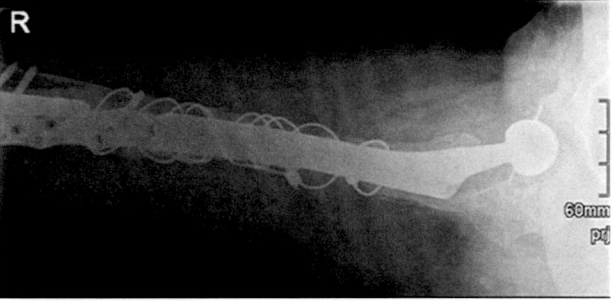

□ **Abb. 10.9**   09.08.2014: Ausbleibende Konsolidierung sechs Monate nach Schaftwechsel und Re-Osteosynthese. Die fehlende Osteointegration zeigt sich im Einsinken des Prothesenschaftes

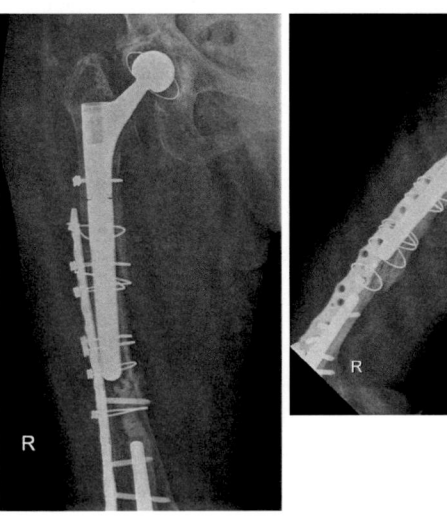

Die Schmerzsituation ändert sich allerdings nach einem Sturz im Pflegeheim (◘ Abb. 10.10 und 10.11). Über einen lateralen Subvastuszugang zum Femur und Kniegelenk wird die NCB-Platte samt Cerclagen entfernt. Die alte Hautinzision wurde verwendet. Die beiden Prothesenschäfte von Hüft- und Kniegelenk wurden befreit (◘ Abb. 10.12) und deren Enden mittels OsteoBridege Custom-made Verbindungsstück (Merete) verbunden (◘ Abb. 10.13, 10.14, und 10.15). Dieses Verbindungsstück lockert sich allerdings innerhalb von 10 Monaten aus (◘ Abb. 10.16). Die Patientin beobachtet eine zunehmende Innenrotationsfehlstellung des Beines mit Valgusfehlachse im Kniegelenk. Intraoperativ, bei erneuter Revision, erweist sich die Verbindung zwischen dem OsteoBridge-Metallstück und dem Knieprothesenschaft als gelockert. Die OsteoBridge-Verbindung musste erneuert werden; zusätzlich erfolgte eine Zementierung der Osteo-Bridge-Verbindung distal zur Knieprothese (◘ Abb. 10.17).

◘ **Abb. 10.10** 13.02.2015: Die Osteosynthese, fehlende Konsolidierung der Fraktur und mangelnde Osteointegration des Schaftes, hält einem Sturz nicht stand. Ausbruch der Platte (Pfeil). Durchbruch des Schaftes (Doppelpfeil)

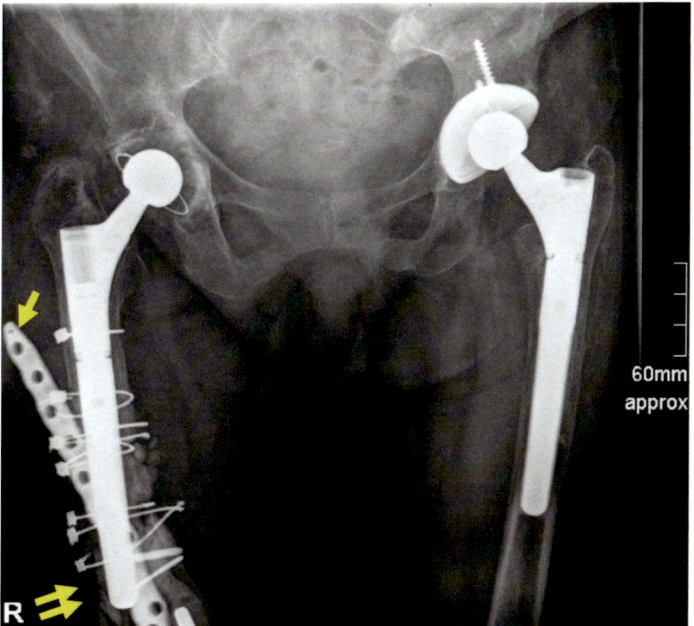

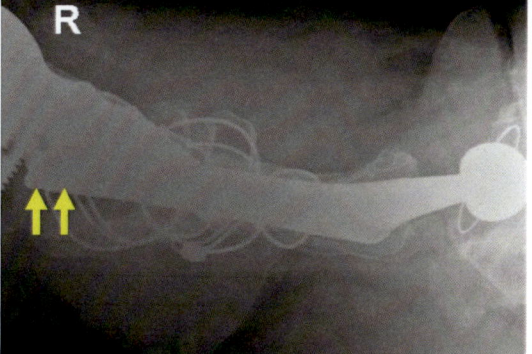

◘ Abb. 10.11   13.02.2015:
Die Osteosynthese, fehlende
Konsolidierung der Fraktur
und mangelnde Osteointeg-
ration des Schaftes hält
einem Sturz nicht stand.
Durchbruch des Schaftes
(Doppelpfeil)

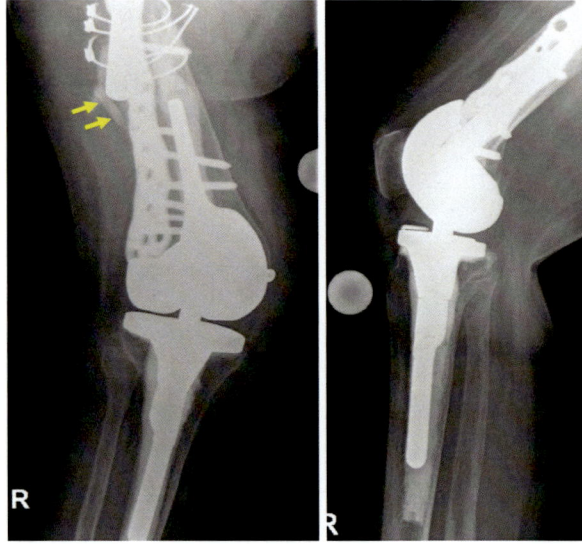

10

◘ Abb. 10.12   Subvastuszugang zum Femur mit
Osteotomie der Tuberositas
tibiae. Das Osteosynthesematerial wird entfernt und die
Prothesenschäfte an Hüft- und
Kniegelenk freigelegt

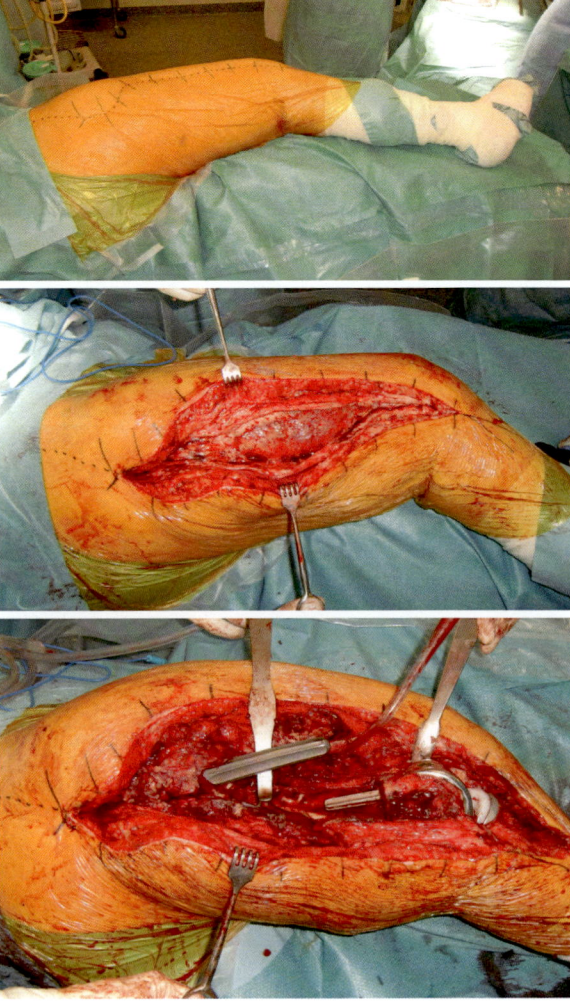

Abb. 10.13 Die Prothesenschäfte von Hüft- und Kniegelenk werden miteinander verbunden (OsteoBridge, Merete)

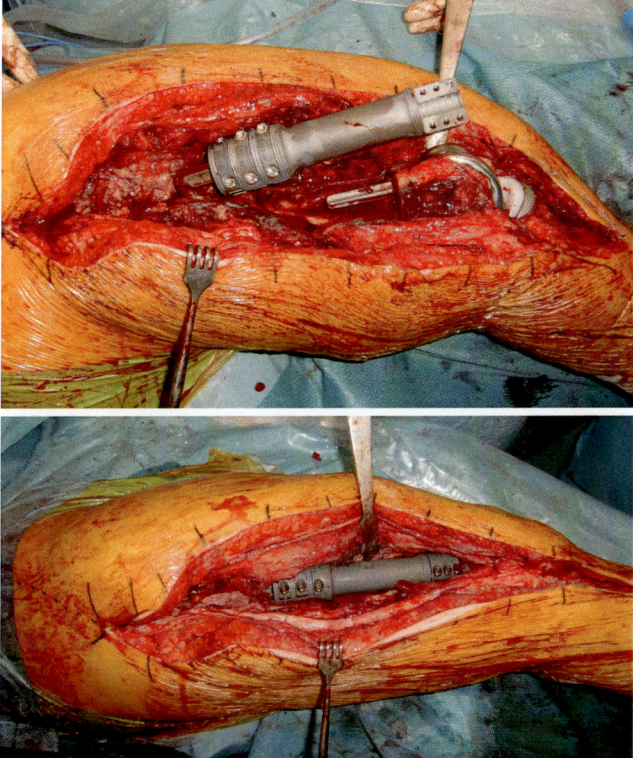

Abb. 10.14 28.09.2015: Interprothetische Verbindung Hüft- und Knietotalprothese mittels OsteoBridge

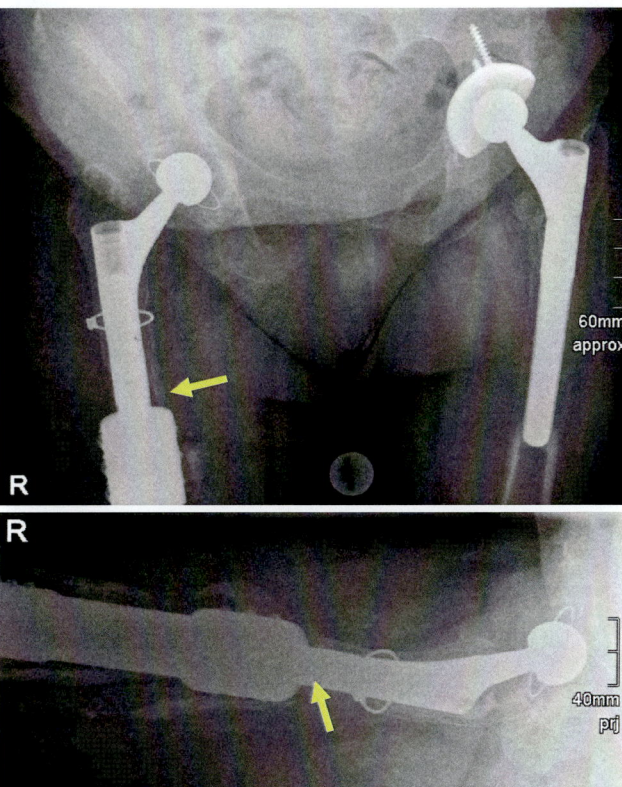

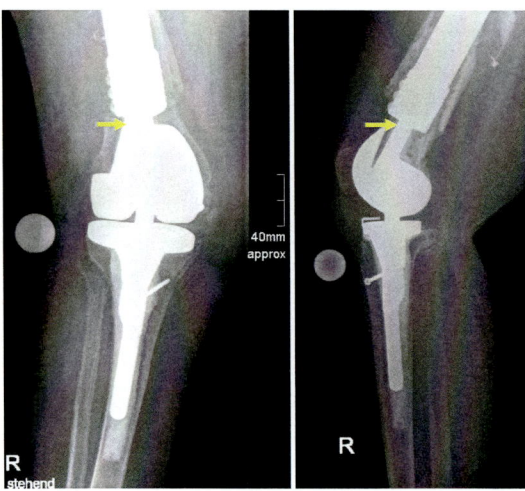

⬛ Abb. 10.15   28.09.2015: Interprothetische Verbindung Hüft- und Knietotalprothese mittels OsteoBridge

10

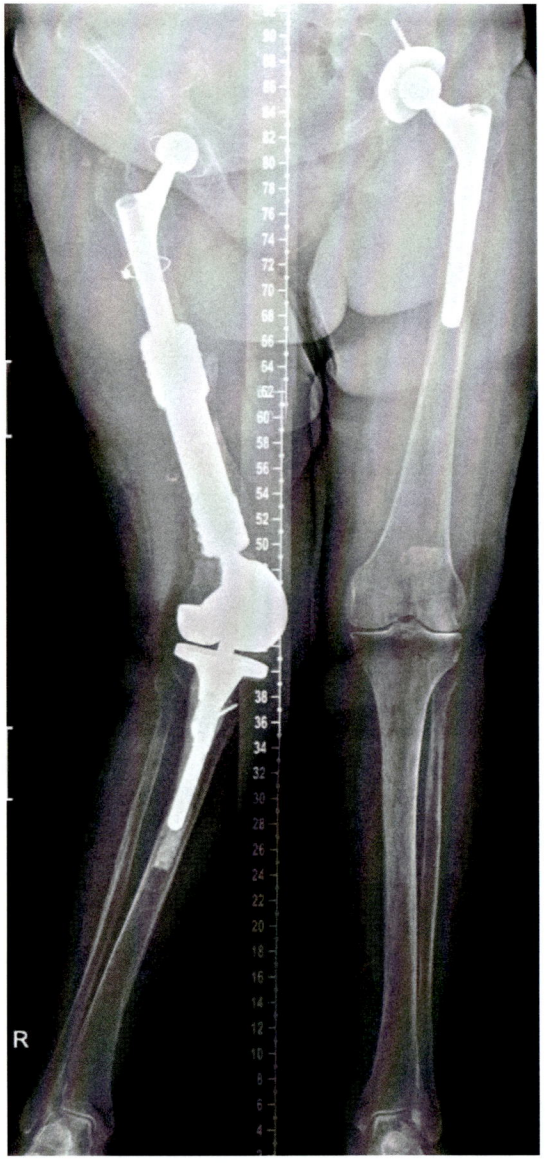

⬛ Abb. 10.16   11.03.2016: Orthoradiogramm: Die interprothetische Verbindung Hüft- und Knietotalprothese (OsteoBridge) lockert aus und führt zu einer Innenrotations- und Valgusfehlstellung im Kniegelenk

◻ Abb. 10.17 Revision der OsteoBridge-Verbindungsstelle distal an der Fixationsstelle mit dem Schaft der Knietotalprothese

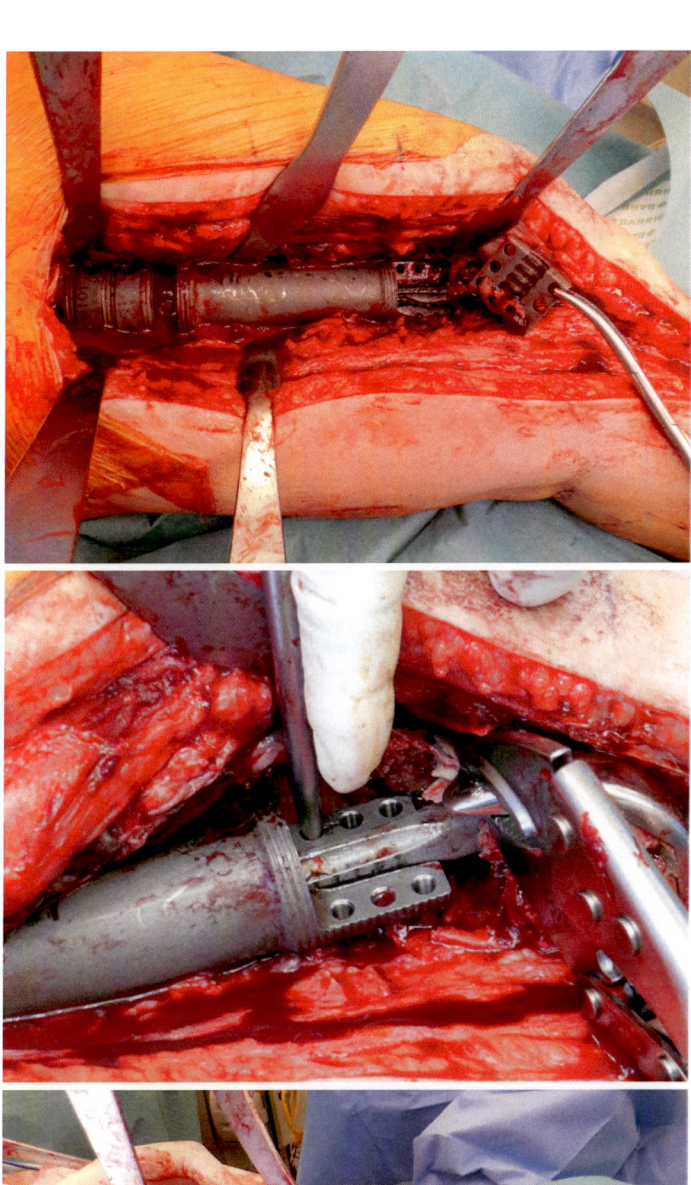
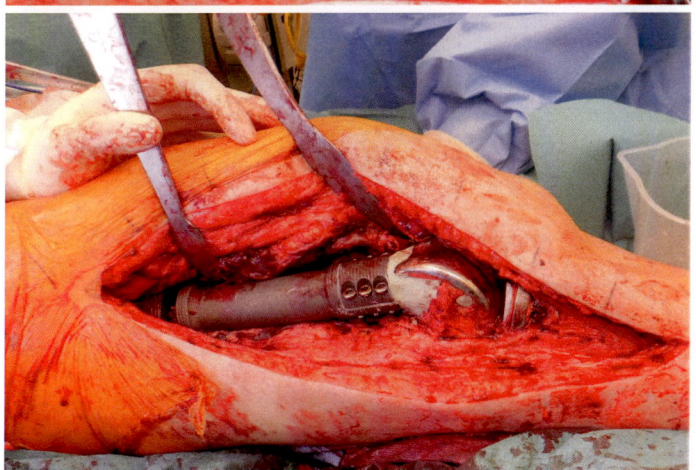

10.3 Ergebnis

Die OsteoBridge-Verbindung hielt in der Folge der Belastung stand (● Abb. 10.18 und 10.19). Radiologisch zeigt sich eine zunehmende Konsolidierung dorsal entlang der Verbindungsstelle. Auch wenn die Patientin mit dem Resultat zufrieden ist – sie geht schmerzfrei an zwei Gehstöcken – bleibt die Funktion im Kniegelenk eingeschränkt (● Abb. 10.20).

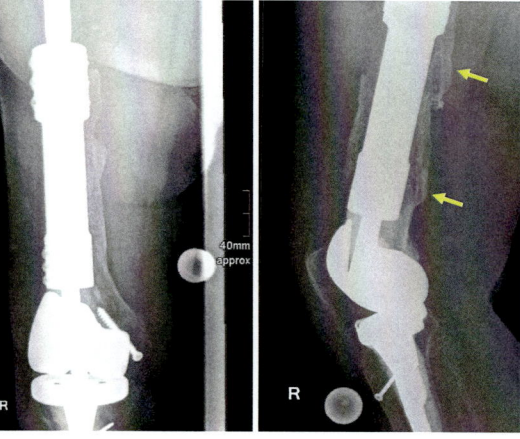

● **Abb. 10.19**   14.05.2018: Knochenaufbau dorsal entlang der Verbindungsstelle (Pfeil)

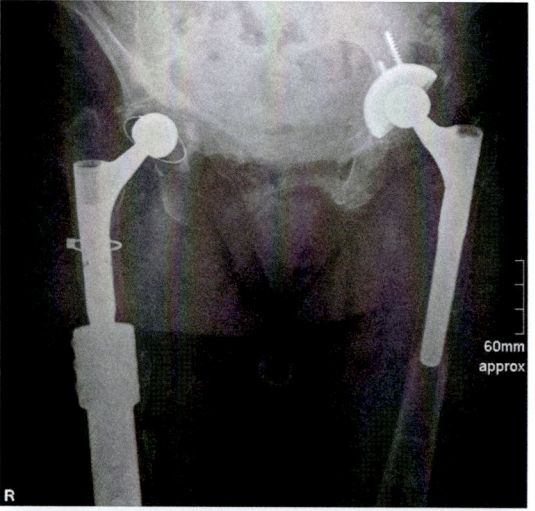

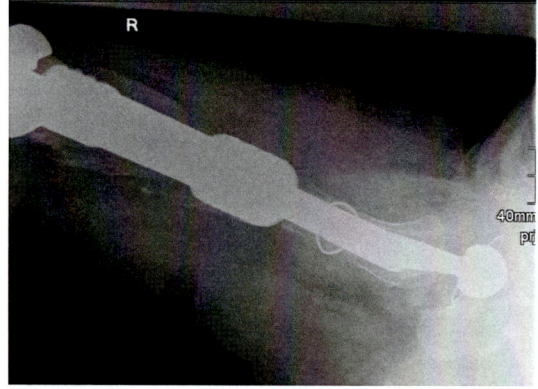

● **Abb. 10.18**   14.05.2018: Ergebnis nach Revisionseingriff

10

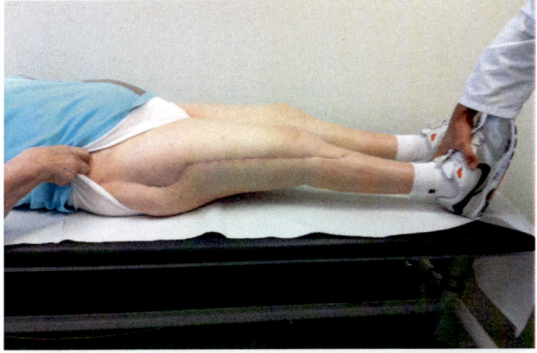

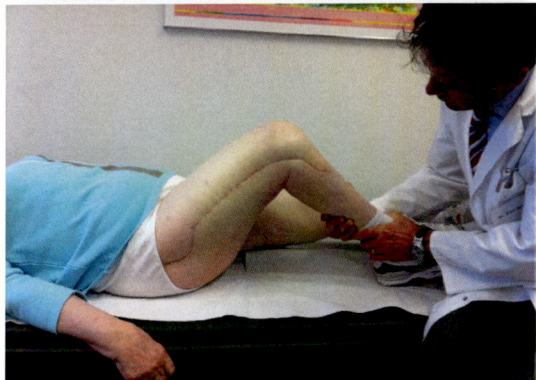

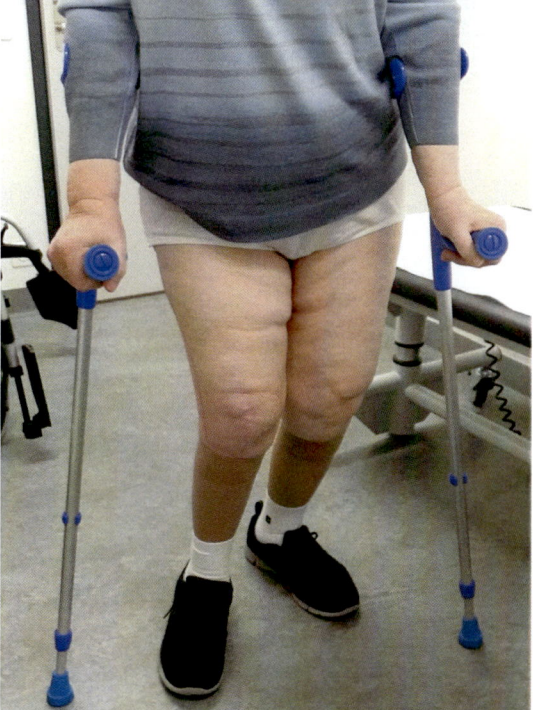

◗ **Abb. 10.20**   18.05.2018: Verbleibendes Streck- und Beugedefizit des rechten Kniegelenkes. Die Patientin ist an Gehstöcken schmerzfrei und selbständig mobil

Komplikationen in der Hüftprothetik, Fall 5

K. Grob

© Springer-Verlag GmbH Deutschland, ein Teil von Springer Nature 2020
R.-P. Meyer et al. (Hrsg.), *Misslungene Interventionen in der Extremitäten- und
Wirbelsäulenchirurgie*, https://doi.org/10.1007/978-3-662-59412-4_11

11.1 Drei Mal ungünstig - fragliche Indikation, zu kurze Prothese, falsche Osteosynthese – und trotzdem, der Knochen lebt

Die damals 73-jährige Patientin erlitt bei einem häuslichen Sturz eine pertrochantere Femurfraktur rechts (◘ Abb. 11.1). Nach der Osteosynthese mittels Gamma-Nagels (◘ Abb. 11.2 und 11.3) vergingen mehrere Wochen bis die Patientin wieder ohne Stöcke gehen konnte. Schmerzfrei wurde die Patientin indes nie ganz. Erschwert wurde die Mobilisation durch chronische Schmerzen aufgrund einer degenerativen, rechts-konvexen Lumbalskoliose. Der Zustand wie vor dem Unfall konnte nicht erreicht werden.

11

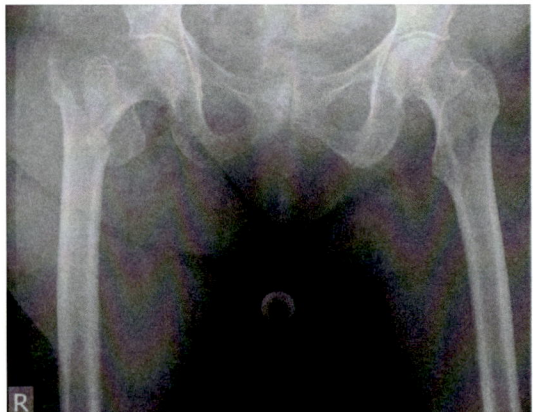

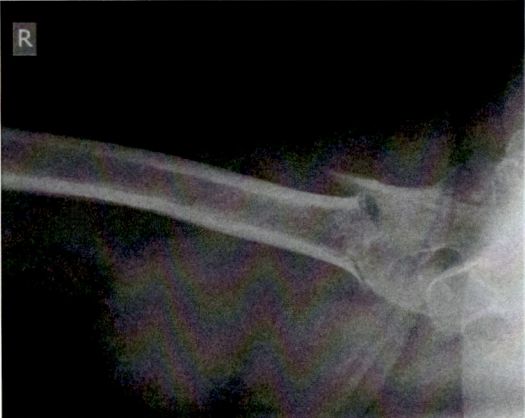

◘ **Abb. 11.1**   03.01.2011: Pertrochantere Femurfraktur rechts

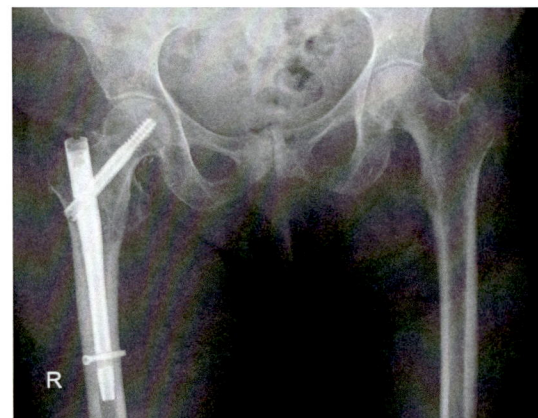

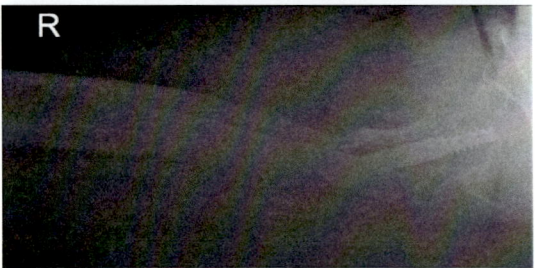

◘ **Abb. 11.2**   06.01.2011: Osteosynthese mit Gamma-Nagel

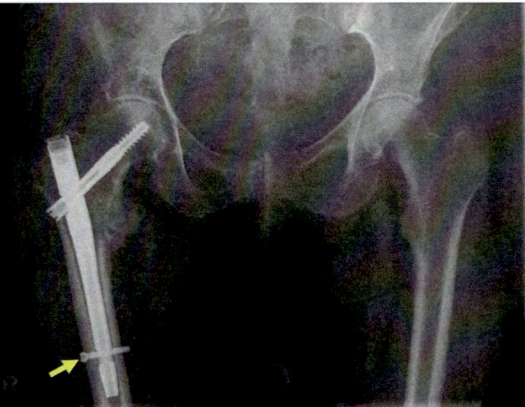

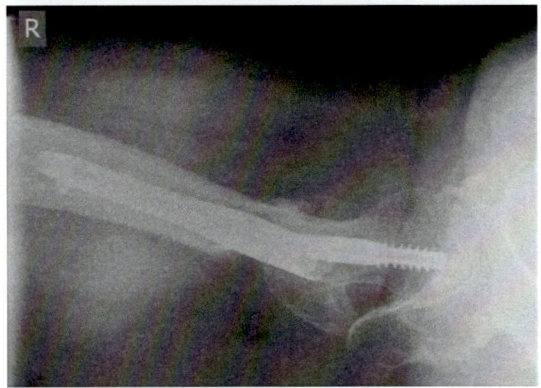

◘ **Abb. 11.3**   14.04.2011: Konsolidierung 3 Monate postoperativ. Verriegelungsbolzen (Pfeil)

Die Patientin wurde ungeduldig und so liess sie sich überzeugen, dass die Implantation einer Hüfttotalprothese (■ Abb. 11.4) möglicherweise eine Linderung bringen könnte. Zum Schutze der Schwachstelle am Orte des ehemaligen Verriegelungsbolzen wurde gleichzeitig eine Plattenschutzosteosynthese durchgeführt.

Die Platte hört proximal dort auf, wo der Prothesenschaft beginnt. Bei einem Sturz auf die rechte Körperseite kam es an dieser Verbindungsstelle zu einer periprothetischen Fraktur (■ Abb. 11.5).

Zwei Therapieoptionen standen zur Wahl: 1. Plattenosteosynthese, 2. Wechsel des Prothesenschaftes über eine erweiterte Trochanterosteotomie.

Option zwei wurde deshalb gewählt, weil mit der Option eins „Plattenosteosynthese" aufgrund der Zement induzierten, kompromittierten Durchblutung des Femurs keine Konsolidierung erwartet werden kann.

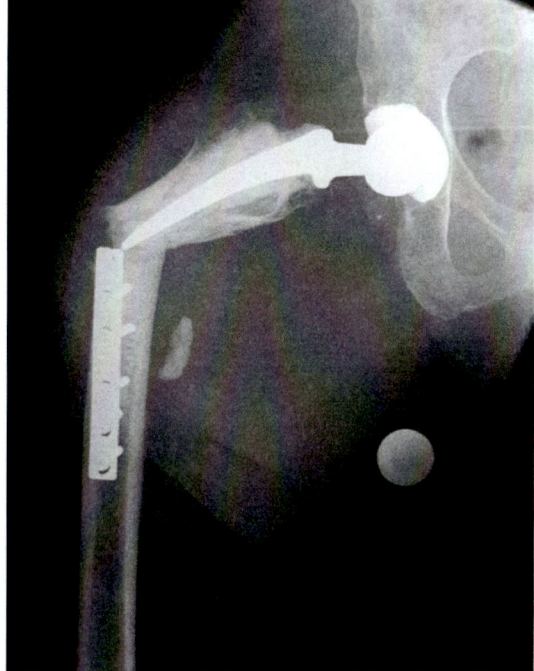

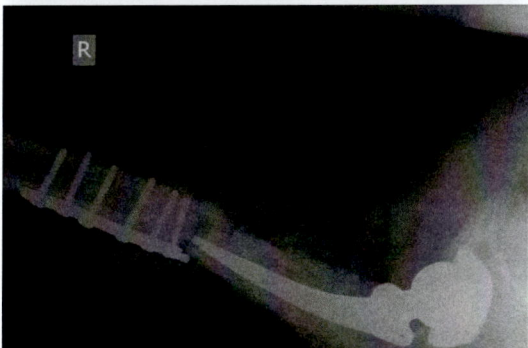

■ **Abb. 11.5**   Periprothetische Femurfraktur an der Verbindungsstelle zwischen Prothesenschaft und Platte. Das Femur proximal wie distal der Frakur ist mit Zement ausgegossen

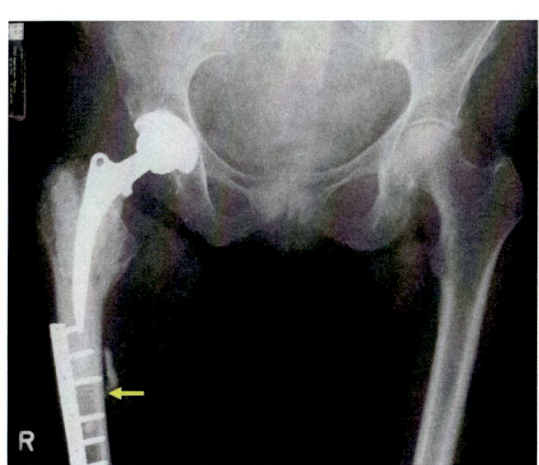

■ **Abb. 11.4**   Implantation einer Hüfttotalprothese rechts in Kombination mit einer Schutzosteosynthese. Ort des ehemaligen Verriegelungsbolzen (Pfeil)

11.2 Revisionseingriff

Der zementierte Prothesenschaft samt Zement wurde über eine erweiterte Trochanterosteotomie entfernt und ein Revisionsschaft (Revitan, Zimmer) distal diaphysär verankert (◘ Abb. 11.6).

11.3 Ergebnis

Der weitere Verlauf zeigt eine gute Konsolidierung der Fraktur wie auch der Osteotomie am Femur mit regelrechter Osteointegration des Prothesenschaftes (◘ Abb. 11.7).

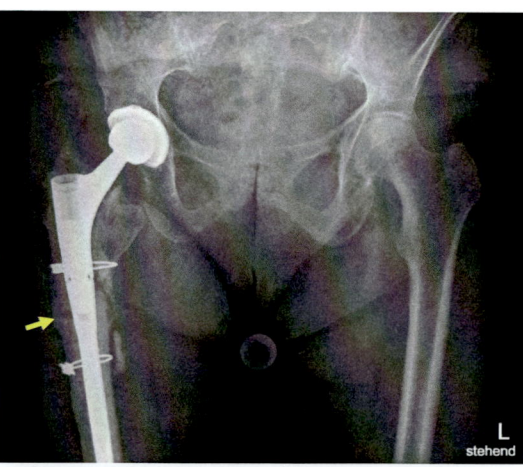

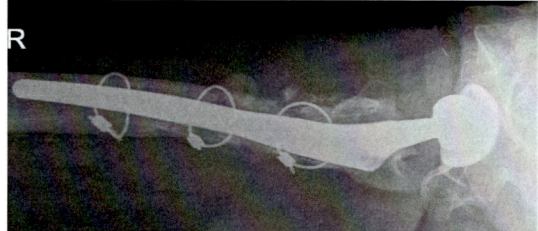

◘ **Abb. 11.7**   13.09.2013: Konsolidierung der Fraktur (Pfeil) sowie der erweiterten Tochanterosteotomie mit guter Osteointegration des Prothesenschaftes

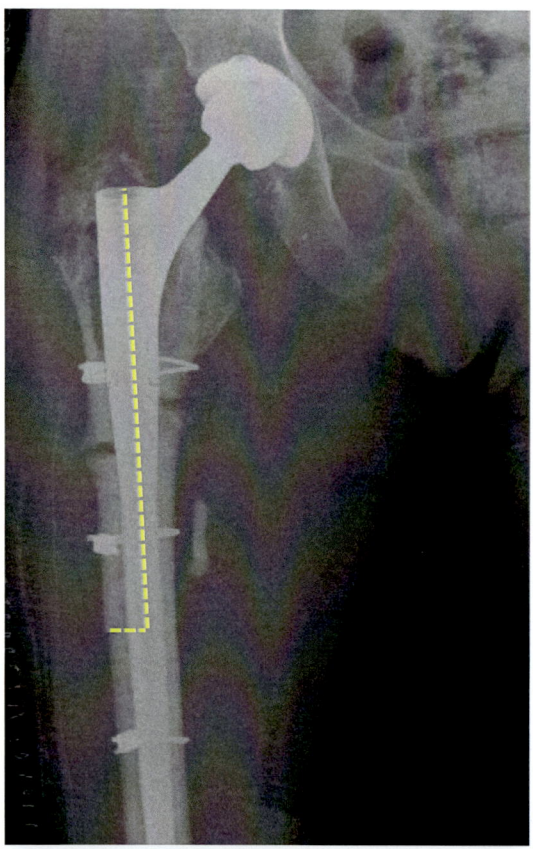

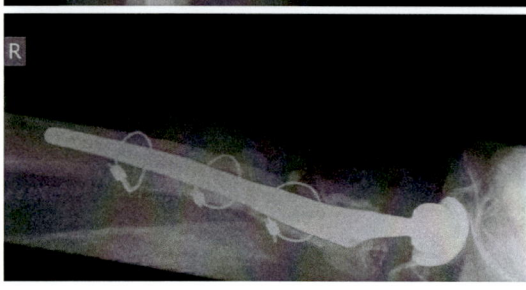

◘ **Abb. 11.6**   16.01.2013: Zustand nach Wechsel des Prothesenschaftes über eine erweiterte Trochanterosteotomie (unterbrochene Linie). Letzteres ermöglicht die vollständige Entfernung des Knochenzementes

Komplikationen in der Hüftprothetik, Fall 6

K. Grob

© Springer-Verlag GmbH Deutschland, ein Teil von Springer Nature 2020
R.-P. Meyer et al. (Hrsg.), *Misslungene Interventionen in der Extremitäten- und Wirbelsäulenchirurgie*, https://doi.org/10.1007/978-3-662-59412-4_12

12.1 Fehlende klinische Verlaufskontrollen - „Prothese in den Wolken"

Diese 75-jährige Patientin meldet sich wegen zunehmenden Blasenentleerungsstörungen, Fieber und Schmerzen im linken Oberschenkel. Die primäre Hüfttotalprothesenimplantation liegt mehrere Jahre zurück; so auch die Revisionen des Hüftgelenkes infolge periprothetischer Infektion. Regelmässige klinische und radiologische Verlaufskontrollen wurden trotz der Komplikationen nicht durchgeführt. Die Patientin hat dies nicht für nötig erachtet.

Das Röntgenbild zeigt eine Dislokation der Schneider-Burch-Schale ins kleine Becken. Die Lasche der Pfannendachschale hat sich durch das Tuber ischiadicum und den vorderen Acetabulumpfeiler verschoben. Infekt-induzierte Osteolysen haben den Prothesenschaft vollständig gelockert (◘ Abb. 12.1). Das linke Bein ist stark verkürzt; die Beinlänge wurde bisher mit einer Schuherhöhung links ausgeglichen. Die Patientin geht seit langem an zwei Gehstöcken (◘ Abb. 12.2).

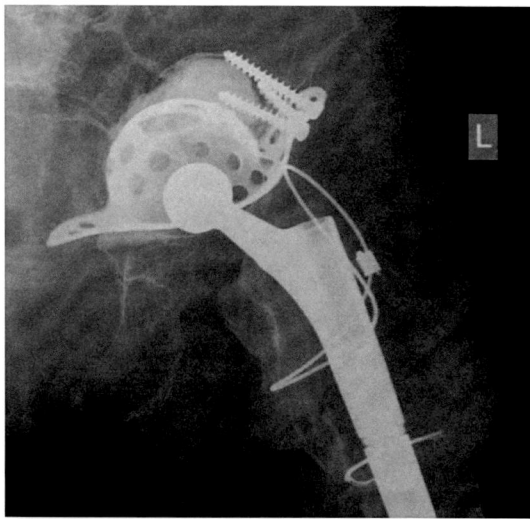

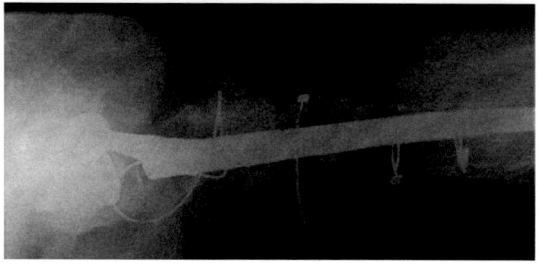

◘ **Abb. 12.2** 09.09.2010: Vollständige Lockerung der Hüfttotalprothese bei periprothetischer Infektion. Die Protrusion der Pfanne ins kleine Becken hat zu einer Blasenentleerungsstörung geführt

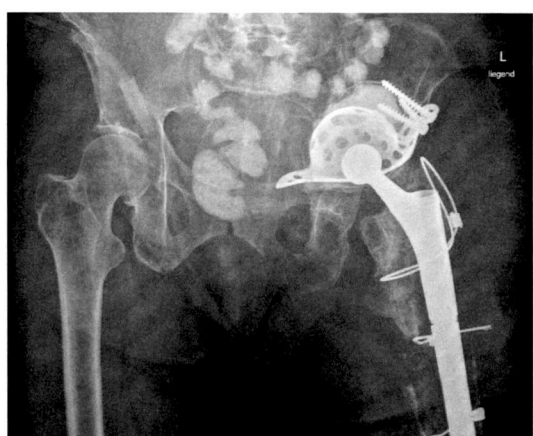

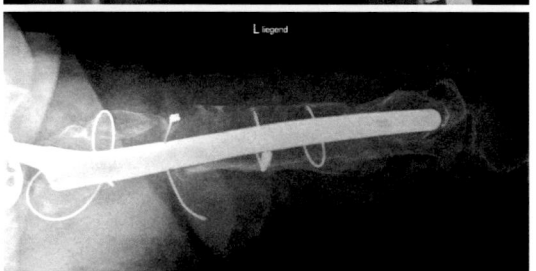

◘ **Abb. 12.1** 09.09.2010: Lockerung der Prothese

Zur Sanierung der Infektion und Entlastung der Blase wird die Prothese entfernt. Zurück bleibt ein schwaches, wolkiges Femur sowie ein grosser Defekt periacetabulär (**▢** Abb. 12.3, 12.4, 12.5, und 12.6).

Der Patientin kann verständlich gemacht werden, dass der Wiedereinbau eines Hüftgelenkes im bestehenden Knochen und aufgrund der Infektsituation nicht möglich ist. Die Patientin lebt von nun an im Rollstuhl in einer für Sie angepassten Wohnung.

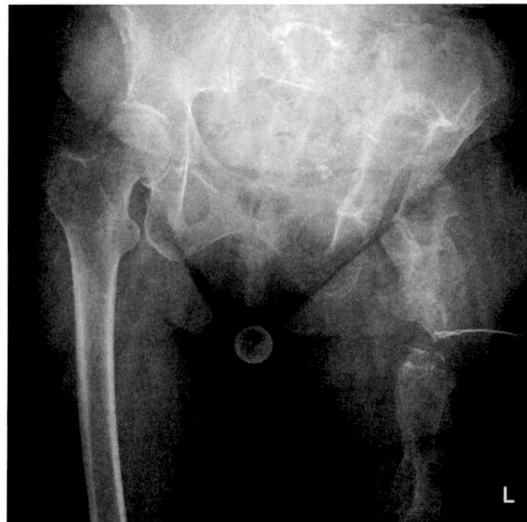

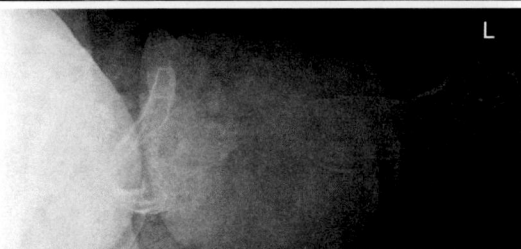

▢ Abb. 12.4   19.10.2012: Zwei Jahre nach Ausbau der Hüfttotalprothese

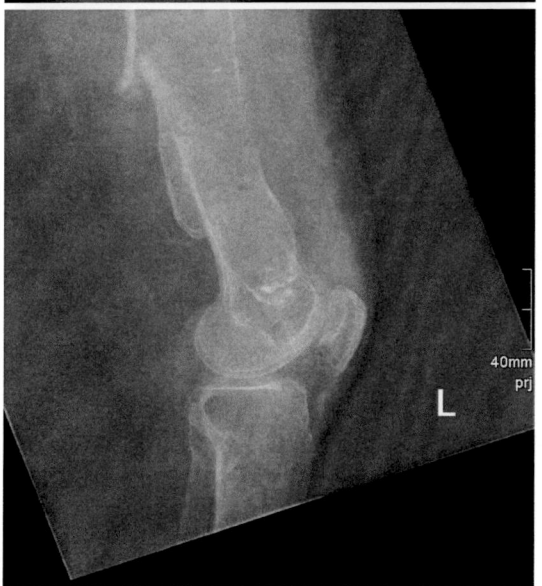

▢ Abb. 12.3   15.11.2010: Girdelstonearthroplastik. Knochendestruktion femoral bis zum Kniegelenk

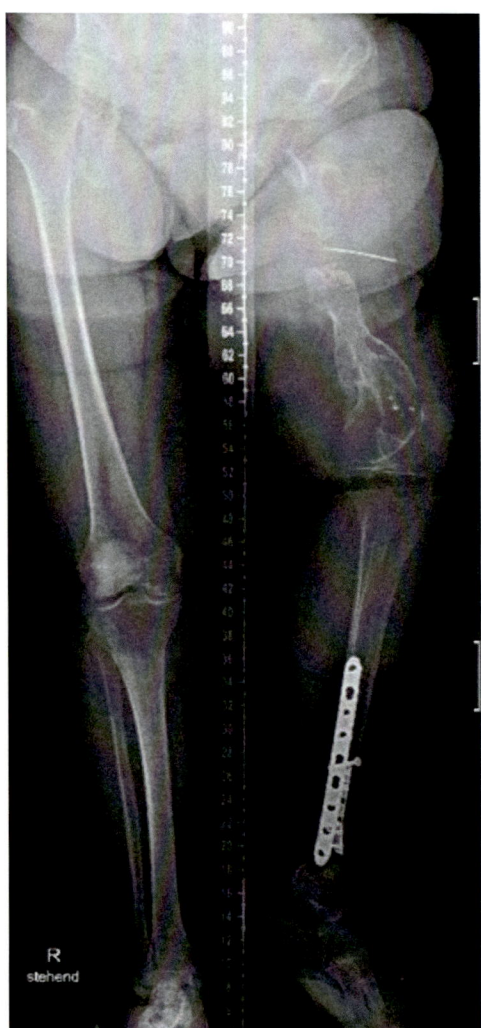

Dreieinhalb Jahre später meldet sich die Patientin erneut. Sie ist unglücklich. Ihr linkes Bein kann keine Last übernehmen (◘ Abb. 12.6). Die Patientin möchte wieder gehen können. Die radiologischen Abklärungen zeigen einen unveränderten Zustand (◘ Abb. 12.5 und 12.7). Die Patientin ist Infekt-frei. Ein neurologisches Defizit besteht nicht.

12

◘ **Abb. 12.5**   30.04.2014: 3 ½ - Jahre nach Ausbau der Hüfttotalprothese

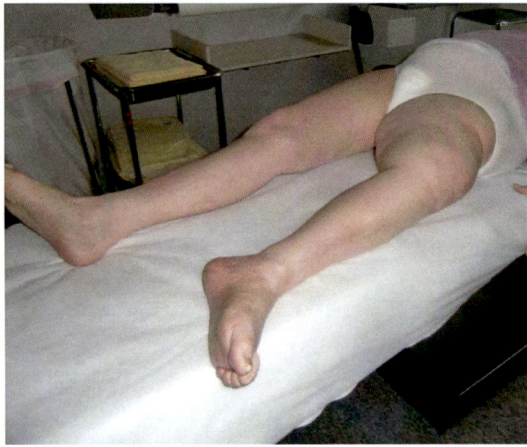

◘ **Abb. 12.6**   30.04.2014: 3 ½- Jahre nach Ausbau der Hüfttotalprothese. Die Patientin ist unglücklich; ihr linkes Bein kann keine Last übernehmen

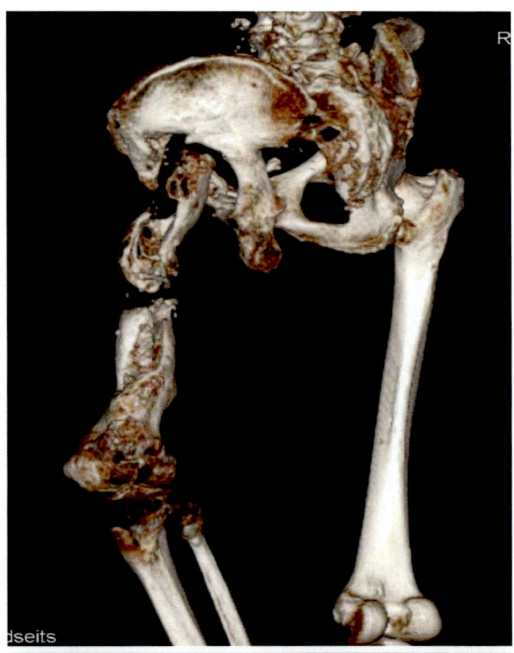

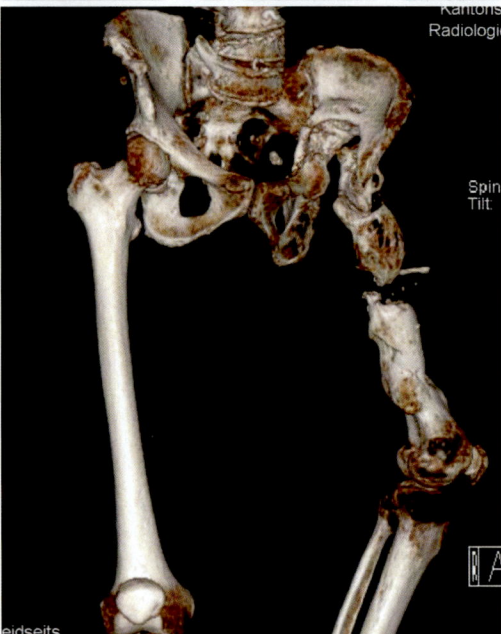

◘ **Abb. 12.7**   30.04.2014: CT-Untersuchung 3 ½ - Jahre nach Ausbau der Hüfttotalprothese. Die Patientin ist unglücklich; ihr linkes Bein kann keine Last übernehmen

12.2 Revisionseingriff

Nach eingehenden Abklärungen entscheide ich mich mit der Patientin, das Femur zu ersetzen und das Acetabulum mittels Custom-made Implantat zu rekonstruieren. Aus den CT-Daten wird ein 3D-Modell des Beckens erstellt und eine Acetabulum-Abstützschale gefertigt (Firma LINK,

◻ Abb. 12.8). In die Acetabulum-Abstützschale wird ein Polar-Cup einzementiert (◻ Abb. 12.9), das Femur reseziert (◻ Abb. 12.10) und durch das Kunstfemur inklusive Knie-und Hüftgelenk ersetzt (◻ Abb. 12.11). Die ausgeprägte Inaktivitäts-osteoporose verlangt eine langstreckige Verankerung auch der Knietotalprothese (◻ Abb. 12.12).

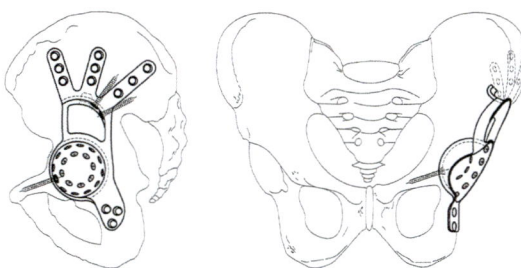

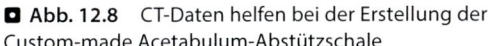

laterale Ansicht
view from lateral

ventrale Ansicht
view from ventral

◻ **Abb. 12.8**   CT-Daten helfen bei der Erstellung der Custom-made Acetabulum-Abstützschale

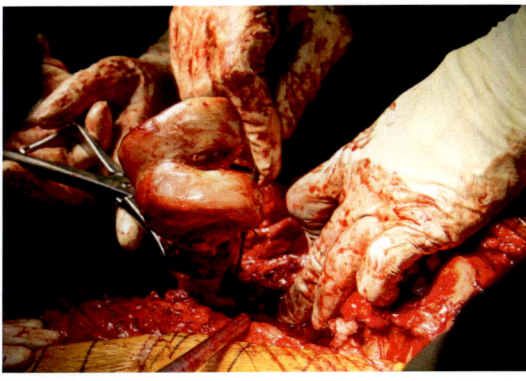

◻ **Abb. 12.10**   Resektion des linken Femurs (Patientin in Rechts-Seitenlage)

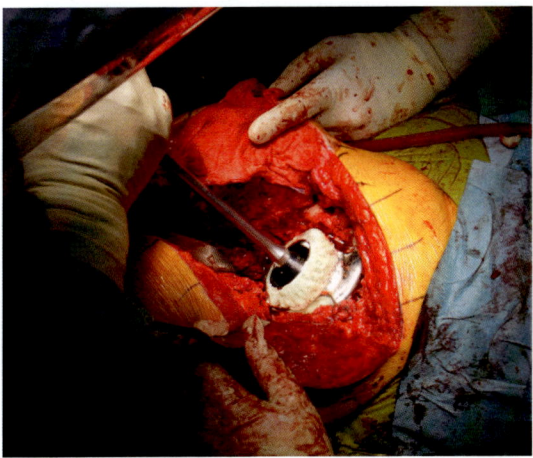

◻ **Abb. 12.9**   Pfannenposition nach dem Einbringen der Acetabulum-Abstützschale (Patientin in rechts-Seitenlage)

◼ Abb. 12.11 Vor dem Wundverschluss. Die Implantation des Knie- und Hüftgelenkes samt Femur ist abgeschlossen (Patientin in Rechts-Seitenlage)

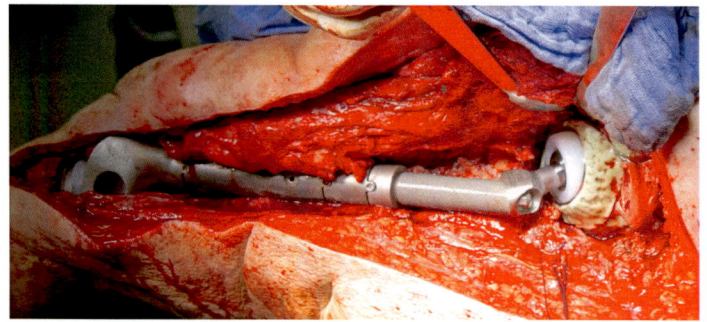

12

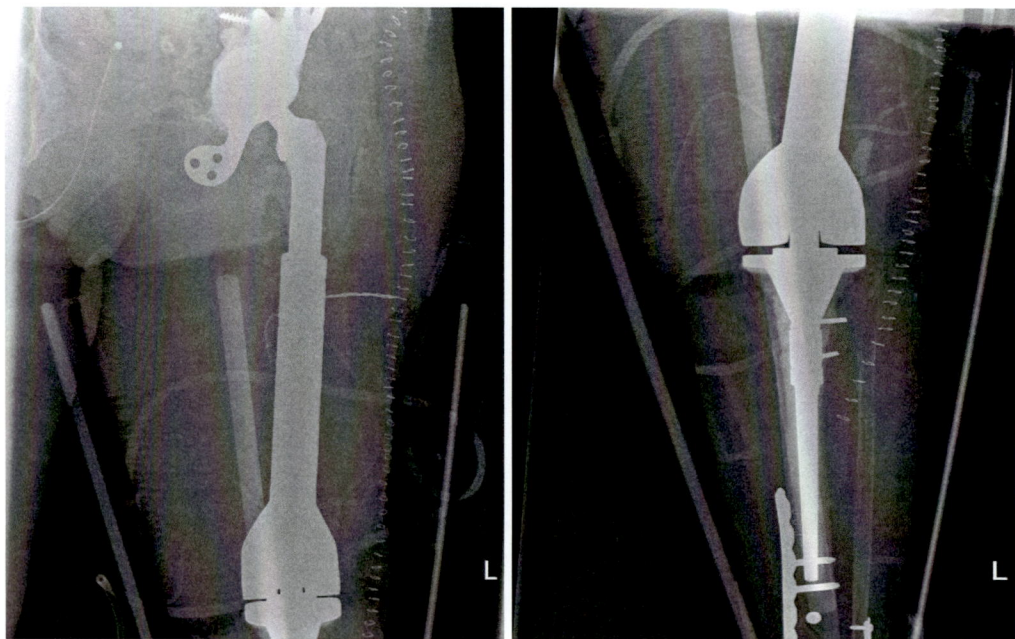

◼ Abb. 12.12 26.08.2014: Radiologische Kontrolle unmittelbar postoperativ

Es folgten engmaschige klinische und radiologische Verlaufskontrollen (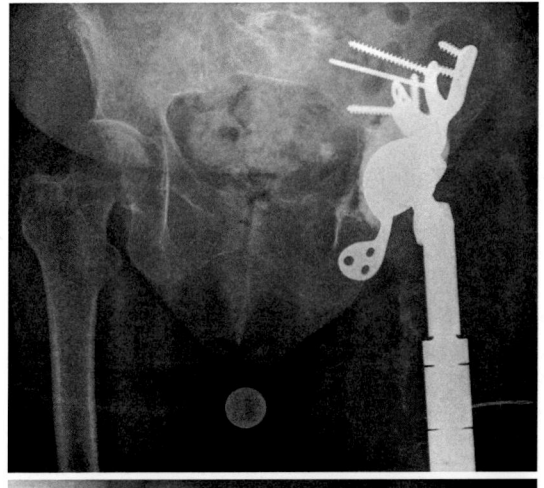 Abb. 12.13, 12.14, 12.15, 12.16, 12.17, und 12.18). Die Patientin erlernte wiederum das Gehen an Stöcken; ist aber weiterhin auf Hilfe angewiesen. Klinisch zeigte sich eine gute Beweglichkeit des Hüft-und Kniegelenkes bei jedoch ausgeprägter Insuffizienz der pelvitrochanteren Muskulatur.

12.3 Ergebnis

Die Patientin hat sich mehr erhofft, war aber dennoch mit dem Resultat zufrieden. Rezidivierende Infekte urogenital machten der Patientin allerdings zu schaffen. Weiter getrübt wurde der Verlauf durch den baldigen Tod der Patientin im Jahre 2017 im Alter von 82 Jahren, nur drei Jahre nach der Femurersatzoperation.

Auch die Orthopädische Chirurgie muss sich in Zukunft die Frage gefallen lassen, inwieweit das technisch Mögliche praktisch sinnvoll ist - dies auch unter dem Aspekt der steigenden Gesundheitskosten. Wieviel wert darf uns ein gewonnenes Jahr mit guter Lebensqualität sein?

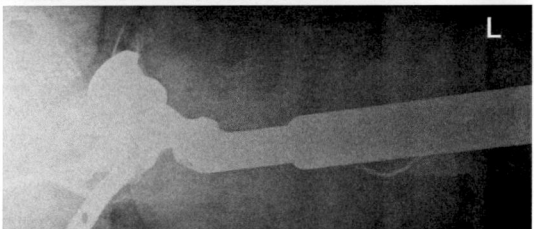

◘ Abb. 12.13 07.10.2014: Radiologische Kontrolle 2 Monate postoperativ

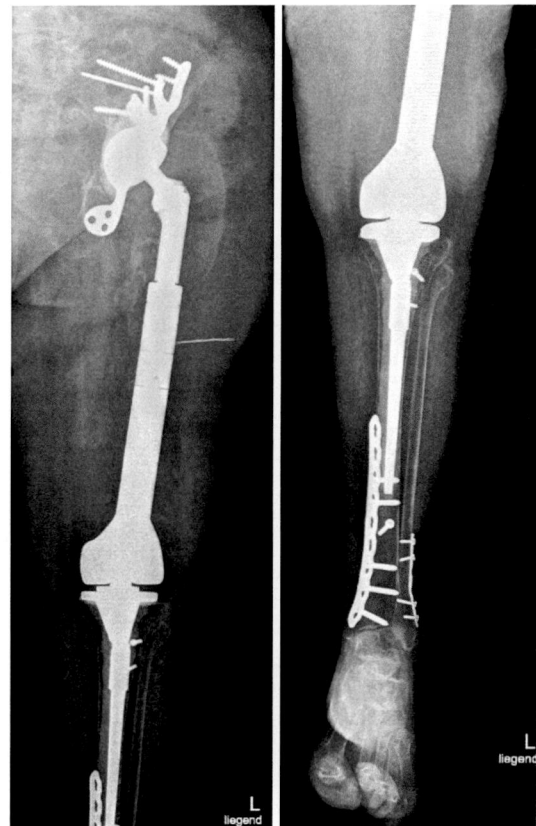

◘ Abb. 12.14 24.10.2014: Orthoradiogramm 10 Wochen postoperativ

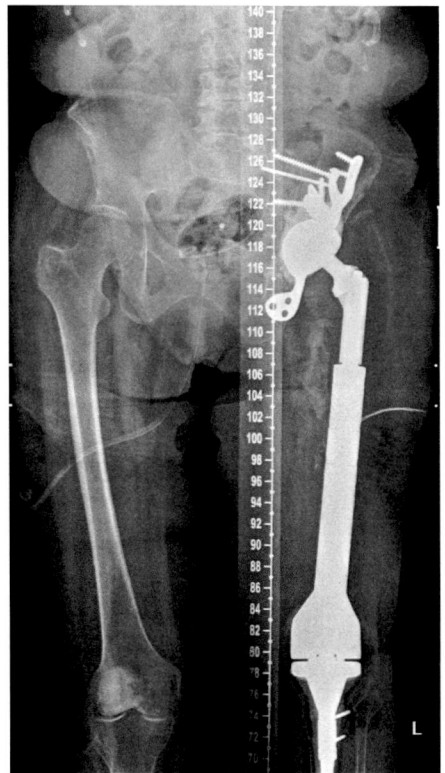

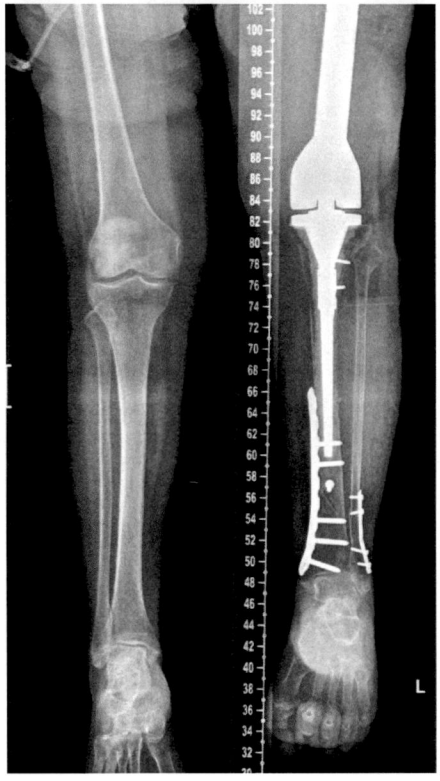

□ Abb. 12.15   24.10.2014: Orthoradiogramm 10 Wochen postoperativ

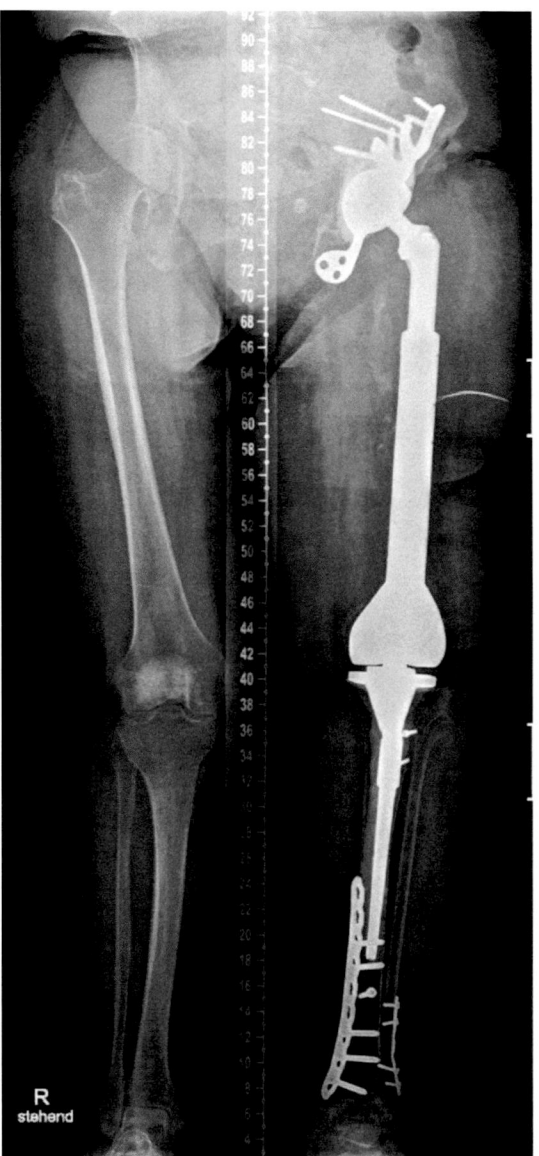

□ Abb. 12.16   22.06.2015: Kontrolle 10 Monate postoperativ

■ Abb. 12.17   28.08.2015:
1-Jahreskontrolle

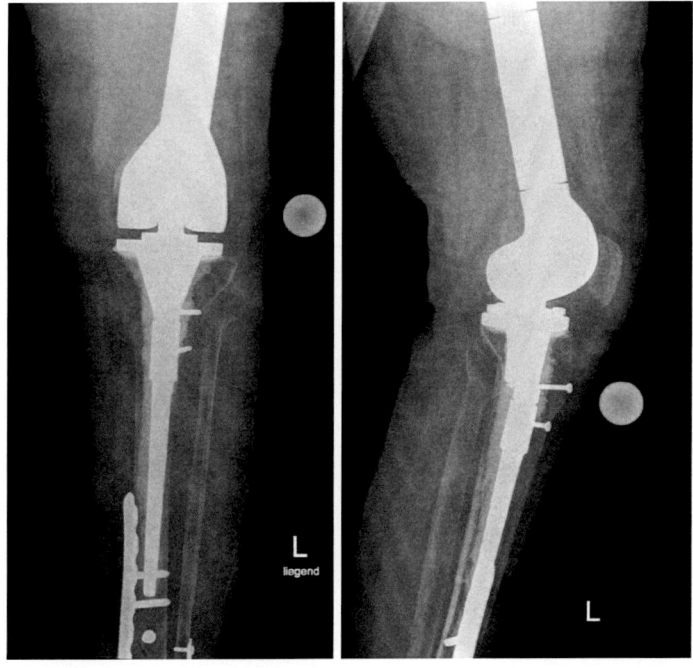

■ Abb. 12.18   28.08.2015:
1-Jahreskontrolle

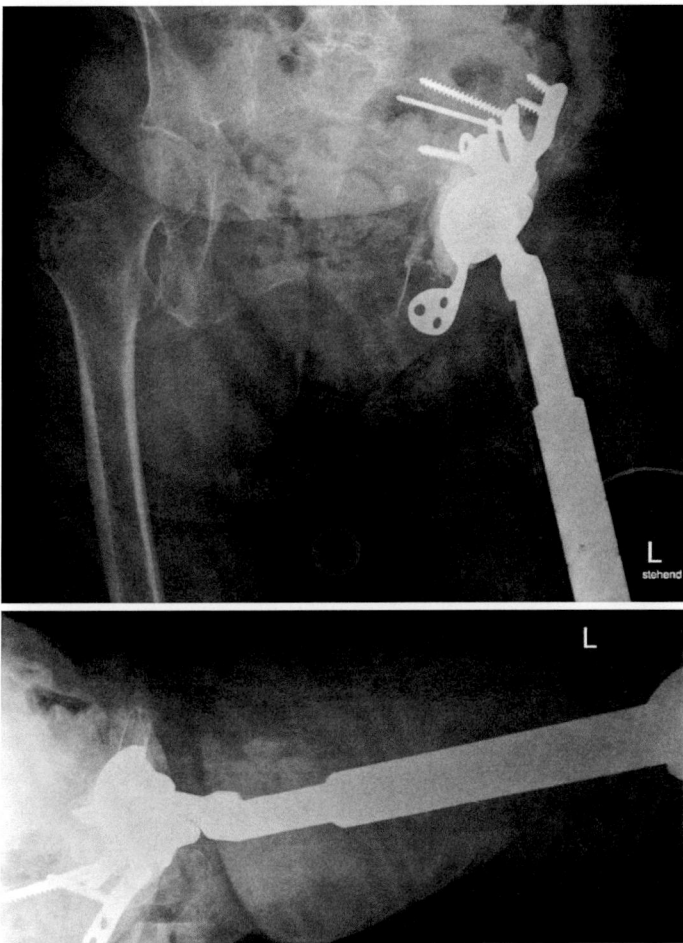

Periprothetische Frakturen – Nicht Jedermanns Sache

T. Guggi

© Springer-Verlag GmbH Deutschland, ein Teil von Springer Nature 2020
R.-P. Meyer et al. (Hrsg.), *Misslungene Interventionen in der Extremitäten- und Wirbelsäulenchirurgie*, https://doi.org/10.1007/978-3-662-59412-4_13

13.1 Der Fall

Einer damals 68-jährigen Patientin wurde bei primärer Coxarthrose eine zementfreie Hüftprothese links eingesetzt. An der rechten Hüfte wurde sie bereits vorgängig erfolgreich analog prothetisch versorgt. Nach 6 Jahren erlitt sie links eine mehrfragmentäre, periprothetische proximale Femurfraktur links bei bestehender chronischer Abduktorenruptur (◘ Abb. 13.1a–c).

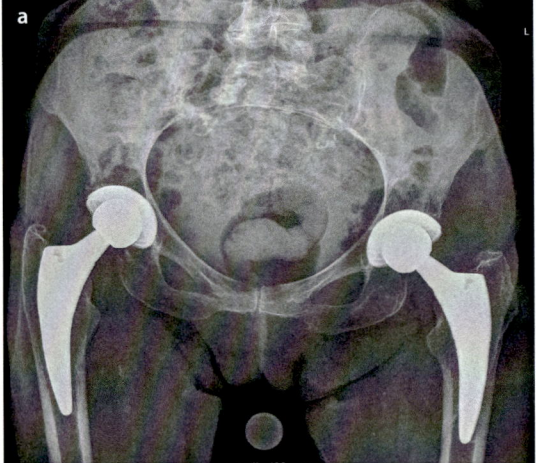
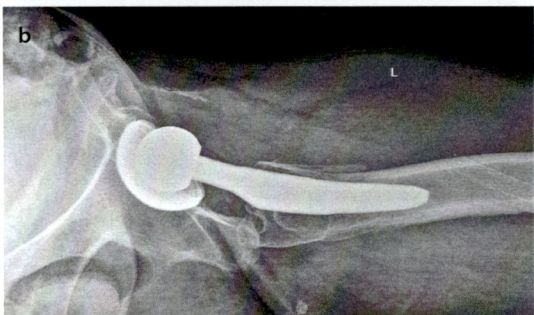
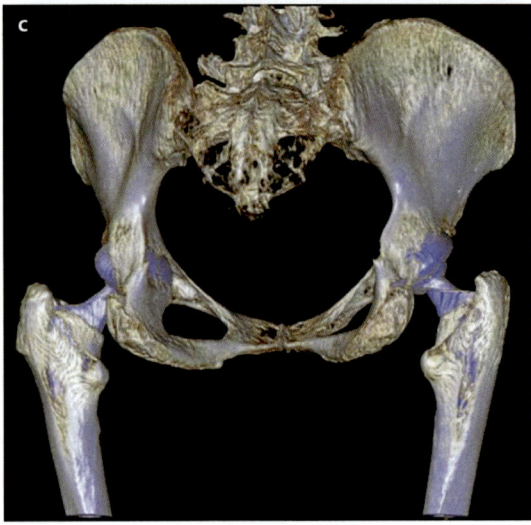

◘ **Abb. 13.1**   **a–c** Mehrfragmentäre, periprothetische proximale Femurfraktur links

Es erfolgte eine transgluteale Versorgung mit Wechsel des Pfanneninlays sowie des Schaftes. Das Femur wurde mittels Kabelcerclagen reponiert und eine transossäre Refixation der Abduktoren mit Cerclage-Fixation des M. gluteus minimus und medius, durchgeführt (◪ Abb. 13.2a, b).

In der Folge kam es zu 4 Luxationen innerhalb eines Jahres, die jeweils geschlossen reponiert wurden (◪ Abb. 13.3). Schon bei der ersten Luxation kam es auch zu einer erneuten Trochanterdislokation. Der Trochanter wurde refixiert.

Nach der 3. Luxation erfolgte eine nochmalige offene Revision mit Entfernung der Drahtcerclagen und dem Versuch einer Trochanter Refixation mittels LARS®-Kunstband (◪ Abb. 13.4).

Nach der 4. Luxation dann Vorstellung der Patientin zur Neubeurteilung an unserer Klinik. Sie ist mit einer Hohmann Bandage versorgt. Jegliche Flexion über 90° führt direkt zur erneuten Luxation. Die Patientin wurde im Anschluss im Rollstuhl mobilisiert.

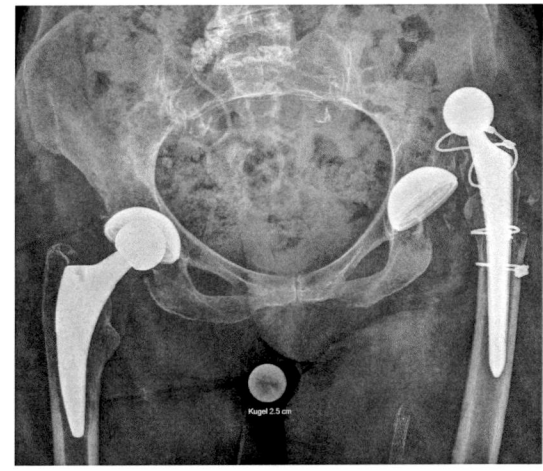

◪ **Abb. 13.3**   Rezidivierende Luxationen linke Hüfte

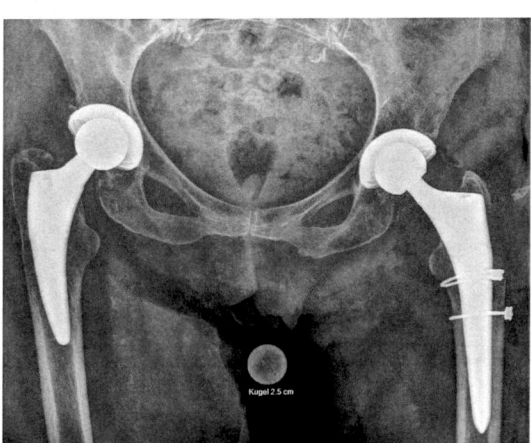

◪ **Abb. 13.4**   Versuch einer Trochanterrefixation mittels LARS-Kunstband

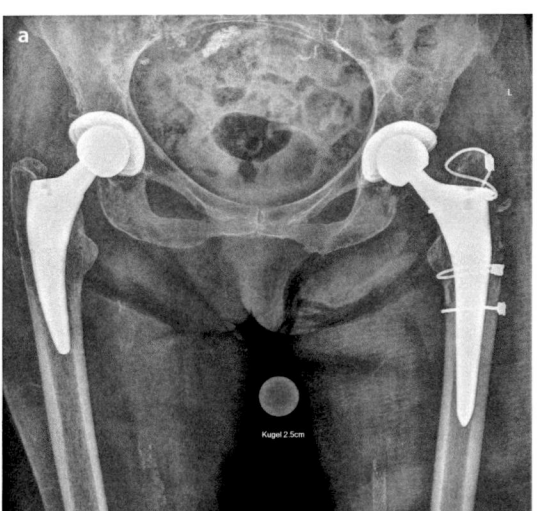

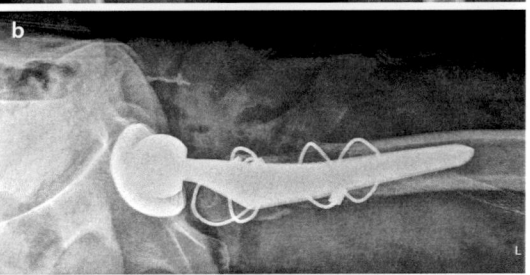

◪ **Abb. 13.2**   **a, b** Transgluteale Versorgung mit Wechsel des Pfanneninlays sowie des Schaftes

Das veranlasste MARS-MRI (metallic artifact reduction sequence) der linken Hüfte zeigt im Vergleich zu den vorliegenden Röntgen- und CT-Aufnahmen eine unveränderte, vollständige Frakturierung des Trochanter majors mit freiliegenden Fragmenten, hüftgelenksnah. Der M. gluteus medius zeigt sich erheblich fettig degeneriert, atrophiert und retrahiert. Ebenso zeigen sich bereits fettige Degenerationen im M. gluteus maximus (◘ Abb. 13.5).

In Zusammenschau der klinischen und radiologischen Befunde sowie der durchgeführten MRI Untersuchung empfiehlt sich für die Patientin bei äusserst unbefriedigendem funktionellem Befund eine nochmalige Revisonsoperation. Hierbei ist aufgrund der erheblichen fettigen Degeneration des M. gluteus medius sowie des vollständig abgerissenen Trochanter majors ein vollständiger Wechsel der implantierten Totalendoprothese durch einen Revisionsschaft sowie eine neue Pfanne mit Dual-Mobilitiy-Inlay erforderlich. Gegebenenfalls muss bei nicht rekonstruierbarem Trochanter major sogar der Wechsel auf eine Tumor-Prothese erfolgen. Ein Begleitinfekt konnte vorgängig zur geplanten Revision ausgeschlossen werden.

◘ Abb. 13.5   MARS-MRI

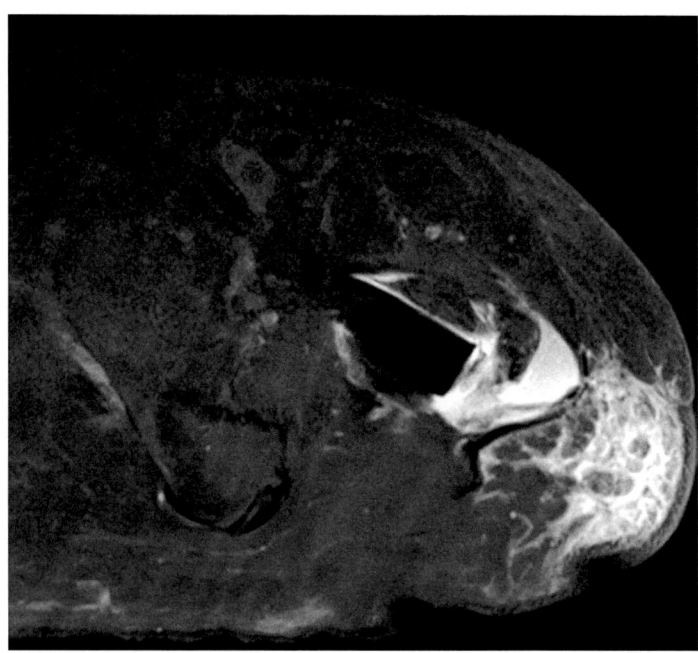

13.2 Operation

Ein Prothesenwechsel mit proximalem Femurersatz – LPS (Limb Preservation System) proximale Femur Prothese – und einer Double Mobility Pfanne wurde durchgeführt (◙ Abb. 13.6).

Die avitalen Trochanterfragmente wurden entfernt. Postoperativ kam es zu segmentalen Lungenembolien im rechten Unter- und Mittellappen sowie zu einem Harnwegsinfekt.

13.3 Notfall

Erneute notfallmässige Zuweisung aus der Rehabilitationsklinik wegen akuter Schmerzexazerbation 6 Wochen nach dem Revisionseingriff. Dopplersonografisch zeigte sich eine Thrombose der Vena poplitea links, dies trotz konsequenter Prophylaxe mittels Xarelto 20 mg. Zudem findet sich eine kleine Fistel im proximalen Narbenbereich, leicht sezernierend. Hüftseitig wird ein ausgedehntes Hämatom von mindestens 15 × 5 × 10 cm subfaszial bis an den Prothesenschaft heranreichend mit ausgedehnten Anteilen epifaszial im Bereich der linken Flanke festgestellt. Somit wurde erneut revidiert und das Hämatom offen evakuiert sowie ein Kopf/Inlay-Wechsel vorgenommen.

Die bakteriologische Aufarbeitung der hierbei entnommenen Proben zeigen Wachstum eines Staphylococcus epidermidis, welcher antibiotisch angegangen wird.

Der Patientin fehlt zwischenzeitlich der Lebenswille. Nach Stabilisation im klinisch-orthopädischen Umfeld wurde sie schliesslich auf eine Palliativstation verlegt mit Verzicht auf lebensverlängernde Therapien mit Ausnahme der Antibiose und der antikoagulativen Therapie.

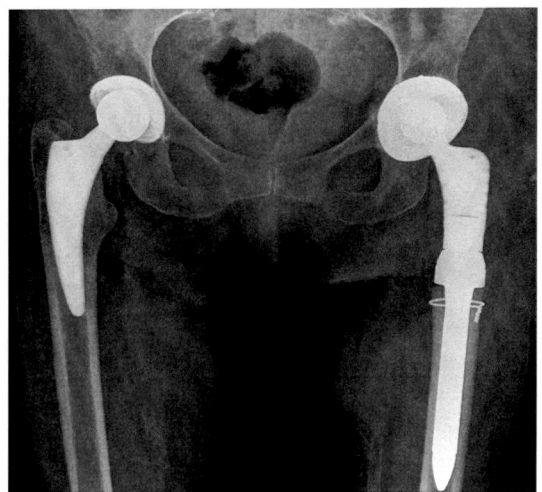

◙ **Abb. 13.6** Prothesenwechsel mit proximalem Femurersatz und einer Double Mobility Pfanne

13.4 Diskussion

Nachdem die Patientin bis zum Ereignis im Februar weitgehend schmerzfrei mobil war, kam es in der Folge bereits nach dem ersten Revisionseingriff zu einer drastischen Verschlechterung der allgemeinen Lebensqualität. Rekapituliert man die Ausgangslage mit bekannt fehlenden Abduktoren sowie einer schon initial suboptimalen Pfannenlage, wäre gleich bei der ersten Revision ein entsprechender Pfannenwechsel zu planen gewesen. Zudem wäre die Trochanter-Refixation ohne gleichzeitigen Versuch der Abduktoren-Readaption wahrscheinlich deutlich besser geglückt. Die Patientin wäre von Beginn weg besser mobilisierbar gewesen, und es wären ihr die ganzen folgenden Revisionseingriffe inkl. Infekt, Lungenembolie & Thrombose erspart geblieben.

Zuviel Hitze im Handgelenk- eine potenziell zerstörerische Technik

D. Herren und L. Neukom

14.1 Der Fall

Ein 12 jähriges Mädchen stellt sich primär beim Hausarzt mit einem zentralen Handgelenkschmerz, ohne Trauma in der Anamnese, vor. Unter der Diagnose einer Sehnenscheidenentzündung wird mit lokalen Salbenapplikationen sowie einer Schiene für ein paar Wochen therapiert. Wegen Persistenz der Beschwerden wird der Handchirurg aufgesucht, der in einem ersten Schritt, ohne spezielle weitere Abklärungen, eine Steroidinfiltration durchführt. Diese wirkt für mehrere Monate, dann kommt es aber zu einem Rezidiv der Beschwerden. Es wurde dann die Indikation zur Handgelenksarthroskopie gestellt und diese auch durchgeführt. Intraoperativ fand sich etwas Synovialitis radiocarpal und lockere Bandstrukturen, sowohl im Scapho-Lunären wie im Luno-Triquetralen Band. Aus diesem Grund wurde in derselben Sitzung ein thermisches shrinking dieser Bandstrukturen durchgeführt (◘ Abb. 14.1).

Postoperativ war die Schmerzsituation für einige Monate besser, ganz beschwerdefrei war die Patientin allerdings nicht. Mit der Zeit wurden die Beschwerden wieder deutlich stärker. Aus diesem Grund veranlasste der erneut aufgesuchte Handchirurg weitergehende bildgebende Untersuchungen.

Bereits im konventionellen Röntgenbild zeigte sich eine deutliche Arthrose radio-scaphoidal (◘ Abb. 14.2). Das konnte im Computertomogramm bestätigt werden (◘ Abb. 14.3).

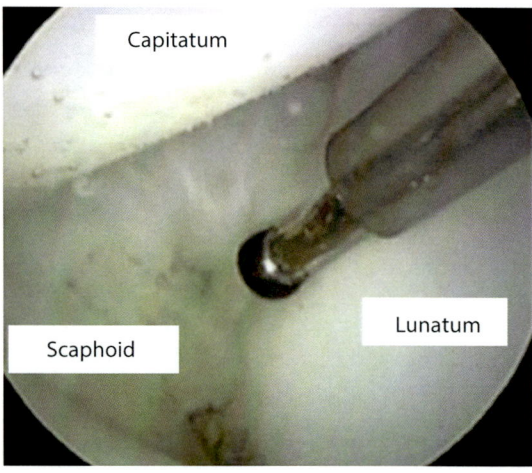

◘ **Abb. 14.1** Arthroskopische Sicht auf die thermische Sonde zum shrinking des Scapho-lunären Bandapparates

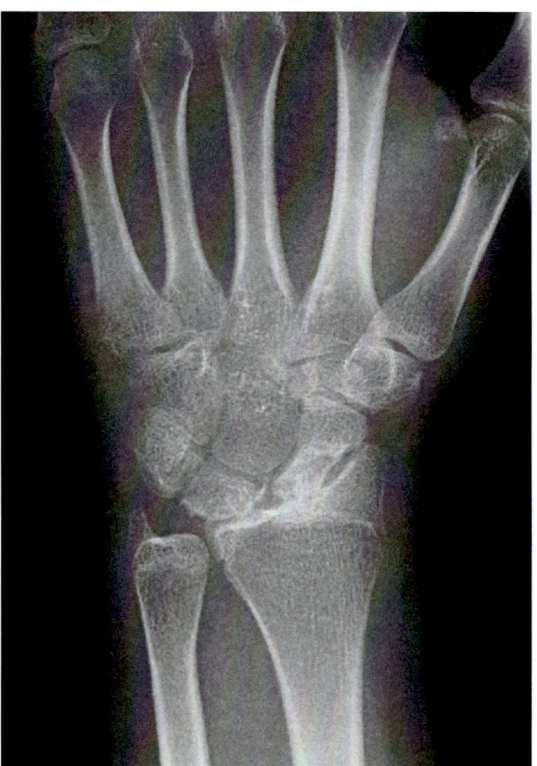

◘ **Abb. 14.2** Konventionelle Röntgenaufnahme mit deutlicher Arthrose radio-scaphoidal

Im zusätzlich angefertigten MRI zeigte sich ein fehlender Scapho-Lunärer Bandapparat (◨ Abb. 14.4)

Initial wurde aufgrund des jugendlichen Alters eine Bandrekonstruktion diskutiert. Wegen des fortgeschrittenen Befundes (◨ Abb. 14.3) leiteten die Eltern aber eine second opinion ein.

14.2 Second Opinion

Es fand sich eine 15-jährige Patientin mit einem schmerzhaft eingeschränkten Handgelenk, welches zentral sehr druckempfindlich war. Die Patientin trug fast immer eine Handgelenksmanschette. Nichtsteroidale Antiphlogistica halfen beschränkt. Es bestand eine ausgeprägte funktionelle Einschränkung dieser Hand bis hin zu Problemen in der Bewältigung des Alltages. Je nach Belastung konnten auch Nacht- und Ruheschmerzen auftreten.

Aufgrund der Schwere des Befundes kam nur noch eine Teilversteifung des Handgelenkes in Form einer Radio-Scapho-Lunären Arthrodese in Frage. Damit konnte wenigstens ein Teil der Beweglichkeit erhalten werden.

Die Eltern erkundigten sich dann im Ausland noch nach Alternativen. Eine dort diskutierte Stammzelltherapie wurde dann aber, aufgrund des experimentellen Charakters dieser Intervention, abgelehnt.

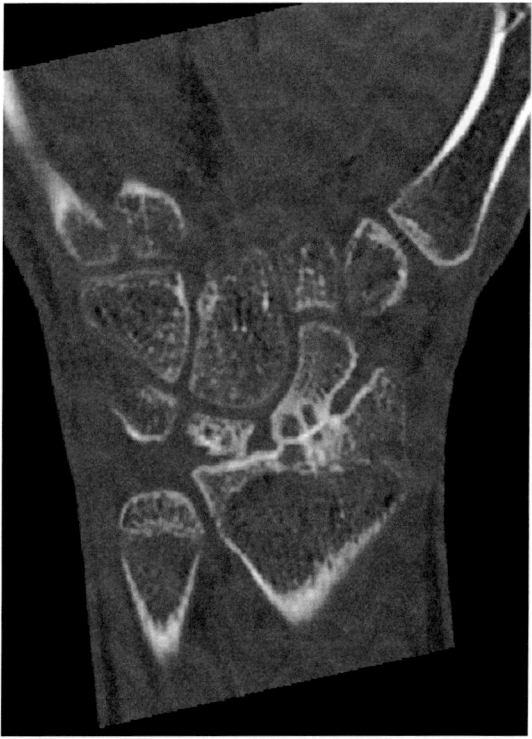

◨ **Abb. 14.3** In der Computertomografie finden sich auch Schäden in der Fossa lunata und nicht nur in der Fossa scaphoidea mit deutlich zystischen Veränderungen

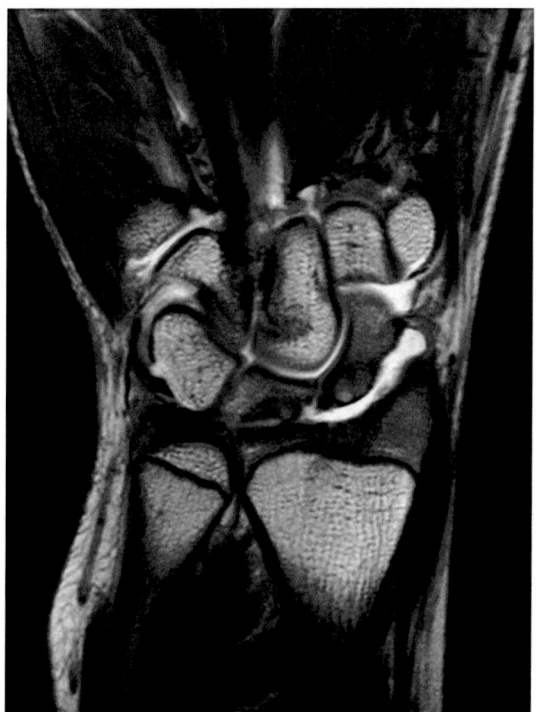

◨ **Abb. 14.4** Fehlender Scapho-Lunärer Bandapparat und massive Knorpelschäden radio-carpal

14.3 Revisionseingriff

Intraoperativ konnte der radiologische Befund bestätigt werden: sowohl die Fossa scaphoidea wie auch die Fossa lunata zeigten einen schweren Knorpelschaden. Der beim Anfrischen gewonnene Knochen des Os lunatum wurde der Histologie zugeführt. Dort fand sich eine Knochennekrose, am ehesten thermisch bedingt (◘ Abb. 14.5)

Trotz des biologisch angeschlagenen Knochens konnte die Radio-Scapho-Lunäre Arthrodese zur Ausheilung gebracht werden (◘ Abb. 14.6a, b)

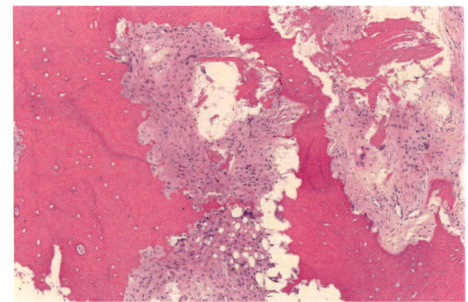

◘ **Abb. 14.5** Histologie aus dem Os lunatum mit ausgedehnten Knochennekrosen und – fibrosen

14.4 Ergebnis

Klinisch ist die Patientin heute beschwerdearm und nur bei maximalen Belastungen verspürt sie Schmerzen. Sie hat noch eine Restbeweglichkeit für Flexion/Extension von 20°-0°-20°, teilweise begründet mit der präoperativ bereits sehr eingeschränkten Beweglichkeit. Sie studiert zwischenzeitlich Medizin.

14.5 Diskussion

Junge, oft weibliche Patienten mit unspezifischen, nicht traumatischen Handgelenksbeschwerden leiden oft unter einer lokalisierten Synovialitis mit oder ohne Handgelenksganglion. Die Bandlaxität führt mit der ausgeprägten Beweglichkeit des Handgelenkes zu Mikroläsionen am Scapholunären Bandapparat und daraus folgend zu einer reaktiven Synovialitis mit oder ohne Ganglion. Diagnostisch kommt primär vor allem der Ultraschall zum Einsatz. Dort lässt sich ein okkultes Ganglion zuverlässig nachweisen und im Seitenvergleich auch der Scapho-Lunäre Bandapparat darstellen. Bei Verdacht auf Scapho-Lunäre Instabilität, die ohne Trauma in der Anamnese eher unwahrscheinlich ist, ist eine seitenvergleichende Bildverstärkeruntersuchung sinnvoll. Nicht selten findet sich dabei ein relativ laxes, pathologisch anmutendes, dynamisch sich öffnendes Scapho-Lunäres Intervall, meistens aber beidseits. Bei unsicherer Integrität des Scapho-Lunären Bandes kann dann allenfalls ein Arthro-MRI Klarheit verschaffen.

Die Behandlung ist inital in aller Regel konservativ mit eventuell kurzzeitiger Ruhigstellung, allenfalls ergänzt mit Ergotherapie-Massnahmen.

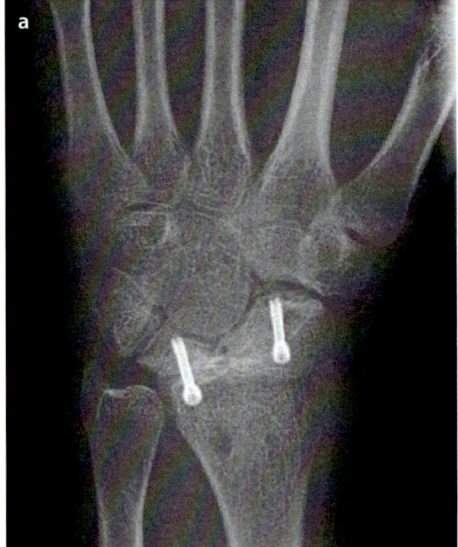

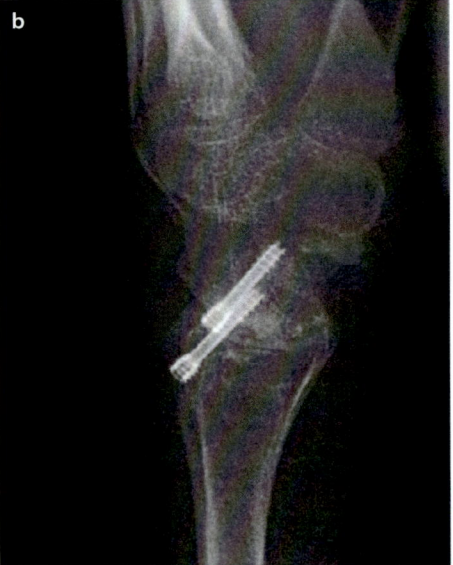

◘ **Abb. 14.6** **a**, **b** Eingeheilte Radio-Scapho-Lunäre Arthrodese 12 Wochen postoperativ

14

Eine intraartikuläre Steroidinfiltration kann bei Therapieresistenz angezeigt sein.

Bei klar nachgewiesenem Handgelenksganglion und Persistenz der Beschwerden kann eine offene oder arthroskopische Ganglionentfernung diskutiert werden.

Im vorliegenden Fall ist man wohl fälschlicherweise von einer Scapho-Lunären pathologischen Instabilität ausgegangen. Das Handgelenk war vor der Arthroskopie zu wenig ausführlich diagnostisch evaluiert worden. Es fehlt jegliche seitenvergleichende Untersuchung.

Der Einsatz von Thermokoagulation war früher vor allem bekannt aus der Schulterchirurgie. Über eine Koagulation in einem Temperaturbereich von 65–75° findet eine Protein-Verklumpung statt, die zu einem Elastizitätsverlust von Bändern und Gelenkkapseln führt und somit einen stabilisierenden Effekt hat. Am Handgelenk ist der Einsatz dieser Behandlungsmethode bei mid-carpalen Instabilitäten und partiellen Bandläsionen beschrieben (Danoff 2011; Daniel und Nagle 2007; Mason und Hargreaves 2007; Coobs et al. 2009).

Allerdings gab es bereits früh nach Bekanntwerden dieser Technik, vor allem an der Schulter, Fallbeschreibungen mit ausgedehnten Knorpel Schäden, dies aufgrund der lokal zum Teil sehr hohen Temperaturen (Coobs et al. 2009). Aus diesem Grund haben viele Chirurgen diese Technik wieder verlassen, unter anderem aber auch wegen des häufig nicht anhaltenden Effektes dieser Behandlung.

Das ist nach unserem Wissen einer der ersten Fallberichte einer schweren Komplikation einer thermischen shrinking-Behandlung am Handgelenk. Es sollte sorgfältig abgewogen werden, wie sinnvoll es ist, eine solche, potenziell das Handgelenk irreparabel schädigende Behandlung durchzuführen.

Literatur

Coobs BR et al. (2009) Severe chondrolysis of the glenohumeral joint after shoulder thermal capsulorrhaphy. Am J Orthop 38(2): E34–E37

Daniel J Nagle MD (2007) Capsular shrinkage in the treatment of wrist instability. In: Techniques in wrist and hand arthroscopy. J Wrist Surg 3(3): 162–165

Danoff JR et al (2011) The use of thermal shrinkage for scapholunate instability. Hand Clin 27(3): 309–317

Mason WTM, Hargreaves DG (2007) Arthroscopic thermal capsulorrhaphy for palmar instability. J Hand Surg (Br) 32:411–416

Es war einmal eine Mono-Segmentale Spondylodese – das verflixte 7. Jahr

A. K. Hickmann, H.-J. Becker und F. Porchet

© Springer-Verlag GmbH Deutschland, ein Teil von Springer Nature 2020
R.-P. Meyer et al. (Hrsg.), *Misslungene Interventionen in der Extremitäten- und Wirbelsäulenchirurgie*, https://doi.org/10.1007/978-3-662-59412-4_15

15.1 Einleitung

Die demographische Entwicklung und der technische Fortschritt in der Medizin stellen Chirurgen, die sich mit der Therapie degenerativer Erkrankungen beschäftigen, vor zunehmende Herausforderungen. Zum einen werden die Fälle komplexer – körperliche Aktivität und steigender Anspruch im Alter, Multimorbidität, höhergradige Degenerationen – und zum anderen erleben Patienten auf Grund steigender Lebenserwartung auch in der Chirurgie häufiger Langzeitkomplikationen ihrer Therapie (Fehlings et al. 2015). Durch den technischen Fortschritt hat sich das Spektrum der Therapiemöglichkeiten deutlich verbreitert. Es stellt sich jedoch immer die Frage: „Muss eine Operation durchgeführt werden, nur weil sie technisch machbar ist?" Jede notwendige Operation sollte dabei so klein wie möglich und dennoch so ausgedehnt wie nötig erfolgen und für das individuell bestmögliche Ergebnis sorgen (Gussous et al. 2015). Insbesondere die erste Operation sollte gründlich überlegt werden. Die Inzidenz der 1. spinalen Fusionsoperation stieg in Italien zwischen 2001 und 2006 von 11,5 auf 18,9/100.000 Personenjahre, wobei signifikant häufiger degenerative Erkrankungen therapiert wurden. Gleichzeitig wurden die operierten Patienten älter, und es kam fast zu einer Verdoppelung der durchschnittlichen Kosten pro Fusionsoperationen (2010: 9388 €/OP)

(Cortesi et al. 2017). Jedoch stellt nicht nur die Primäroperation eine immer grösser werdende sozioökonomische Belastung dar, sondern auch die Folgen der Fusion. Durch die Operation kann die Degeneration der Wirbelsäule nicht aufgehalten werden. Zugleich wird die jährliche Inzidenz der Nachbarsegment-Degeneration mit 2,9–3,9 %/Jahr angegeben (Alentado et al. 2016) und bei bis zu 84 % der Patienten mit dorsaler Fusion lassen sich radiologisch nach 5 Jahren degenerative Veränderungen in den Nachbarsegmenten nachweisen (Nakashima et al. 2015). Jedoch ist nicht abschließend geklärt, zu welchen Anteilen die Fusion bzw. der natürliche Verlauf der Grunderkrankung hierzu beitragen. Als Risikofaktoren für eine Anschlusssegmentdegeneration wurden Alter, Übergewicht, präoperative Degeneration der Nachbarsegmente, Länge der Fusion, Menopause, Form der Facettengelenke, hohe Pelvic Incidence, postoperative Hypolordose und sagittale Dysbalance beschrieben (Nakashima et al. 2015; Yamasaki et al. 2017).

Da die Ausrichtung der Wirbelsäule als Ganzes zunehmend an Bedeutung gewinnt, orientiert sich auch die Therapie einzelner erkrankter Segmente immer mehr am globalen Alignement, um so insbesondere mechanische Langzeitkomplikationen zu minimieren und somit die Patientenzufriedenheit zu verbessern (Schwab et al. 2010; Yilgor et al. 2017; Ailon et al. 2015).

15

15.2 Der Fall

Im Folgenden präsentieren wir den Fall einer Patientin, bei der anfänglich eine ventro-dorsale Spondylodese im Segment L4/5 erfolgte (◘ Abb. 15.1). Anfang 2010, sieben Jahre nach dieser Operation, traten bei der 72-jährigen Patientin plötzlich stärkste, immobilisierende Schmerzen lumbal mit Ausstrahlung vom Gesäß in den ventrolateralen Oberschenkel rechts auf. Dabei waren Rückenschmerz und radikulärer Schmerz vergleichbar intensiv (50 %/50 %). Klinisch zeigte sich ein Entlastungshinken rechts mit erschwertem Treppensteigen, ohne objektivierbare Defizite in der Einzelkraftprüfung, sowie eine Hypästhesie über dem Dermatom L4 rechts. Bildgebend fand sich eine Anschlusssegmentdegeneration L3/4 mit Spinalkanalstenose, Spondylolisthese und nach rechts kranial sequestrierter Diskushernie (◘ Abb. 15.2a–f).

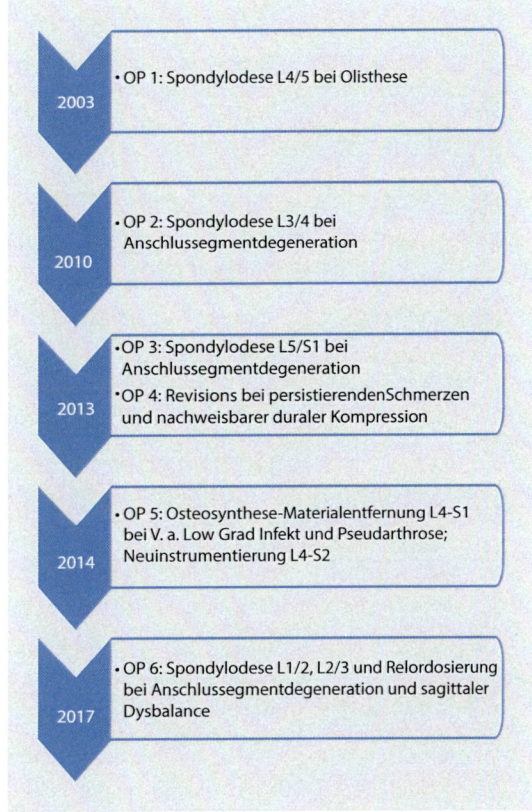

◘ **Abb. 15.1**   Timeline: Übersicht der Operationen

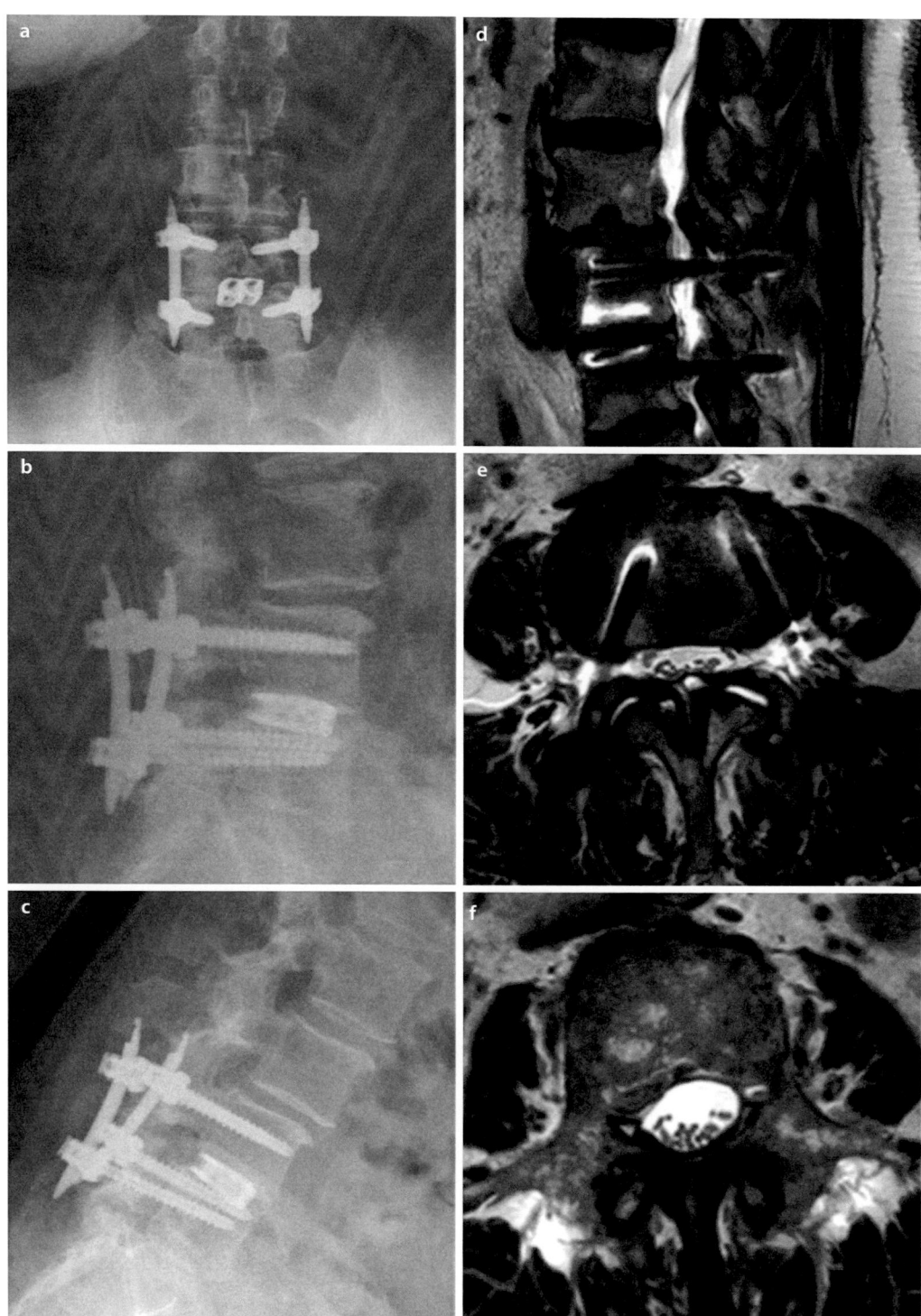

Abb. 15.2   a–f Anschlusssegmentdegeneration L3/4 7 Jahre nach der Index-Operation – Präoperative Bildgebung 2010: **a–c** konventionelle Röntgenaufnahme mit Hypermobilität im Segment L3/4 (Olisthese bei Flexion **c**); **d–f** MRI LWS (T2) mit Anschlusssegmentdegeneration mit Ventrolisthese und Höhenminderung des Diskus L3/4 **d**, aktivierter Facettengelenksarthrose **e** und rechtsseitiger Diskushernie **e, f**

Unter konservativer Therapie mit intensivierter, oraler Schmerzmedikation und Infiltrationsbehandlung konnte die Patientin langsam mobilisiert werden, auch das Sitzen war wieder möglich. Hierbei zeigten die Facettengelenksinfiltrationen L3/4 den besten Effekt. Bei jedoch fehlender langfristiger Besserung wurde die Indikation zur Dekompression und Spondylodese im kranialen Anschlusssegment gestellt. Bei der 6-Wochen-Verlaufskontrolle berichtete die Patientin über einen Rückgang der Schwäche im rechten Bein. Jedoch beklagte sie weiterhin lumbale Schmerzen mit Ausstrahlung in das Gesäß und den ventrolateralen Oberschenkel rechts.

Analgetika wurden auf Grund von Nebenwirkungen (Nausea), ohne Zunahme der Schmerzen, abgesetzt. Klinisch zeigte sich eine regrediente Hypästhesie L4 rechts ohne weitere objektivierbare neurologische Defizite. Radiologisch zeigte sich ein zufriedenstellendes Ergebnis mit korrekter Lage aller Implantate ohne Hinweis auf Dislokation oder Versagen (◘ Abb. 15.3a, b). Es wurde mit einer physiotherapeutischen Begleitbehandlung begonnen und 12 Wochen nach der Operation zeigten sich keine senso-motorischen Defizite mehr. Die Patientin konnte wieder längere Spaziergänge unternehmen (bis 1,5 km) (◘ Abb. 15.3c, d).

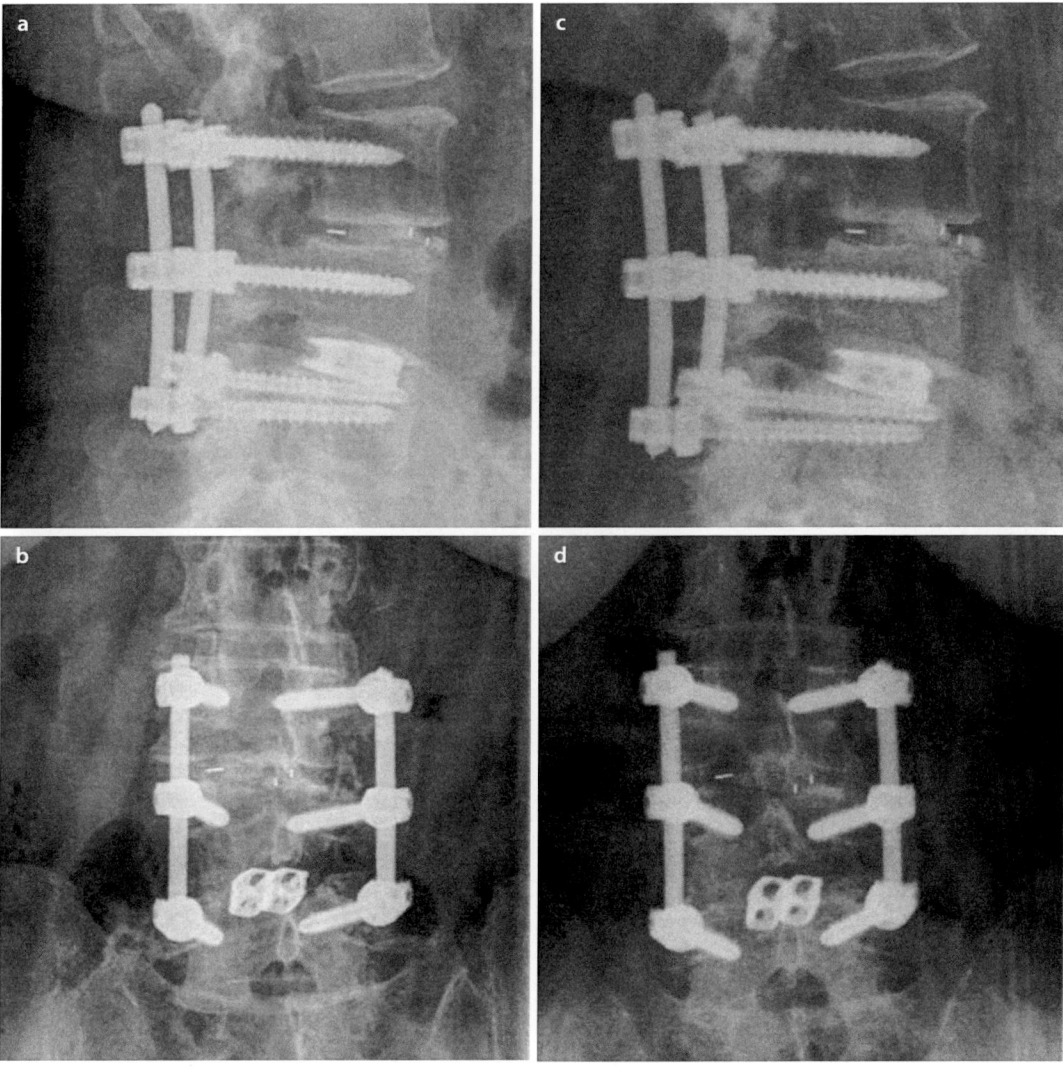

◘ **Abb. 15.3   a–d** Röntgenverlaufskontrollen in 2 Ebenen postoperativ 2010: **a, b** 6 Wochen postoperativ; **c, d** 12 Wochen postoperativ mit jeweils korrekter Lage der Implantate ohne Anhalt für Materiallockerung oder –versagen, zufriedenstellende Lordose

2013 kam es erneut zu plötzlich aufgetretenen Schmerzen mit Ausstrahlung von gluteal rechts diesmal bis in den lateralen Unterschenkel, so dass erneut eine stationäre Schmerztherapie notwendig war. Klinisch war der Befund bis auf einen positiven Lasègue rechts unauffällig.

Bildgebend fand sich eine Diskushernie L5/S1 mit begleitender Osteochondrose und Kompression der Nervenwurzel L5 rechts (◘ Abb. 15.4a–d). Nach wiederholten Infiltrationen (periradikuläre Infiltration L5 rechts, Sakralblock, epidurale Infiltration L5/S1) konnte vorrübergehend ein akzeptables Schmerzniveau erreicht werden.

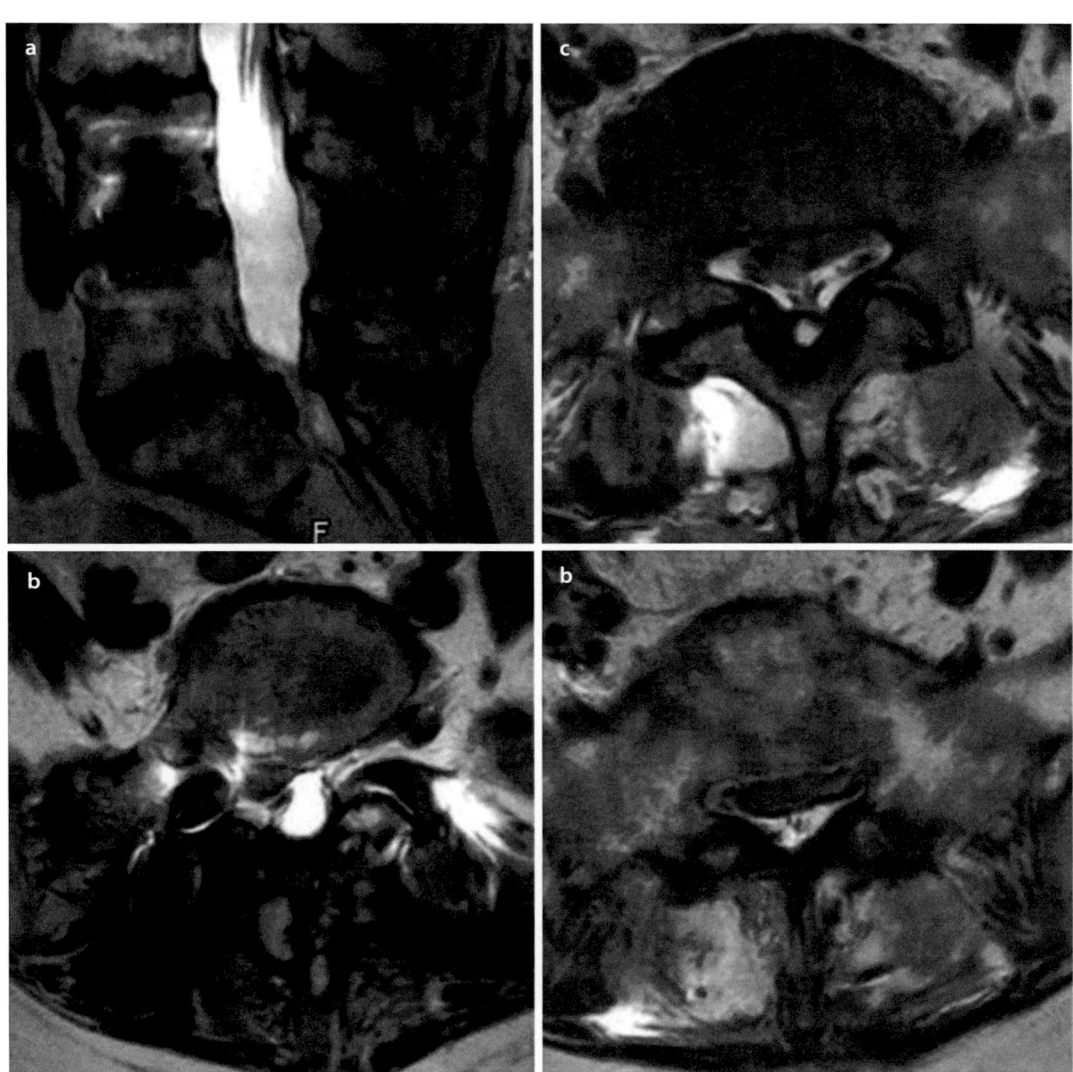

◘ **Abb. 15.4** **a–d** präoperative Bildgebung 2013: MRI LWS sagittal **a** und axial **b–d** (T2): nach kaudal sequestrierte Diskushernie mediolateral, rechts-betont und aktivierter Spondylarthrose L5/S1

15

15.3 Erster Revisionseingriff

Bei fehlender, langfristiger Besserung wurde nach 4 Monaten und Ausschöpfung aller konservativen Maßnahmen, inklusive einer stationären Rehabilitation, die Indikation zur Verlängerungsspondylodese nach kaudal gestellt. Im Anschluss an die komplikationslose Operation persistierten belastungsabhängige, lumbo-radikuläre Schmer-

zen, nun beidseits (rechtsbetont). Zudem zeigt sich postoperativ eine neue Hypästhesie im Dermatom L5 und S1 rechts. Ursächlich fand sich im MRI eine Kompression des Duralschlauches ohne sichtbare Wurzelkompression (◘ Abb. 15.5a–d), so dass noch während des gleichen stationären Aufenthaltes eine Revision mit Entfernung weiterer Bandscheibensequester durchgeführt wurde. Zudem erfolgte ein Cagewechsel bei intraoperativ

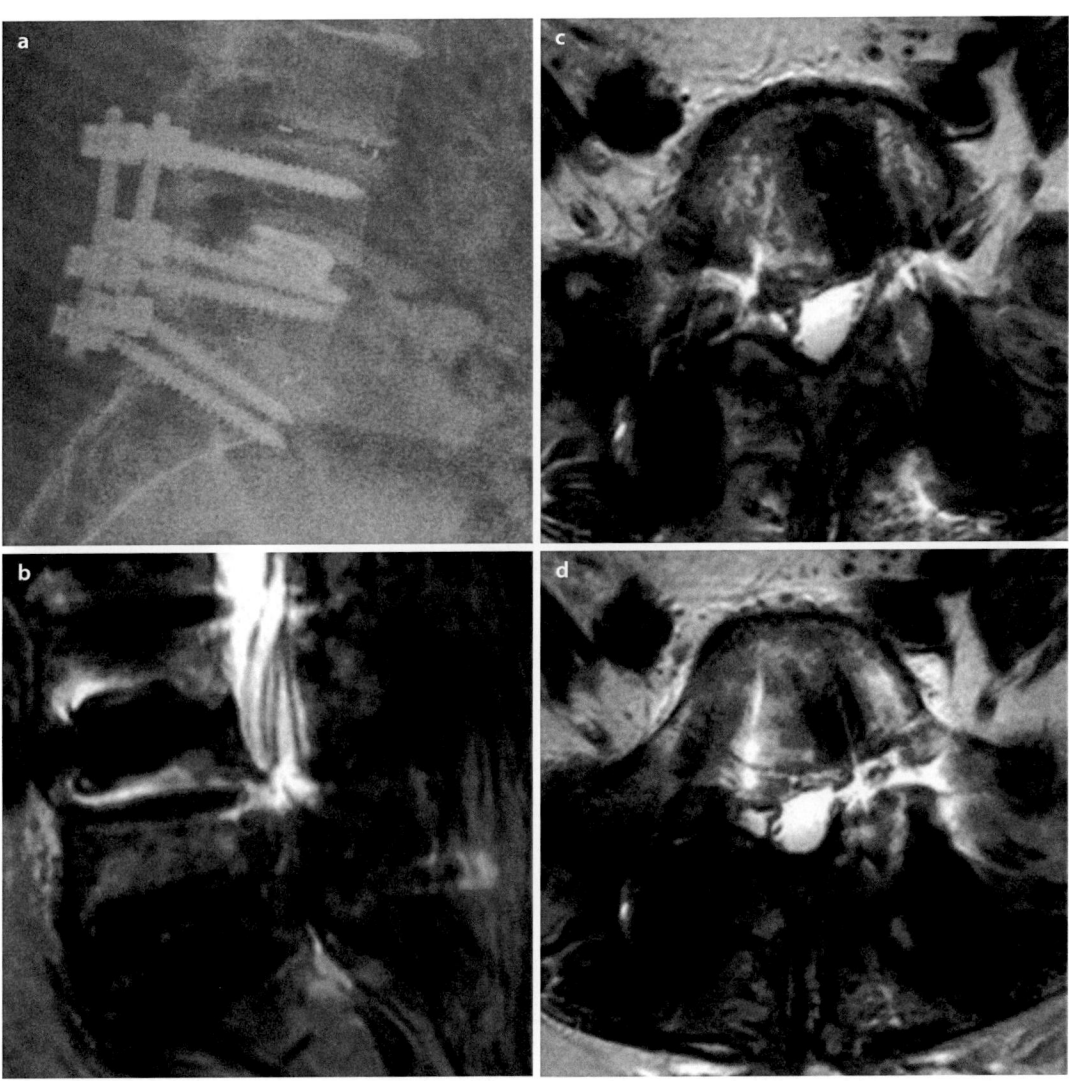

◘ **Abb. 15.5 a–d** Postoperative Bildgebung 2013 bei persistierenden radikulären Schmerzen: **a** konventionelles Röntgen ohne Hinweis für Fraktur, Pedikelschrauben L3 bds. entfernt; **b** MRI LWS sagittal (T2): Verlegung des Spinalkanals auf Höhe der Fusion mit Kompression der Nervenwurzeln; **c–d** MRI LWS axial (T2): residuelles Diskusmaterial mediolateral, rechts-betont (DD Hämatom)

nachgewiesenem, suboptimalem Halt
(❏ Abb. 15.6a, b). Postoperativ konnte die Patientin trotz residueller Schmerzen zunehmend mobilisiert werden. In der neurologischen Untersuchung zeigte sich weiterhin eine Hypästhesie L5/
S1 links, eine leichte Gangunsicherheit und eine
diskrete Koordinationsstörung.

15.4 Ergebnis

In der ersten postoperativen Verlaufskontrolle
nach 6 Wochen berichtete die Patientin weiterhin über Gefühlsstörungen im linken Bein sowie

tief lumbale Rückenschmerzen. Das Gehen war
nur an entlastenden Umterarmgehstützen möglich, ein Absetzen der Schmerzmedikation wurde
nicht toleriert. Klinisch persistierte die Hypästhesie links, zudem bestand eine Druckdolenz
rechts paramedian, lumbal, am ehesten über
dem Schraubenkopf S1. Motorische Defizite bestanden nicht. Eine physiotherapeutische Begleitbehandlung wurde begonnen, jedoch zeigt
sich auch in der 3-Monatskontrolle ein ähnliches
Beschwerdebild bei regelrechter Bildgebung
(❏ Abb. 15.6c, d).

Sechs Monate nach der 4. Operation konnte
die orale Analgetikatherapie schließlich abgesetzt

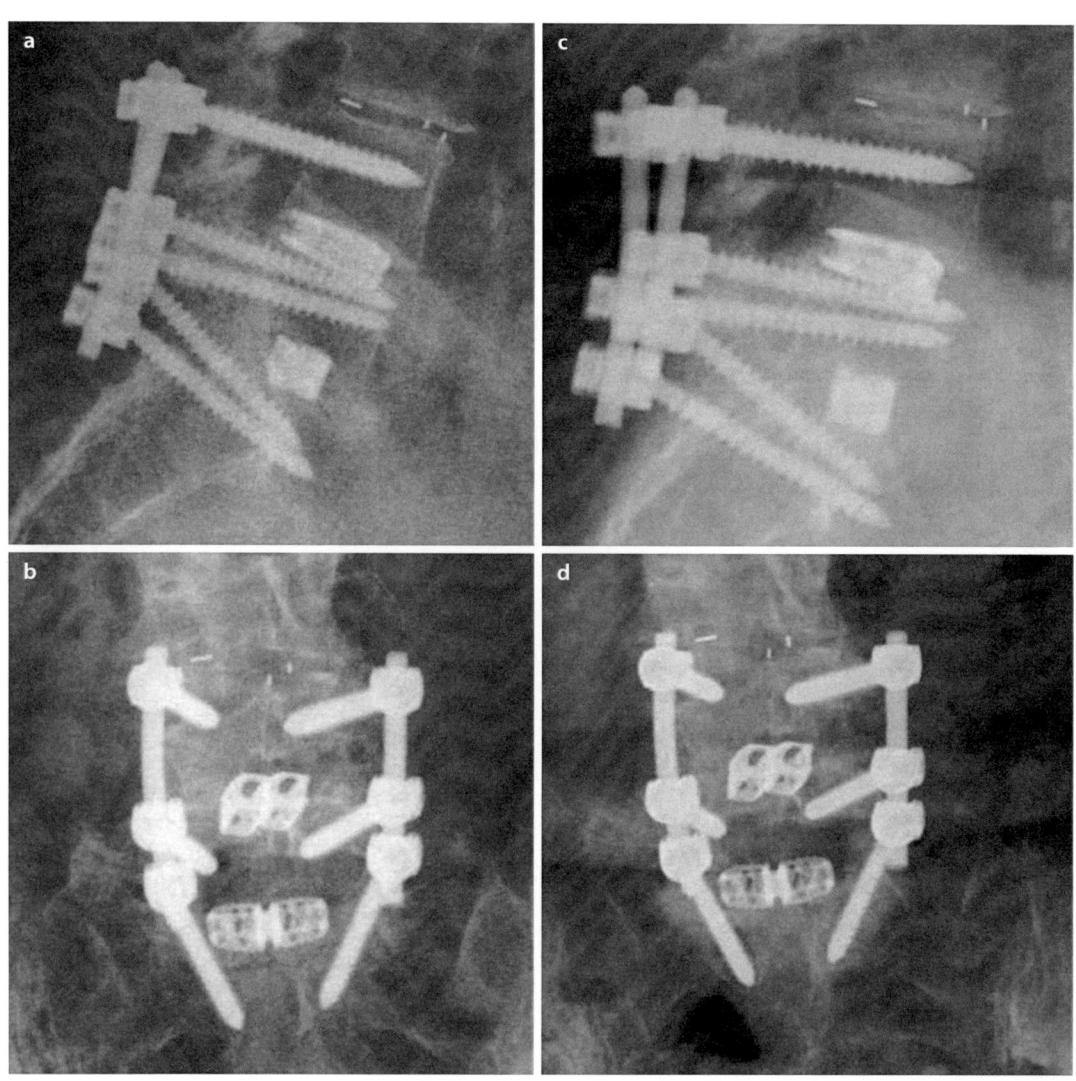

❏ **Abb. 15.6   a–d** Röntgenverlaufskontrollen in 2 Ebenen
postoperativ 2013 nach Entfernung der Pedikelschrauben
L3 bds Verlängerungsspondylodese kaudal und Revision
mit Cage-Wechsel L5/S1: **a, b** postoperativ; **c, d** 12 Wochen
postoperativ mit jeweils korrekter Lage der Implantate
ohne Anhalt für Materiallockerung oder -versagen

werden, jedoch wurden weiterhin belastungsabhängige, tief lumbale Rückenschmerzen mit Ausstrahlung in das Gesäß und den dorsalen Oberschenkel beidseits berichtet. Die Patientin war nur an Unterarmgehstützten mobil. Klinisch persistierte die Hypästhesie links. Bildgebend findet sich nun eine Pseudarthrose L5/S1 und eine Lockerung der S1 Schraube verdächtig auf einen Low Grade Infekt (◘ Abb. 15.7a–c).

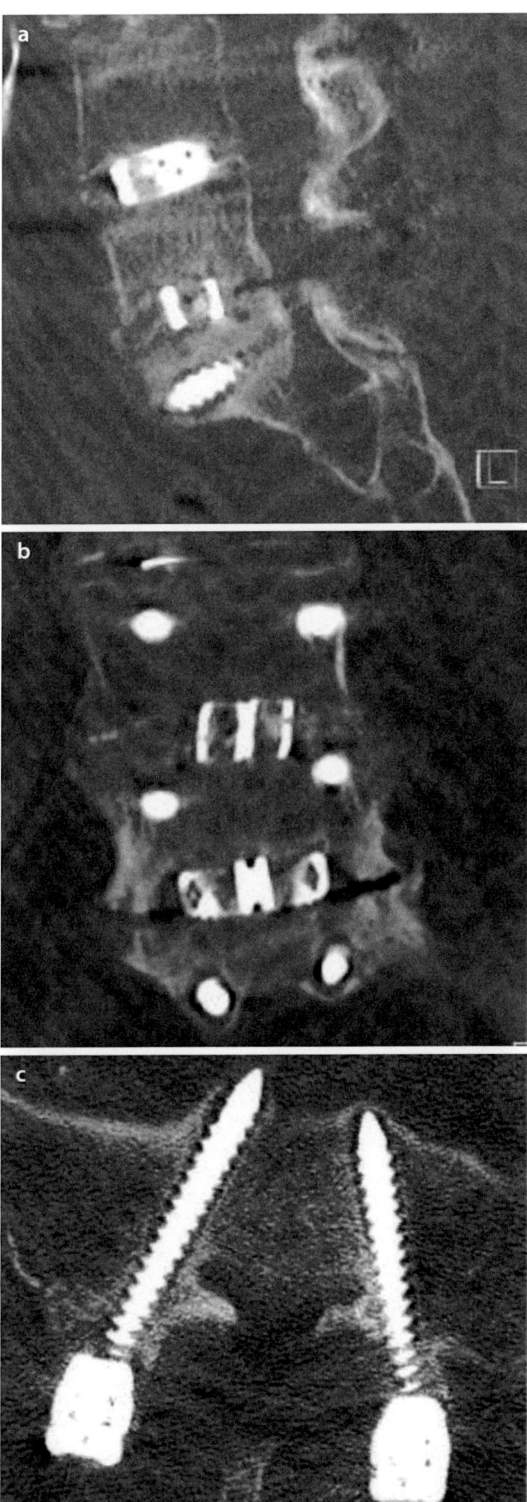

◘ **Abb. 15.7   a–c** Präoperatives CT LWS sagittal, coronar und axial (Knochenfenster) 2014: Pseudarthrose L5/S1 **a, b** und Schraubenlockerung S1 **a–c**

15.5 Zweiter Revisionseingriff

Daraufhin wurde eine erneute Revision durchgeführt mit Entfernung des Osteosynthesematerials (Schrauben L4, S1 und Devex Cage L5/S1), Neuinstrumentierung L4, S1, S2 und ventraler Spondylodese mittels Harms-Cage (◘ Abb. 15.8a, b).

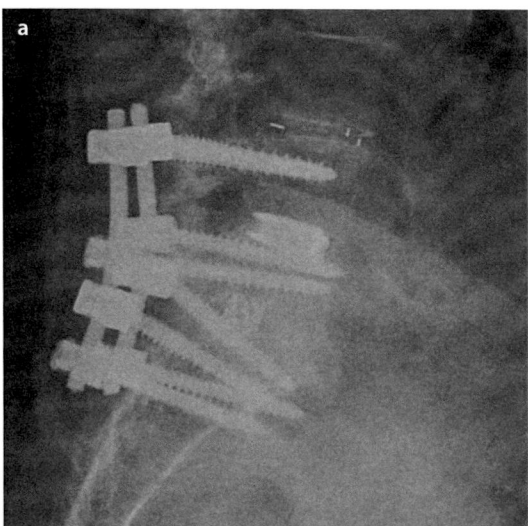

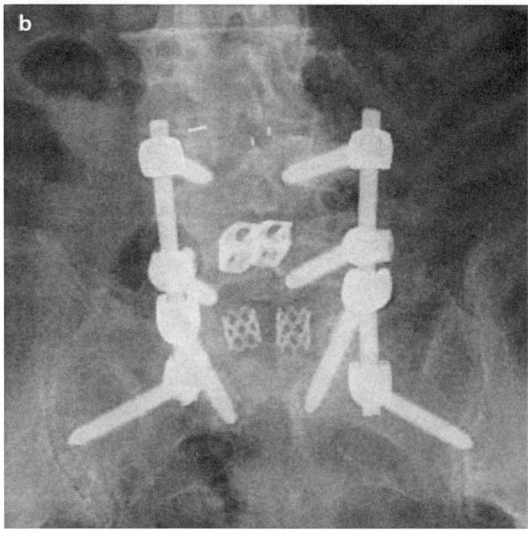

◘ **Abb. 15.8 a, b** Röntgenverlaufskontrollen in 2 Ebenen postoperativ 2014 nach Materialentfernung L4-S1, Implantation Harms Cage L5/S1 und kaudaler Verlängerung mit Sakroiliakalschrauben bds.: 6 Wochen postoperativ mit korrekter Lage der Implantate ohne Anhalt für Materiallockerung oder -versagen

Ein Infekt konnte durch Sonifikation der eingesandten S1 Schraube ausgeschlossen werden. Der postoperative Verlauf war auf Grund der schwer einstellbaren Schmerzsituation erneut verzögert. Zudem entwickelte die Patientin einen Herpes Zoster am linken dorsalen Oberschenkel, welcher unter lokaler Salbenbehandlung abheilte.

15.6 Ergebnis

Bei der ersten postoperativen Kontrolle berichtet die Patientin, dass sich die Schmerzen im Bein gebessert hätten, jedoch kein Effekt auf die tief lumbalen Rückenschmerzen zu beobachten sei. Nach zwischenzeitlicher Abklärung der Hüfte bei Verdacht auf Coxarthrose und konservativer Therapie erfolgte 2015, 12 Monate nach der 5. Operation, erneut eine Vorstellung in der Abteilung für Wirbelsäulenchirurgie auf Grund belastungsabhängiger Schmerzen im lumbosakralen Übergang. Eine selektive Infiltration des ISGs rechts, welches klinisch mit lokaler Druckdolenz und Durchfederungsschmerz auffiel, konnte zu keiner Linderung der Beschwerden beitragen. Bildgebend konnte eine Materiallockerung oder Fraktur ausgeschlossen werden. Bei nachweisbaren Spondylarthrosen L1/2 und L2/3 wurden Facettengelenksfiltrationen daselbst durchgeführt. Da konservativ keine zufriedenstellende Schmerzsituation erreicht werden konnte, wurde neben der Intensivierung der Schmerztherapie in Zusammenarbeit mit einem Schmerztherapeuten auch eine erneute Operation, Verlängerungsspondylodese nach kranial bei beginnender Anschlusssegmentdegeneration in L1/2 und L2/3 diskutiert, jedoch von der Patientin zunächst nicht gewünscht. 2017, zweieinhalb Jahre nach der letzten Operation, traten erneut akute Schmerzen im rechten Bein zu den bereits bekannten tief-lumbalen Schmerzen hinzu. Die Patientin berichtete über plötzlich einschießende Schmerzen rechts über dem lateralen Oberschenkel und eine progrediente Schwäche der Oberschenkelmuskulatur, welche beim Treppensteigen und Anheben des Beines hinderlich sei. Ein neues MRI der LWS zeigte eine nach kranial sequestrierte Diskushernie L2/3 mit konsekutiver Spinalkanalstenose und progredienter Degeneration im Segment L1/2. (◘ Abb. 15.9 und 15.10a, b).

Elektrophysiologisch konnte eine axonale Schädigung der entsprechenden Wurzeln objektiviert werden.

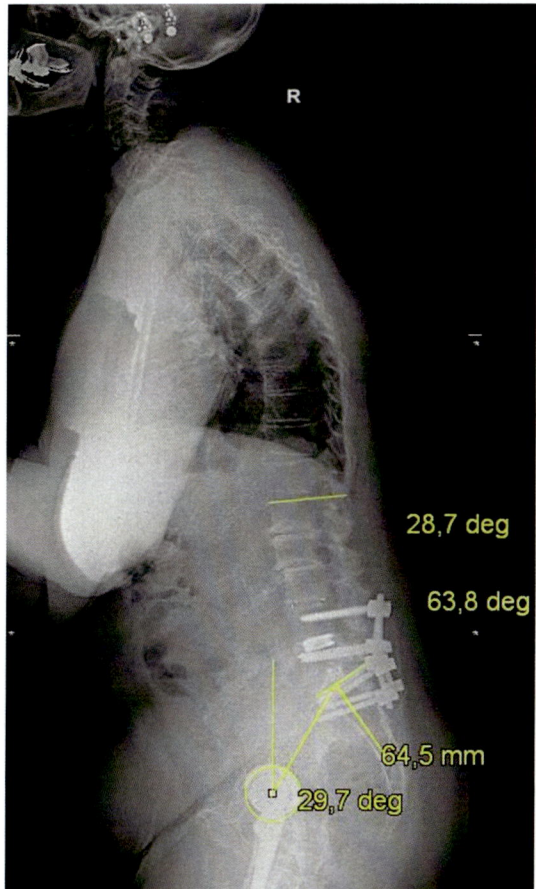

□ Abb. 15.9 Präoperatives Röntgen der ganzen Wirbelsäule 2017 seitlich: Anschlusssegmentdegeneration L1/2 und L2/3 mit Osteochondrose der Grund- und Deckplatten, sagittale Dysbalance

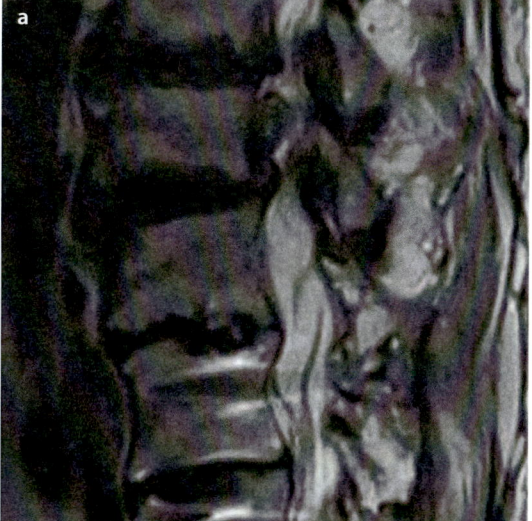

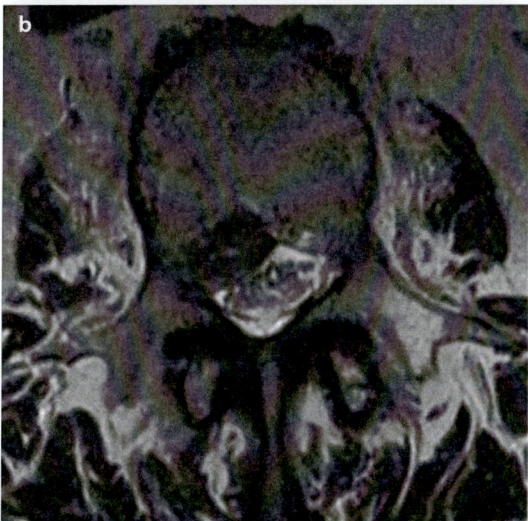

□ Abb. 15.10 a, b Präoperatives MRI coronar, sagittal und axial (T2) 2017: a) Spinalkanalstenose L1/2 und nach kranial sequestrierte Diskushernie L2/3; b) Diskushernie rechts und Spondylarthrosen bds. L2/3

15.7 Dritter Revisionseingriff

Bei begleitender sagittaler Dysbalance und Anschlusssegmentdegeneration L1/2 und L2/3 wird 2017 eine relordosierende Verlängerungsspondylodese L1-3 durchgeführt. Zur Aufrichtung erfolgt im Segment L2/3 eine Smith-Peterson Osteotomie. Das Osteosynthesematerial im LWK 4 wird bei nachweisbarer Fusion in den kaudalen Segmenten entfernt (◘ Abb. 15.11a, b).

15.8 Ergebnis

Postoperativ traten keine neuen neurologischen Defizite auf, jedoch zeigten sich weiterhin eine mittelgradige Hüftbeuger- und Kniestreckerschwäche rechts mit begleitender Sensibilitätsstörung über dem ventralen Oberschenkel rechts.

In der vorerst letzten Verlaufskontrolle 6 Wochen postoperativ zeigt sich nach stationärer Rehabilitation weiterhin eine Quadricepsparese mit jedoch guter Ansteuerbarkeit der Muskulatur. Kurze Strecken kann die Patientin selbstständig gehen, für längere Wege benötigt sie weiterhin Unterarmgehstützen. Des Weiteren berichtet die Patientin über langsam regrediente thorakolumbale Rückenschmerzen.

15.9 Diskussion

Es zeigte sich bei dieser Patientin ein zufriedenstellender Verlauf in den ersten 7 Jahren nach der monosegmentalen Spondylodese (2003–2010). In der Folge traten die Nachbarsegmentpathologien auf, welche 6 Folgeoperationen in den darauffolgenden 7 Jahren (2010–2017) notwendig machten.

Es handelt sich dabei um das Fortschreiten einer degenerativen Erkrankung der Wirbelsäule („natural history"), welche möglicherweise durch die Fusion (zunächst nur monosegmental) beschleunigt wurde. Es stellt sich jeweils die Frage, wieviele Nachbarsegmente bei einer Folgeoperation eingeschlossen werden sollten. Die Antwort ist bis heute unklar. Andererseits wurde höchstwahrscheinlich durch eine mangelnde Lordosierung anlässlich der 3. Operation das Fortschreiten der Degeneration in diesem Fall beschleunigt.

◘ Abb. 15.11   a, b postoperatives konventionelles Röntgen ap und seitlich 2017 mit korrekter Lage aller Implantate nach Verlängerungs-/Korrekturspondylodese L1/2 und L2/3, sowie Neuinstrumentierung L3 bds

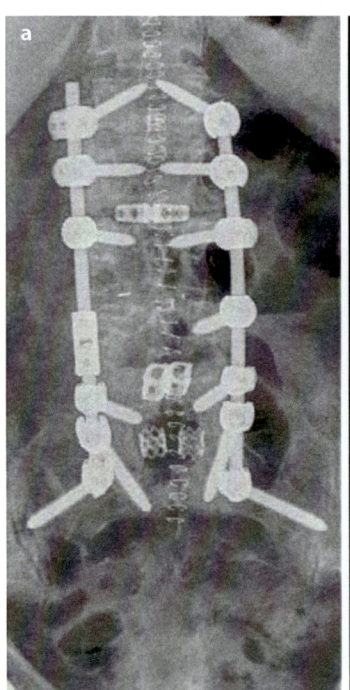
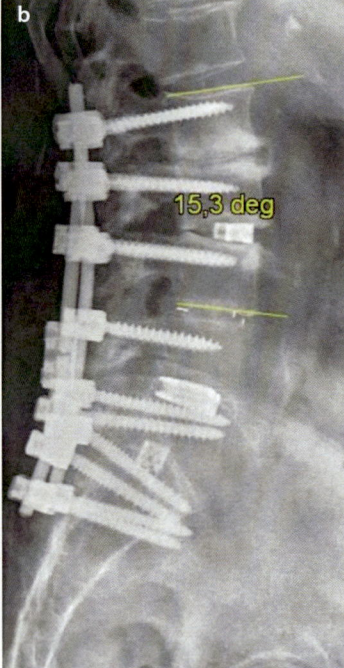

Literatur

Fehlings MG, Tetreault L, Nater A et al (2015) The aging of the global population: the changing epidemiology of disease and spinal disorders. Neurosurgery 77(Suppl 4):1–5

Gussous Y, Than K, Mummaneni P et al (2015) Appropriate use of limited interventions vs extensive surgery in the elderly patient with spinal disorders. Neurosurgery 77(Suppl 4):142–163

Cortesi PA, Assietti R, Cuzzocrea F et al (2017) Epidemiologic and economic burden attributable to first spinal fusion surgery: analysis from an italian administrative database. Spine (Phila Pa 1976) 42(18):1398–1404

Alentado VJ, Lubelski D, Healy AT et al (2016) Predisposing characteristics of adjacent segment disease after lumbar fusion. Spine (Phila Pa 1976) 41(14):1167–1172

Nakashima H, Kawakami N, Tsuji T et al (2015) Adjacent segment disease after posterior lumbar interbody fusion: based on cases with a minimum of 10 years of follow-up. Spine (Phila Pa 1976) 40(14):E831–E841

Yamasaki K, Hoshino M, Omori K et al (2017) Risk factors of adjacent segment disease after transforaminal interbody fusion for degenerative lumbar disease. Spine (Phila Pa 1976) 42(2):E86–E92

Schwab F, Patel A, Ungar B, Farcy JP, Lafage V (2010) Adult spinal deformity-postoperative standing imbalance: how much can you tolerate? An overview of key parameters in assessing alignment and planning corrective surgery. Spine (Phila Pa 1976) 35(25):2224–2231

Yilgor C, Sogunmez N, Boissiere L et al (2017) Global alignment and proportion (GAP) score: development and validation of a new method of analyzing spinopelvic alignment to predict mechanical complications after adult spinal deformity surgery. J Bone Joint Surg Am 99(19):1661–1672

Ailon T, Smith JS, Shaffrey CI et al (2015) Degenerative spinal deformity. Neurosurgery 77(Suppl 4):75–91

Missglückte Chirurgie in drei Fällen von Wirbelsäuleninterventionen

D. J. Jeszenszky und O. Pröbstl

© Springer-Verlag GmbH Deutschland, ein Teil von Springer Nature 2020
R.-P. Meyer et al. (Hrsg.), *Misslungene Interventionen in der Extremitäten- und Wirbelsäulenchirurgie*, https://doi.org/10.1007/978-3-662-59412-4_16

Fachliche und handwerkliche Defizite von Ärzten, die Patienten mit Erkrankungen der Wirbelsäule behandeln, verbunden mit Selbstüberschätzung und mangelnder Selbstkritik, führen nach unserer Erfahrung aussergewöhnlich häufig zu folgenreichen Fehlbehandlungen, die aufwendige Revisionseingriffe erforderlich machen.

Vor unglücklichen postoperativen Verläufen ist auch der erfahrene und mit dem aktuellen Stand der Wissenschaft befasste Wirbelsäulenchirurg nicht gefeit, deshalb ist ehrliche präoperative Aufklärung, Empathie mit dem manchmal schwierigen Patienten und die Bereitschaft und Fähigkeit zu nötigen Revisionen so wichtig.

Aber auch der gut ausgebildete und fähige Operateur kann zur Gefahr für den Patienten werden, wenn es ihm an menschlicher Wärme und mitfühlender Begleitung während der oft schwierigen postoperativen Phase mangelt.

Wir stellen drei Patienten vor, die in auswärtigen Krankenhäusern wirbelsäulenchirurgische Eingriffe erduldet haben, die nicht fachgerecht durchgeführt worden waren.

Mit diesen Fallvorstellungen wollen wir nicht unser Fachgebiet, die Wirbelsäulenchirurgie, in ein schlechtes Licht stellen, sondern unseren Kollegen und uns bewusst machen, dass es wichtig ist, unsere operativen Ergebnisse immer wieder kritisch zu hinterfragen und das Niveau unseres relativ jungen Faches fortzuentwickeln.

16.1 Fall 1: Chordom

16.1.1 Der Fall

Chordome sind Tumoren, die sich aus Resten der Chorda dorsalis entwickeln, langsam und invasiv wachsen und selten metastasieren. Sie kommen am häufigsten am kraniozervikalen Übergang vor sowie – seltener am Sakrum.

Wegen eines Chordoms C2-C4 mit beginnender Querschnittsymptomatik wurde der Tumor des 56-jährigen Patienten andernorts inkomplett von dorsal und ventral reseziert und eine dorsale Stabilisation C0 bis C5 in deutlicher Fehlstellung des Kopfes durchgeführt. Postoperativ war eine Blutungskomplikation mit Tetraplegie aufgetreten, die sich innert 6 Monate weitgehend zurückbildete. Um die grossen verbliebenen Tumormassen

zu behandeln, wurde eine Protonenbestrahlung eingeleitet, was bei der Grösse des Tumors falsch und ohne sinnvolle Indikation war. Trotz maximaler Dosis wuchs der Tumor weiter und führte zu wieder zunehmenden neurologischen Störungen. Ausserdem erkrankte der Patient während der Irradiatio an einem grossflächigen zervikalen Herpes zoster, der antiviral behandelt wurde. Auf Veranlassung der Nuklearmediziner wurde der Patient deshalb zu uns überwiesen.

Bei stationärer Aufnahme bestand ein progredientes Brown-Sequard-Syndrom mit ausgeprägter Ataxie von linkem Arm und Bein, dissoziierten Sensibilitätsstörungen sowie eine radikuläre Ausfallsymptomatik C4-C6. Ein grossflächiges papulöses und vesikuläres Exanthem durch den Herpes zoster bedeckte die Dermatome C2-C5 (Gesicht, Hals, Schulter) links. Der Kopf war durch die Fusion C0-C5 in 15° Schiefhaltung nach rechts stabilisiert worden. (❑ Abb. 16.1a, b)

Die MRI-und CT-Aufnahmen zeigten einen wachsenden Tumor im Spinalkanal vor allem in Höhe C2, der das Halsmark komprimiert. (❑ Abb. 16.2a–c)

Als Behandlungsziel wurde festgelegt:
1. den Tumor, wenn möglich, komplett zu entfernen.
2. die Schiefstellung des Kopfes zu korrigieren

Um diese Ziele zu erreichen, waren insgesamt 6 Operationen nötig, es traten im Verlauf ernsthafte wirbelsäulenchirurgische und internistische Komplikationen auf, der Patient verbrachte über fünf Monate an unserer Klinik. Aber der Aufwand an Zeit, Ressourcen und fachlichem Wissen hat sich gelohnt: Die neurologischen Defizite haben sich zum Grossteil erholt, bis heute ist der Patient rezidivfrei (bislang über zwei Jahre nach unserer ersten Rezidivoperation).

Der **erste Eingriff** konnte nur von ventral erfolgen, da das Herpes-Exanthem eine dorsale Revisonsoperation nicht zuliess. Es erfolgte eine ventrale Tumorresektion mit Entfernung des 2. und 3. Halswirbelkörpers, das komprimierte Halsmark wurde vollständig entlastet. Beim Entfernen des Tumors kam es zum Liquoraustritt, da das Chordom intradural lag. Das Liquorleck wurde abgedichtet.

Als postoperative *Komplikation* bildete sich viel blutiges Trachealsekret aus, wohl in Folge einer Reizung durch häufiges Absaugen, weshalb ein Tracheostoma angelegt werden musste.

◻ Abb. 16.1   a, b Kopf-Schiefhaltung in 15° nach rechts stabilisiert durch die Fusion C0 bis C5

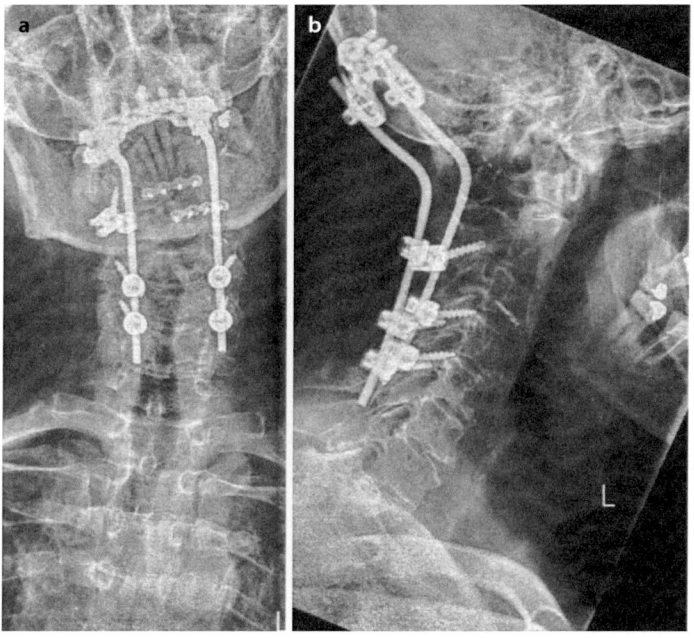

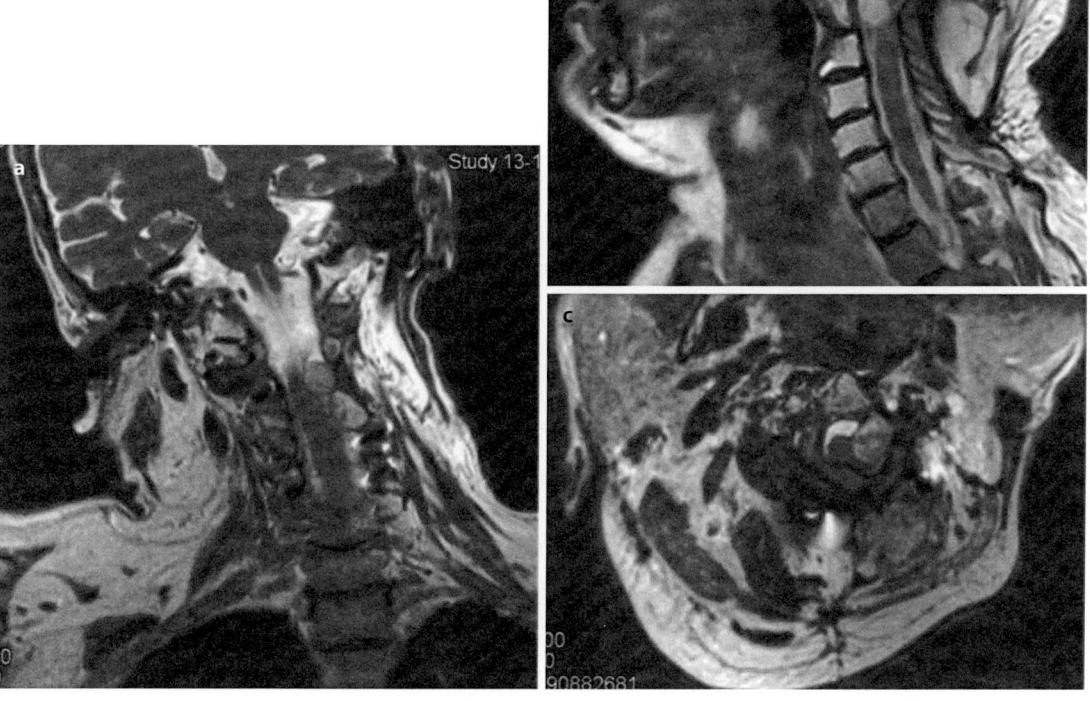

◻ Abb. 16.2   a–c MIR- und CT-Aufnahmen zeigen einen wachsenden Tumor im Spinalkanal vor allem in Höhe C2

Zwei Wochen später war der Herpes Zoster so weit abgeheilt, dass der **zweite Eingriff** von dorsal erfolgen konnte. Das teilweise gelockerte Implantat wurde entfernt, die Kopfstellung korrigiert, eine Neuimplantation vom Occiput bis C5 durchgeführt und ein Knochenspan aus dem hinteren Beckenkamm zur Spondylodese zwischen Occi-

put und Lamina C4 bzw. C5 eingebracht und mit Schrauben fixiert. (◘ Abb. 16.3a, b)

Die postoperative MRI-Kontrolle zeigte ein Hämatom sowie Tumorreste im Bereich der linken A. vertebralis. (◘ Abb. 16.4a, b)

Weil Tumorfreiheit Voraussetzung ist für ein gutes, rezidivfreies Langzeitresultat, erfolgte wei-

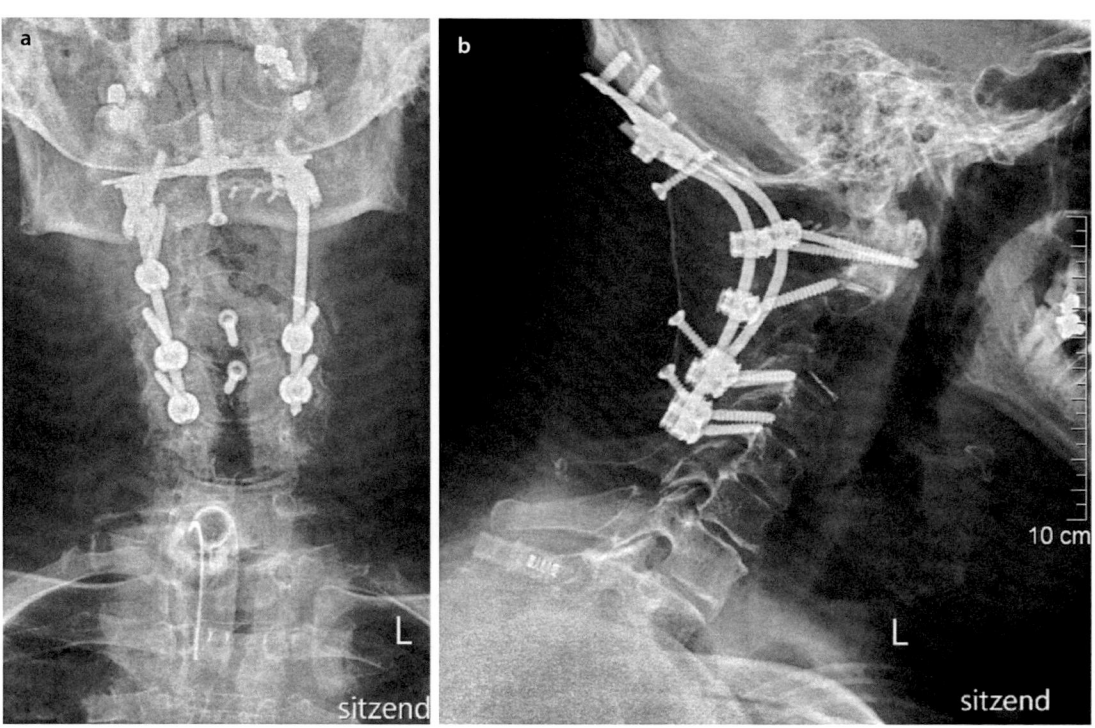

◘ **Abb. 16.3**   **a, b** Zweiter operativer Eingriff von dorsal nach abgeheiltem Herpes Zoster

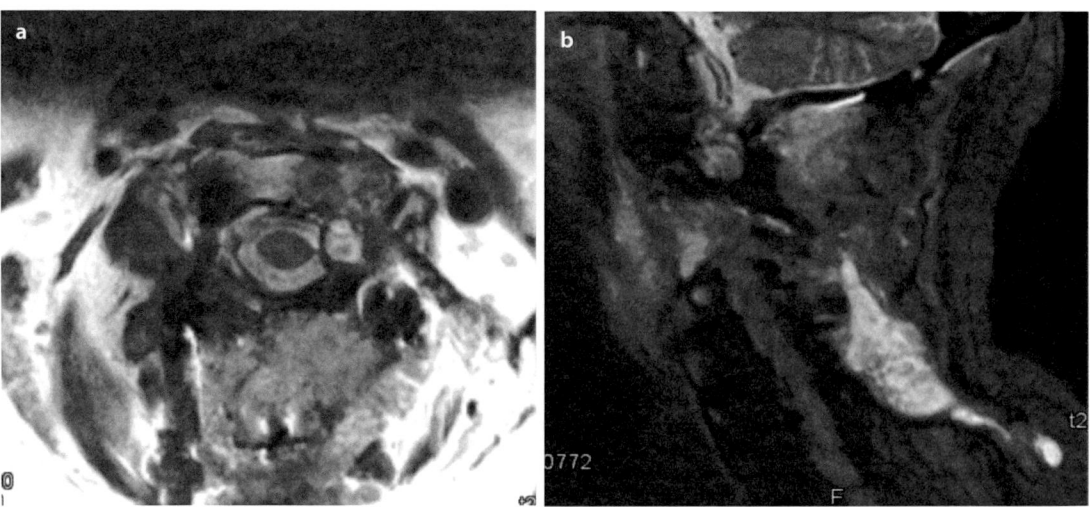

◘ **Abb. 16.4**   **a, b** Postoperative MRI-Kontrolle mit Hämatom sowie Tumorresten im Bereich der linken a. vertebralis

tere 2 Wochen später eine Hämatomausräumung und die Tumornachresektion mit Komplettierung der Resektion A. vertebralis links auf Höhe C3/4 und C4/5 links (**dritte Operation**).

Jetzt zeigte sich ein Liquorleck, es wurde ein **vierter operativer Eingriff** erforderlich: der Verschluss eines 1 cm grossen Duradefektes in Höhe C3. Eine Primärverschluss war nicht möglich, deshalb wurde die Öffnung in der Dura durch doppelschichtigen „Sandwich"-Verschluss mit synthetischem Durapatch abgedichtet und eine lumbale Liquordrainage zur Entlastung des Duraverschlusses angelegt.

Jetzt *verkomplizierte* sich der Verlauf durch internistische Probleme: beidseitige Lungenembolien und eine heparininduzierte Thrombozytopenie.

Eine MRI-Verlaufskontrolle legte darüber hinaus den Verdacht auf ein fortbestehendes Liquorleck nahe, eine HNO-ärztliche Inspektion führte zur selben Vermutung. Nach Kompensation der pulmonalen und hämatologischen Probleme wurde deshalb in einem **fünften Eingriff** die Dura und der Durapatch ventral dargestellt und mikroskopisch inspiziert: die vermutete Leckage konnte nicht verifiziert werden. Trotzdem wurde der Bereich mit einer Fettlappenplastik (Entnahme vom Oberschenkel) abgesichert.

Als Folge des Primäreingriffs, der ausserhalb durchgeführten inkompletten transoralen Tumorresektion, war ein Defekt der Rachenhinterwand verblieben von 1x0,5 cm Grösse, der keine spontane Heilungstendenz zeigte und den oralen Kostaufbau beeinträchtigte. Als letzte, **sechste Operation** wurde der Schleimhautrand ausgeschnitten und genäht.

Als unser Patient nach fünf Monaten intensivster Therapie und Pflege mit Tracheostoma und perkutaner, endoskopischer Gastrostomie-Sonde in sein Heimkrankenhaus entlassen wurde, war er ohne Hilfsmittel mobil. Die motorischen Defizite am linken Arm bestanden fort mit langsamer Besserungstendenz, Schlucken besserte sich, behinderte aber noch das Essen und Trinken.

Mittlerweile lebt er selbstständig, das Tracheostoma ist aufgehoben und die PEG-Sonde ist entfernt, Sprechen ist noch mühsam, Essen und Trinken geht ohne Probleme. Das letzte MRI zeigt drei Jahre nach Diagnose eines Chordoms Rezidivfreiheit, deutlich zu sehen ist die durch den Tumordruck entstandene und verbliebene Myelopathie in Höhe C3. (◘ Abb. 16.5a, b)

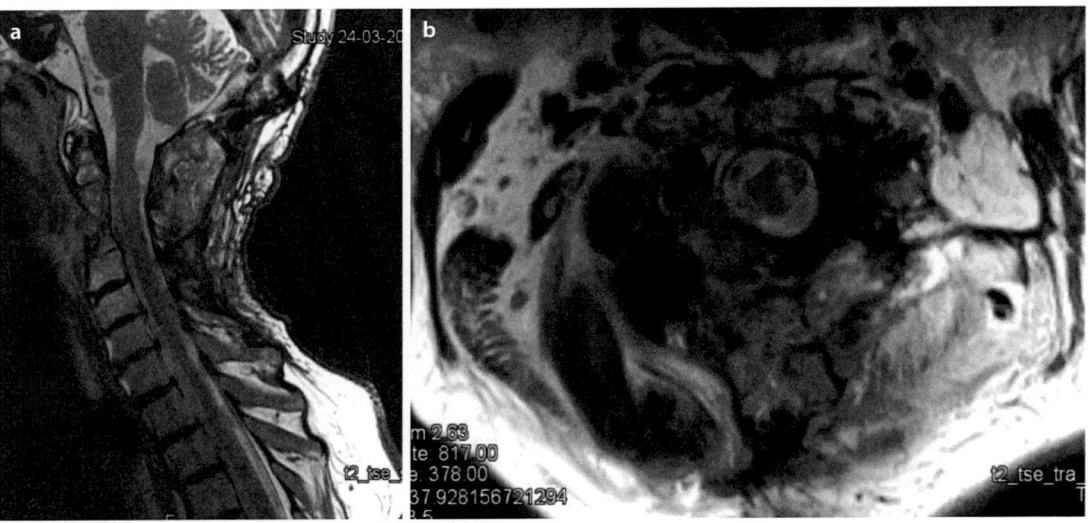

◘ **Abb. 16.5**   a, b Rezidivfreiheit drei Jahre nach Diagnose des Chordoms

16.2 Fall 2: Instabilität und Myelopathie C1/C2

16.2.1 Der Fall

Über 10 % der Menschen mit Down-Syndrom entwickeln eine Instabilität C1/C2, die zu einer Myelopathie durch Druck des Dens axis oder eines Os odontoideum auf das Halsmark führen kann. Neurologische Ausfälle entwickeln immerhin 1–2 % der Patienten mit Down-Syndrom. (▶ http://www.awmf.org/uploads/tx_szleitlinien/027-051l_S2k_Down-Syndrom-Kinder-Jugendliche_2016-09.pdf)

Die 31-jährige Frau mit Trisomie 21, kleinwüchsig, geistig retardiert, stark eingeschränkte Sprachfähigkeit, entwickelte eine zunehmende linksbetonte Tetraspastik.

Nach entsprechender Diagnostik mit Röntgen, CT und MRI (◨ Abb. 16.6a-c) erfolgte durch einen Neurochirurgen die Anlage eines HALO-Fixateurs und 6 Tage später eine dorsale Stabilisation und Spondylodese C0 bis C4. Folge dieser Operation war eine eingeschränkte Schluckfähigkeit, da der Kopf in Anteflexion fixiert worden war. Das Myelon war weiterhin auf Höhe C1 komprimiert, eine Schraube lag nicht in der Massa, der neurologische Befund war nicht gebessert. In dieser bedauerlichen Situation wurde uns die Patientin aus der Rehabilitationsklinik zugewiesen, zumal sich eine Verschlechterung ihrer Gesamtsituation zeigte. (◨ Abb. 16.7a–d)

Als Ziele der Revisionsoperation wurden festgelegt:

◨ **Abb. 16.6** a–c Diagnostik mit Röntgen, CT und MRI präoperativ

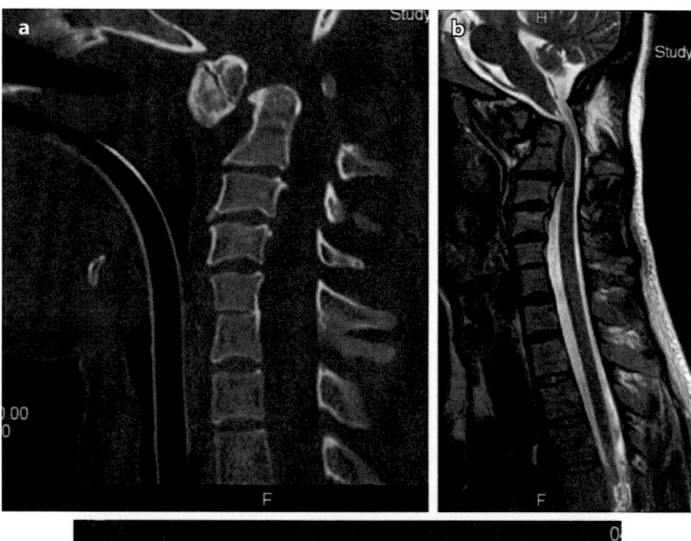

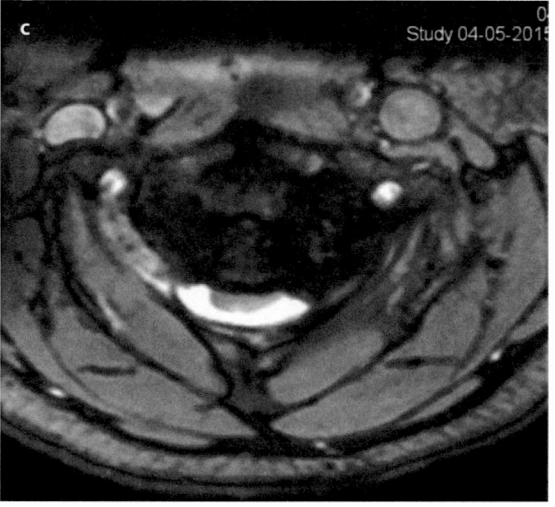

16

1. die Normalisierung der Kopfstellung
2. die Freigabe unnötig versteifter Segmente C0/1, C1/2 und C3/4
3. die Erweiterung der fortbestehenden Stenose in Höhe C1/C2

Alle drei Ziele erreichten wir in *einem* operativen Eingriff.

Nach Anlage einer PEG-Sonde und eines Tracheostomas (was bei primär adäquatem Eingriff präoperativ nicht erforderlich gewesen wäre) folgte die Entfernung des Metalls einschliesslich der Okziput-Platte und der fehlpositionierten Schraube, das Gelenk C0/C1 wurde so wieder freigegeben. Der dorsale Anteil des noch nicht fusionierten Atlasbogens wurde reseziert, die Gelenke C1/C2 beidseits mobilisiert. Unter Neuromonitoring wurde C1 langsam in die richtige Stellung reponiert und so der Spinalkanal erwei-

tert. Über Massa lateralis-Schrauben und entsprechend der physiologischen Halslordose vorgebogener Längsträger wurde die Halswirbelsäule von C1 bis C4 in eine gute Stellung gebracht und fusioniert. (■ Abb. 16.8a, b) Da sich intraoperativ eine bereits eingetretene Fusion der Segmente C2-4 zeigte, konnte eine Freigabe nicht erfolgen.

CT- und MRI-Kontrollen zeigen den auf physiologische Grösse erweiterten Spinalkanal. (■ Abb. 16.9a–d)

Ein Jahr nach der Revision hat sich die neurologische Situation gebessert: das betrifft die Einsatzfähigkeit der Arme und die Gehfähigkeit. Die Kopfstellung und damit auch die Schluckfähigkeit sind normal, die Bewegungsfähigkeit des Kopfes nicht mehr inadäquat eingeschränkt. Die jetzt 32-jährige behinderte Patientin hat wieder Lebensqualität gewonnen, ihre betreuenden Verwandten und Pflegekräfte sind entlastet.

■ **Abb. 16.7   a–d**
Verschlechterung der Gesamtsituation nach dorsaler Spondylodese C0-C4. Myelon weiterhin auf Höhe C1 komprimiert

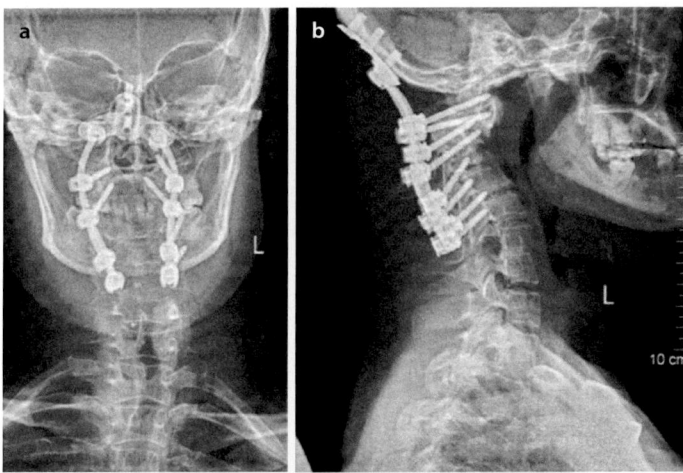

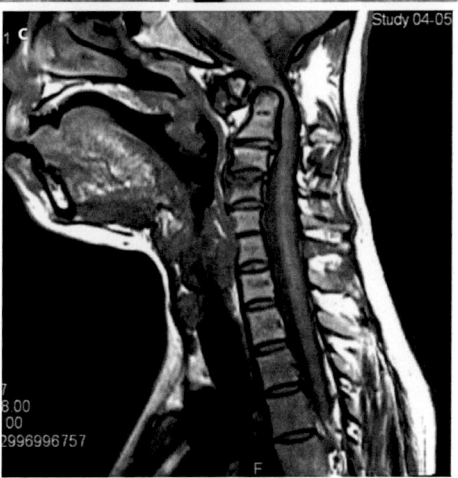

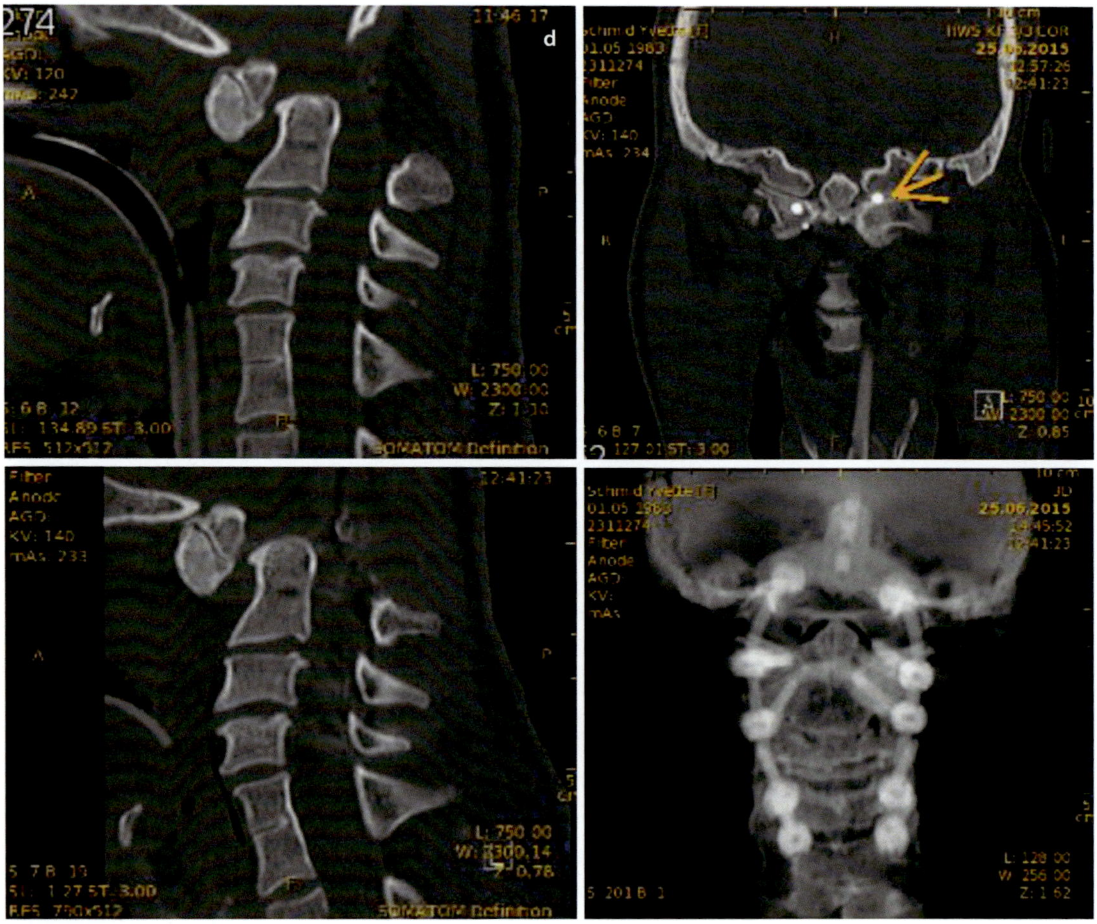

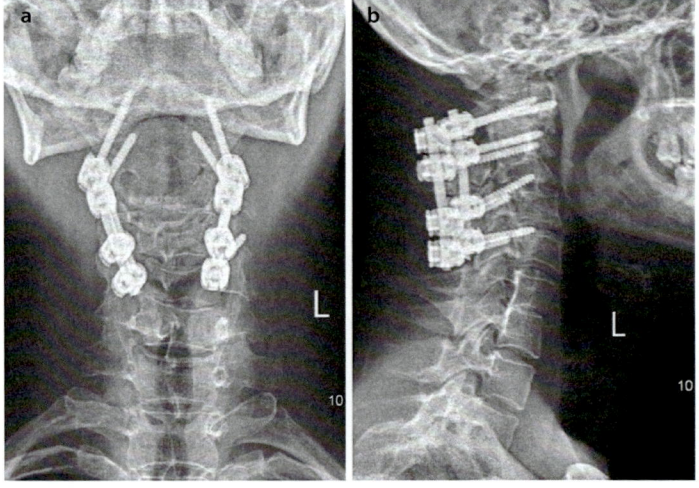

□ **Abb. 16.7**   (Fortsetzung)

□ **Abb. 16.8   a, b** Fusionierung der
HWS von C1-C4 in korrekter Stellung

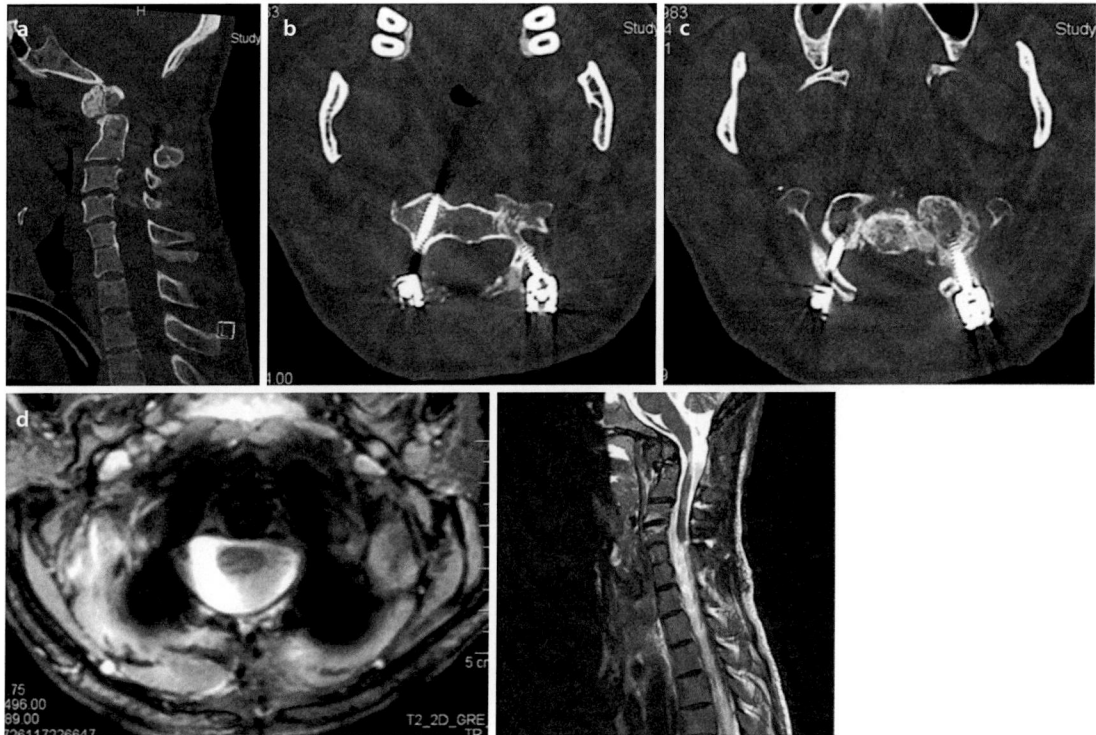

◘ Abb. 16.9 a–d CT- und MRI-Kontrollen zeigen den auf physiologische Grösse erweiterten Spinalkanal

16.3 Fall 3: Frühkindliche Kyphoskoliose

16.3.1 Der Fall

Entwickelt sich eine Skoliose in den ersten drei Lebensjahren, spricht man von einer infantilen oder frühkindlichen Skoliose. Die Behandlung dieses Krankheitsbildes ist sehr anspruchsvoll. Das betrifft den Zeitpunkt und die Auswahl der Therapien ebenso wie die technische Durchführung der erforderlich werdenden Operationen. Und die Behandlung braucht Zeit und Geduld auf Seiten der Eltern und der Behandler. Falsche, nicht angemessene Primäreingriffe sind nicht immer optimal zu korrigieren.

Das Mädchen entwickelte in den ersten Lebensjahren eine Skoliose (◘ Abb. 16.10a–c) und wurde andernorts im Alter von 3 Jahren zweimal operiert. Den Eltern fiel trotzdem eine zunehmende Verkrümmung auf, weshalb sie bei uns eine Zweitmeinung einholten. Die mitgebrachten Röntgenbilder dokumentierten die völlig inadäquate Behandlung.

Der Operateur versuchte die rigide Krümmung mit einem konvexseitigen **Kompressionssystem** zu korrigieren, was selbstredend nicht zur Verbesserung der Krümmung, sondern zur Verstärkung der Skoliose führte und zudem eine Hyperkyphose erzeugte.(◘ Abb. 16.11a, b). Ausserdem führte er bei dem erst 3-jährigen Kind eine konvexseitige Spondylodese durch, wohl in der Hoffnung, dass sich die Krümmung durch Wachstum nur konkavseitig nach und nach verbessert. Durch diesen Eingriff erzeugt er

1. eine Verstärkung der Skoliose
2. eine bislang nicht vorhandene Hyperkyphose
3. eine Fusion bei wachsender Wirbelsäule

Da sich die Loteinstellung verschlechterte und wohl in der Hoffnung, eine Korrektur der Krümmung zu erreichen, versuchte es der Operateur mit einem längeren Stab bei gleichem Kompressionsverfahren – selbstverständlich wieder ohne Erfolg! (◘ Abb. 16.12a, b)

Die rechtskonvexe Krümmung betrug jetzt über 70°, die Kyphose über 90°. Bei hochgradiger

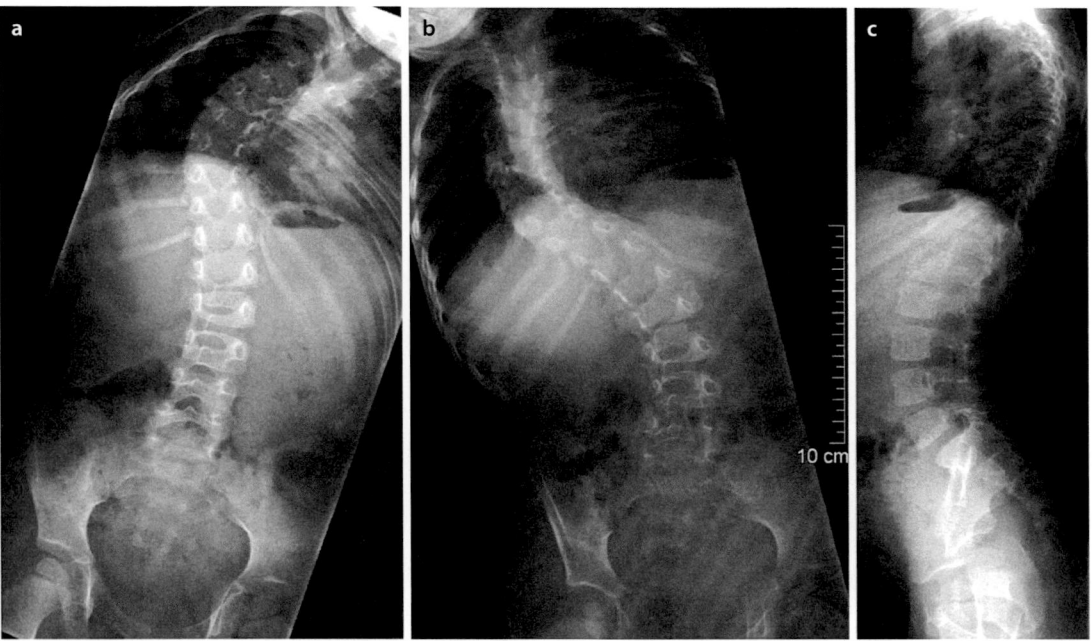

Abb. 16.10 **a–c** Frühkindliche Skoliose bei 3-jährigem Mädchen

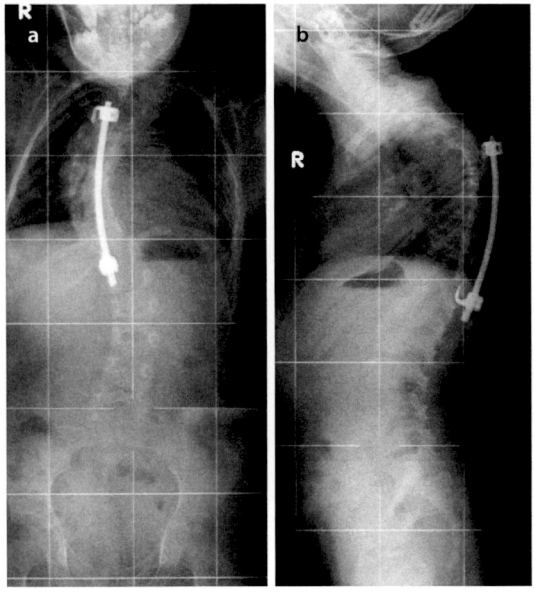

Abb. 16.11 **a, b** Konvexseitig angelegtes Kompressionssystem verstärkt die Skoliose und erzeugt eine Hyperkyphose

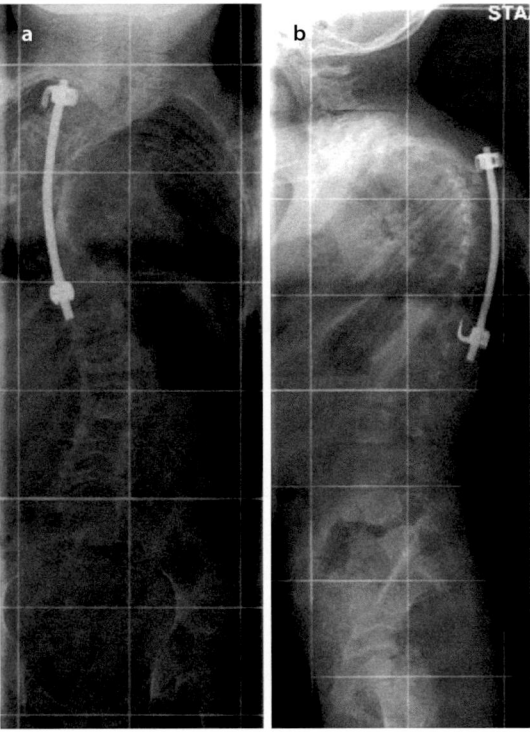

Abb. 16.12 **a, b** Der Revisionseingriff mit längerem Stab ist erfolglos

Einschränkung der Lungenfunktion bestand bereits eine Ruhedyspnoe.

Folgender Behandlungsplan wurde aufgestellt:

1. Entfernen des Metalls
2. Haloschwerkraftextension über 3 Monate, damit sich die Lungenfunktion bessert und die rigide Skoliose und Kyphose flexibel werden
3. Wachstumslenkende Instrumentation mit „growing rods", damit die Wirbelsäule wie der Rest des Körpers weiter wachsen können und die Körperproportionen erhalten bleiben.

Nachdem durch Halo-Extension eine für die geplante operative Aufrichtung ausreichende Flexibilität der Wirbelsäule erreicht war und die Lungenfunktion einen längeren Eingriff zuliess, erfolgte zunächst die Instrumentierung und Korrektur von Th2 bis Th12. (◘ Abb. 16.13a, b)

Knapp zwei Jahre später, das Mädchen war jetzt 7 Jahre alt und über 10 cm gewachsen, wandelten wir diese Konstruktion in eine wachstumslenkende Instrumentation um.

Links wurde ein Einstab-Growing-Rod-System eingesetzt, die Schrauben rechts für eine allfällige spätere Versorgung ohne Stabverbindung belassen. (◘ Abb. 16.14a, b)

Mit zunehmendem Wachstum nahm die Skoliose wieder zu, deshalb wurde nach 3 Jahren eine „Nachdistraktion" über den Wachstumsstab durchgeführt.

Zudem entwickelte das inzwischen 10-jährige Mädchen eine Schiefhaltung des Kopfes, weil in Höhe C7/Th1 eine Segmentationsstörung ein asymmetrisches Wirbelwachstum erzeugte. (◘ Abb. 16.15)

Bei der Planung des operativen Eingriffs sollte nicht nur die Schiefhaltung durch Osteotomie des unsegmentierten Bereichs korrigiert werden, geplant wurde auch eine weitere Nachdistraktion sowie eine Reduktion der Metallteile, damit im schon begradigten Bereich die Wirbelsäule unbehindert wachsen kann.

Folgende chirurgische Massnahmen wurden bei dem 6stündigen Eingriff durchgeführt:

1. eine dorsale Osteotomie C7/Th2 rechts mit Open-wedge-Osteotomietechnik und
2. eine intersomatische Öffnung Th1/2.
3. eine dorsale Stabilisation C7-Th5, sowie
4. eine dorsale Teilmetallentfernung von Th5

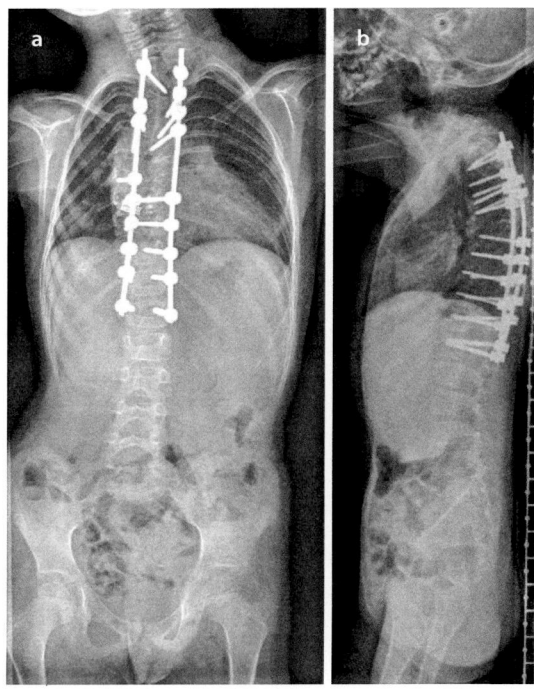

◘ **Abb. 16.13**   **a, b** Instrumentierung und Korrektur von Th2 bis Th12

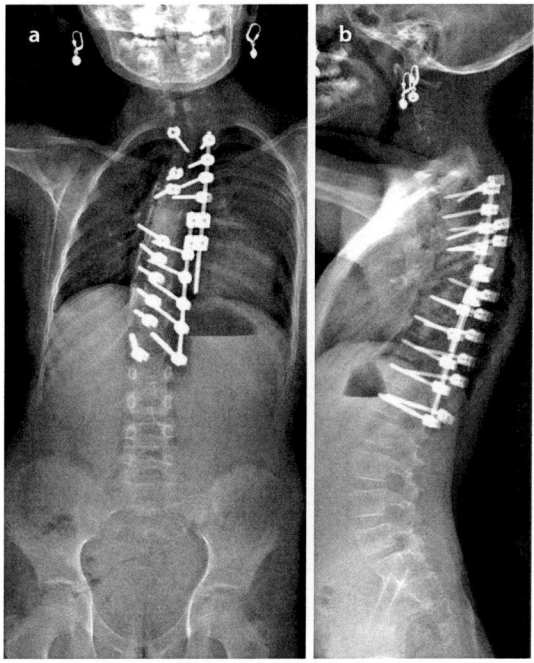

◘ **Abb. 16.14**   **a, b** Einstab-Growing-Rod-System links, Schrauben rechts für eine allfällige spätere Versorgung belassen

Abb. 16.15 Segmentationsstörung in Höhe C7/Th1

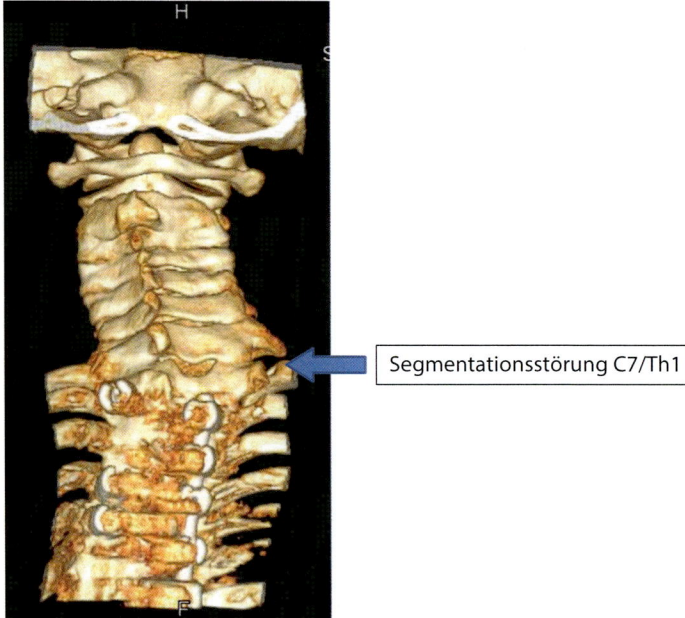

Segmentationsstörung C7/Th1

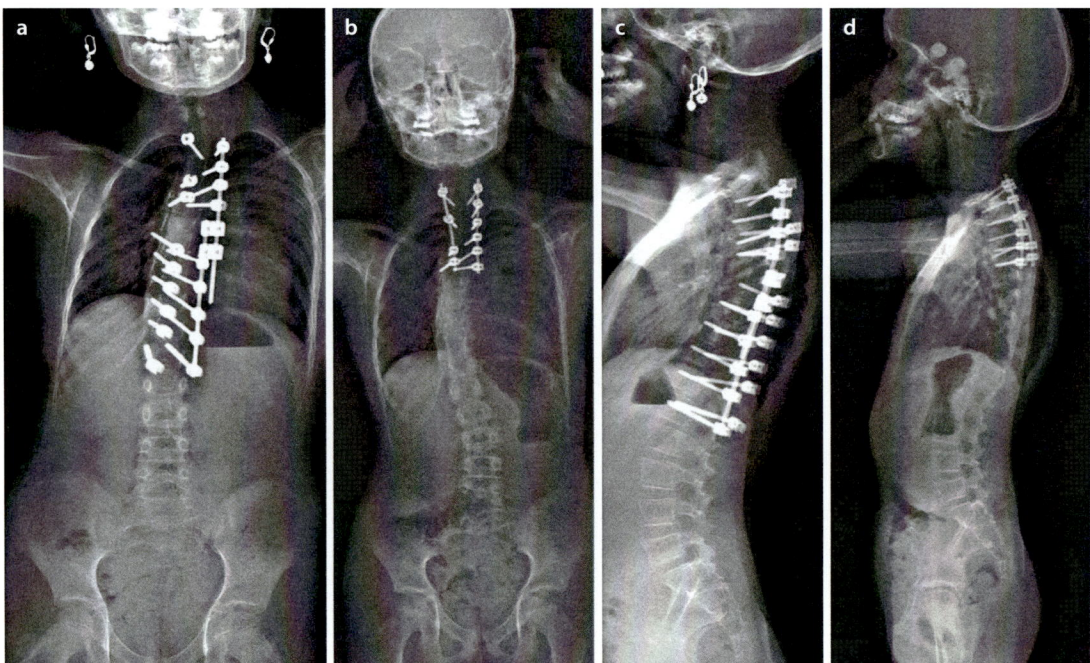

Abb. 16.16   a–d Prä- und postoperativer Vergleich: Korrektur der Kopfhaltung, deutliche Reduktion der instrumentierten Strecke, Erhalt der Korrektur AP und lateral im freigegebenen nicht versteiften Abschnitt

Der Vergleich der präoperativen mit den postoperativen Wirbelsäulenganzaufnahmen zeigt
1. die Korrektur der Kopfhaltung
2. die deutliche Reduktion der instrumentierten Strecke
3. den Erhalt der Korrektur ap und lateral in dem freigegebenen (nicht versteiften) Abschnitt (◘ Abb. 16.16a–d)

Mittlerweile ist das Mädchen 13 Jahre alt. Sie ist beschwerdefrei. Die Kopfhaltung ist kontrolliert und orthograd, es liegt allerdings rechts ein kosmetisch störender Rippenbuckel vor. Ob und wann weitere wachstumslenkende Eingriffe und/oder eine abschliessende Spondylodese erforderlich werden, muss der Verlauf während des kommenden Wachstumsschubes zeigen.

16.4 Fazit: Ernüchternde Gedanken im Nachtrag

Wirbelsäulenchirurgische Revisionsoperationen bei missglückten – falsch indizierten oder mangelhaft durchgeführten – Primäreingriffen, sind in unserem Fachgebiet überdurchschnittlich häufig. Es sei dahingestellt, ob die Ursachen die fehlende Standardisierung der Ausbildung zum Wirbelsäulenchirurg, die Komplexität der Krankheitsbilder oder fehlende Leitlinien, allgemein akzeptierte „golden standards", sind. Aber es muss uns als Wirbelsäulenchirurgen beschämen, dass wir selbst bei einfachen Krankheitsbildern (die hier nicht vorgestellt wurden), peinliche Fehler erleben: die Implantation von lumbalen Bandscheibenprothesen oder interspinösen Implantaten bei simplen Diskushernien oder bei Instabilitäten; voreilige Spondylodesen bei oft jungen Patienten, deren Schmerzursache nicht ausreichend abgeklärt wurde; Verletzungen von Strukturen, deren Intaktheit für eine schmerzlose Wirbelsäulenfunktion wichtig sind (z. B. Facet-

tengelenke angrenzender Etagen durch falsch positionierte Pedikelschrauben); oder mangelnde Beachtung der dreidimensionalen Balance der Wirbelsäule (z. B. Verlust der Lendenlordose nach LWS-Spondylodesen). Einige dieser inadäquaten Behandlungen sind nicht mehr reversibel und zurück bleibt nicht selten ein chronisch schmerzgeplagter, verzweifelter nicht mehr beruflich oder privat leistungsfähiger Mensch, der von seinem chirurgischen Peiniger entweder abgewiesen wird („alles sieht gut aus, ich kann ihnen nicht mehr helfen") oder mit weiteren Eingriffen noch mehr geschädigt wird.

Unser Fachgebiet gerät durch inadäquat operierte und deshalb mit Recht unzufriedene Patienten in ein schiefes Licht und hat bei manchen Hausärzten ein schlechtes Image.

Und so erleben wir in unseren Sprechstunden häufig zur Zweitmeinung zugewiesene völlig verunsicherte Menschen, die trotz vorliegender massiver Schmerzen und neurologischer Defizite einer wirbelsäulenchirurgischen Operation aus Angst vor Verschlimmerung ihres Zustandes nicht zustimmen, weil sie von Mitmenschen oder Hausärzten vor einem operativen Eingriff gewarnt wurden. Dann braucht es ehrliche Aufklärung und verständnisvolle Überzeugungsarbeit, um so verängstigten Menschen Vertrauen in den Sinn einer Therapie zu geben. Auf der anderen Seite ist es manchmal nötig, Patienten durch intensive Gespräche und umfassende Aufklärung davon abzuhalten, sich unnötigen oder falschen operativen Behandlungen zu unterziehen.

Es wird nicht gelingen, inadäquat ausgebildeten oder menschlich unzulänglichen Chirurgen das Operieren zu verbieten. Aber die hohe Zahl mangelhaft durchgeführter oder unnötiger wirbelsäulenchirurgischer Eingriffe liesse sich reduzieren, wenn Hausärzte ihren Patienten raten, vor geplanten Eingriffen Zweitmeinungen oder gar Drittmeinungen einzuholen.

Schulter: „Kleiner" Eingriff – „grosse" Katastrophe

Ch. Jung

© Springer-Verlag GmbH Deutschland, ein Teil von Springer Nature 2020
R.-P. Meyer et al. (Hrsg.), *Misslungene Interventionen in der Extremitäten- und Wirbelsäulenchirurgie*, https://doi.org/10.1007/978-3-662-59412-4_17

17.1 Der Fall

Ein 49-jähriger Patient stellt sich in einer Spezialklinik für arthroskopische Chirurgie und Sportmedizin mit Schulterschmerzen vor. Dort gibt er an, dass ihn die rechte Schulter seit den frühen 1980er-Jahren immer wieder schmerze. Da er nie körperlich gearbeitet habe und auch recht unsportlich sei, habe er sich mit der Situation lange Zeit arrangiert. Die Schulter fühle sich nun aber schon seit Jahren „instabil" an. Er habe sie jedoch nie ausgekugelt, noch sei er je in einer ärztlichen Behandlung betreffend der Schulter gestanden. Da er seit einigen Monaten vermehrt eine schwere Aktentasche tragen müsse, störe ihn die Schulter nun aber im Alltag. Es stelle sich für ihn die Frage, ob dies nicht behandelt werden könne.

Im Rahmen der Erstuntersuchung wird als klinischer Befund eine freie, normale Beweglichkeit festgehalten. Die Kraft und Funktion ist gut, es gibt keine Hinweise für eine Rotatorenmanschetten-Pathologie. Auffällig ist ein Druckschmerz über dem Sulcus bicipitalis. Auch das Apprehension-Zeichen ist positiv, ausserdem bestehe ein vermehrtes Gelenksspiel nach dorsal.

Es wird eine Röntgenuntersuchung durchgeführt, welche keinen pathologischen Befund zeigt. Es gibt keine Anhalte für eine bestehende Omarthrose, keine Hinweise auf eine Glenoiddysplasie, und betreffend der Instabilität auch kein Nachweis eines knöchernen Hill-Sachs Defekts oder Bankart-Fragments (◗ Abb. 17.1).

Es folgt eine Arthro-MRI-Untersuchung. Auch hier findet sich ein altersentsprechender Normalbefund. Die Rotatorenmanschette ist intakt, ebenso das vordere und hintere Labrum. Kein Nachweis eines Hill-Sachs Defekts, allenfalls leichte Signalunregelmässigkeiten im Bereich des Bizeps-Ankers. Auch das Kapselvolumen ist völlig regelrecht (◗ Abb. 17.2a–b).

Der behandelnde Kollege wertet die lange Vorgeschichte, seinen klinischen Untersuchungsbefund und die Bildgebung als multidirektionale Schulterinstabilität mit spontaner posteriorer Lu-

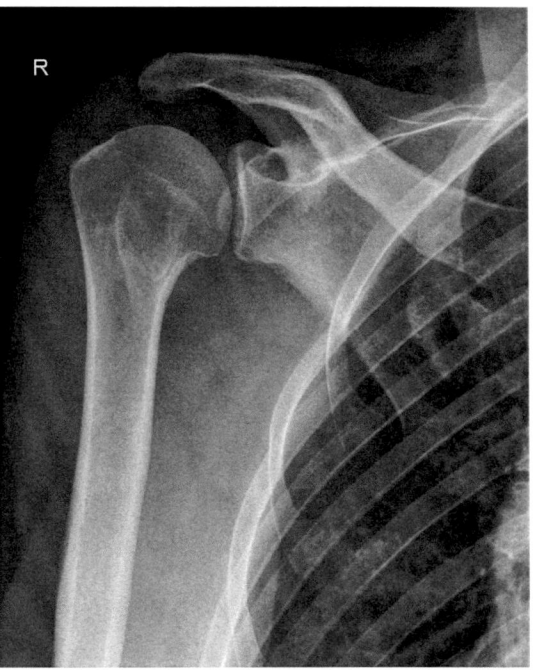

◗ **Abb. 17.1**   Initiales, präoperatives a.p.-Röntgenbild Schulter rechts, unauffällig

xationsneigung. Er empfiehlt die Durchführung einer Arthroskopie zur Schulterstabilisierung mit gleichzeitiger Bizepssehnen-Tenodese aufgrund von Auffälligkeiten am Bizeps-Anker im MRI.

Einer konservativen Therapie wird keine Erfolgsaussicht eingeräumt.

Gemäss dieser Empfehlung kommt es zur Operation. Es wird eine Schulterarthroskopie rechts mit Zugang zum Gelenk über ein dorsales sowie 2 anteriore Portale durchgeführt. Des Weiteren eine Bizepssehnen-Tenotomie/Tenodese im Sulcus bicipitalis mittels Anker und eine kombinierte vordere und hintere Schulterstabilisierung mit insgesamt 6 nicht-resorbierbaren Ankern.

Der postoperative Verlauf ist von Anfang an schmerzgeprägt. Des Weiteren fällt bereits nach 6 Wochen eine starke Bewegungseinschränkung in Aussenrotation sowie Abduktion auf, die sich im

17

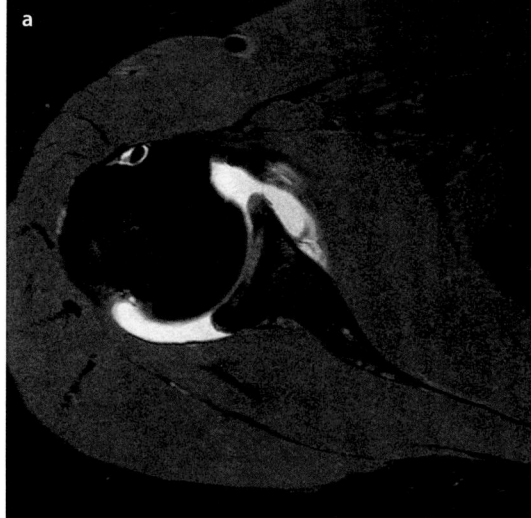

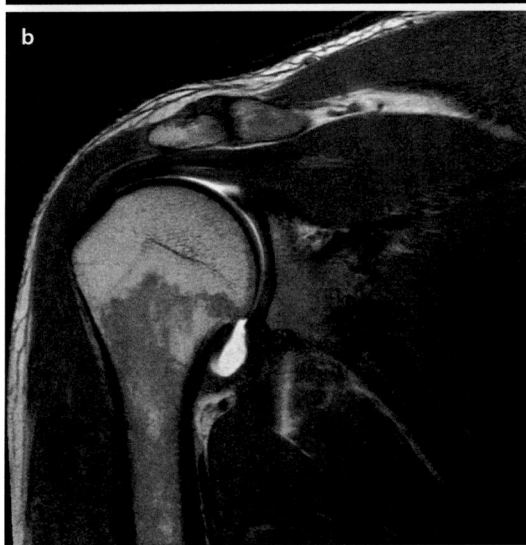

◘ Abb. 17.2 a Präoperatives, transversales MRI-Schnittbild; **b** Präoperatives, coronares MRI-Schnittbild ohne pathologische Befunde

Verlauf weiter verschlechtert. Physiotherapie wird zunächst einmal wöchentlich, zuletzt 4-mal wöchentlich durchgeführt. Der als indolent beschriebene Patient hat sich mit dem Schmerzniveau mittlerweile abgefunden. Aufgrund der massiv eingeschränkten Beweglichkeit ohne Besserungstendenz veranlasst er auf eigene Initiative hin eine Zweitmeinung.

17.2 Second opinion

14 Monate nach der Operation zeigt sich im Rahmen der Untersuchung kein Hinweis auf eine lokale oder systemische Infektion. Die Wundverhältnisse sind längstens abgeheilt, die Schulter weder gerötet, noch überwärmt. Die tiefe Aussenrotation stösst bei 0° auf einen harten, schmerzhaften Anschlag. Die Anteversion gelingt bis 70°. Die seitliche Abduktion liegt im Bereich 30–40°. Ein Schürzengriff gelingt unter Ausweichbewegungen bis zum Gürtelrand. Der Nackengriff ist nur unter Ausweichbewegungen vorführbar. Alle endgradigen Bewegungsgrenzen sind schmerzhaft. Die Sensomotorik im Bereich der gesamten oberen rechten Extremität ist intakt. Es gibt keine Verdachtsmomente für ein bestehendes komplexes regionales Schmerzsyndrom (CRPS). Das Gesamtbild spricht deutlich für eine postoperative Capsulitis adhaesiva.

Erfreulicherweise liegt eine lückenlose Röntgenbilddokumentation im Abstand von 2–3 Monaten von präoperativ bis knapp 1½ Jahre postoperativ vor. Hier zeigt sich eine klar erkennbare, rasch fortschreitende Osteophytenbildung am kaudalen Humeruskopf im Sinne einer rasch progredienten Omarthrose (◘ Abb. 17.3a–f)

Es wird eine erste postoperative Arthro-MRI Untersuchung durchgeführt. Dort bestätigen sich bedauerlicherweise die grossflächige Chondromalazie am Humeruskopf sowie die präarthrotischen Veränderungen. Es lassen sich alle 6 eingebrachten Anker identifizieren. Mindestens 3 Anker liegen zentral in der Cavitas glenoidalis und zeigen einen Überstand über Knorpelniveau von mindestens 1–2 mm. Das Kapselvolumen axillär ist praktisch aufgehoben, die Intervallregion weichteilig stark verdickt, was als indirekte Zeichen für eine Capsulitis adhaesiva gewertet werden kann (◘ Abb. 17.4.a–b).

Wir raten dem Patienten aufgrund der Befunde zu einer raschen Revision mit Ankerentfernung und gleichzeitiger Arthrolyse. Ausserdem empfehlen wir die Probenentnahme und mikrobakterielle Untersuchung. Der Patient ist hiermit einverstanden.

◩ **Abb. 17.3   a–f** Progression der
Omarthrose innerhalb 1,5 Jahren

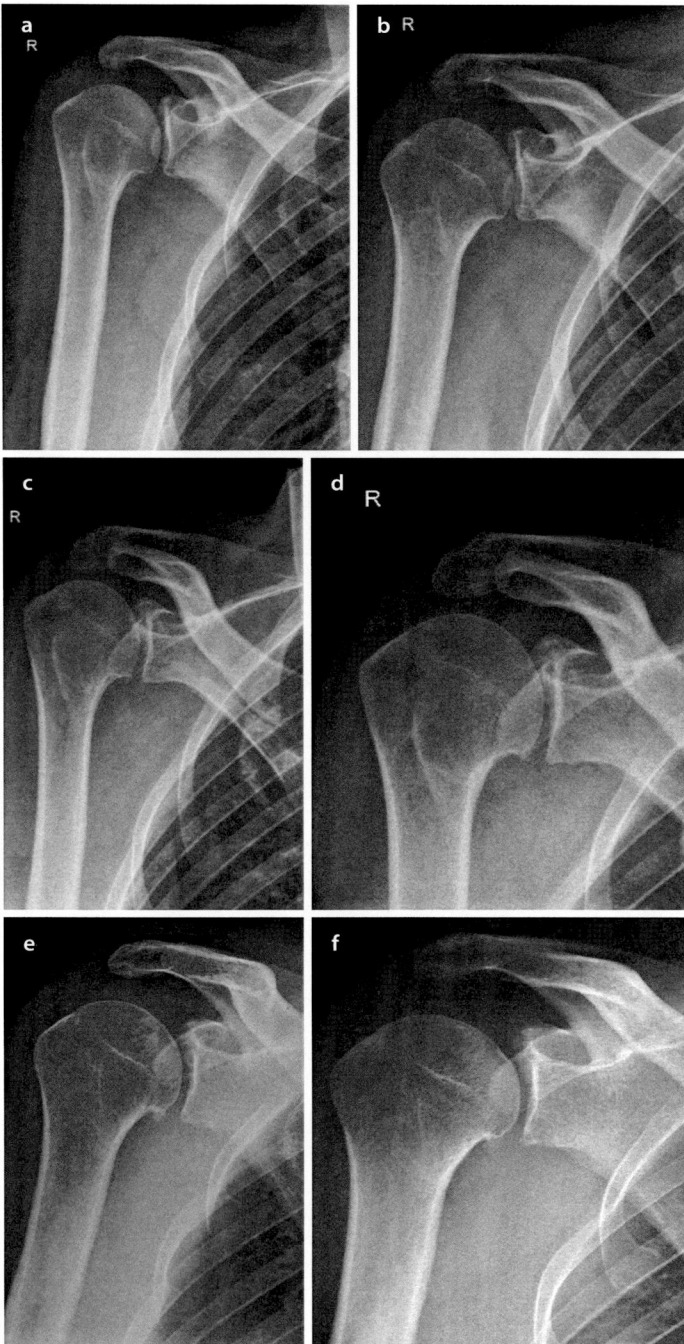

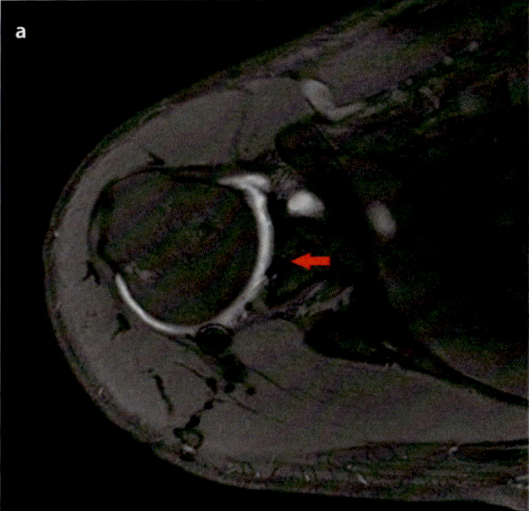

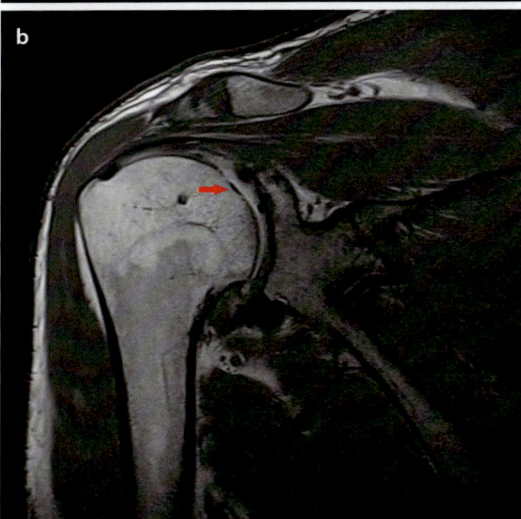

◘ Abb. 17.4   a Postoperatives, transversales MRI-Schnittbild mit überstehendem Anker; **b** Postoperatives, coronares MRI-Schnittbild mit fokalem Defekt am Humeruskopf

17.3 Revision

Im Rahmen einer erneuten Arthroskopie (18 Monate nach dem ersten Eingriff) bestätigt sich in Narkose die ausgeprägte Capsulitis. Auch unter Vollnarkose ist die Aussenrotation auf 0° sowie die Abduktion auf knapp 45° limitiert. Intraartikulär zeigt sich entsprechend eine ausgeprägteste Synovitis (◘ Abb. 17.5a). Erst nach intensivem Débridement sowie Blutstillung kann eine gute Sicht hergestellt werden. Die vorderen Kapsel-Labrumanteile sind fest verbacken. Mittels arthroskopischer Schere wird schrittweise eine 360°-Arthrolyse unter abwechselnder ventraler sowie dorsaler Kamerasicht durchgeführt (◘ Abb. 17.5b). Danach gelingt es, die Aussenrotation auf 60°, die Abduktion bis 80° zu mobilisieren. Drei Anker ragen über Knorpelniveau heraus. 2 davon im Bereich der ventralen Glenoidkante. Ein vermutlich zur dorsalen Labrumrefixation eingebrachter Anker steht nur wenig dorsal des glenoidalen, zentralen „bare spots" (◘ Abb. 17.5c–d, f). Direkt gegenüberliegend am Humeruskopf ist der Knorpel auf einer Fläche von ca. 3 × 3 cm bis auf das periostale Niveau abgerieben (◘ Abb. 17.5e). Wie erwartet gestaltet sich die Entfernung der Anker schwierig. Die beiden vorderen Anker können mittels Shaver sowie Fasszange entfernt werden. Der dorsale/zentrale Anker kann nur oberflächlich reseziert werden, die restlichen Anteile werden mittels eines Stössels nach intraossär eingeschlagen. Subakromial zeigen sich eine ausgeprägte Bursitis und derbe narbige Verwachsungen. Hier wird grossflächig débridiert, die Briden und Narben werden gelöst. Sowohl intraartikulär als auch subakromial werden insgesamt 6 Proben zur mikrobiologischen Aufbereitung entnommen.

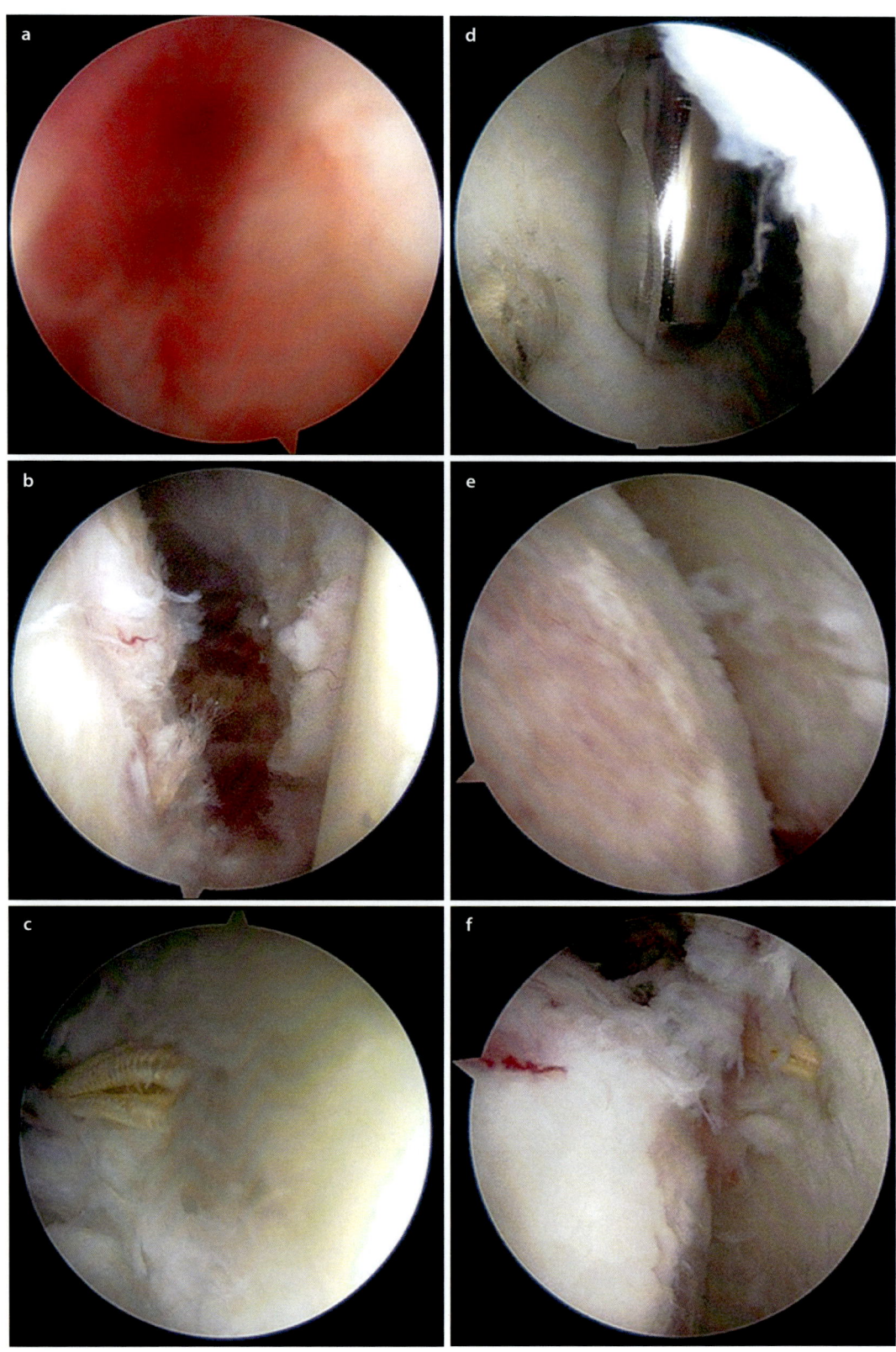

□ Abb. 17.5   a–f Intraoperative Befunde im Rahmen der Revisions-Arthroskopie

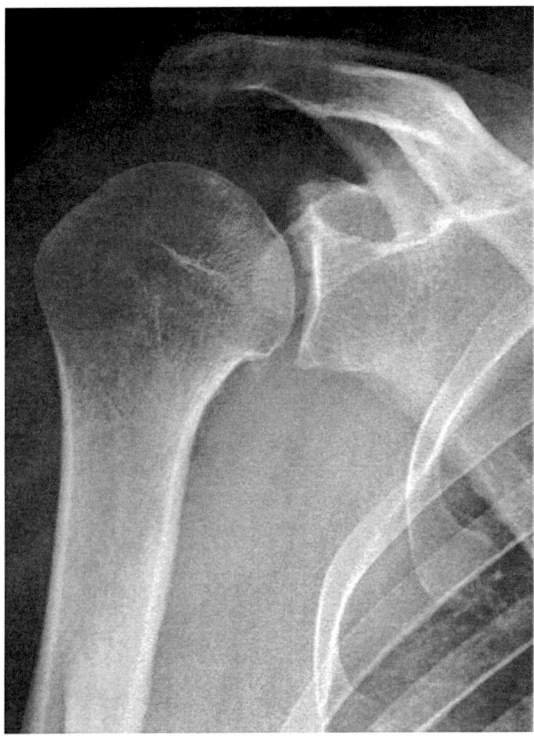

Abb. 17.6   Postoperatives a.p.-Röntgenbild Schulter rechts 1,5 Jahre nach Behandlungsbeginn

Unmittelbar postoperativ und unter Analgesie über einen eingebrachten Interscalenus-Katheter erfolgt die physiotherapeutische Früh-Mobilisation in Form von Einzeltherapie, sowie auf dem CPM-Stuhl (= continuos passive motion). Bereits am 3. postoperativen Tag kann der Patient in die ambulante Behandlung entlassen werden. Ein intensives Physiotherapiesetting mit 3-mal wöchentlichen Anwendungen sowie eigene Übungen auf dem CPM-Stuhl werden in die Wege geleitet.

17.4 Verlauf

Postoperative Kontrollen finden im Abstand von 6 und 12 Wochen, sowie 6 Monate postoperativ statt. Eine bakterielle Infektion als Ursache kann anhand der Biopsien sicher ausgeschlossen werden. Die Aussenrotation steigert sich kontinuierlich auf konstante 60°, ebenso die Anteversion bis 140°. Die rein glenohumerale Abduktion (bei Skapulafixation) liegt bei 80°, die kombinierte Abduktion bei 150°. Auch der Schürzengriff ist bis L4 wieder möglich.

Im Alltag ist der Patient beschwerdefrei, eine Instabilitätssymptomatik besteht nicht. Die durchgeführten radiologischen Kontrollen zeigen keinen weiteren Fortschritt der Omarthrose (**Abb. 17.6**). Seine Bürotätigkeit konnte er bereits 2 Wochen postoperativ wieder aufnehmen. Physiotherapie sowie eine eigenständige Trainingstherapie werden nun dauerhaft 1–3 x/Woche durchgeführt.

17.5 Analyse

Betrachtet man den gesamten Verlauf, dann gibt es sicherlich mehrere Diskussionspunkte, beginnend bei der Indikationsstellung. Die Hypothese einer symptomatischen, multidirektionalen Schulterinstabilität (MDI) ohne Hyperlaxizität bei einem bereits 49-jährigen Patienten, der anamnestisch keine traumatische Luxation angibt, noch je betreffend einer Luxation/Subluxations-Problematik in Behandlung stand, muss in Frage gestellt werden. Die von Gerber klassifizierte MDI ohne Hyperlaxizität ist überaus selten (Gerber et al. 2002). Sie bedingt sowohl eine vordere, als auch hintere Verletzung/Traumatisierung des Labrum-Rings. Dies geschieht in aller Regel als Folge zweier oder mehrerer, getrennter Traumata. Das alleinige, subjektive Instabilitätsgefühl des Patienten sowie ein positives Apprehension-Zeichen reichen nicht zur Diagnosestellung.

Eine MDI mit Hyperlaxizität manifestiert sich in aller Regel bereits im Jugend- und jungen Erwachsenenalter. Junge Frauen sind häufiger betroffen. Die klinische Untersuchung zeigt jeweils eine übermässige Beweglichkeit und Laxizität auch an anderen grossen Gelenken. Typisch ist zudem eine langjährige Behandlungszeit mit Physiotherapie und Muskeltraining zur kompensatorischen Schulterstabilisation.

Da all dies für den Patienten nicht zutrifft, muss an der richtigen Indikationsstellung gezweifelt werden. In Anbetracht der praktisch normalen MRI vor der Operation hätte der Stellenwert einer konservativen Therapie mit dem Patienten zumindest diskutiert werden müssen.

Die arthroskopische Schulterstabilisierung ist ein sehr häufiger Eingriff. Sowohl die angewandten Techniken, als auch die Auswahl an zur Verfügung stehenden Implantaten ist beträchtlich. Aufgrund der geringen Weichteiltraumatisierung,

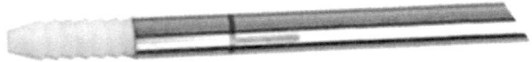

Abb. 17.7 Anker am Einführinstrument mit gut sichtbarer Lasermarkierung zur Anzeige der optimalen Einbringtiefe (Firma Arthrex, Naples, USA)

sowie der in aller Regel kurzen Operationszeit wird der Eingriff häufig zu den „kleinen" arthroskopischen Operationen gezählt.

Dabei sind die Erfolgsaussichten durchaus kritisch zu sehen, denn die zu erwartende Reluxationsrate von ca. 11 % im Langzeitverlauf ist erstaunlich hoch (Harris et al. 2013). Gerade hier zeigt sich, dass auch vermeintlich kleine Details der Operation das Outcome wesentlich beeinflussen können. Beispielsweise hat bereits die Entscheidung, ob in Beachchair- oder Seitenlagen operiert wird, Einfluss auf die durchschnittliche Reluxationsrate (Frank 2014). Oder auch die Art und Anzahl der genutzten Anker zur Labrum-Refixation spielen eine wichtige Rolle, ebenso natürlich auch die Ankerplatzierung am Glenoid (Hobby et al. 2007; Cole et al. 2001). Vor allem bei nichtresorbierbaren Ankern, generell jedoch bei allen Ankerarten, sollte penibel darauf geachtet werden, dass sie weder über Knorpelniveau, noch über das knöcherne Niveau des Glenoids hinausragen. Dies würde eine Gefahr für die korrespondierenden, gegenüberliegenden Knorpeloberflächen darstellen. Als Hilfsmittel für eine korrekte Anwendung bringen die meisten Hersteller Lasermarkierungen an den Einführinstrumenten an, die die korrekte intraossäre Implantation des Ankers anzeigen (■ Abb. 17.7).

Im vorliegenden Fall waren mindesten 3 Anker nicht korrekt implantiert. Weder die Platzierung, noch die Einbringtiefe waren korrekt. Ein dorsal, fast zentral eingebrachter, nichtresorbierbarer Anker hat vermutlich in kürzester Zeit tiefe Reibe- und Kratzspuren auf der humeralen, gegenüberliegenden Gelenkfläche hinterlassen. Zwei anteriore, weit überstehende Anker haben ähnliche Spuren an der anterioren Humeruszirkumferenz verursacht. Wie der lückenlose Röntgenverlauf beweist, führte dies letztlich zu einer rasch progredienten Omarthrose. Die zunächst beschwerdeführende Bewegungseinschränkung ist mit einer Capsulitis adhaesiva gut zu erklären. Diese könnte einerseits als Reaktion auf den vermehrten Knorpelabrieb entstanden sein, andererseits kann die alleinige und unverhältnismässige „Stabilisierung", beziehungsweise Raffung eines nicht-instabilen Gelenkes hierfür ausschlaggebend gewesen sein.

Eine Erklärung für die initialen Beschwerden des Patienten kann retrospektiv nicht mehr gegeben werden. Vergleicht man die präoperativen und postoperativen MRI-Sequenzen und Röntgenbefunde, muss man bedauerlicherweise von einem katastrophalen Verlauf sprechen. Die endoprothetische Versorgung wird mittel- bis langfristig aller Voraussicht nach nicht zu vermeiden sein.

Literatur

Cole B et al (2001) Arthroscopic shoulder stabilization with suture anchors: technique, technology, and pitfalls. Clin Orthop Relat Res 390:17–30

Frank et al (2014) Outcomes of arthroscopic anterior shoulder instability in the beach chair versus lateral decubitus position: a systematic review and meta-regression analysis. Arthroscopy 30(10): 1349–1365

Gerber C et al (2002) Classification of glenohumeral joint instability. Clin Orthop Relat Res 400:65–76

Harris JD et al (2013) Long-term outcomes after Bankart shoulder stabilization. Arthroscopy 29(5):920–933

Hobby et al (2007) Is arthroscopic surgery for stabilisation of chronic shoulder instability as effective as open surgery? A systematic review and meta-analysis of 62 studies including 3044 arthroscopic operations. J Bone Joint Surg Br 89(9):1188–1196

17

Eine periprothetische Femurfraktur – von einfach bis immer komplexer

F. Kalberer und P. Wahl

© Springer-Verlag GmbH Deutschland, ein Teil von Springer Nature 2020
R.-P. Meyer et al. (Hrsg.), *Misslungene Interventionen in der Extremitäten- und Wirbelsäulenchirurgie*, https://doi.org/10.1007/978-3-662-59412-4_18

18.1 Der Fall

Der Patient erhielt bereits 1994 mit 38 Jahren eine Hüfttotalprothese rechts bei Coxarthrose. Der postoperative Verlauf war komplikationslos. Die letzte Kontrolle 2011 zeigte eine unveränderte Prothesenlage in der Röntgenuntersuchung (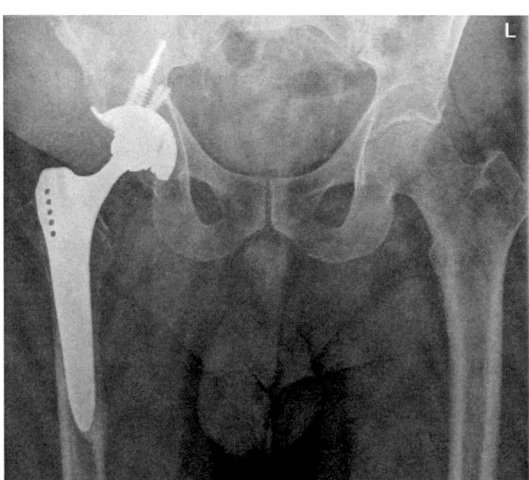 Abb. 18.1). Beim Patienten war eine Adipositas sowie ein insulinpflichtiger Diabetes mellitus bekannt. Aus den Unterlagen geht hervor, dass er seit Jahren eine 100 % Invalidenrente bezog.

Der Patient war bis zu einem Stolpersturz im Badezimmer am 25.02.2014 in seiner Heimat, der Türkei, seitens der rechten Hüfte beschwerdefrei. Bei immobilisierenden Beschwerden wurde der Patient notfallmässig in ein nahegelegenes Privatspital eingeliefert, wo eine mehrfragmentäre, periprothetische proximale Femurfraktur (Universal Classification System Typ B3) nachgewiesen wurde (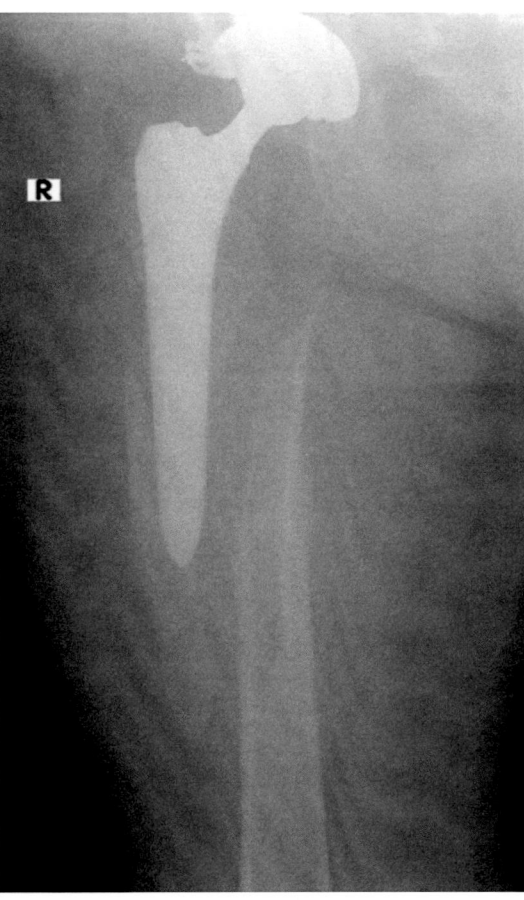 Abb. 18.2) und am 26.02.2014 vor Ort mit einer Plattenosteosynthese versorgt wurde (■ Abb. 18.3). Gemäss Aktenlage mussten perioperativ 12 Erythrozytenkonzentrate und zusätzlich gefrorenes Frischplasma verabreicht werden. Frühpostoperativ wurde der Patient bei respiratorischer Insuffizienz und Bedarf von Vasoaktiva reintubiert und auf der Intensivstation behandelt.

■ **Abb. 18.1** Röntgenkontrolle 17 Jahre nach Implantation einer Hüft-Totalendoprothese rechts mit einer Dachschale, einem korrekt ausgerichteten Metall-Polyethylen-Sandwich-Pfanneneinsatz und einem Zementfreien SL-Plus Schaft (Smith&Nephew, Baar, Schweiz). Es zeigen sich radiologisch für einen Zweymüllerschaft typische Veränderungen am proximalen Femur mit Knochenatrophie im Trochanterbereich und kortikaler Verdickung an der Schaftspitze. Man beobachtet eine ausgeprägte endokortikale Ossifikation an der Schaftspitze, aber keine Podest – Bildung im Sinne einer vollständigen Obliteration des Markraumes. Es sind keine Lockerungszeichen weiter proximal ersichtlich

■ **Abb. 18.2** Frakturbild-Proximaler Femur rechts

18

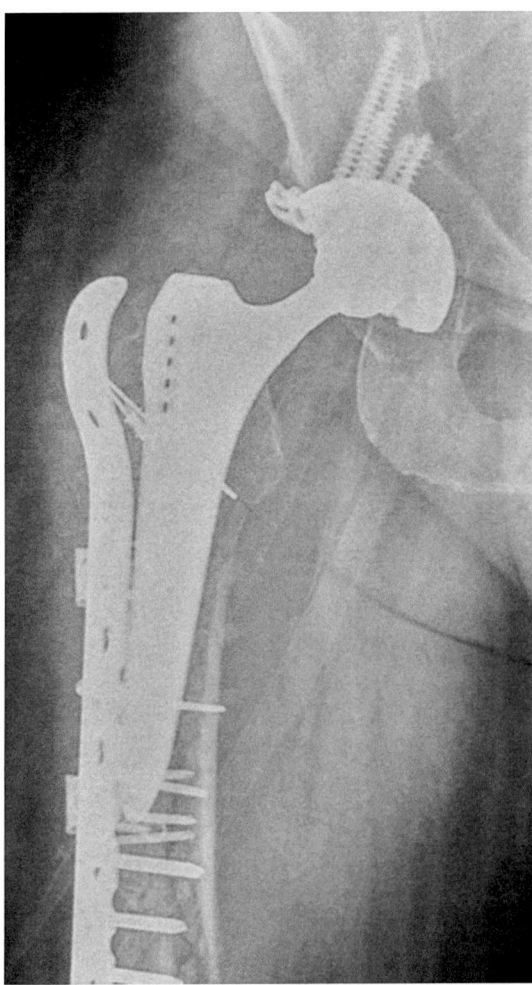

⬛ Abb. 18.3 Postoperative Rx Kontrolle: Plattenosteosynthese mit Schrauben und Cerclagen sowie Knochenersatzmaterialien

Am 7. postoperativen Tag erfolgte die Repatriierung zu uns in die Klinik. Die Wunde am lateralen Oberschenkel wies lokal eine begrenzte Rötung auf und sezerniert nach wie vor. Weiter zeigte sich eine deutliche Aussenrotationsfehlstellung des betroffenen Beines. Konventionell-radiologisch konnte eine insuffiziente Reposition der Fraktur mit ungenügendem Halt des Prothesenschaftes nachgewiesen werden (⬛ Abb. 18.4a, b).

Die Rotationsfehlstellung war nicht nur klinisch, sondern auch anhand der bei uns durchgeführten Röntgenbilder offensichtlich. In der ap Aufnahme ist das proximale Femur zwar ap abgebildet, distal aber beinahe seitlich. Dieselbe Feststellung war auch in der axialen Aufnahme auszumachen (⬛ Abb. 18.4a, b).

Bei nach 10 Tagen noch stark sezernierender Wunde bestand zusätzlich der Verdacht auf eine Fraktur-assoziierte, beziehungsweise periprothetische Infektion. Deswegen entschieden wir uns zu einer Revision mit Débridement und Reosteosynthese. Bei Infektverdacht wurde nicht gleich ein Schaftwechsel vorgenommen, was eine zusätzliche Erweiterung der Operation dargestellt hätte, obwohl es sich aus mechanischen Gründen aufdrängte.

Am 11.03.2014 erfolgte die Osteosynthesematerial-Entfernung mit Débridement und anschliessend offener Reposition und Plattenosteosynthese kombiniert mit zirkulären Drahtcerclagen im Bereich des Prothesenschaftes. Intraoperativ stellten wir fest, dass das Femur ausgedehnt deperiostet und der Zugang nicht klassisch von lateral subvastus durchgeführt

◘ **Abb. 18.4   a, b** Rx Hüfte rechts ap und axial: Postoperative Rx Kontrolle bei uns: Insuffiziente Frakturreposition mit ungenügendem Halt des Prothesenschaftes, Rotationsfehlstellung

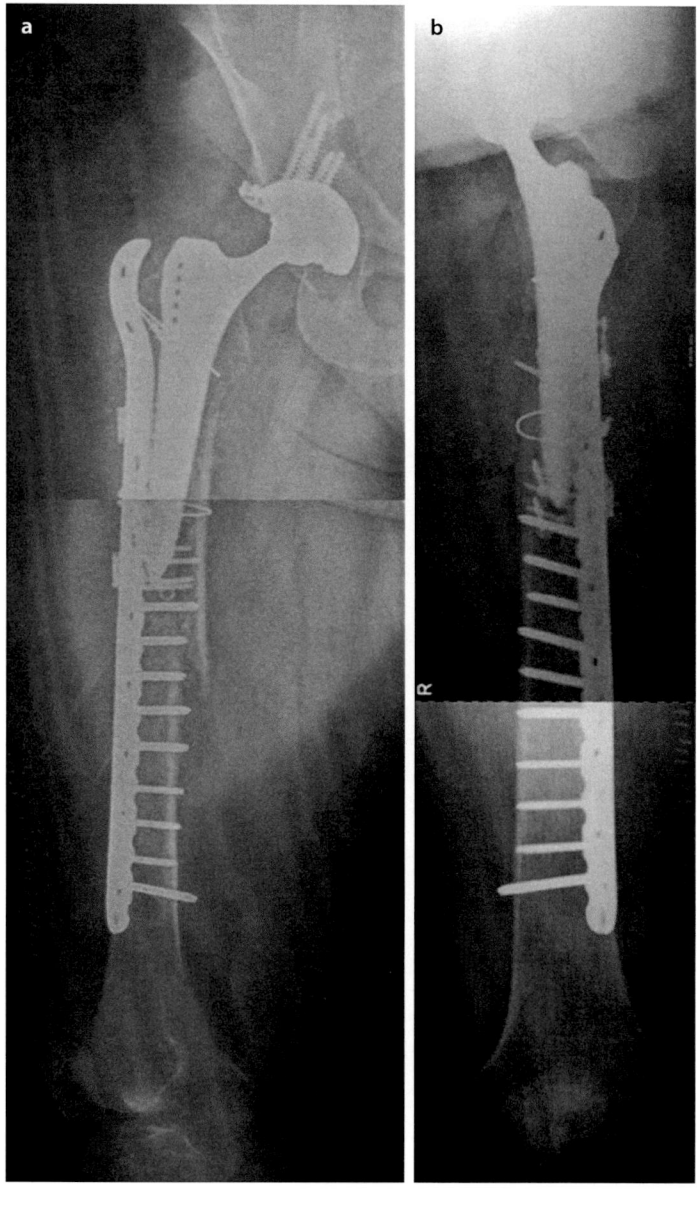

worden war, sondern direkt durch den M. vastus lateralis oder zwischen Vastus intermedius und lateralis verlief. Zur besseren Exposition und um das gesamte Fremdmaterial entfernen zu können, führten wir einen formellen Subvastuszugang durch. Zusätzlich wurden Gewebeproben entnommen und das gesamte Wundgebiet mit der Jetlavage gespült. Proximal schien der Schaft stabil am Hauptfragment des proximalen Femurs integriert zu sein. Die Fraktur konnte problemlos über eine lateral angelegte Platte (LCP 4,5/5,0 breit 20 Loch gerade, DePuy Synthes, Zuchwil, Schweiz) anatomisch reponiert und fixiert werden.

Postoperativ zeigten sich sowohl radiologisch eine anatomische Frakturreposition (◘ Abb. 18.5a, b) wie auch klinisch eine korrekte Torsion. Es verblieb jedoch eine fragliche Weichteilsituation. Insbesondere war die Durchblutung des M. vastus lateralis kritisch.

Obwohl die Fraktur gut reponiert war und die mikrobiologischen Proben steril blieben, persistierte eine ausgeprägte Wundsezernierung im mittleren Drittel der Wunde. Deswegen erfolgte am 8.

◨ **Abb. 18.5   a, b** Rx distales Femur ap und axial: Nach Reosteosynthese, Fraktur anatomisch reponiert

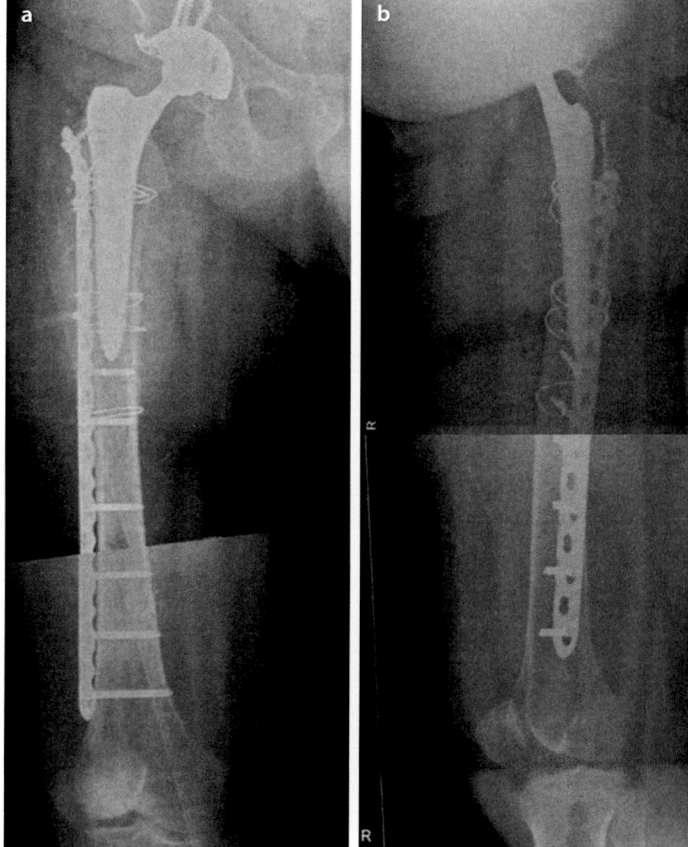

Tag nach der Reosteosynthese eine Wundrevision. Intraoperativ zeigte sich eine ausgedehnte Nekrose des M. vastus lateralis. Die Kombination des ursprünglich transmuskulären Zugangs, gefolgt von einem subvastus-Zugang mit Durchtrennung der Perforantes, hatte den Muskel komplett devaskularisiert. Die nekrotische Muskulatur wurde débridiert. Erneut entnahmen wir Gewebeproben zur bakteriologischen Aufarbeitung. Bereits intraoperativ begannen wir mit Vancomycin in Kombination mit Ciprofloxacin intravenös bei nun makroskopisch hohem Verdacht auf Infekt.

Im weiteren Verlauf fielen alle intraoperativ entnommenen Gewebeproben positiv für Enterococcus faecalis aus. Die systemisch verabreichten Antibiotika wurden resistenzgerecht auf Amoxicillin intravenös umgestellt. Bei Nachweis von diesem Keim bestand eigentlich die Indikation, sämtliches Material zu entfernen und eine zweizeitige Rekonstruktion mit langem Intervall vorzunehmen. Wegen der mehrfragmentären Fraktur und der sehr eingeschränkten Entlastungsmöglichkei-

ten bei einem adipösen Patienten mit schlechter Compliance wurde entschieden, zu versuchen, materialerhaltend vorzugehen. Alleine eine zwischenzeitliche Konsolidierung der Fraktur hätte einen späteren Prothesenwechsel vereinfacht.

Wegen einem ungünstigen Verlauf seitens der Weichteile mit anhaltender Wundsezernierung und Hämatomevakuation, sowie wegen sekundärem Wiederanstieg der Entzündungsparameter, erfolgten noch zwei weitere Reoperationen mit Débridement der Weichteile 6 und nochmals 14 Tage später. Diese zeigten sich jedoch vital ohne Nekrose. Die jeweils entnommenen Gewebeproben ergaben jedoch immer wieder Enterococcus faecalis, trotz resistenzgerechter Antibiotikatherapie. Daraufhin beruhigten sich die Weichteile und die Wunde blieb trocken.

Obwohl der klinische Verlauf gut blieb, führten wir eine Hüftgelenkspunktion zur Beurteilung der Infektkontrolle durch. Diese ergab leider nach wie vor den Nachweis von Enterococcus faecalis und dies trotz weiterhin adäquater Antibiotikatherapie.

Bei nun offensichtlich unkontrollierbarem peri-prothetischem Infekt entschieden wir uns am 16.04.2014 zum schon erwähnten zweizeitigen Pro-thesenwechsel, mit vollständiger Entfernung des Osteosynthesematerials sowie der Prothese. Die de-vaskularisierten Intermediärfragmente der Femur-diaphyse wurden reseziert. Zur Verringerung des Totraumes implantierten wir einen selbst gegosse-nen, über eine lange, vorgebogene 4,5er Platte ge-formten Platzhalter, der mit Gentamicin-haltigem Zement angefertigt wurde. Zusätzlich wurde die Wundhöhle mit einem resorbierbaren Antibiotika-trägermaterial plombiert (6 g Vancomycin mit Kal-ziumsulfat als Trägermaterial (Osteoset, Wright Me-dical, Memphis, Tennessee)) (◘ Abb. 18.6a, b).

Durch den Einsatz von Kalziumsulfat können lokal Vancomycin-Spiegel erreicht werden, die bis zu 100 Mal höher sind als intravenös überhaupt erträglich wäre. Die genaue Beschreibung der Freisetzungskinetik ist in der Literatur (Wahl et al. 2017) beschrieben. Der postoperative Ver-lauf gestaltete sich nun gut. Es wurde während weiteren 6 Wochen eine resistenzgerechte Anti-biotikatherapie mit Amoxicillin verabreicht.

Die Wunden blieben dann reizlos und die In-fekt-Parameter normalisierten sich im Verlauf. Wegen der mechanisch begrenzten Stabilität des Platzhalters und der eingeschränkten Compliance wurde der Patient nur in den Lehn- oder Roll-stuhl mobilisiert.

Nach 6 Wochen Antibiotikatherapie, gefolgt von einem zweiwöchigen Antibiotikafenster, er-folgte am 11.06.2014 die geplante Reimplantation der Hüfttotalendoprothese. Die Pfannenrekonst-ruktion wurde mit einer Hakendachschale (Ganz Dachschale, Zimmer Biomet, Winterthur, Schweiz) sowie der Implantation einer zementier-ten Double Mobility Pfanne (Versacem, Medacta international, Castel San Pietro, Schweiz) durch-geführt. Zusätzlich wurde ein unzementierter, ko-nischer und kurvierter modularer Schaft (Revitan kurviert, Zimmer Biomet, Winterthur, Schweiz) implantiert. Intraoperativ war ein grosser korti-kaler Knochendefekt im Bereich des antero-late-ralen Femurs festzustellen. Zusätzlich war der Markraum distal durch den Zementspacer ausge-weitet. Entgegen meiner präoperativen Planung war der dickste bei uns im Hause verfügbare dis-

◘ **Abb. 18.6**   **a, b** Rx Femur ap und axial: Zementspacer mit Osteoset inramedullär und periartikulär

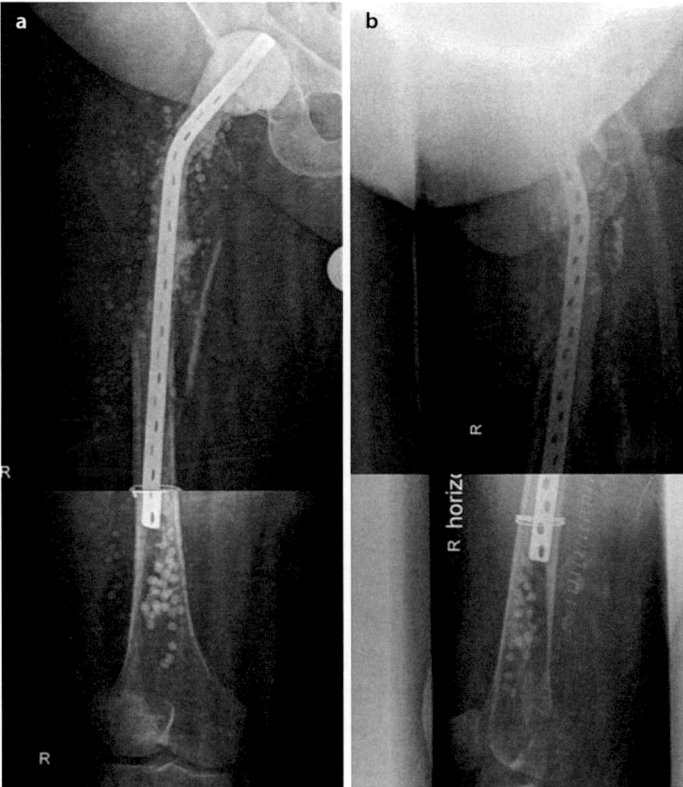

18

tale Schaftanteil eher knapp bemessen. Aus diesem Grund verriegelten wir den distalen Teil des Schaftes zusätzlich mit zwei Verriegelungsbolzen zur vermeintlichen Verbesserung der Primärstabilität (☐ Abb. 18.7a, b).

Der postoperative Verlauf war wie erwartet betreffend Mobilisation schwierig, die Weichteile heilten aber gut. Der Patient konnte wegen schlechter Compliance, aber auch wegen starkem Übergewicht die Restriktionen nicht einhalten, weshalb er für weitere 3 Monate nur in den Lehn- und Rollstuhl mobilisiert wurde. Bei unauffälliger Weichteilsituation und Entzündungsparameter im Normbereich sowie keinem Erregernachweis in den intraoperativ entnommenen Gewebeproben wurde die perorale Antibiotika Therapie (2 × 600 mg Linezolid) 6 Wochen postoperativ sistiert.

☐ **Abb. 18.7   a, b** Femur ap und axial nach Reimplantation der Hüfttotalendoprothese: Distaler Schaftanteil knapp bemessen, zusätzliche 2 Verriegelungsbolzen

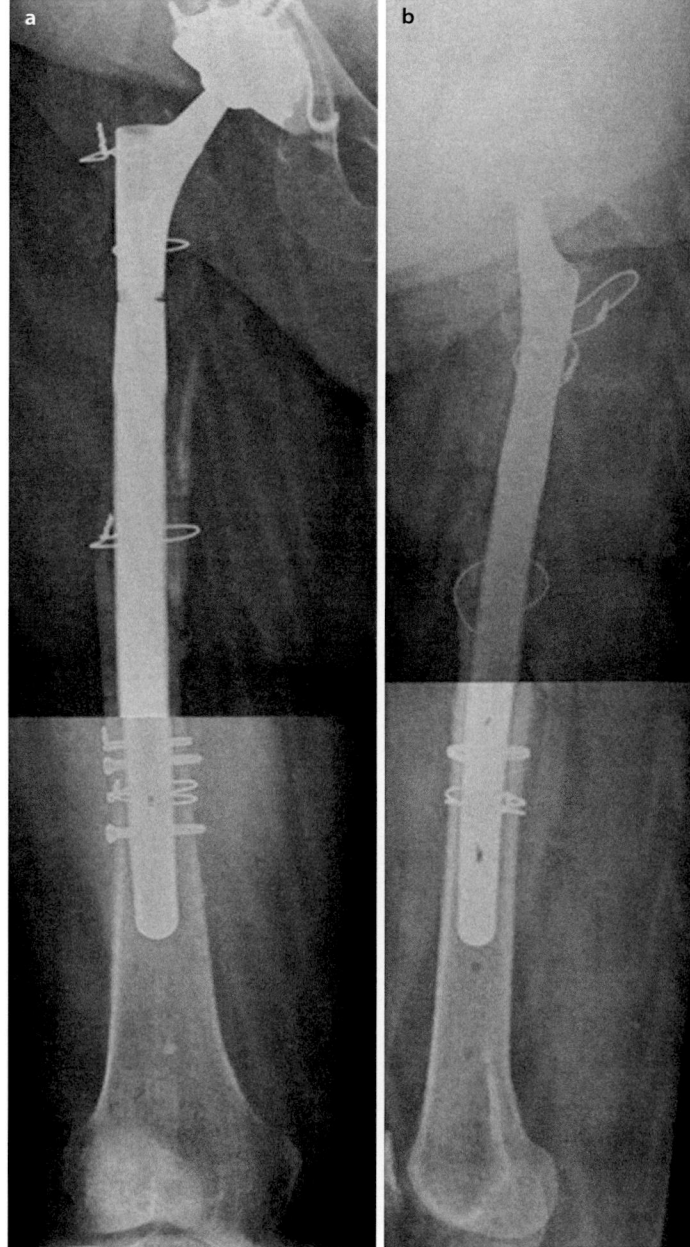

In der Verlaufskontrolle 3 Monate nach der Prothesenreimplantation zeigte sich radiologisch ein guter Knochenumbau, was auf eine gute Infektkontrolle schliessen liess (◘ Abb. 18.8a, b).

Von nun an wurde eine Vollbelastung erlaubt und ein Gehtraining unter physiotherapeutischer Anleitung durchgeführt. Eine Gehfähigkeit wurde im Verlauf der nächsten 6 Monaten knapp erreicht. Der Patient äusserte sich jedoch dahin, dass er sich im Rollstuhl viel sicherer fühlen würde, weshalb er nur kurze Gehstrecken zu Fuss an einem Gehstock auf der Gegenseite zurücklegen würde.

Rund 1 Jahr nach der Reimplantation der Hüfttotalendoprothese stürzte der Patient direkt auf das rechte Knie und zog sich eine traumatische Schaftlockerung, mit Einsinterung von ca. 2 cm zu. Die beiden Verriegelungsbolzen waren gebrochen (◘ Abb. 18.9). Anamnestisch war der Patient bis zu diesem Sturzereignis vom Oberschenkel her beschwerdefrei und an einem Gehstock sehr gut mobil und hatte den Rollstuhl in letzter Zeit nur noch für grössere Gehstrecken verwendet.

Nun wurden im Vorfeld der Operation die dicksten erhältlichen Schäfte vom Revitan-Sys-

◘ **Abb. 18.8**   **a, b** Rx Femur ap und axial 3 Monate postoperativ mit unveränderten Stellungsverhältnissen und gutem Knochenumbau

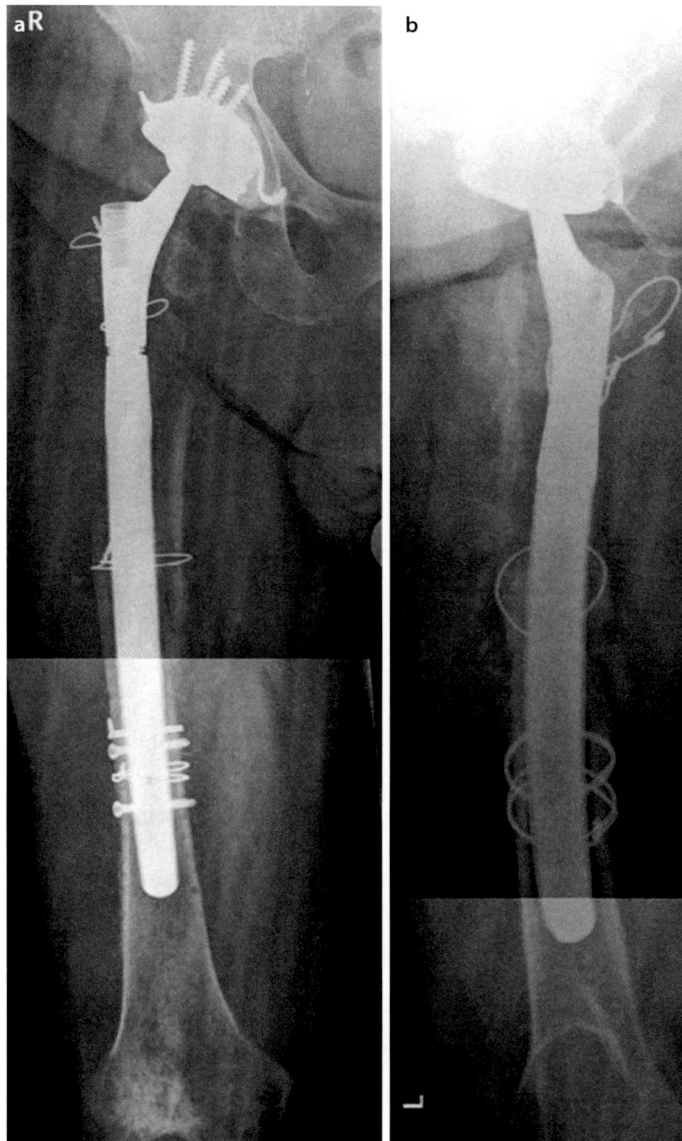

18

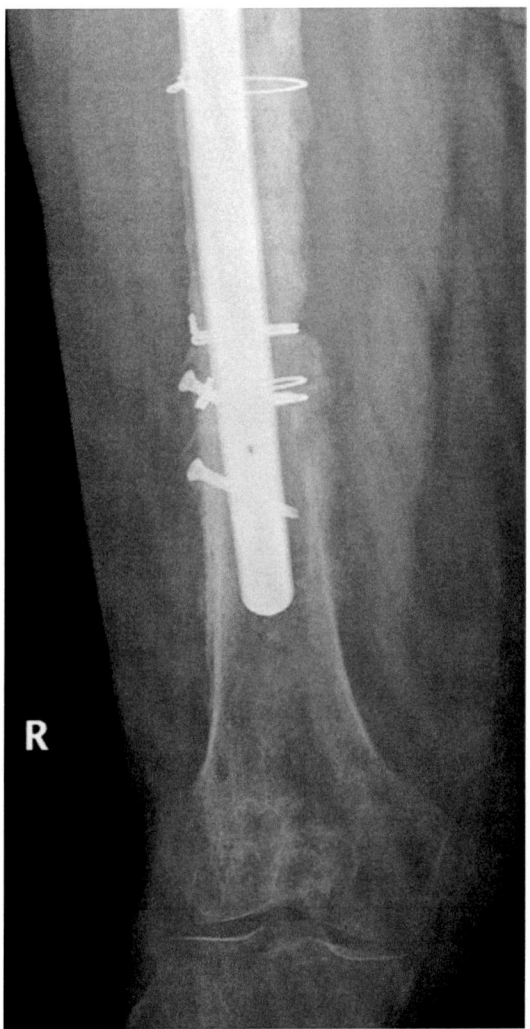

Abb. 18.9 Rx distales Femur ap mit Schafteinsinterung und gebrochenen Verriegelungsschrauben

tem beim Hersteller bestellt. Die drei dicksten Durchmesser sind nicht im Standardsortiment enthalten und werden nur auf Anfrage geliefert. Eine Punktion des rechten Hüftgelenks ergab eine Zellzahl die nicht infektverdächtig war, und die mikrobiologischen Kulturen blieben steril.

Am 09.07.2015 erfolgte dann die Revisionsoperation. Es wurde ein transfemoraler Schaftwechsel vorgenommen, mit Implantation eines erneuten Revitan – Schaftes kurviert in der Länge von 260 mm, jedoch dieses Mal mit 24 mm Durchmesser. Es ergab sich bei nun verbesserter Knochenqualität eine gute distale Verankerungs-möglichkeit und Primärstabilität. Leider konnte die gebrochene Schraube nicht vollständig entfernt werden. (■ Abb. 18.10a, b).

Die intraoperativ entnommenen Gewebeproben ergaben keinen Hinweis für Infektpersistenz, sowohl von den mikrobiologischen Kulturen her wie von der histopathologischen Untersuchung. Im postoperativen Verlauf kam es jedoch wieder zu einer Wundheilungsstörung, weshalb knapp 6 Wochen postoperativ am 20.08.2015 eine Wundrevision durchgeführt wurde. Aber auch die bei dieser Operation entnommenen Proben blieben steril.

Der weitere Verlauf war dann komplikationslos. Der Patient konnte nach 3 Monaten unter physiotherapeutischer Anleitung wieder an zwei Gehstöcken mobilisiert werden.

In der radiologischen Verlaufskontrolle 1 Jahr postoperativ im Juli 2016 zeigte sich ein zunehmender Aufbau im Bereich der Kortikalisdefekte, vor allem medial und ventral. Zudem konnte eine unverändert stabile, distale Verankerung festgestellt werden (■ Abb. 18.11a, b).

Leider stürzte der Patient am 28.08.2016 erneut während einem Aufenthalt auf seinem Landgut in der Türkei. Er wurde aber damals auf seinen Wunsch umgehend zu uns repatriiert. Konventionell-radiologisch zeigte sich eine periprothetische, mehrfragmentäre und intraartikuläre distale Femurfraktur rechts (Universal Classification System Typ C), bei unveränderter Lage des Prothesenschaftes, der weiterhin diaphysär gut integriert war (■ Abb. 18.12a, b).

Am 01.09.2016 wurde die Fraktur mit einer lateralen Platte (12-Loch VA-LCP-Kondylenplatte 4,5/5,0 mm, DePuy Synthes) mit Zementaugmentation der distalen Schrauben (Traumacem V+, DePuy Synthes) bei ausgeprägter Osteoporose versorgt (■ Abb. 18.13a, b)

Der weitere Verlauf gestaltete sich nach 3 monatiger Rollstuhlmobilisation komplikationslos. Die Fraktur verheilte, sodass der Patient wieder gehfähig wurde (■ Abb. 18.14a, b).

Bis heute, rund 4 Jahre nach der periprothetischen proximalen Femurfraktur, ist die rechte untere Extremität stabil belastbar und vor allem infektfrei geblieben.

Beim Patienten konnte im Rahmen der Behandlungen bei uns eine beachtliche Diagnose-

◘ **Abb. 18.10**   **a, b** Rx Femur ap und axial mit guter distaler Verankerung ohne Verriegelung bei einer noch in der medialen Kortikalis verbliebenen, gebrochenen Schraube

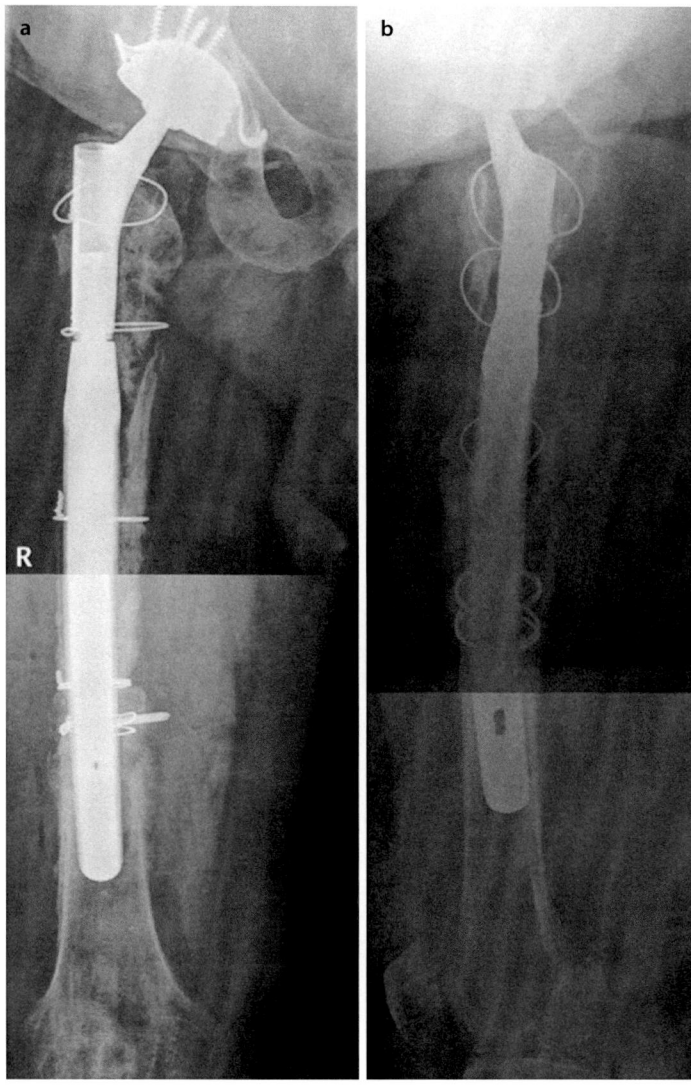

liste erhoben werden, die den Verlauf massgeblich beeinflusst hat. Neben der bekannten Adipositas per magna und dem insulinpflichtigen Diabetes mellitus konnten ein Alkoholabhängigkeitssyndrom nachgewiesen werden.

Leider stürzte der Patient immer wieder, nicht zuletzt wegen seinen Grunderkrankungen. Am 22.09.2017 zog sich der Patient übrigens infolge eines erneuten Sturzes in seiner Heimat eine drei Segment Humeruskopffraktur rechts zu, welche vor Ort konservativ behandelt wurde. Etwa einen Monat später stürzte der Patient erneut, wobei er sich eine wenig dislozierte laterale Malleolarfraktur rechts Typ Weber B zuzog, welche von uns konservativ behandelt wurde. Anzumerken ist, dass der Patient aktuell erst 61 Jahre alt ist.

18

☑ **Abb. 18.11** **a, b** Rx Femur ap und axial 1 Jahr postoperativ mit guter distaler Verankerung und progredientem Knochenaufbau

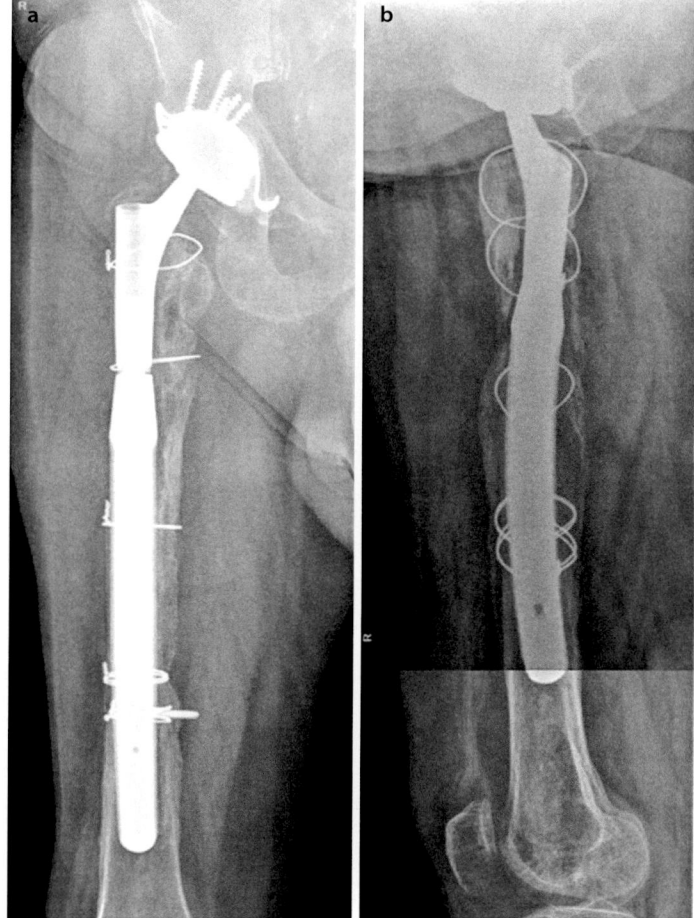

◨ **Abb. 18.12** **a**, **b** Rx Femur ap und axial mit periprothetischer, distaler Femurfraktur ohne Schaftlockerung

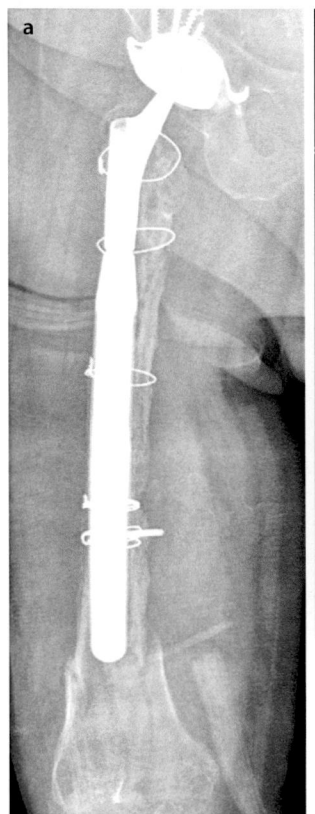
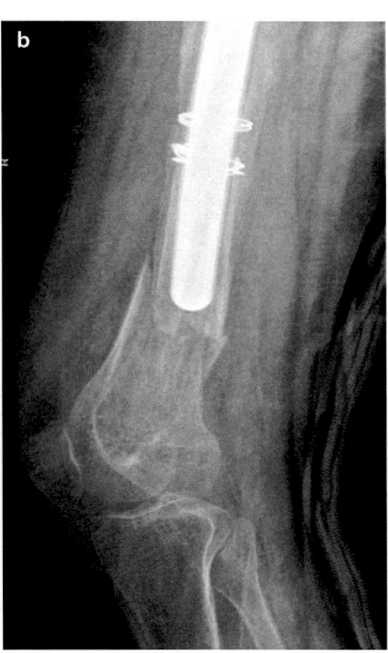

◨ **Abb. 18.13** **a**, **b** Rx distales Femur ap und seitlich: Nach Frakturreposition und Plattenosteosynthese

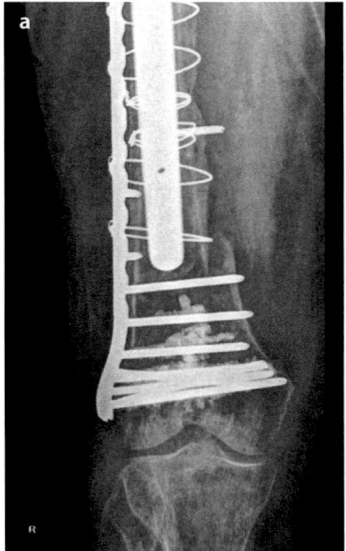
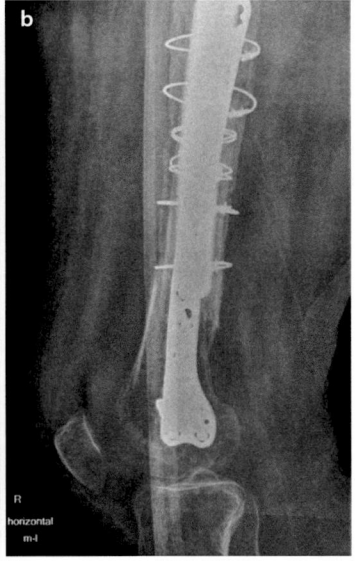

18

◨ **Abb.18.14   a, b** Rx distales Femur ap und seitlich 1 Jahr nach Osteosynthese mit vollständiger Konsolidation

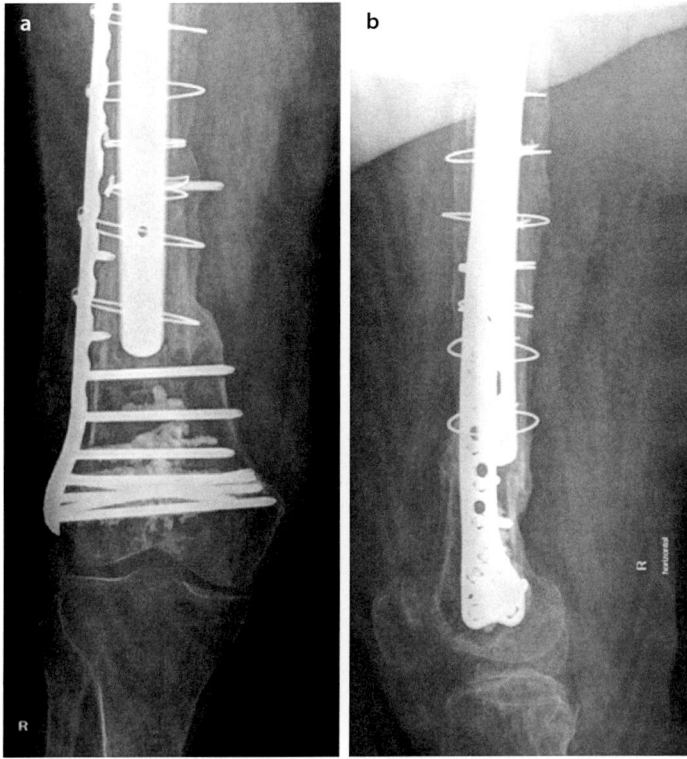

18.2 Zusammenfassung

Trotz einer langen Kette mit schweren Komplikationen ist dieser Patient schlussendlich doch wieder gehfähig geworden. Durch schlechte Compliance des Patienten war nicht nur die Nachbehandlung betreffend Mobilisation im Rahmen einer schweren Adipositas besonders schwierig. Die Wundheilung war auch durch einen chronisch schlecht eingestellten Diabetes mellitus beeinträchtigt. In diesem Rahmen war die auswärtig durchgeführte Osteosynthese, biomechanisch insuffizient und über einen schlecht ausgeführten operativen Zugang, nur der Anfang einer Kaskade an Komplikationen.

Als Folge der Revisionsoperationen entwickelte sich eine periprothetische Infektion mit Enterococcus faecalis. Keimbedingt war schlussendlich ein zweizeitiger Prothesenwechsel nötig, mit einem ausgedehnten Knochen- und Weichteildébridement. Die ersten Versuche weniger radikal vorzugehen, waren gescheitert.

Insbesondere die lokale Anwendung von Kalziumsulfat als Antibiotikaträger ermöglichte es, den Infekt zu kontrollieren und zu behandeln. Damit kann Vancomycin in 100 Mal höheren Konzentrationen lokal verabreicht werden und für eine 10 Mal längere Dauer als mit dem üblicherweise eingesetzten Knochenzement als Trägermaterial, dies bei sicheren Serumspiegeln. Therapeutische Spiegel können noch 3 Monate postoperativ in der Wundflüssigkeit nachgewiesen werden. Damit öffnen sich möglicherweise neue Therapieoptionen, z. B. könnte vielleicht häufiger prothesenerhaltend vorgegangen werden, wo ansonsten ein zweizeitiger Wechsel notwendig ist. Dies muss aber noch weiter erforscht werden. Wir haben diese lokalen Antibiotikaträger an diesem Patienten zum ersten Mal bei uns angewendet und wir sind seitdem überzeugt, dass neben dem lokalen chirurgischen Débridement diese lokale, resistenzgerechte Antibiotikaapplikation den Erfolg der Infekt-Behandlung positiv beeinflusst. Somit gelangen viel höhere Antibiotikakonzentrationen direkt an den Ort des Geschehens und wirken kaum ortsfremd. Zudem resorbiert sich das Kalziumsulfat selbstständig und gibt sukzessive Antibiotika ab.

Literatur

Wahl P, Guidi M, Benninger E, Rönn K, Gautier E, Buclin T, Magnin JL, Livio F (2017) The levels of vancomycin in the blood and thewound after local treatment of bone and soft-tissue infection with antibiotic-loaded calcium sulphate as carrier material. Bone Joint J 99-B(11):1537–1544

Wirbelsäule von Becken getrennt, Metallentfernung ist KEINE Lösung

F. Kleinstück

© Springer-Verlag GmbH Deutschland, ein Teil von Springer Nature 2020
R.-P. Meyer et al. (Hrsg.), *Misslungene Interventionen in der Extremitäten- und Wirbelsäulenchirurgie*, https://doi.org/10.1007/978-3-662-59412-4_19

19.1 **Der Fall**

Herr L., 1942 geboren, erkrankt im Alter von 3 Jahren 1945 an Polio und entwickelt im Laufe seines Lebens eine Polioskoliose und Lähmungen, die ihn ab Mitte der 1990iger Jahre an den Rollstuhl fesseln.

Erst im Erwachsenenalter kommt es ab 1996 zu mehreren Wirbelsäuleneingriffen an Brust- und Lendenwirbelsäule beginnend 1996 bis 2002 bis hinauf in die obere BWS mit zuletzt Fusion des Lumbosakralen Uebergangs und 2 Revisionen L5-S1, bis Ileum reichend.

Liste der Voroperationen:
- Inkomplette Paraplegie sub LWK 1
- St.n. Poliomyelitis seit 1945 mit neurogener thorakolumbaler Skoliose
- St.n. dorsaler Spondylodese BWK2-LWK 5 1996
- St.n. Pseudarthroserevision BWK3-LWK5 1998
- St.n. Revision BWK2-L5 und Keilosteotomie (Niveau?) 1999
- St.n. Verlängerungsspondylodese L5/S1 mit Cageinterponat von ventral 2-2002
- St.n. Refixation L5/S1 bei Materiallockerung 6-2002
- St.n. Revision und Schraubenentfernung S1 bds bei Lockerung 6-2002
- St.n. ventraler interkorporeller Spondylodese L5/S1 mit femoral ring allograft mit transperitonealem Zugang 11-2002

Trotz starker Restbeschwerden erfolgten keine weiteren Eingriffe (**□** Abb. 19.1a, b) bis 2009/10, als sich der Patient in der vorbehandelnden Kli-

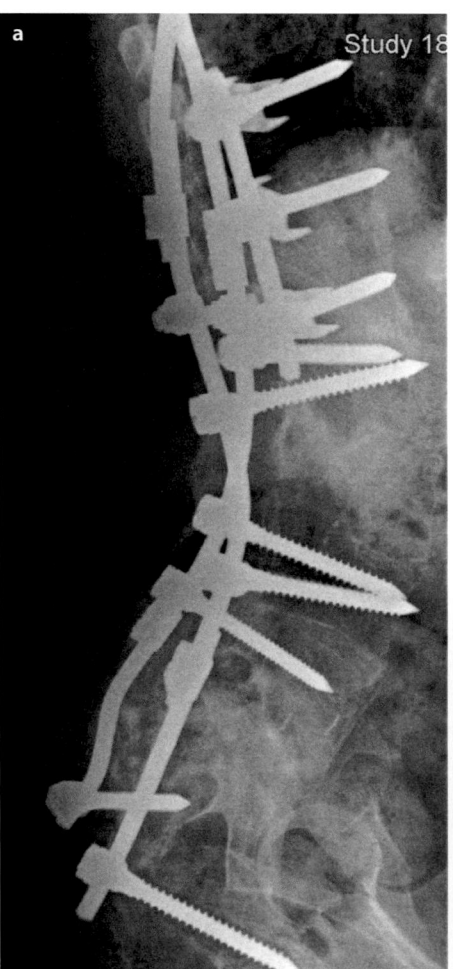
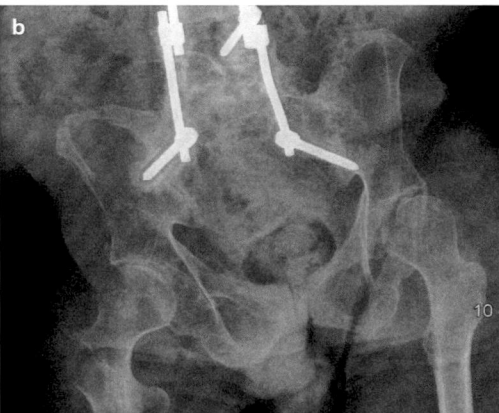

□ Abb. 19.1   a, b Zustand 2009 vor erster Metallentfernung nik wiederum wegen stärksten invalidisierenden Schmerzen im Becken und lumbosakralen Übergang vorstellt, die ihn beim Transfer vom Rollstuhl stark behindern. Trotz radiologischer Hinweise für Lockerung der Verankerung im Becken, und Pseudoarthrose L5-S1, werden in zwei weiteren Eingriffen 2009 (◘ Abb. 19.2a, b) und 2010 (◘ Abb. 19.3a, b) sukzessive die Implantate im Becken entfernt und der Lumbosacrale Übergang freigegeben.

Diese Metallentfernungen führen zur einer Verschlechterung der Beschwerden des Patienten, der nun über extreme Instabilität klagt und nicht mehr in der Lage ist, den Transfer vom Rollstuhl ins Bett oder WC zu schaffen. Liegen ist aufgrund der Beschwerden ebenfalls nicht mehr möglich.

◘ **Abb. 19.2** **a**, **b** Zustand nach erster Metallentfernung 2010

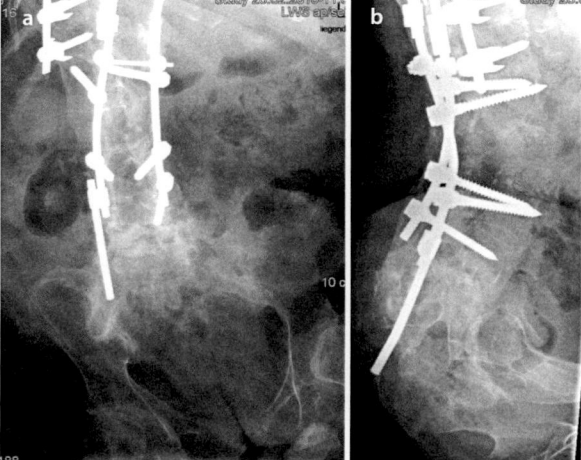

◘ **Abb. 19.3** **a**, **b** Zustand nach zweiter Metallentfernung

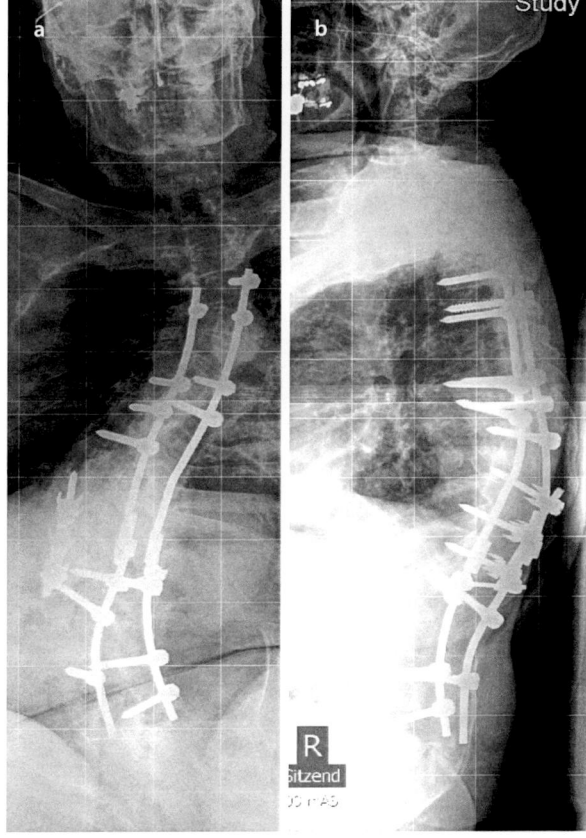

Der Patient benötigt mittlerweile 15 Ampullen Vilan (Nicomorphinhydrochlorid) a 10 mg pro Tag und verbringt 24 Stunden Tag und Nacht im Rollstuhl sitzend.

19.2 Erstkonsultation 2010

Rückverweisung an die vorbehandelten Ärzte mit Bitte um Stabilisierung des lumbosacralen Überganges.

Der Patient wird von diesem Zentrum und einem weiteren Zentrum für die Behandlung abgelehnt aus unklaren Gründen.

19.3 Erneute Konsultation 2012

Status idem, stark übergewichtiger Patient, Vilan abhängig, schwerster Schmerzzustand, suizidale Gedanken, Bauchwandhernie von früheren Eingriffen, derbe Narbenplatte lumbal, Sacrum und untere BWS dorsal. Beinödeme beidseits, mit Coumadin oral antikoaguliert. 24 Stunden im Rollstuhl (■ Abb. 19.4a, b und 19.5).

Die mittleren und oberen Abschnitte der LWS sowie die BWS scheinen knöchern konsolidiert. (■ Abb. 19.6a, b)

CT Untersuchung zeigt komplette Diskonnektierung von L5 über S1 mit Pseudoarthrose, ausgedehnten Osteolysen in Becken und Sakrum. Befund ähnelt einem Charcot Gelenk der Wirbelsäule. Kyphosierung des lumbosacralen Überganges. (■ Abb. 19.7a–d)

- **Problemanalyse**
  - Diskonnektierung lumbosacral mit Pseudoarthrose L5-S1
  - Erschwerte Biologie durch multiple Voreingriffe und Vernarbungen
  - Erschwerte Verankerung von Implantaten in Sakrum und Becken durch multiple Voroperationen mit Osteolysen und Defekten
  - Keine Hinweise auf Infekt
  - Keine Hinweise für Instabilität oberhalb L4

- **Nebendiagnosen**
  - Polymorbidität bei Rollstuhlgebundenem Patienten
  - Polio mit schlaffer Paraparese bds.
  - Adipositas
  - Vilan Abusus
  - St.n. Beinvenenthrombosen
  - Bauchwandhernie
  - Orale Antikoagulation

19

■ **Abb. 19.4 a, b** klinischer Zustand Front/Back

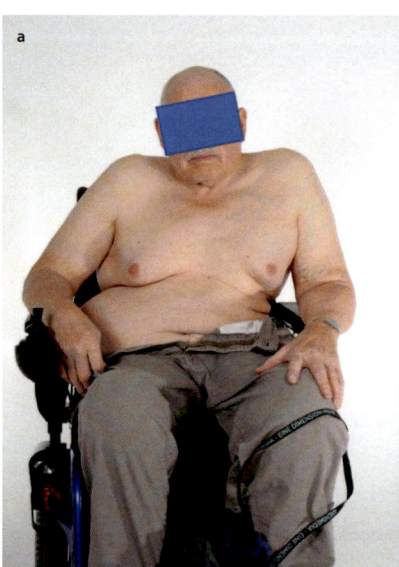
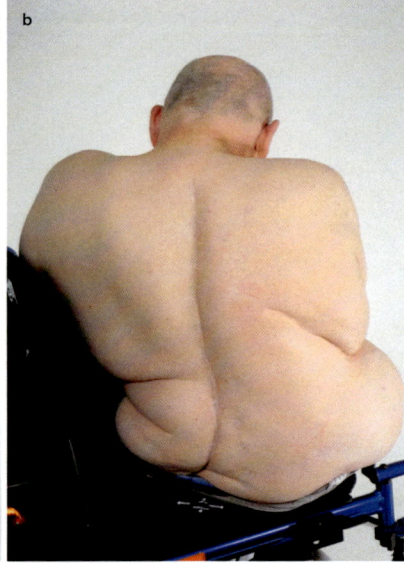

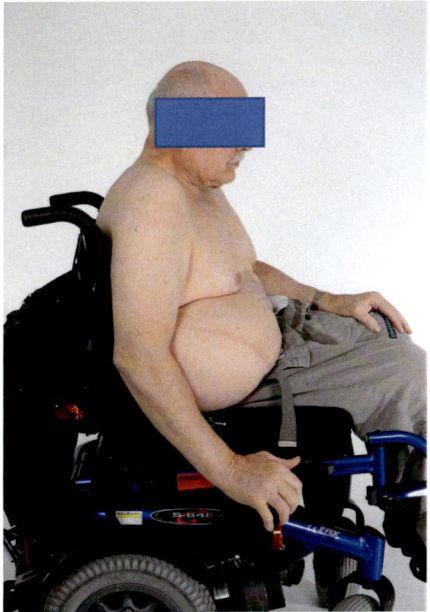

■ **Abb. 19.5**   klinischer Zustand Seitenaufnahme

- **Ziel der Operation**
  - Stabile Verbindung von Lendenwirbelsäule und Becken mit ausreichenden Verankerungspunkten zur knöchernen Heilung.
  - Optimierung der biologischen Verhältnisse unter Verwendung vom Bone morphogenetic protein (BMP) und autologer Beckenkammspongiosa sowie radikalem Debridement.
  - Ermöglichung des Transfers und Schlafen im Bett
  - Verminderung der Vilanabhängigkeit durch Schmerzlinderung mittels Stabilisierung

- **Intervention und Verlauf**
  - Operation 7-2013
  - Partielle Osteosynthesematerialentfernung L2-L5
  - Transpedikuläre Reinstrumentierung L2- S2/Ileum
  - Radikales Debridement Pseudarthrose L5/S1 dorsal und interkorporell ventral

■ **Abb. 19.6   a, b** Präop
WS ganz sitzend

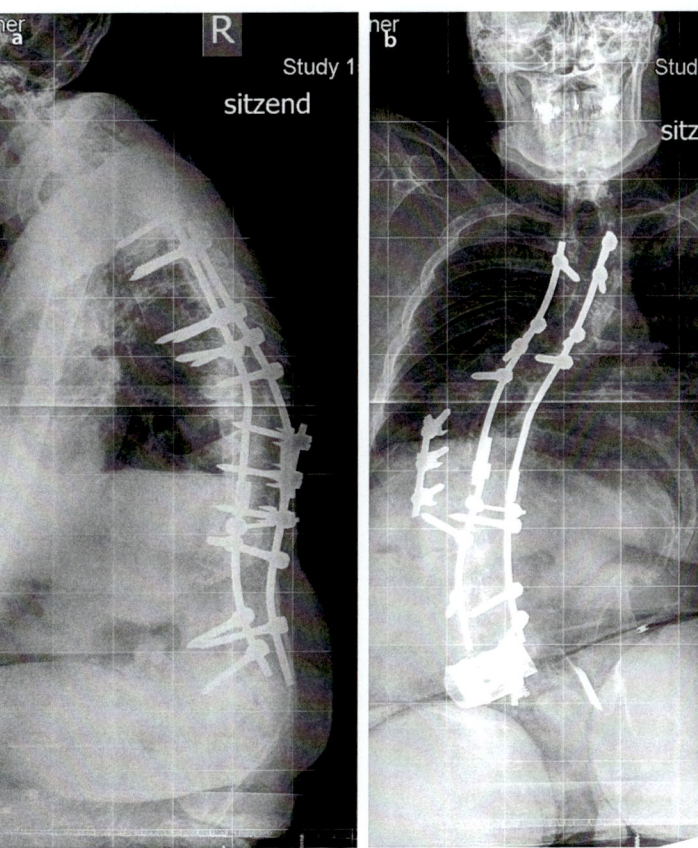

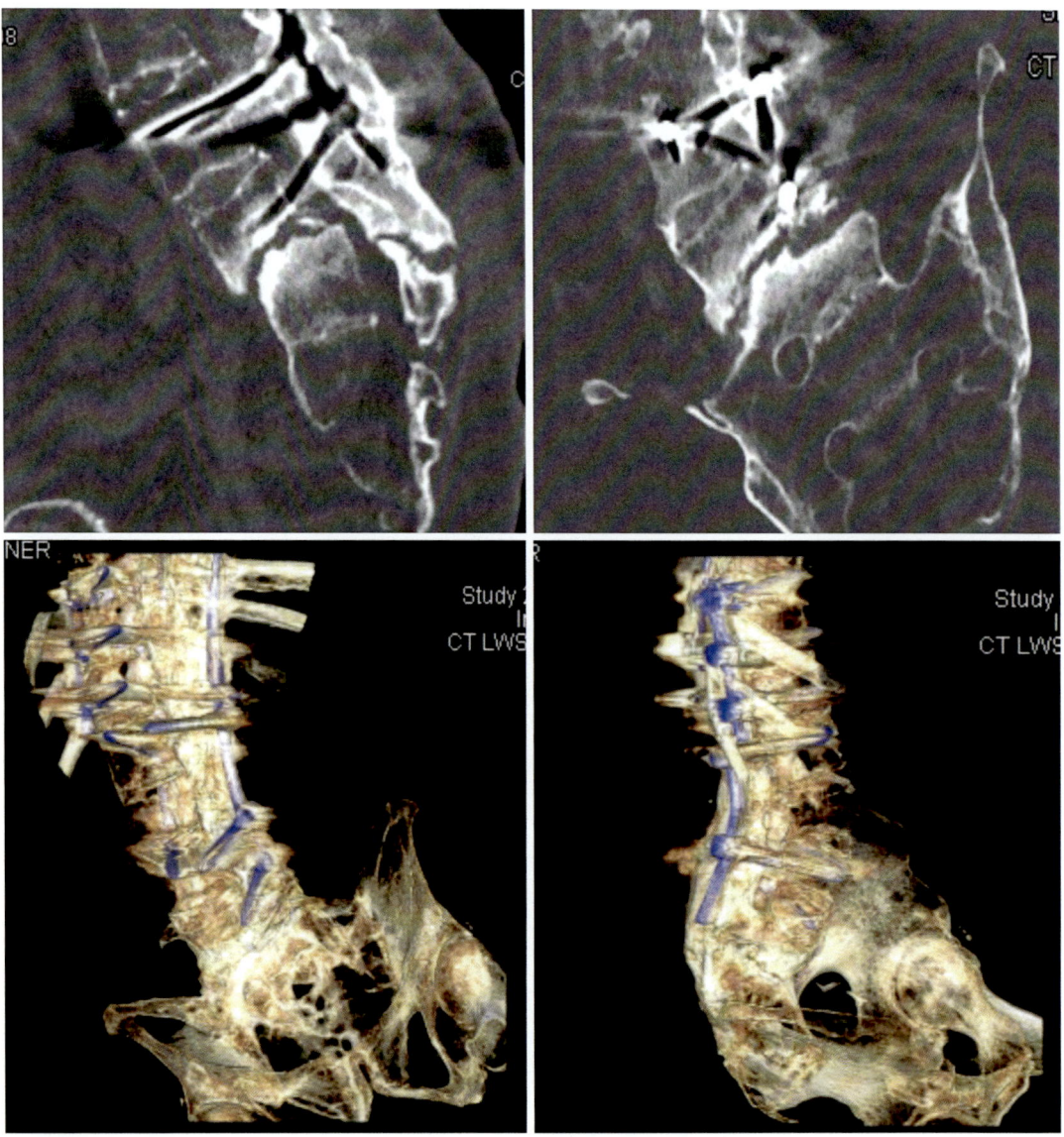

◘ Abb. 19.7   a–d präop CT: Komplette Diskonnektierung L5/S1 mit Pseudarthrose

durch biportalen transforaminalen Zugang von dorsal.
- Transforaminale Intersomatische Fusion (TLIF) L5/S1 mit autologer Beckenkammspongiosa und Bone morphogenetic protein Einlage sowie Harmscageinterponat bds.

■ **Postoperativer Verlauf**
- Überwachung auf Intensivstation und Entwicklung eines Vorhofflimmerns und Elektrokonversion
- Pleuraergüsse und Lungenstauung unter Diuretica beherrschbar.
- Pulmonale Infiltrate und Tazobac Therapie
- Wiederholte paralytische sub-Ileus Symptomatik
- 1x Rückverlegung Intensivstation und Verlegung Abteilung für Innere Medizin in ein auswärtiges Spital, anschliessend weitere 4 Monate Rehabilitation auf einer Paraplegiker Abteilung

19.4 Kontrolle 1 Jahr postoperativ

Der Patient ist sehr zufrieden mit dem Ergebnis der Operation (◘ Abb. 19.8a, b).

Kann aufrechter sitzen und wieder selbstständig Transfers vom Rollstuhl auf Toilette und ins Bett durchführen und wieder im Bett schlafen. Er ist komplett vom Vilan entwöhnt und beziffert eine 70 % Besserung seiner Beschwerden.

CT Lumbosakral 1 Jahr postop zeigt eine solide Fusion und stabile Implantat Lage (◘ Abb. 19.9a–c und 19.10a, b).

◘ **Abb. 19.8** a, b WS ganz 1 Jahr postop

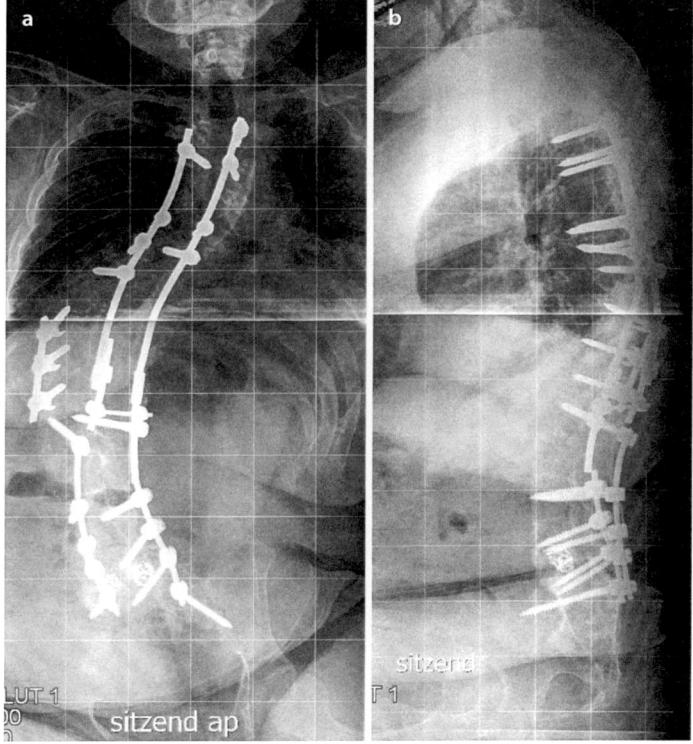

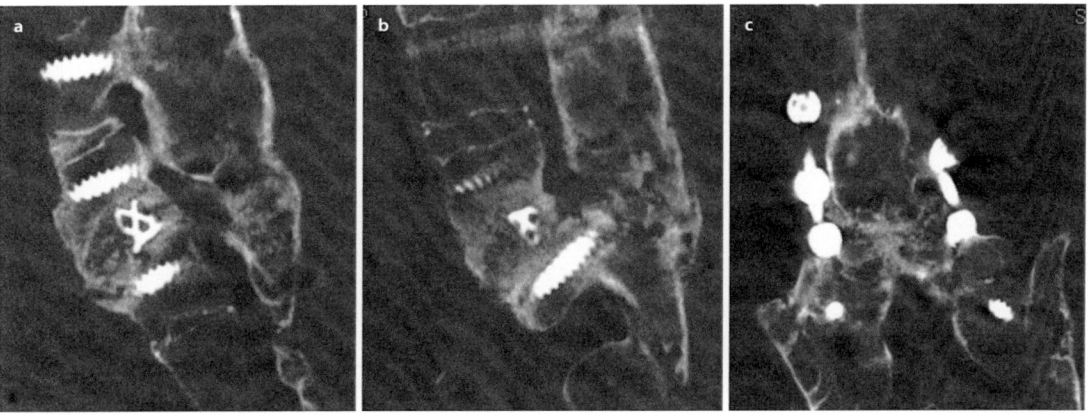

◘ **Abb. 19.9** a–c CT 1 Jahr postop mit solider Fusion

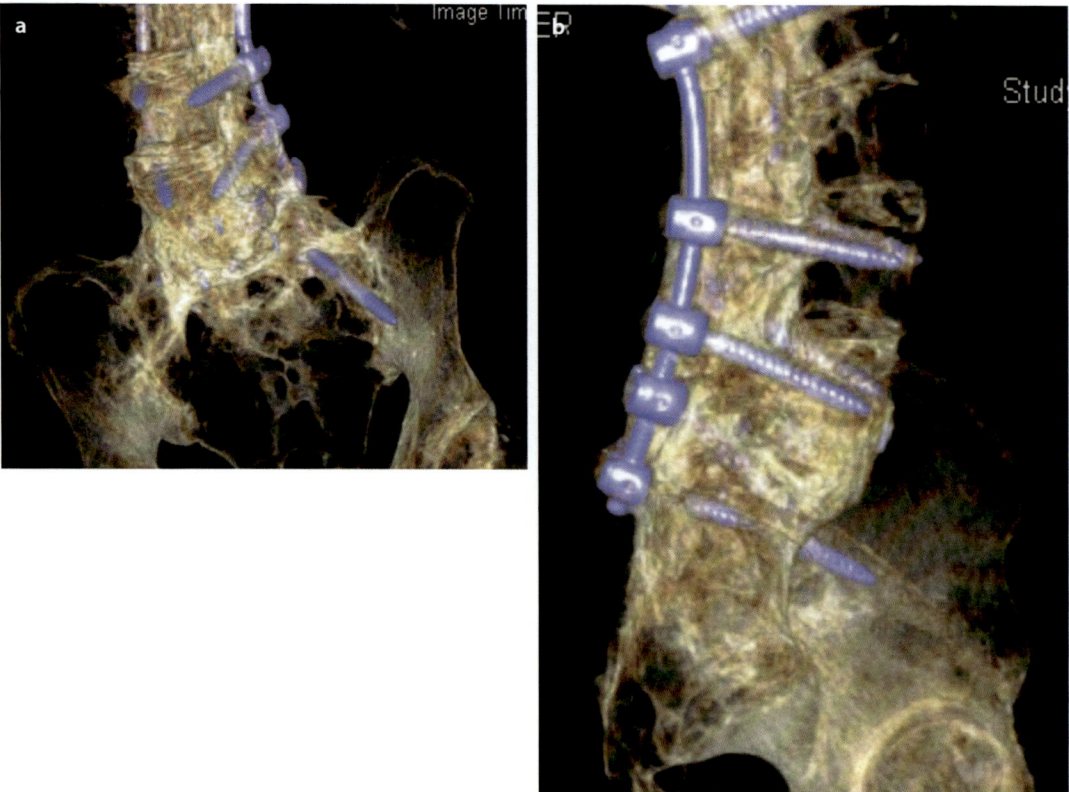

◘ **Abb. 19.10**   **a, b** 3D CT 1 Jahr postop

19

Odyssee einer Talusfraktur

Ch. Lampert

© Springer-Verlag GmbH Deutschland, ein Teil von Springer Nature 2020
R.-P. Meyer et al. (Hrsg.), *Misslungene Interventionen in der Extremitäten- und Wirbelsäulenchirurgie*, https://doi.org/10.1007/978-3-662-59412-4_20

20.1 Der Fall

Der 49-jährige Schreiner und Bergführer ist beim Klettern auf den linken torquierten Fuss gestürzt und hat sich eine luxierte Talus-Corpusfraktur zugezogen (◘ Abb. 20.1), die notfallmässig reponiert und osteosynthetisiert wurde wegen beginnender neurologischer Symptome (◘ Abb. 20.2).

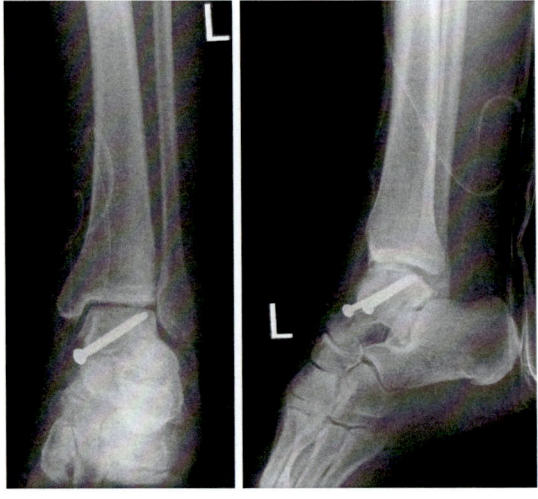

◘ **Abb. 20.2**   Versorgung notfallmässig mit anatomischer Reposition

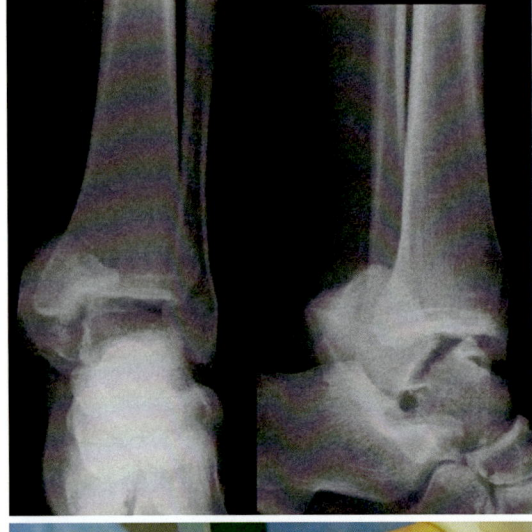

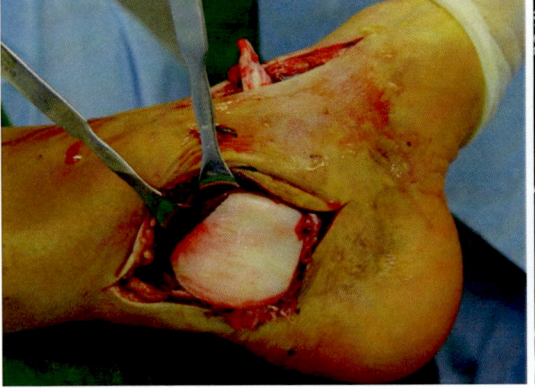

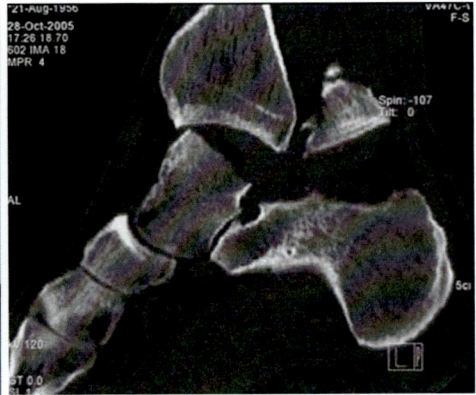

◘ **Abb. 20.1**   Sturz beim Klettern auf den umgeknickten Fuss: Talusluxation posteromedial ohne Verletzung der Gefässe und der Nerven

20.2 **Die Revisionseingriffe**

In der Folge mussten über mehrere Jahre Arthroskopien, Débridements, Anbohrungen und Spongiosaplastik an der medialen Talusschulter gemacht werden. Wegen einer Valgus-Kippung wurde auch eine Calcaneus- und Cuneiforme-Osteotomie durchgeführt, um die Rückfuss-Achse zu verbessern. In der Zwischenzeit hat der Pat. viele Bergtouren geführt und voll gearbeitet. Nach 7 Jahren und insgesamt 6 Operationen wurde wegen progredienter Arthrose eine OSG-Prothese eingesetzt (◘ Abb. 20.3). Nach 3 Monaten ist der Patient wieder auf Bergtouren gegangen und war fast beschwerdefrei.

Zunehmend wurde er aber medial instabil, sodass 2 Jahre nach der Prothese das Inlay gewechselt wurde gleichzeitig mit medialer Bandplastik (◘ Abb. 20.4). Trotzdem ist die mediale Seite wieder instabil geworden, und der Pat. wollte keine Rekonstruktion mehr und dies bei voller Arbeitsfähigkeit und Bergführer-Tätigkeit (◘ Abb. 20.5). 4 Jahre nach der Prothese und 11 Jahre nach dem Unfall wurde die Prothese ausgebaut wegen zunehmender Osteolysen-Bildung, Abkippung und Schmerzen (◘ Abb. 20.6 und 20.7). Mit einem Nagel wurde der Rückfuss stabilisiert (◘ Abb. 20.8) und da der Pat. bei noch nicht vollständig durchgebauter Arthrodese schon wieder arbeitete, ist die Klinge locker geworden und es bildete sich eine Pseudarthrose (◘ Abb. 20.9). Trotz Klingenwechsel und Spongiosaplastik ist dann 15 Jahre nach dem Unfall noch keine Konsolidation eingetreten bei gebrochener Klinge (◘ Abb. 20.10). Bei minimsten Restbeschwerden führt der Patient aber wieder Touren durch und arbeitet voll als Schreiner bei straffer Pseudarthrose.

◘ **Abb. 20.3**   7 Jahre nach dem Unfall Implantation einer OSG-Prothese

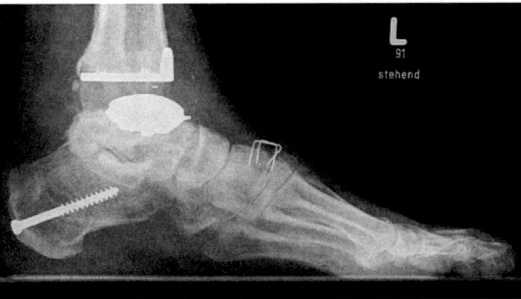
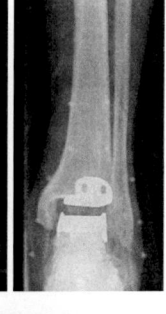

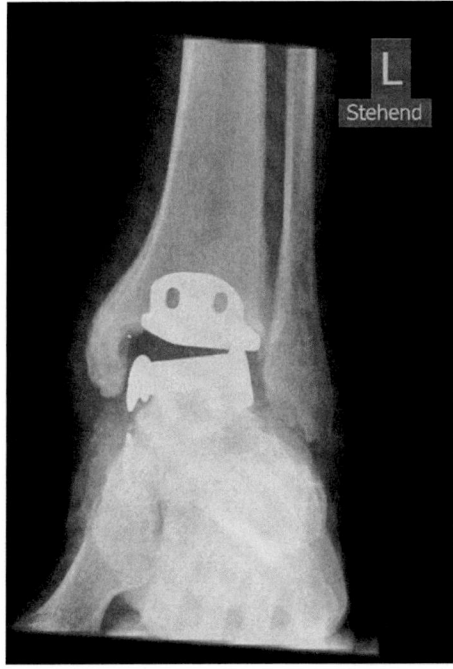
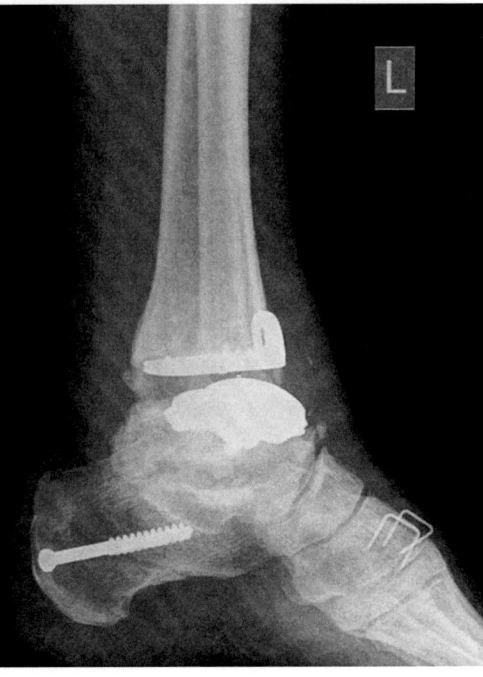

◘ **Abb. 20.4**   3 Monate später Subluxation medial: mediale Bandplastik

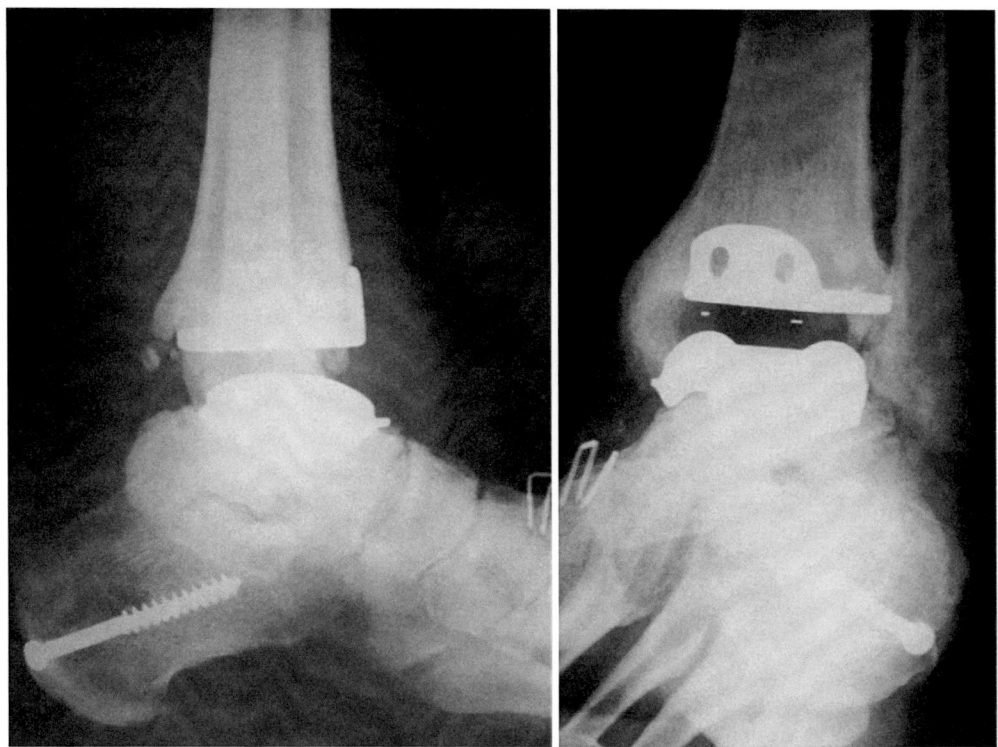

◘ Abb. 20.5   9 Jahre nach dem Unfall, 2 Jahre nach Prothesen-Implantation

◘ Abb. 20.6   10 Jahre nach dem Unfall (3 Jahre nach der Prothesenimplantation): Viele Bergwanderungen und volle Arbeitsfähigkeit, aber zunehmende Schmerzen und mediale Instabilität, Schmerzen im Talo-Navicular-Gelenk

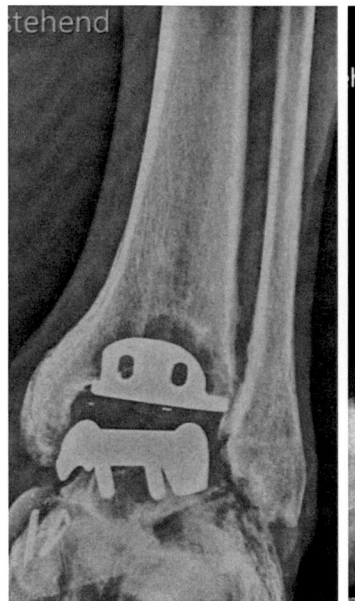
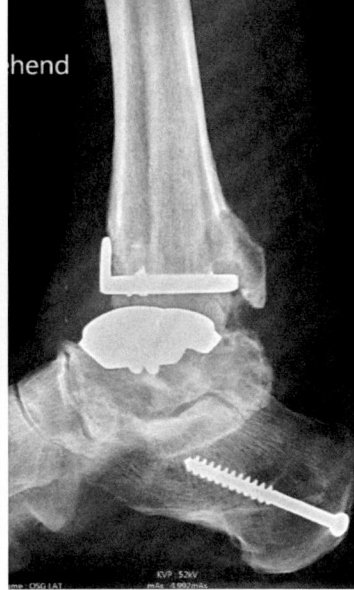

20

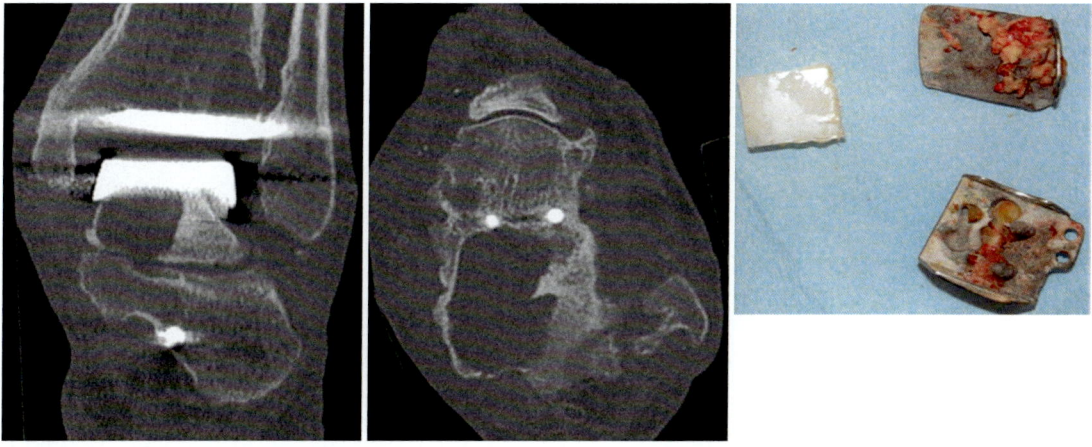

◘ **Abb. 20.7**   10,5 Jahre nach dem Unfall

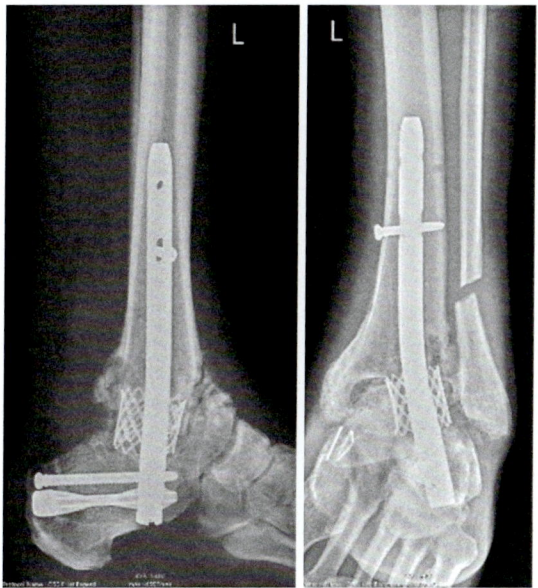

◘ **Abb 20.8**   11 Jahre nach dem Unfall bei Valgusfuss
und starken Schmerzen komplette Rückfuss-Arthrodese

☐ **Abb. 20.9** 12 Jahre nach dem Unfall und 6 Monate nach Arthrodese: Pseudarthrose bei gelockerter Verriegelungsschraube der Klinge

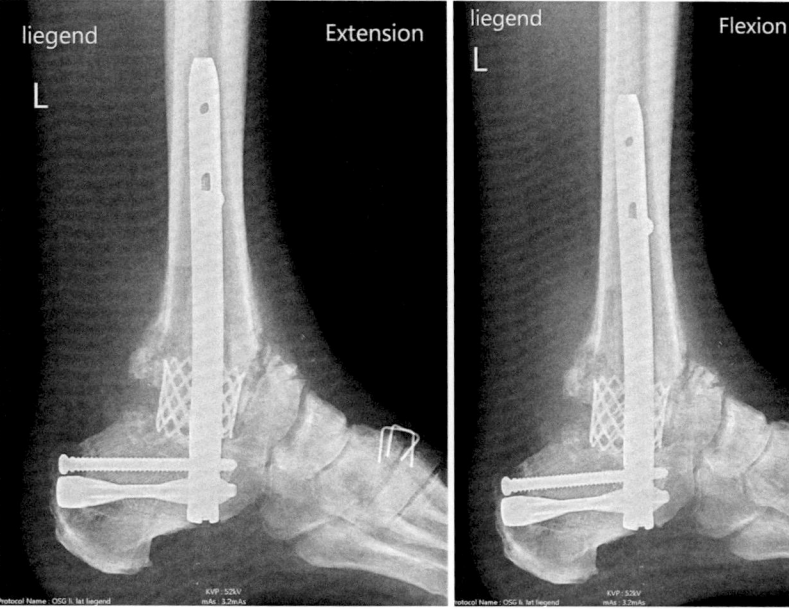

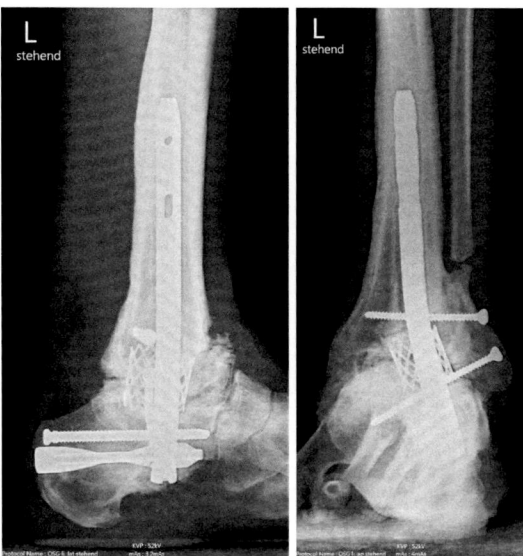

☐ **Abb. 20.10** 15 Jahre nach dem Unfall und 5 Jahre nach Rückfuss-Arthrodese: praktisch schmerzfreie und straffe Pseudarthrose mit gebrochener Klinge (dorsal am Nagel)

20

Missratene Radiologie – und völlig fehlendes Verantwortungsbewusstsein

R.-P. Meyer und F. Buck

© Springer-Verlag GmbH Deutschland, ein Teil von Springer Nature 2020
R.-P. Meyer et al. (Hrsg.), *Misslungene Interventionen in der Extremitäten- und Wirbelsäulenchirurgie*, https://doi.org/10.1007/978-3-662-59412-4_21

21.1 Der Fall

— Der 42-jährige polysportive Mann, National-
mannschaftsmitglied im Kanufahren, long
distance Triathlon, Engadiner-Marathon, Wa-
salauf und ähnliches mehr, verletzt sich am
16.02.2018 im Fitnesscenter bei einer Bank-
drückübung. Sofort stechender Schmerz im
rechten Brustbereich mit Ausstrahlung über
den rechten Hemithorax nach subaxillar.

— Klinisch Hämatom im Pectoralisbereich
rechts sowie Handflächen-grosses Hämatom
am Oberarm ventral rechts. Schulterbeweglichkeit rechts schmerzbedingt deutlich eingeschränkt. Rotatorenmanschette klinisch
unter diesen Bedingungen nicht fassbar. Pal-
patorisch Pectoralis major-Sehne rechts kon-
turarm? Radiologisch unauffällige Situation
(◘ Abb. 21.1a–d).

— Nativ-MRI rechte Schulter vom 20.02.2018: Interpretation des auswärtigen Radiologen. Origi-
naltext: „Ruptur mit Retraktion des Caput breve
der Bicepssehne, wobei der nach kaudal retra-
hierte Sehnenstumpf knapp unterhalb Höhe
Humeruskopf abgrenzbar ist. Intaktes Caput
longum der Bicepssehne." (◘ Abb. 21.2a–c).

— Interpretation der MRI-Bilder vom
20.02.2018 durch unseren Klinikradiologen:

— ◘ Abb. 21.2a: Intakte kurze Bicepssehne inklusive deren Insertion. Vom Radiologen
fälschlicherweise als pathologisch abgegeben.

— ◘ Abb. 21.2b: Vollständige Ruptur der Pectoralis major-Sehne im kaudalsten Bild zu erkennen. Bildqualität schlecht. Wichtiger Bereich nicht abgebildet, obwohl hier deutliches
Hämatom. ◘ Abb. 21.2c: Avulsion der Pectoralis major-Sehne bei auf den vorliegenden
Bildern nicht klar definierbarem Abriss; ossärer Ausriss? Musculotendinöse Läsion?

— Wiederholung der Nativ-MRI-Untersuchung
mit der Fragestellung der genauen Abriss-
stelle der Pectoralis major-Sehne gefordert.

◘ **Abb. 21.1   a–d**
Radiologisch unauffällige
Situation

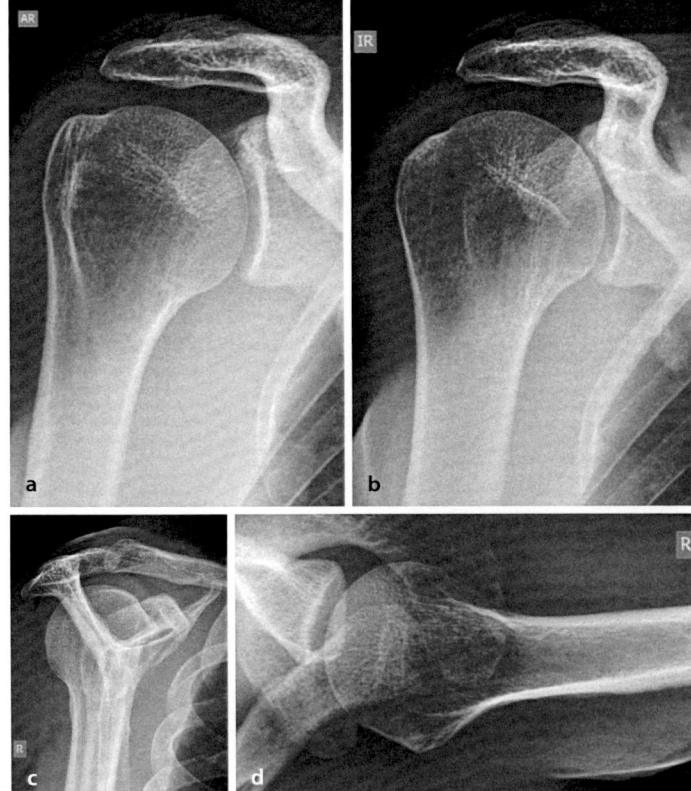

21

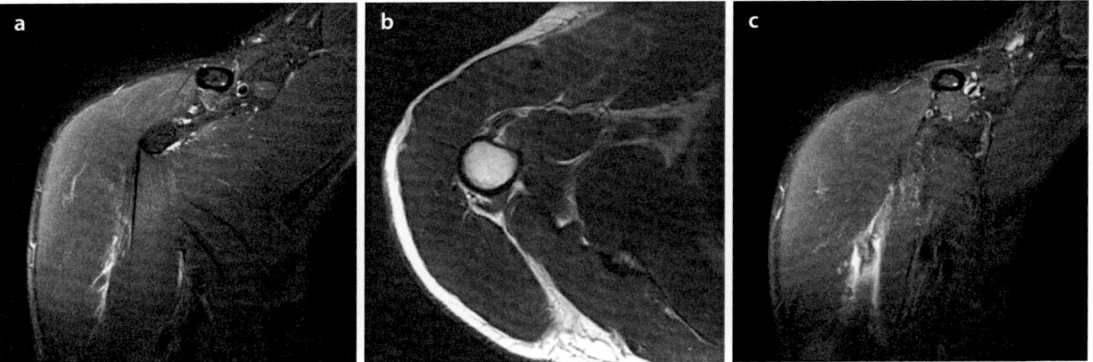

◘ **Abb. 21.2**   a–c Nativ-MRI rechte Schulter: Avulsion der Pectoralis major-Sehne

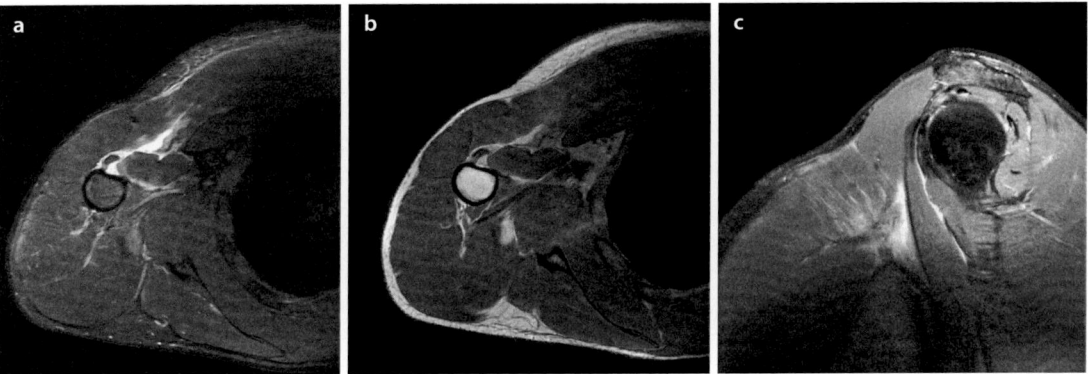

◘ **Abb. 21.3**   a–c Ruptur und Retraktion der Pectoralis major-Sehne mit zusätzlicher Zerrung am muskulotendinösen Übergang

— Nativ-MRI rechte Schulter vom 23.02.2018:
— ◘ Abb. 21.3a und b: Ruptur und Retraktion der Pectoralis major-Sehne mit Hämatom. Gute Auflösung bei gepflegter Sequenz.
— ◘ Abb. 21.3c: Zusätzlich Zerrung am muskulotendinösen Übergang.

21.2 Revisionseingriff

Der Patient wird in Anbetracht dieses nun eindeutigen Befundes für die raschmögliche operative Revision vorgesehen mit transossärer Refixation der Pectoralis major-Sehne. Der Eingriff wird am 06.03.2018 durchgeführt (◘ Abb. 21.4a, b).

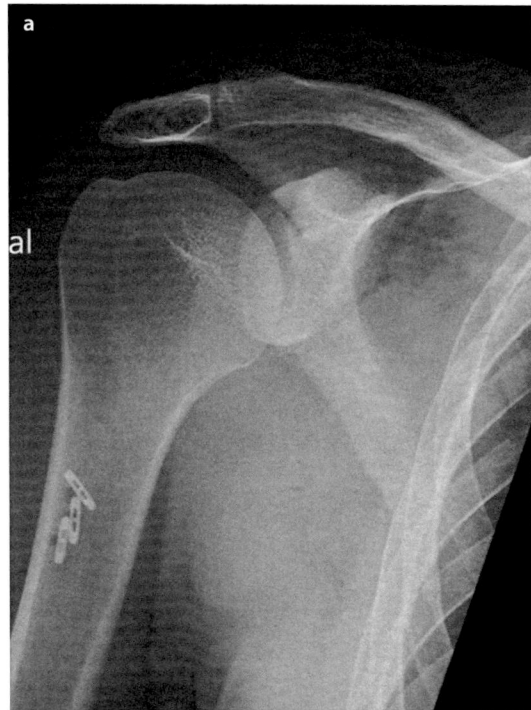

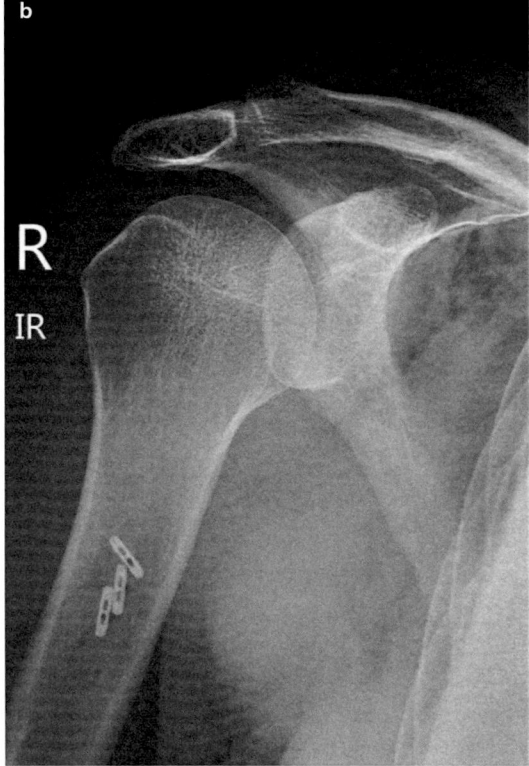

□ Abb. 21.4   a, b Revisionseingriff

21.3 **Diskussion**

Eine Fehlleistung kann in jeder medizinischen Spezialität eintreten, auch wenn diese hier recht krass ausfällt und dem angeblich auf die Interpretation von MRI-Bildern spezialisierten Radiologen ein denkbar schlechtes Zeugnis ausstellt. Elegant wird dann diese kapitale Fehlinterpretation von einem wesentlich profilierteren Radiologen im Haus ausgebügelt. Der Patient kann somit der korrekten chirurgischen Therapie zugeführt werden.

Beschämend für alle in diesem Fall involvierten Mediziner ist die Nonchalance, mit der der primär aktive Radiologe sich äussert. Die von ihm gestellte Diagnose eines isolierten Abrisses des Caput breve des Biceps ist ohne Korakoidalteration kaum denkbar und – wenn überhaupt – eine Rarität.

Dass hier jedes Verantwortungsbewusstsein fehlt, kommt noch hinzu. Was kann man diesem Röntgenbildbeschreiber anhaben? Im besten Fall wird es gelingen, die Rechnungsstellung der ersten MRI-Untersuchung aufzuheben. Der Amateur-Radiologe wird sein Metier in seichtem Fahrwasser weiter praktizieren.

21

Die Komplexität der Humerusfraktur unterschätzt!

F. Moro und R.-P. Meyer

© Springer-Verlag GmbH Deutschland, ein Teil von Springer Nature 2020
R.-P. Meyer et al. (Hrsg.), *Misslungene Interventionen in der Extremitäten- und Wirbelsäulenchirurgie*, https://doi.org/10.1007/978-3-662-59412-4_22

22.1 Der Fall

— Sturz der 61 ½ -jährigen Frau am 11.07.2016
mit komplexer intraartikulärer mehrfragmentärer distaler Humerusfraktur links
(○ Abb. 22.1a, b).

○ **Abb. 22.1   a, b**
Intraartikuläre mehrfrag-
mentäre distale Humerus-
fraktur links

— Nach zusätzlicher computertomografischer
Abklärung (○ Abb. 22.2a, b) osteosytheti-
sche Versorgung der Fraktur mit Doppel-
platte mittels Chevron-Osteotomie am
13.07.2016 (○ Abb. 22.3a, b).

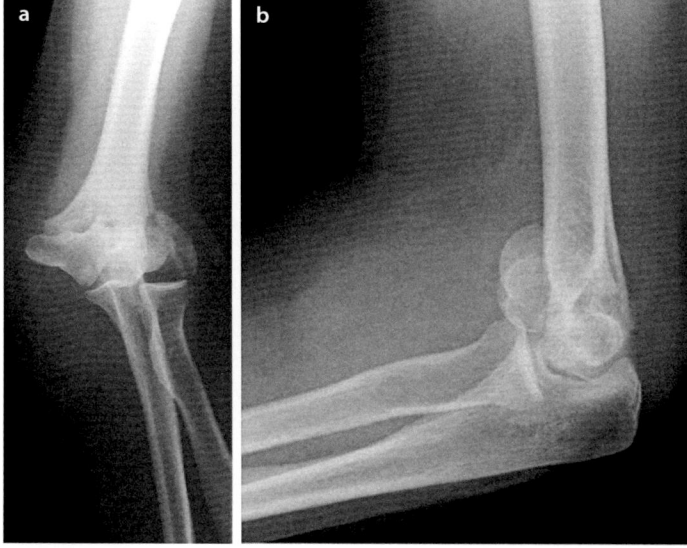

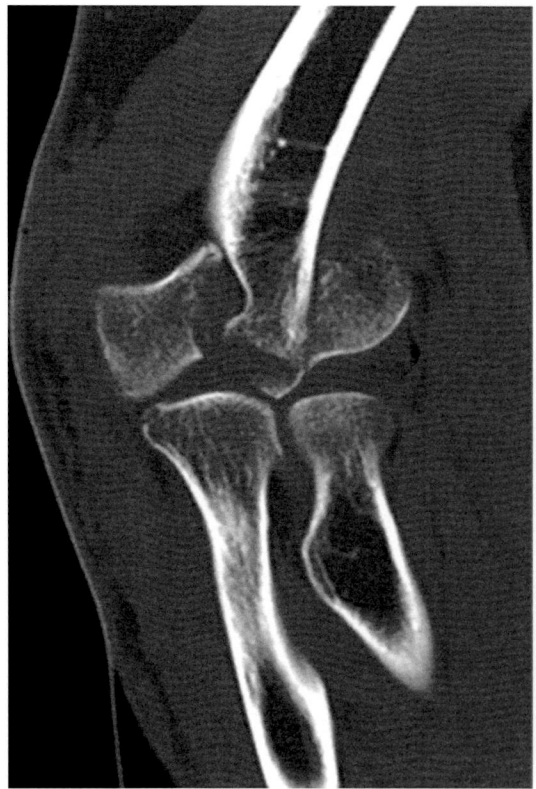

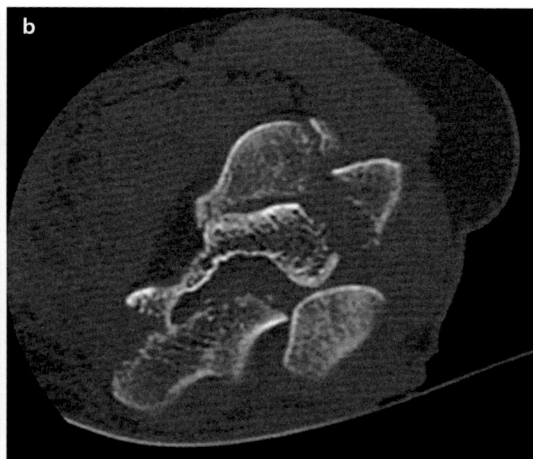

○ **Abb. 22.2   a, b** Computertomographische Abklärung

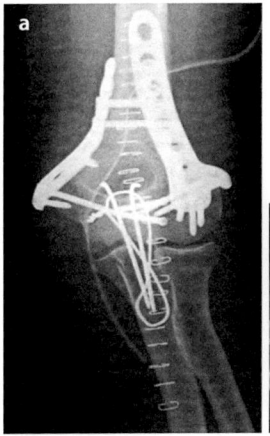
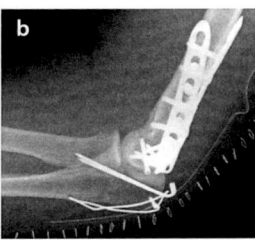

Abb. 22.3   **a, b** Versorgung der Fraktur mit Doppel-
platte mittels Chevron-Osteotomie

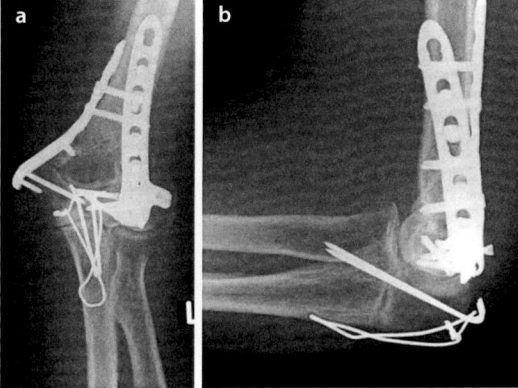

Abb. 22.4   **a, b** Verzögerte Konsolidation

- 2 Monate nach dem Eingriff verzögerte
  Konsolidation mit zunehmender Fehlstellung
  und Funktionseinschränkung bei Lockerung
  und sekundärer Sinterung des radialen
  Pfeilers (**Abb. 22.4a, b**).
- Ein gutes halbes Jahr nach dem Eingriff
  weitgehende Flexionskontraktur bei ca. 90°,
  Pro-/Supination frei. Radiologisch zunehmende Materiallockerung bei fehlender
  Konsolidierung der Fraktur sowohl ulnar wie
  radial (**Abb. 22.5a, b**).

22.2 **Revisionseingriff**

- Operative Revision am 03.04.2017 mit Re-Che-
  vron-Osteotomie, Osteosynthesematerialentfernung, Pseudarthroseanfrischung/Resektion,
  autologe Spongiosaplastik mit bikortikalem

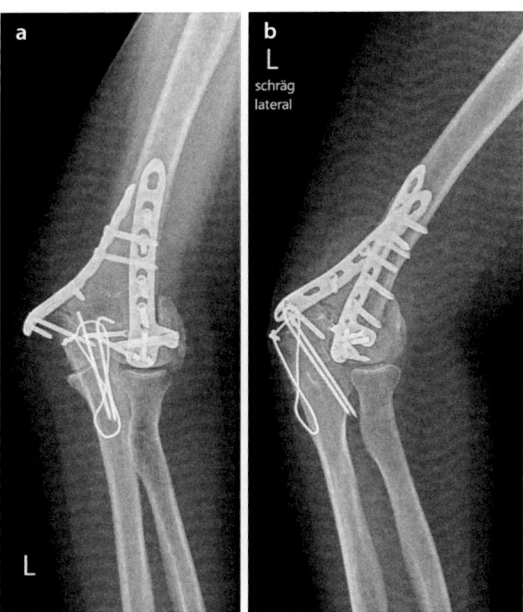

Abb. 22.5   **a, b** Zunehmende Materiallockerung

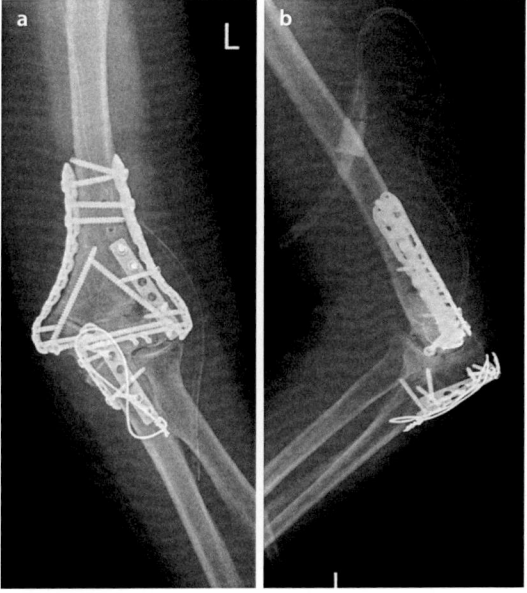

Abb. 22.6   **a, b** Operative Revision

  Beckenspan sowie Re-Osteosynthese mit
  distaler Humerusplatte am radialen Pfeiler und
  ulnarseitig sowie Zugschrauben-Osteosynthese
  (**Abb. 22.6a, b**).
- 3 Monate nach Re-Osteosynthese aktive
  Flexion/Extension 100/5/0° bei freier Pro-/
  Supination. Radiologisch weit fortgeschrittener Durchbau (**Abb. 22.7a, b**).

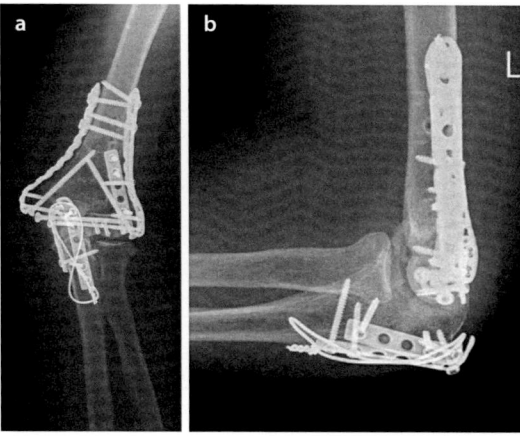

Abb. 22.7 **a, b** Zustand 3 Monate nach OP

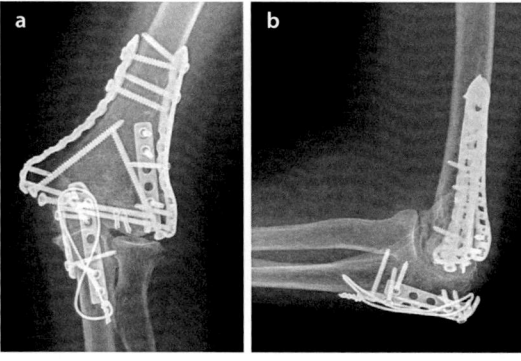

Abb. 22.8 **a, b** Zustand 8 ½ Monate nach Revisionseingriff

— 8 ½ Monate nach dem Zweiteingriff gute Ellbogenfunktion bei sanierter Pseudarthrose (❒ Abb. 22.8a, b).

— Am 08.01.2018 partielle Entfernung des Osteosynthesematerials, posteriore Arthrolyse sowie Dekompression des Nervus ulnaris bei sensomotorischem Sulcus ulnaris-Syndrom.

22.3 Diskussion

Die primäre osteosynthetische Versorgung erfolgte zurecht mit einer Olecranon-Osteotomie, denn die Vertical-Shear-Komponente der Fraktur lässt sich nur nach durchgeführter Olecranon-Osteotomie einsehen. Trotz Verwendung anatomischer vorgeformter Platten mit der Option der Winkelstabilität wurde keine Rotationsstabilität erreicht, und es kam zum sekundären Repositionsverlust.

Dies wurde früh, das heisst 2 Monate postoperativ, radiologisch dokumentiert und hätte zu einer frühzeitigeren Revision führen sollten. Leider hat man zugewartet und erst verzögert wurde dann durch uns der Revisionseingriff durchgeführt.

Auch in diesem Fall hätte ein prothetischer Gelenkersatz sekundär diskutiert werden können. Wir haben uns für eine gelenkserhaltene Revision entschieden. Trotz funktionellen Defiziten und einer Nervus ulnaris-Neuropathie ist die Patientin subjektiv heute zufrieden.

22

Ein Doyen der Schulterchirurgie wirft das Handtuch

F. Moro, H.-K. Schwyzer und R.-P. Meyer

© Springer-Verlag GmbH Deutschland, ein Teil von Springer Nature 2020
R.-P. Meyer et al. (Hrsg.), *Misslungene Interventionen in der Extremitäten- und Wirbelsäulenchirurgie*, https://doi.org/10.1007/978-3-662-59412-4_23

23.1 Der Fall

- Am 06.09.2011 Motorradunfall der damals 47-jährigen Frau mit mehrfragmentärer proximaler 4-Fragment-Humerusfraktur rechts (◻ Abb. 23.1a–e).

- Philos-Platten-Osteosynthese am 13.09.2011 (◻ Abb. 23.2a, b).
- Entwicklung einer Humeruskopfnekrose, Kollaps des Humeruskopfes mit Protrusion der Schraubenspitze ins Gelenk (◻ Abb. 23.3a, b).

◻ **Abb. 23.1 a–e**
Proximale 4-Fragment-Humerusfraktur rechts

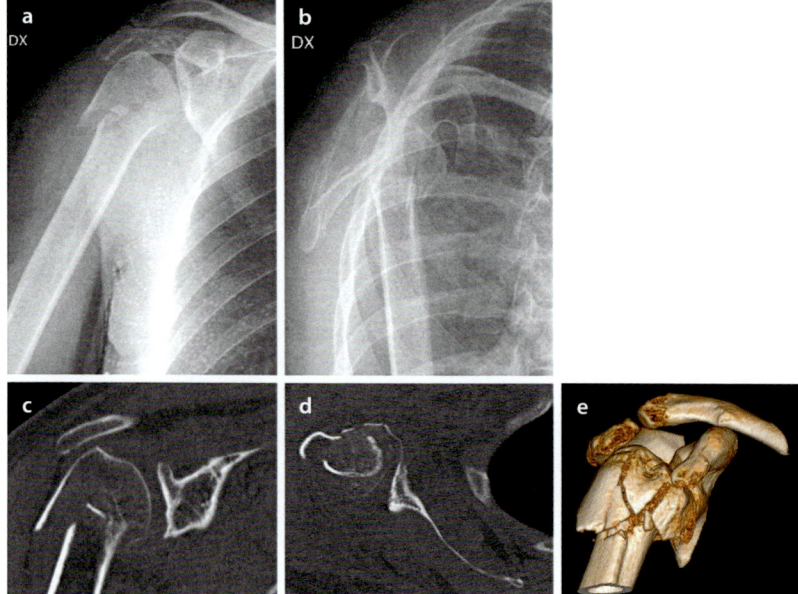

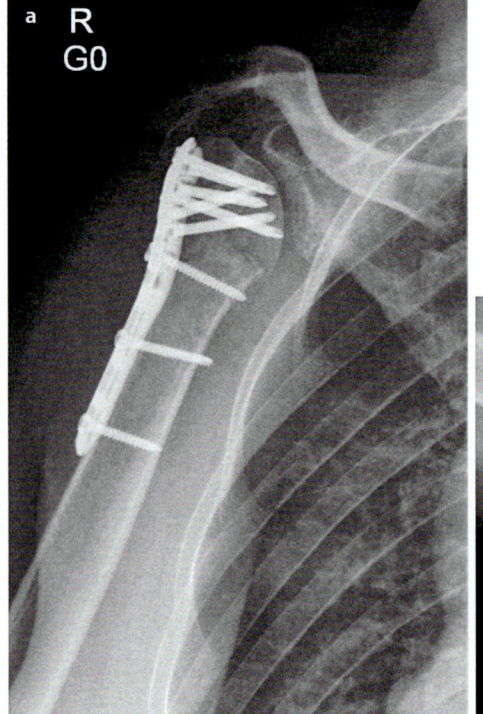

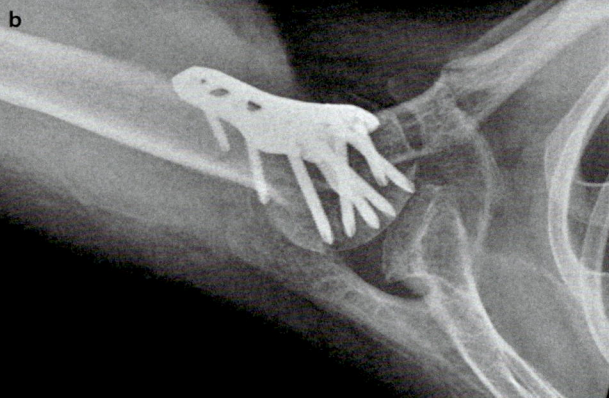

◻ **Abb. 23.2   a, b** Philos-Platten-Osteosynthese

- Implantation einer zementfreien, inversen Schultertotalprothese am 24.01.2012 (■ Abb. 23.4a, b).
- Schaftlockerung und periprothetische Fraktur im Calcar-/Tuberculum majus-Bereich (■ Abb. 23.5a, b).
- Revision mit Schaftwechsel zementiert am 27.11.2012 (■ Abb. 23.6a, b).

- Erneute aseptische Schaftlockerung mit periprothetischer Humerusschaftfraktur (■ Abb. 23.7a–c).
- Revision am 25.02.2016 mit Schaftwechsel der inversen Prothese auf Langschaft und distaler Zementierung, dabei intraoperativ via falsa mit anteriorer Perforation der Prothesenspitze und Zement in den Weichteilen (■ Abb. 23.8a, b).
- Patientin über Komplikation mit Perforation informiert, eine Spezialprothese mit zusätzlicher Schaftlänge von + 3 cm wird angefordert – dies prophylaktisch im Falle einer

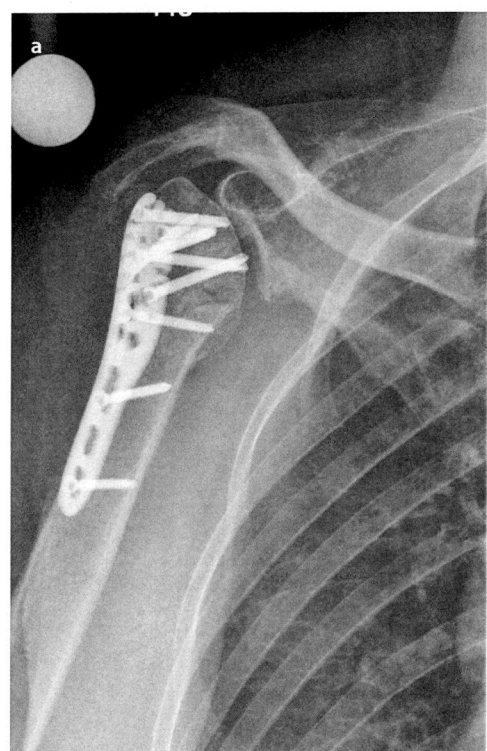

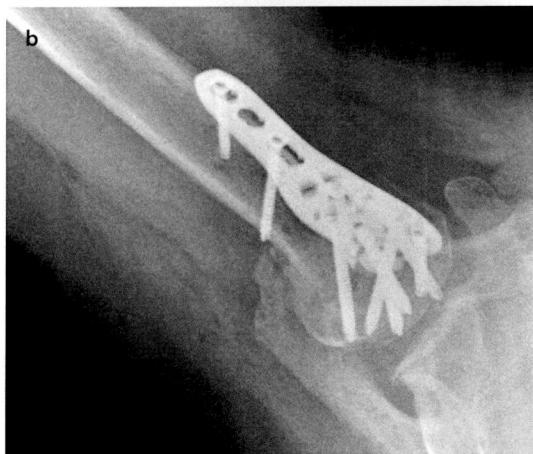

■ **Abb. 23.3**   **a, b** Humeruskopfnekrose und Kollaps des Humeruskopfes

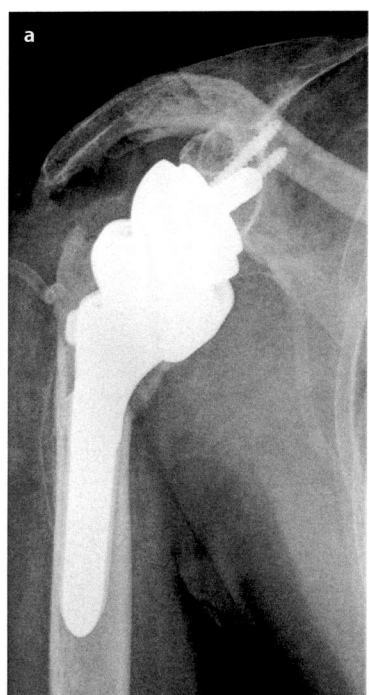

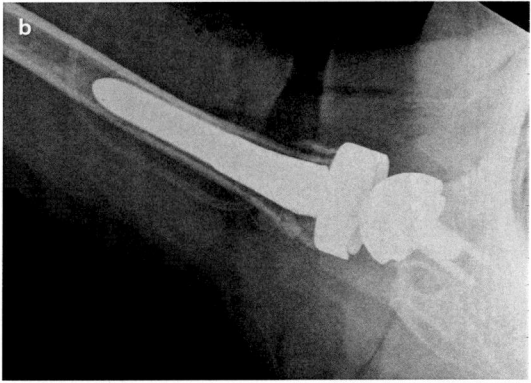

■ **Abb. 23.4**   **a, b** Implantation einer zementfreien, inversen Schultertotalprothese

Fraktur im distalen Schaftbereich. Patientin wünscht Weiterbehandlung an unserer Klinik.

— Konsultation am 13.05.2016: Schmerzen im distalen Oberarmbereich rechts, Kraftlosigkeit für Ellbogenflexion, bewegungsabhängiges schmerzhaftes Krepitieren im Oberarm. Radiologisch Schaftlockerung, in den proximalen 2/3 des Humerus massivst ausgedünnte, in sich mehrmals frakturierte Kortikalis. Fester Sitz der Baseplate und Glenosphère ohne Luxation (◻ Abb. 23.9a, b).

— Erneute Revision am 23.09.2016 mit Schaftwechsel auf Custom-made-Prothese distal verriegelt, Allograftaufbau proximal sowie

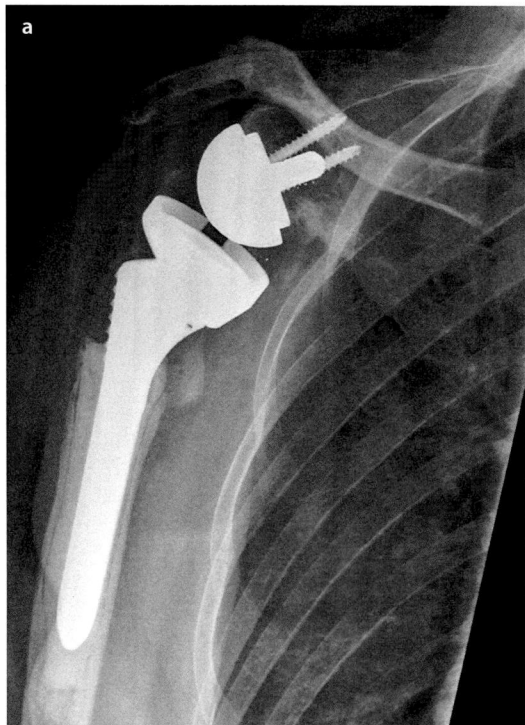

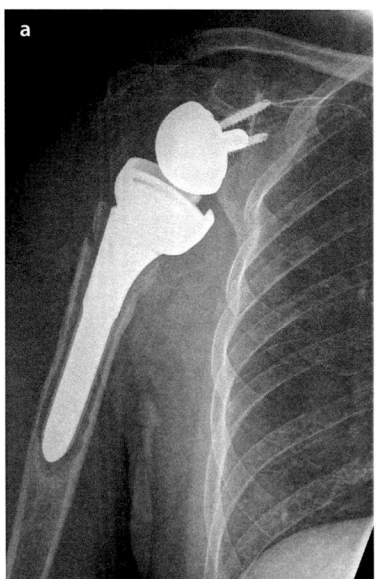

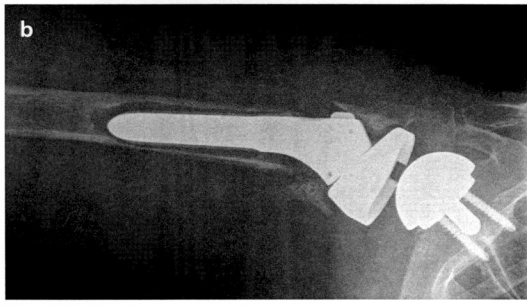

◻ **Abb. 23.5　a, b** Schaftlockerung und periprothetische Fraktur

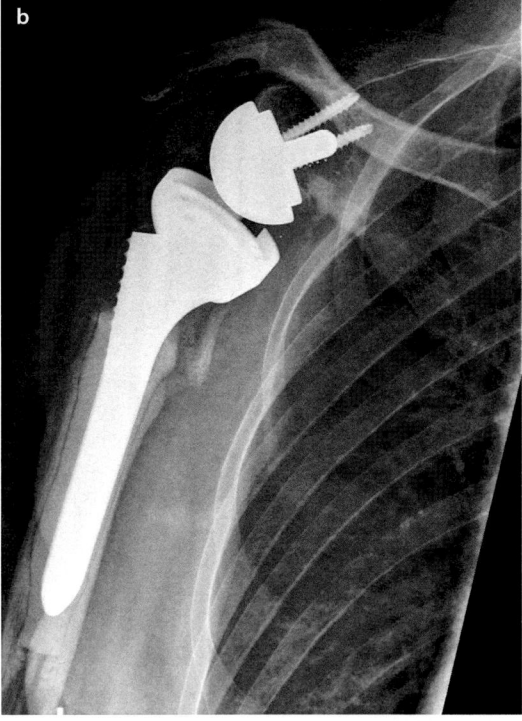

◻ **Abb. 23.6　a, b** Revision mit Schaftwechsel

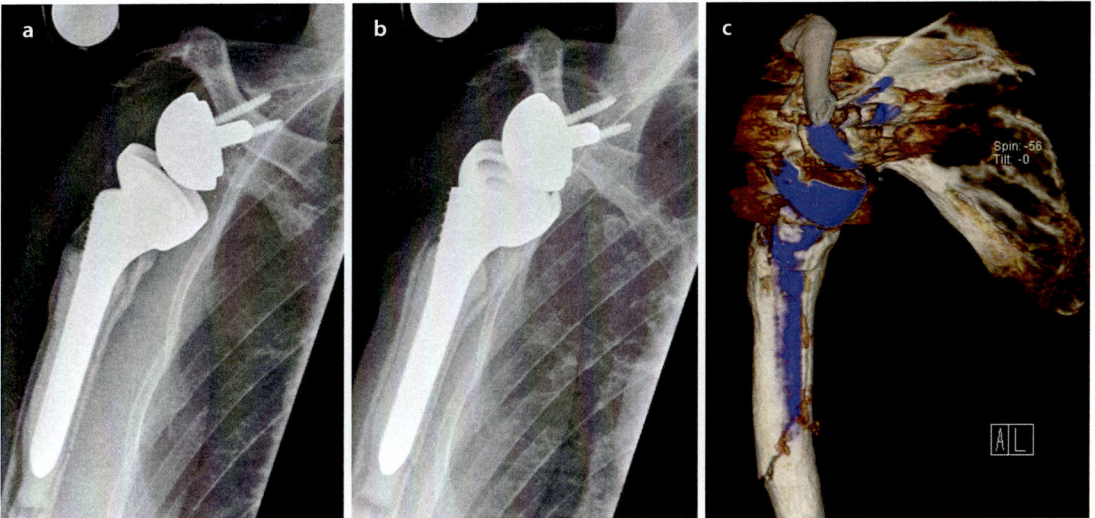

■ **Abb. 23.7   a–c** Erneute aseptische Schaftlockerung

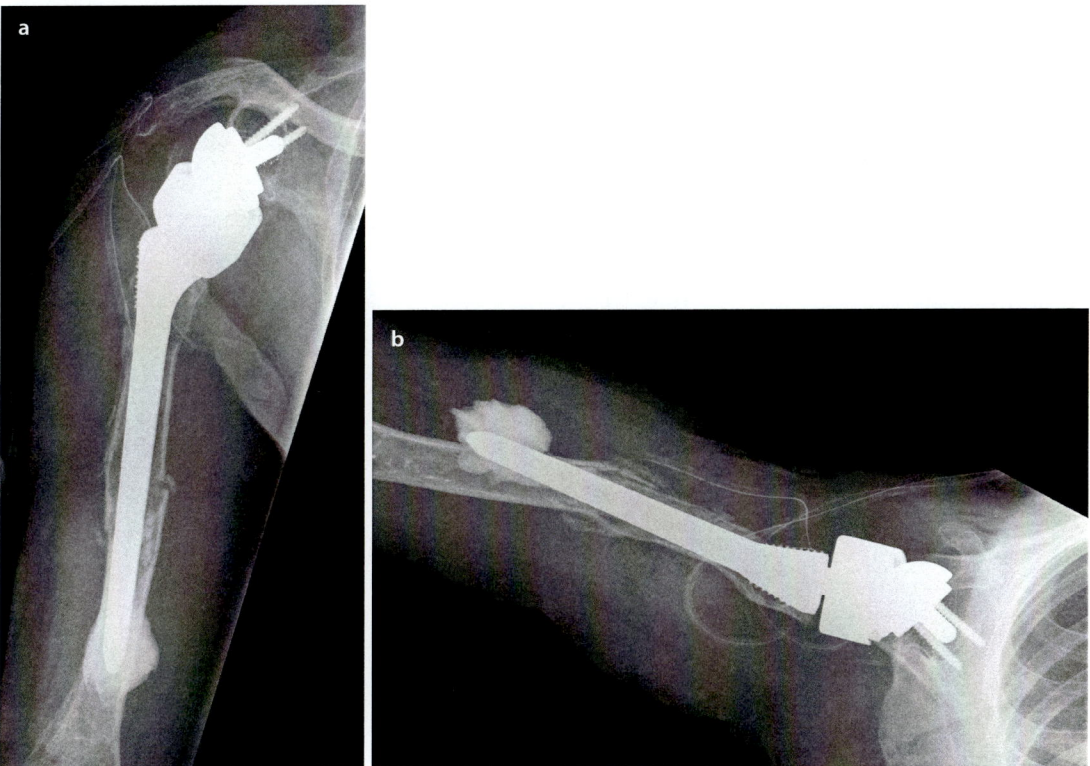

■ **Abb. 23.8   a, b** Zweiter Revisionseingriff: Wechsel auf Langschaft mit via falsa

Osteotomie distal mit Überbrückung der
Osteotomie mittels distaler LCP-VA-
Humerusplatte (■ Abb. 23.10a, b).
— 2 Monate nach dem Eingriff Patientin
beschwerdearm, Ellbogenfunktion rechts frei,

Schulterbeweglichkeit rechts mit möglichem
Nacken- und Schürzengriff. Radiologisch
keine Lockerungszeichen, keine Resorption
der verwendeten Struts-Allografts
(■ Abb. 23.11a, b).

◘ Abb. 23.9   a, b
Konsultation an unserer
Klinik am 13.05.2016:
Schaftlockerung, mehrfach
frakturierte Corticalis

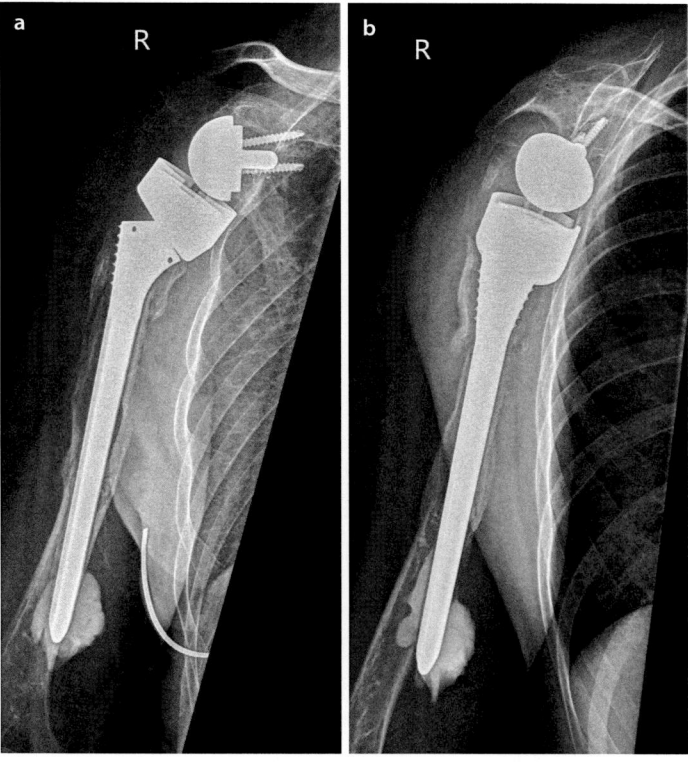

◘ Abb. 23.10   a, b Dritte
Revision mit Schaftwechsel,
Allograft Aufbau und
distaler Osteotomie

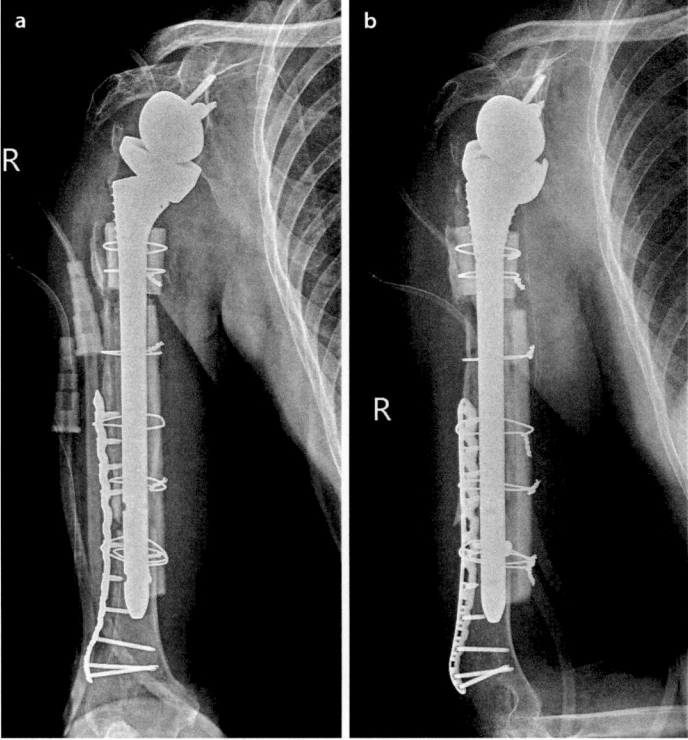

- 5 Monate nach Intervention freie Ellbogenfunktion rechts bei 70° Flexion/Abduktion im
  Schultergelenk. Im Röntgenbild stabiler
  Prothesenschaft, Osteotomie konsolidiert, die
  kortikal angebrachten Allograft-Struts partiell
  integriert (■ Abb. 23.12a, b).
- 1 Jahr nach dem fünften Eingriff verbleibt
  eine erhebliche Bewegungseinschränkung im

rechten Schultergürtel, in etwa einer Pseudo-
paralyse entsprechend. Patientin beschwerdearm. Radiologisch keine Lockerungszeichen
weder im Schaft- noch im Osteosynthesebe-
reich, Allograft-Struts partielle integriert. Um
die distale Prothesenspitze zeigt sich ein
Lysesaum im Sinne einer möglichen Schwin-
gung (■ Abb. 23.13a, b).

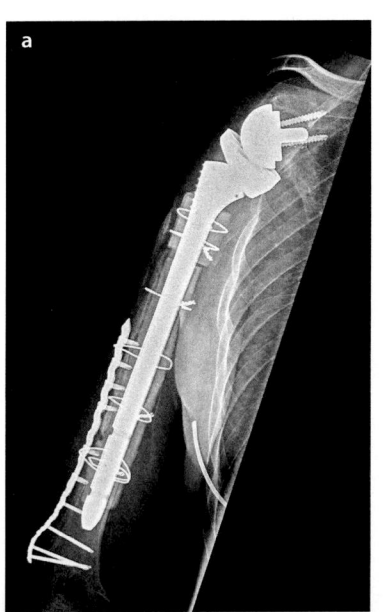
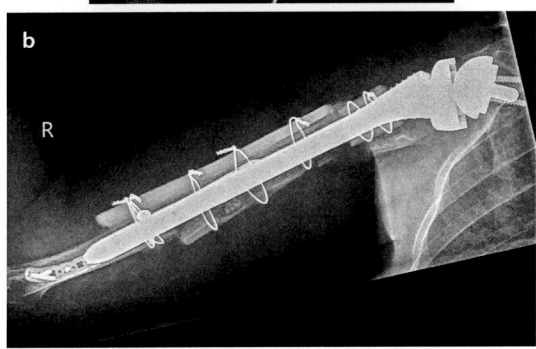
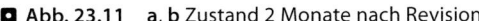

■ **Abb. 23.11**   **a, b** Zustand 2 Monate nach Revision

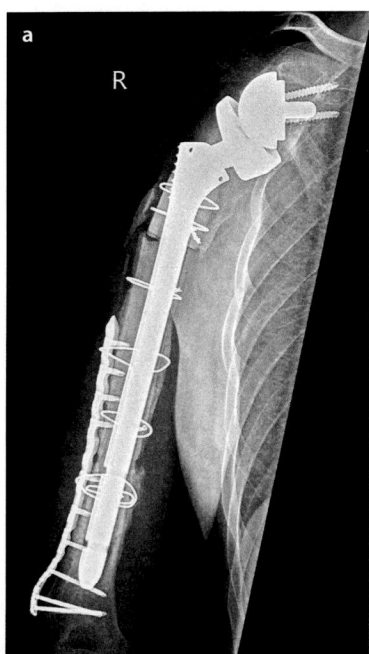
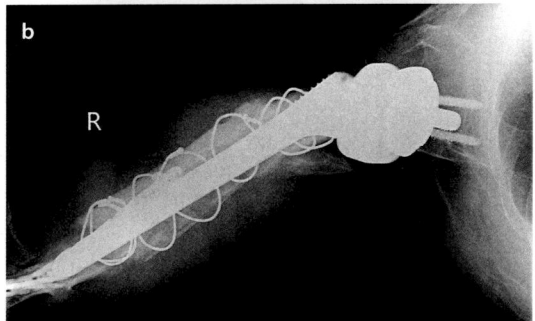

■ **Abb. 23.12**   **a, b** Zustand 5 Monate nach Revision

23

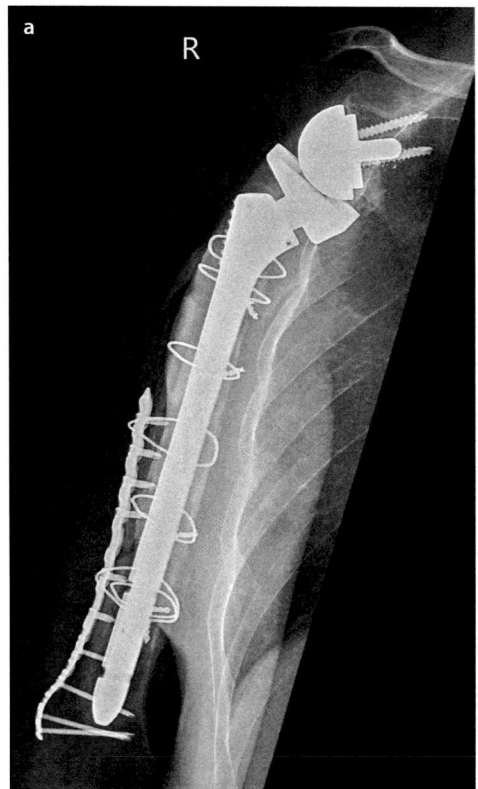

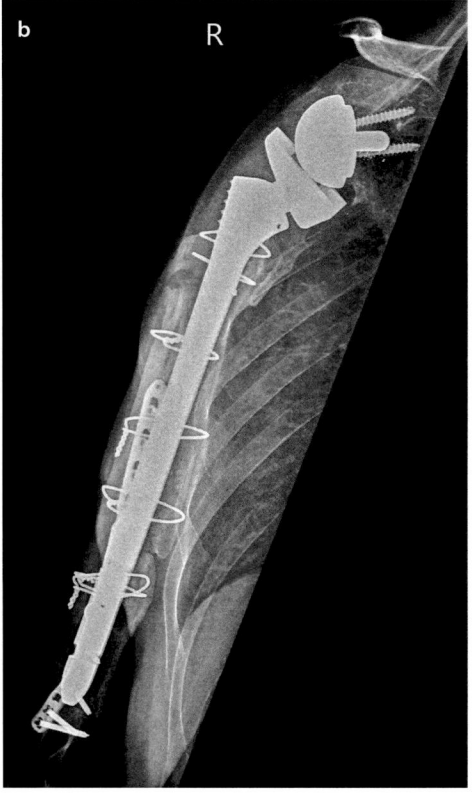

23.2 Diskussion

Der Verlauf bei dieser jungen Patientin mit initial 4-Fragment-Humeruskopffraktur ist nicht unerwartet. Bis heute wird kontrovers diskutiert, ob primär eine Schultertotalprothese auch bei jungen Patienten implantiert werden soll. Dies in Kenntnis der unter Umständen kürzeren Standzeiten der Prothese – wie an diesem Beispiel auch klar ersichtlich ist. Für uns stellte sich die Frage bei dokumentierter distaler Perforation der Prothesenspitze, ob zugewartet werden kann, wie der Patientin andernorts vorgeschlagen oder in Kenntnis der schwierigen Revision aktiv vorgegangen werden soll. Wir haben uns für die zweite Option entschieden.

◘ **Abb. 23.13**   **a, b** Zustand 1 Jahr nach Revision

Fehleinschätzung einer distalen Humerusfraktur – mit Folgen

F. Moro und R.-P. Meyer

© Springer-Verlag GmbH Deutschland, ein Teil von Springer Nature 2020
R.-P. Meyer et al. (Hrsg.), *Misslungene Interventionen in der Extremitäten- und Wirbelsäulenchirurgie*, https://doi.org/10.1007/978-3-662-59412-4_24

24.1 Der Fall

— Sturz der damals 62-jährigen Frau am
   21.02.2015: Distale, intraartikuläre Humerusfraktur links (◘ Abb. 24.1a, b). Osteosynthetische Versorgung gleichentags, Überlänge der
   Schraube am Capitulum (◘ Abb. 24.2a, b).

◘ **Abb. 24.1**   **a, b** Distale,
intraartikuläre Humerus-
fraktur links

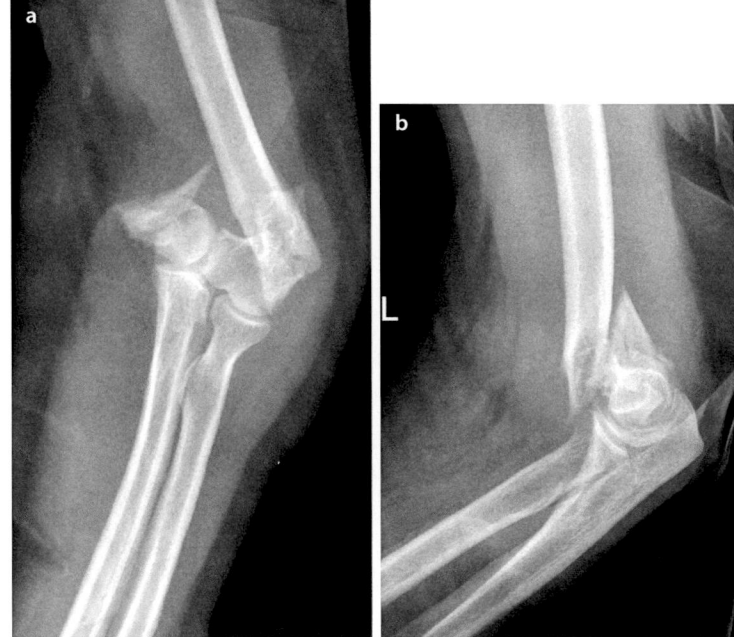

◘ **Abb. 24.2**   **a, b** Osteosynthetische Versorgung

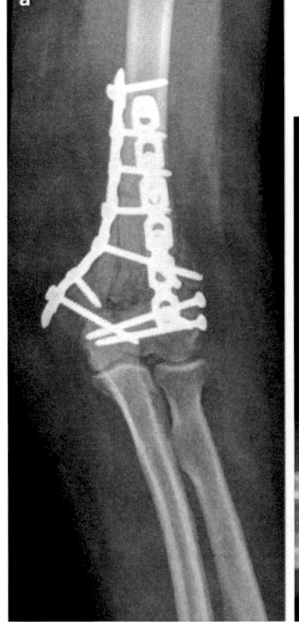
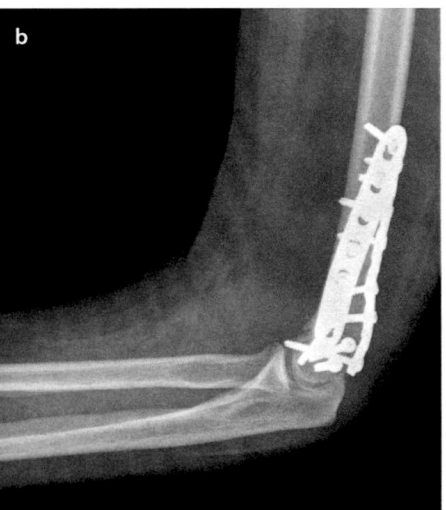

- Schraubenwechsel am Capitulum bei Überlänge sowie Dekompression des Nervus ulnaris mit Vorverlagerung bei schwerem posttraumatischem Sulcus ulnaris-Syndrom links am 11.03.2015. Verlaufskontrolle nach Schraubenwechsel (◘ Abb. 24.3a, b).
- Zunehmende Einsteifung des linken Ellbogengelenkes bei sekundär erlittenem Repositionsverlust mit Einsinterung des ulnaren Pfeilers und entsprechender Gelenksinkongruenz (◘ Abb. 24.4a, b).

◘ **Abb. 24.3** **a, b** Schrauben-wechsel

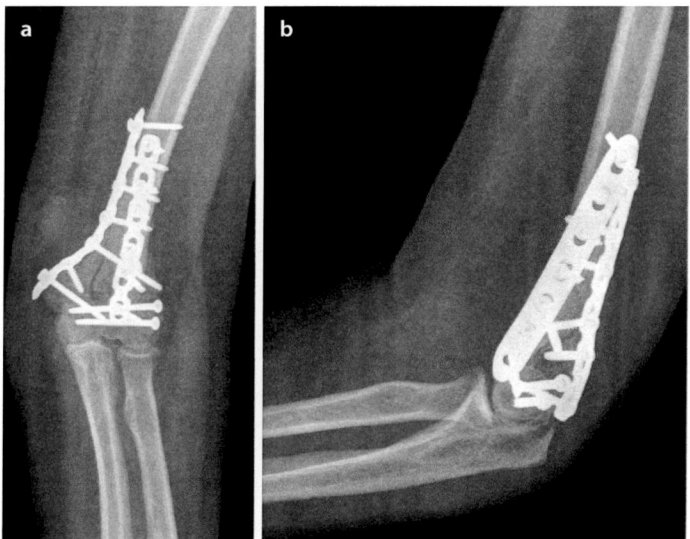

◘ **Abb. 24.4** **a, b** Zunehmende Einsteifung des linken Ellbogengelenkes bei Repositionsverlust

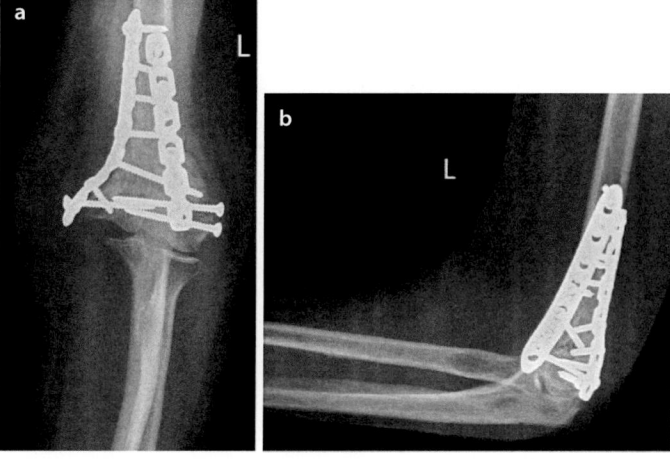

24

— Beurteilung durch uns am 02.06.2015, knapp 4 Monate nach dem Primäreingriff: Nahezu funktionelle Ankylose des linken Ellbogens mit Wackelbewegungen um knapp 30° und Extensionsstellung von 110°. In der Computertomografie vom 16.06.2015 zeigt sich ein Miss-Match zwischen Ulna und Trochlea humeri, zusätzliche Rotationsfehlstellung mit entsprechender Gelenksinkongruenz, verzögerte Konsolidation (◘ Abb. 24.5a, b), zusätzlich schwere axonale traumatische Ulnaris-Parese mit beginnender Reinnervation.

— Am 02.07.2015 Revision des linken Ellbogens über den alten posterioren Zugang mit Ulna-

ris-Dekompression, Chevron-Osteotomie, Osteosynthesen-Materialentfernung, Pseudarthrose- Resektion/Anfrischung, Spongiosaplastik vom linken Beckenkamm und teils Interposition von bikortikalen Beckenspänen, Re-Osteosynthese der distalen Humerusfraktur mit LCP, distale Humerusplatte VA-180° Konfiguration der Platten, 1/4 –Rohrplatte am radialen Pfeiler als zusätzliche Rotationsstabilität sowie isolierte Zugschrauben-Osteosynthese der Chevron-Osteotomie mit 1/3 -Rohr-4-Loch-Platte und 8er-Zuggurtung. 6 Wochen postoperativ Verlaufskontrolle (◘ Abb. 24.6a, b).

◘ **Abb. 24.5   a, b** Zustand 4 Monate nach Schraubenwechsel, Rotationsfehlstellung mit Gelenksinkongruenz

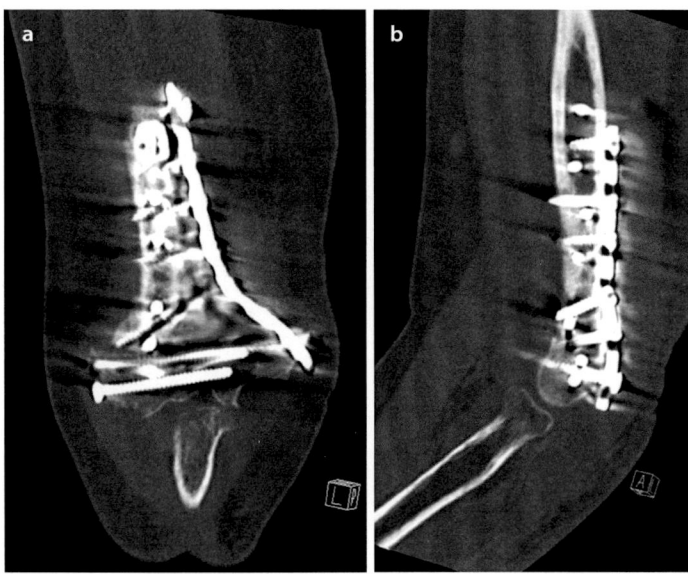

◘ **Abb. 24.6   a, b** Zustand 6 Wochen nach Revisionseingriff an unserer Klinik

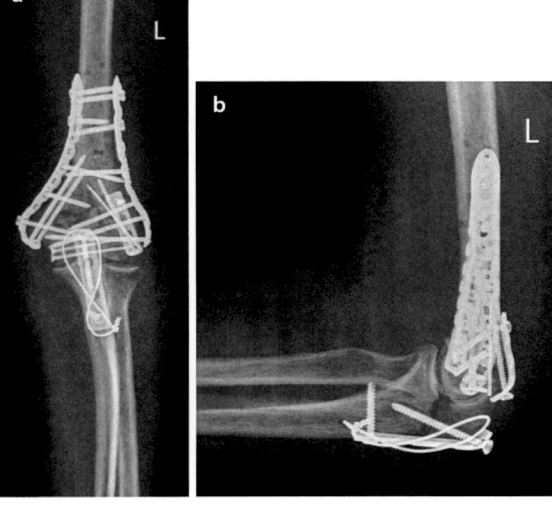

- 6 Monate nach Revisionschirurgie am linken Ellbogen zufriedenstellendes funktionelles Resultat mit Flexion/Extension 110/0/0° bei endgradig eingeschränkter Pro-/Supination. Radiologisch regelrechte Stellung bei kongruenten Gelenksverhältnissen, die distalen Humerusfrakturen sind konsolidiert, Chevron-Osteotomie mit verzögerter Konsolidierung (◘ Abb. 24.7a, b). Beginnende Reinnervation des Nervus ulnaris.

- 1 Jahr nach komplexem Revisionseingriff am linken Ellbogen funktionell gutes Resultat, radiologisch Frakturheilung abgeschlossen, Chevron-Osteotomie noch verschwommen sichtbar, einer asymptomatischer Pseudarthrose entsprechend (◘ Abb. 24.8a, b). Fortschreitende Reinnervation des Nervus ulnaris.

◘ **Abb. 24.7**   a, b Zustand 6 Monate nach Revisionseingriff

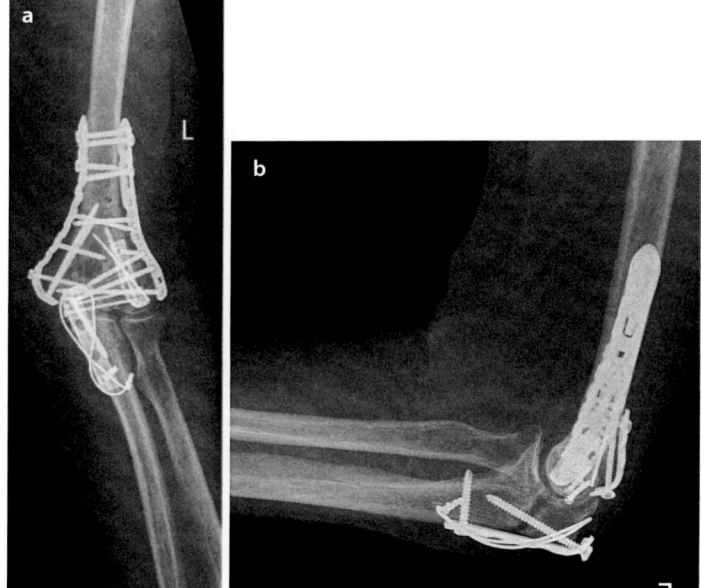

◘ **Abb. 24.8**   a, b Zustand 1 Jahr nach Revisionseingriff

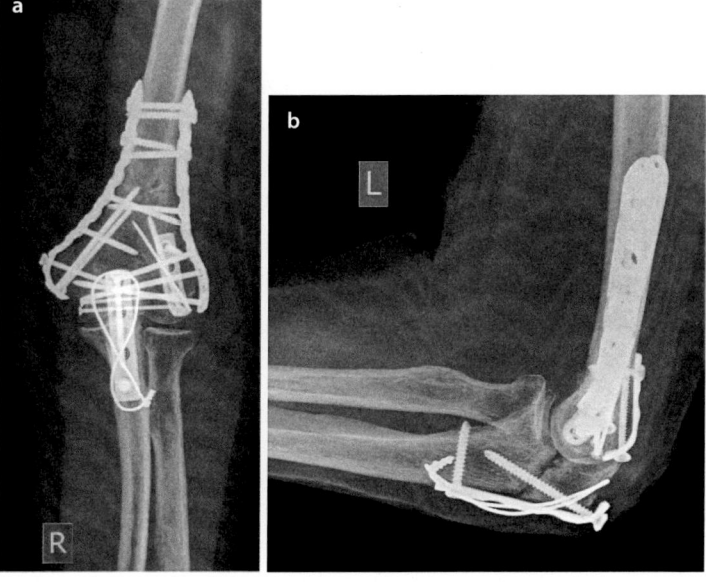

24

24.2 Diskussion

Man stellt sich die Frage, ob die Osteosynthese dieser intraartikulären distalen Humerusfraktur nicht primär über eine Olecranon-Osteotomie hätte erfolgen sollten. Die unmittelbaren postoperativen Röntgenbilder nach Primärversorgung zeigen an sich ein gutes Repositionsergebnis. Dennoch suggeriert das gewählte Osteosynthesematerial bei ungenügender Fixierung des distalen Gelenkblockes zum radialen und ulnaren Pfeiler eine nicht suffiziente Rotationsstabilität. Die Fehlplat-

zierung einer Schraube bedingt durch Überlänge kann grundsätzlich durch eine strenge Bildwandlerkontrolle intraoperativ vermieden werden. Die ungenügende Rotationsstabilität wird dann im Verlauf sichtbar, indem es zu einer Debricolage der Osteosynthese kommt. Wir haben uns dann zu einer gelenkerhaltenden Revisionschirurgie entschieden. Ein prothetischer Gelenkersatz hätte unter Berücksichtigung des Alters der Patientin durchaus auch diskutiert werden können. Der komplexe Revisionseingriff mit Reosteosynthese hat uns letztendlich aber Recht gegeben.

Glas und Gras in einer offenen Ellbogenluxationsfraktur

F. Moro und R.-P. Meyer

© Springer-Verlag GmbH Deutschland, ein Teil von Springer Nature 2020
R.-P. Meyer et al. (Hrsg.), *Misslungene Interventionen in der Extremitäten- und Wirbelsäulenchirurgie*, https://doi.org/10.1007/978-3-662-59412-4_25

25.1 Der Fall

- Am 10.08.2013 Verkehrsunfall der
  45-jährigen Frau: Offene Ellbogenluxationsfraktur mit komplexer mehrfragmentärer
  proximaler Ulnafraktur und konsekutiver
  antero-lateraler Luxation des Radiuskopfes
  entsprechend einer „Monteggia-Like-Lesion"
  (◘ Abb. 25.1)
- Erstversorgung am 10.08.2013, das heisst
  gleichentags, mit Plattenosteosynthese der
  Ulna, dabei fragliche Spontanreposition des
  Radiuskopfes.
- Am 13.08.2013 bei persistierender Radius-
  kopfluxation offene Reposition und humero-
  radiale Transfixation des Radiuskopfes mit
  Kirschnerdraht im Sinne einer temporären
  Arthrodese (◘ Abb. 25.2a, b).
- Am 13.09.2013 Entfernung des den Radius-
  kopf fixierenden Kirschnerdrahtes und
  funktionelle Untersuchung des rechten
  Ellbogens unter Bildwandler: Verbleibende
  antero-laterale Luxation des Radiuskopfes,
  limitierte Flexion bei nahezu voller Streckung. Ellbogenorthese mit blockierter Pro-/
  Supination für 8 Wochen angelegt.

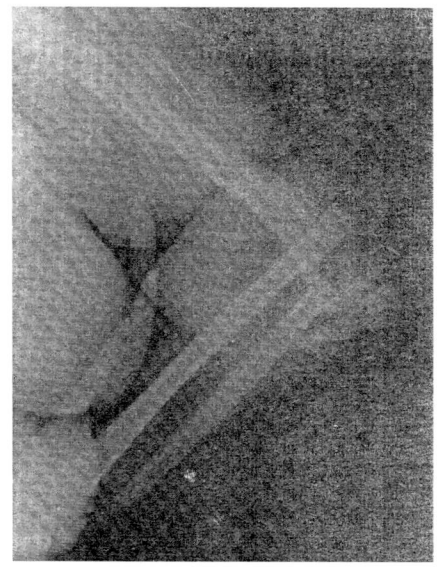

◘ **Abb. 25.1**   Offene Ellbogenluxationsfraktur nach Verkehrsunfall

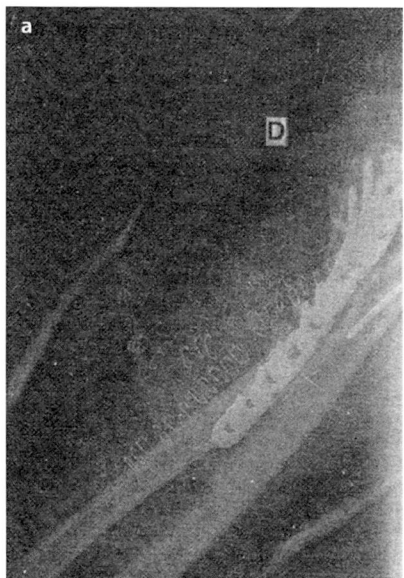
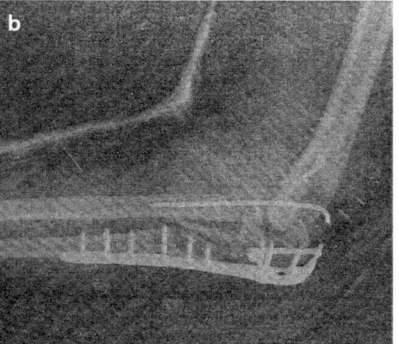

◘ **Abb. 25.2**   **a, b** Operative Versorgung der Fraktur

— 31.10.2013 Zweitmeinung an unserer Klinik:
Funktionelle Ankylose des rechten Ellbogengelenkes, radiologisch chronisch nach
anterolateral luxierter Radiuskopf bei Status
nach Osteosynthese einer komplexen,
mehrfragmentären proximalen Olecranon-
fraktur, Frakturheilung nicht abgeschlossen
(◘ Abb. 25.3a, b). Bestätigung der Befunde in
der Computertomografie (◘ Abb. 25.4a, b).

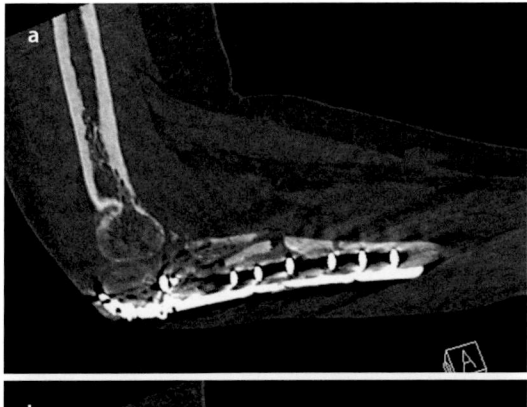

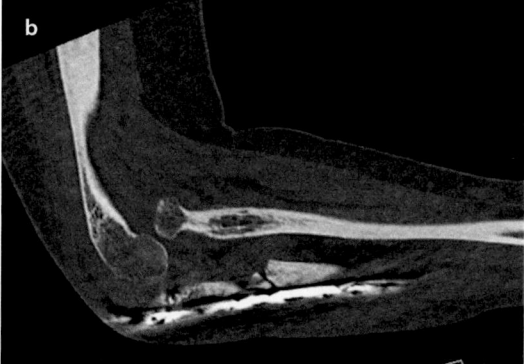

◘ **Abb. 25.4**   **a**, **b** CT-Dokumentation

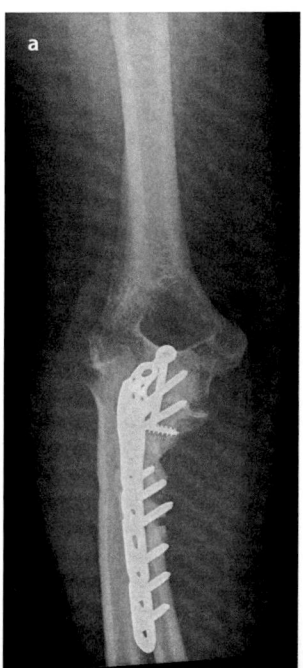

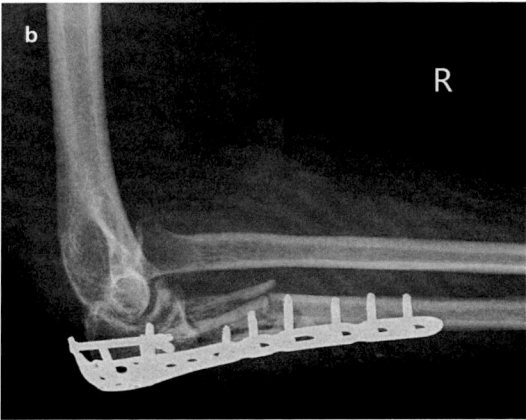

◘ **Abb. 25.3**   **a**, **b** Einholen einer Second Opinion bei
persistierender Radiusköpchen-Luxation

25

— Am 25.11.2013 Revision des rechten Ellbogens mit offener Reposition über posterolateralen Zugang, Entfernung des Osteosynthesematerials, Korrektur der verkürzten Ulna mit Sequesterotomie und Anlagerung von autologer und heterologer Spongiosa, mit trikortikalem Beckenspan durch Tubularisierungstechnik. Offene Reposition des Radiuskopfes, modifizierte Ligamentum anulare-Plastik verstärkt mit Semitendinosus-Allograft sowie Re-

Osteosynthese mit LCP-Olecranon-Platte und 1/3 -Rohr-Platte. Transossäre Reinsertion des Streckapparates radialseits mit Mitek-Ankern (◘ Abb. 25.5a, b).

— Gute 3 Monate nach dem Revisionseingriff Ellbogenfunktion rechts: Flexion/Extension 90/40/0°, Pro-/Supination 80/5/0°. Radiologisch Osteosynthesematerial stabil, ausgeglichene Länge der Ulna, Radiuskopf in beiden Ebenen zentriert, keine ektopen Verkalkungen (◘ Abb. 25.6a, b).

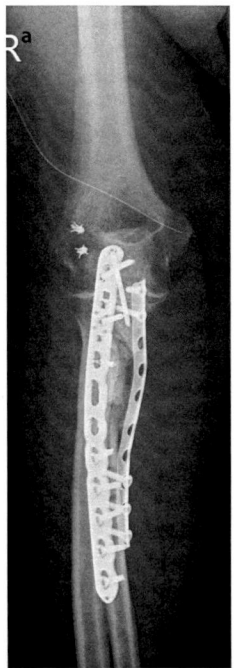

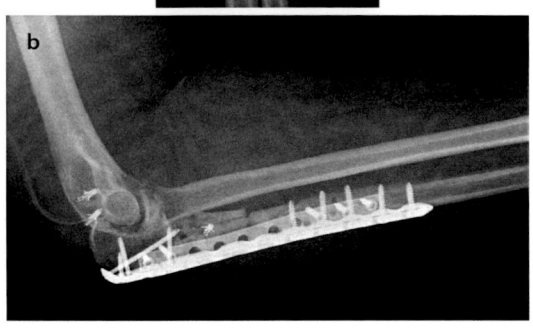

◘ **Abb. 25.5**   **a, b** Revisionseingriff

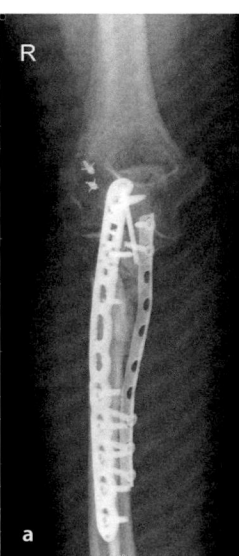

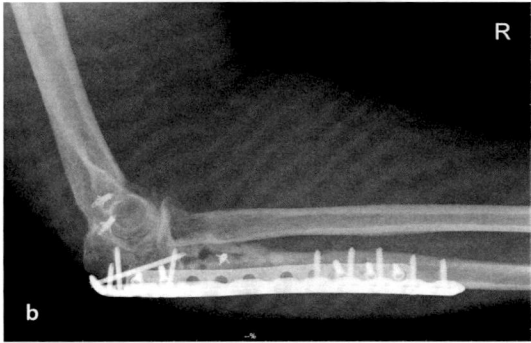

◘ **Abb. 25.6**   **a, b** Zustand 3 Monate nach Revisionseingriff

— Knapp 1 Jahr nach Reintervention befriedigende Ellbogenfunktion rechts mit Flexion/Extension 90/10/0°, Pro-/Supination 85/0/30°. Radiologisch Ulna konsolidiert, Radiuskopf zentriert, kongruente Gelenksverhältnisse (■ Abb. 25.7a, b).

— 1 ½ Jahre nach Re-Operation Restbeschwerden im rechten Ellbogen bei Umwendbewegungen. Ellbogenfunktion Flexion/Extension 95/10/0°, Pronation frei, Supination 30°. Radiologisch konsolidierte Ulnafraktur, Osteosynthesematerial reizlos in situ, Radiuskopf gut zentriert, ohne Subluxationsfehlstellung, keine relevante posttraumatische Arthrose (■ Abb. 25.8a, b).

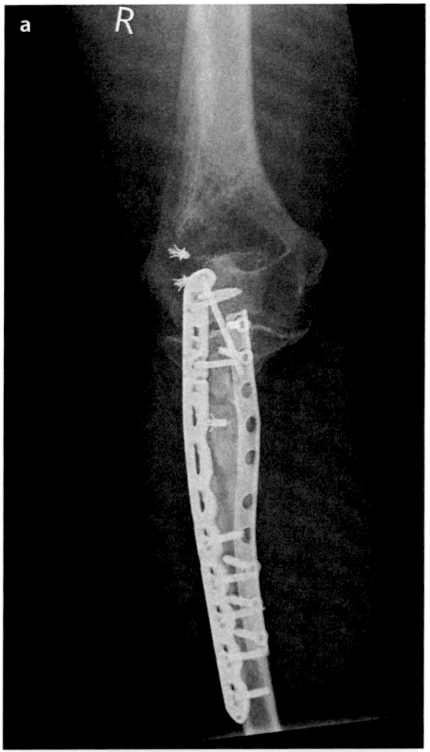

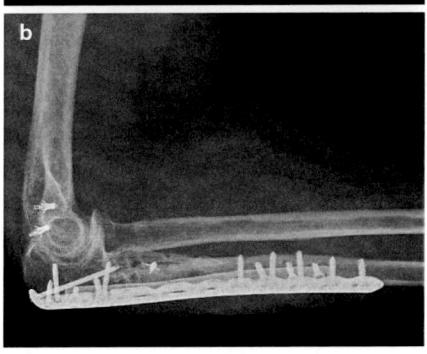

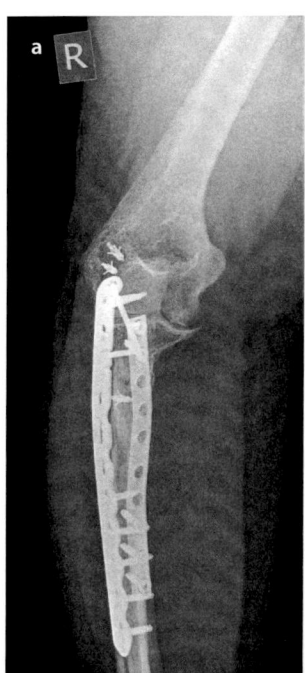

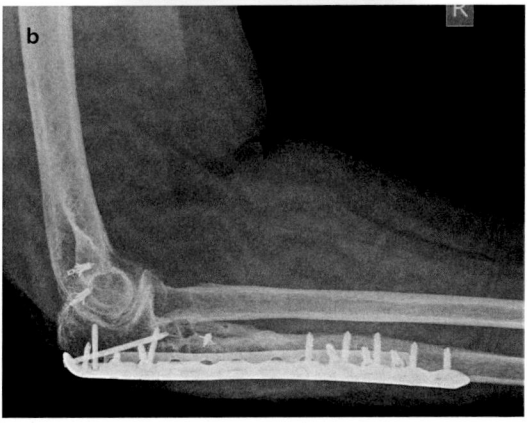

■ **Abb. 25.7**   **a, b** Zustand 1 Jahr nach Revisionseingriff

■ **Abb. 25.8**   **a, b** Zustand 1 ½ Jahre nach Revisionseingriff

25

— 4 Jahre nach der Ellbogenrevision rechts: Restschmerzen bei störendem Osteosynthesematerial an der Ulna mit Überempfindlichkeit, eingeschränkte Umwendbewegungen. Flexion/Extension 110/10/0°, Pronation frei, Supination ca. 30°. Radiologisch leichtgradige Progression der posttraumatischen Ellbogenarthrose radiokubital-betont. Korrekte Zentrierungsverhältnisse, Osteosynthesematerial reizlos in situ (◘ Abb. 25.9a, b).

25.2 Diskussion

Die „Monteggia-Like-Lesions" gehören zu den komplexesten bekannten osteoligamentären Verletzungen des Ellbogengelenkes. Diese Verletzungen sind selten und sollten für die operative Versorgung wenigen spezialisierten Zentren vorbehalten bleiben. Die funktionellen Resultate nach der Primär-

◘ **Abb. 25.9   a, b** Zustand 4 Jahre nach Revisionseingriff

versorgung solch komplexer Verletzungen sind – korrelierend mit der bekannten Literatur – schlecht voraussehbar und häufig einhergehend mit einer relevanten Funktionseinschränkung. Dementsprechend sind die Revisionsraten auch hoch.

Standardisierte Eingriffe bei diesen hochkomplexen Verletzungen sind nicht definiert. Es sind jeweils Individuallösungen anzustreben. Trotz der Erfahrung, die wenige Zentren aufweisen können, sind die Komplikationen begleitet von Revisionen sehr hoch. Unter Berücksichtigung dieser Tatsachen hätte die Patientin primär in die Hände eines entsprechend erfahrenen Chirurgen gehört. Man wäre der Patientin wahrscheinlich gerechter geworden, und möglicherweise wäre das Outcome besser gewesen.

Was braucht es, bis Patienten mit solch schwierig zu versorgenden Verletzungen in das entsprechende Kompetenzzentrum verlegt werden???

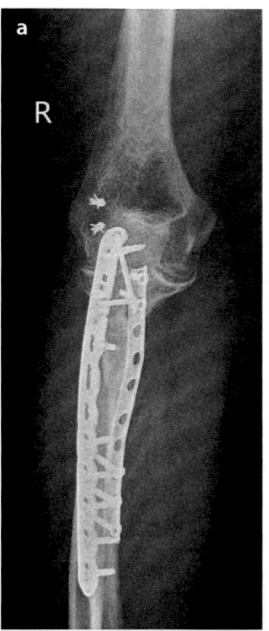

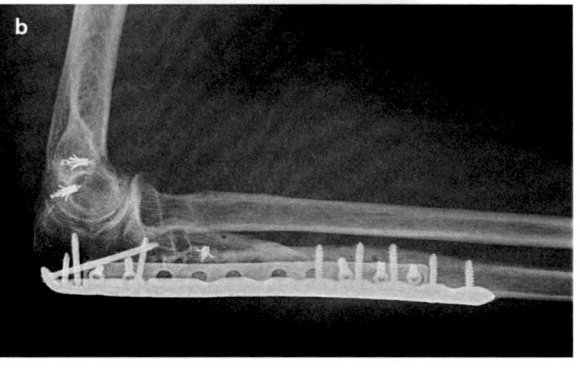

Nagel – Platte – Doppelplatte – die widerspenstige Humerusschaftfraktur

F. Moro und R.-P. Meyer

© Springer-Verlag GmbH Deutschland, ein Teil von Springer Nature 2020
R.-P. Meyer et al. (Hrsg.), *Misslungene Interventionen in der Extremitäten- und Wirbelsäulenchirurgie*, https://doi.org/10.1007/978-3-662-59412-4_26

26.1 Der Fall

- Am 30.01.2017 Sturz der 29 ½-jährigen Frau beim Snowboardfahren, dislozierte Humerusschaft-Querfraktur (◪ Abb. 26.1a, b).
- Geschlossene Reposition im auswärtigen Krankenhaus mit Ruhigstellung im Oberarmgips (◪ Abb. 26.2a, b).

- Am 31.01.2017 geschlossene Reposition und aufgebohrte Kompressions-Marknagelosteosynthese.
- Am 01.02.2017 wegen postoperativer Nervus radialis-Schwäche Reintervention, Darstellen des Nervus radialis und Entfernung der proximalen distalen Verriegelungsschraube bei Verdacht auf mechanische Reizung der Nervenstrukturen durch die Schraube (◪ Abb. 26.3a, b).

◪ **Abb. 26.1 a, b** Dislozierte Humerusschaft-Querfraktur

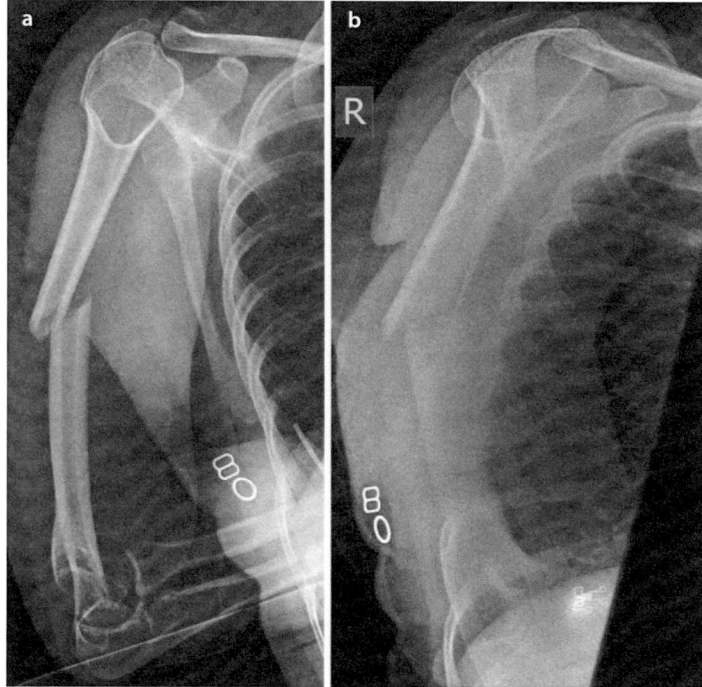

◪ **Abb. 26.2 a, b** Geschlossene Reposition und Oberarmgips

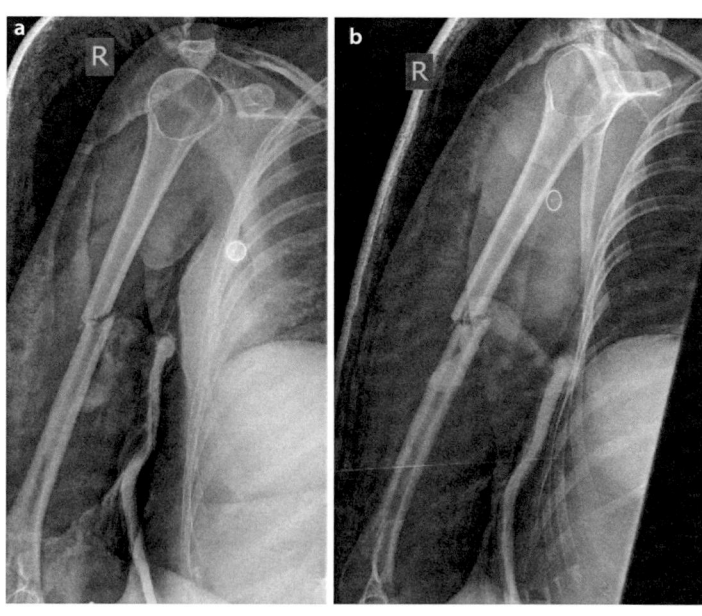

— Am 04.02.2017 erneute Revision bei persistierender Nervus radialis-Parese und subjektivem Instabilitätsgefühl durch etwas kurzen
Marknagel-Anteil distal bedingt: Entfernung
des anterograd eingebrachten Marknagels,

Nervus radialis-Revision über einen Triceps-
erhaltenden posterioren Zugang nach Gerwin
und dorsale Plattenosteosynthese mit 3,5 mm
LCP-12-Loch-Platte und homologer Spongiosa (◘ Abb. 26.4a, b).

◘ **Abb. 26.3   a, b** Reposition und Marknagelosteosynthese

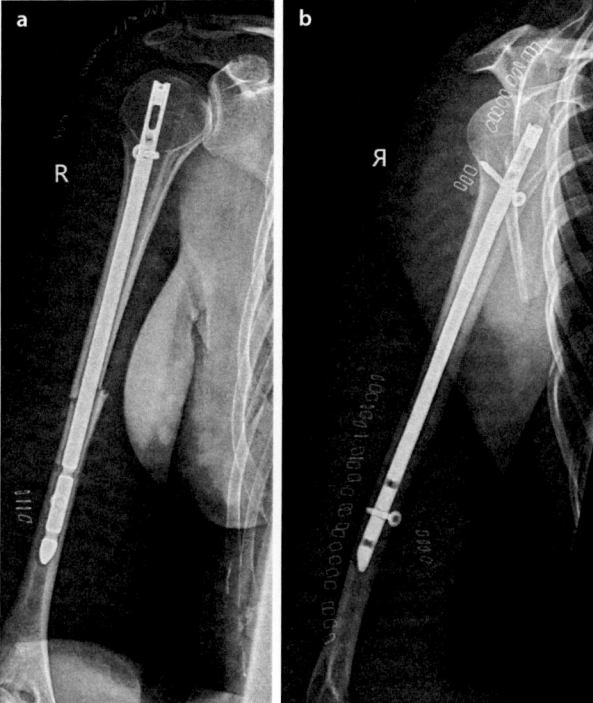

◘ **Abb. 26.4   a, b**
Revisionseingriff mit
Marknagelentfernung und
Plattenosteosynthese

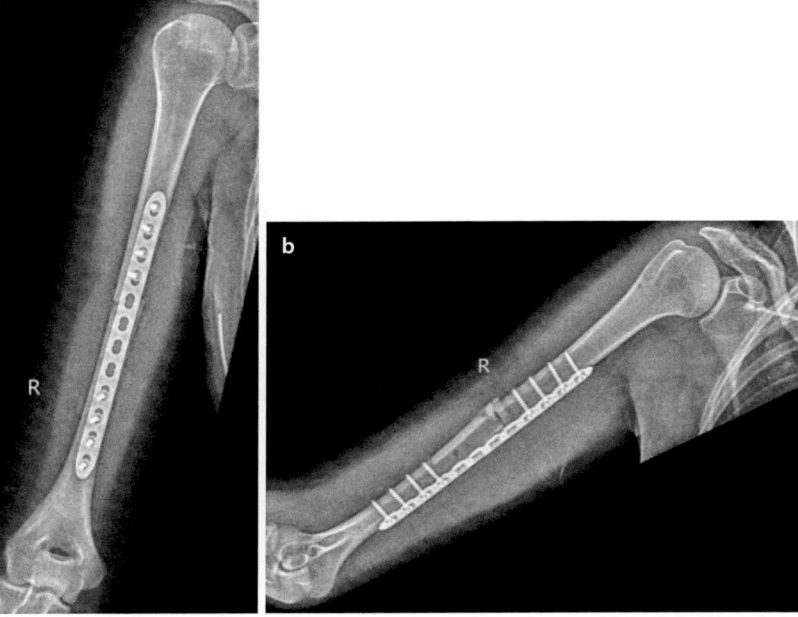

26

— 6 Wochen nach dem Revisionseingriff freie
Ellbogenfunktion rechts. Elektrophysiologisch im EMG noch keine Erholung des Nervus radialis. Radiologisch sich abzeichnende
reparative Vorgänge bei flauer Kallusbildung
auf Frakturhöhe (□ Abb. 26.5a, b).
— 5 Monate postoperativ Radialis-Parese in Re-
mission, elektrophysiologisch dokumentiert.
Radiologisch Fortschreiten der Kallusüberbrü-

ckung bei noch einsehbarem Frakturspalt
(□ Abb. 26.6a, b) Am 19.12.2017, das heisst
knapp 1 Jahr nach dem Revisionseingriff,
Radialis-Parese weitgehend erholt, Schulter-
und Ellbogengelenksbeweglichkeit seitengleich
und frei, radiologisch kräftige Kallusbildung
bei weitgehender Frakturheilung und Zeichen
eines Remodellings, Osteosynthesematerial
stabil (□ Abb. 26.7a, b).

□ **Abb. 26.5 a, b** Zustand 6
Wochen nach Revisionseingriff
mit flauer Kallusbildung auf
Frakturhöhe

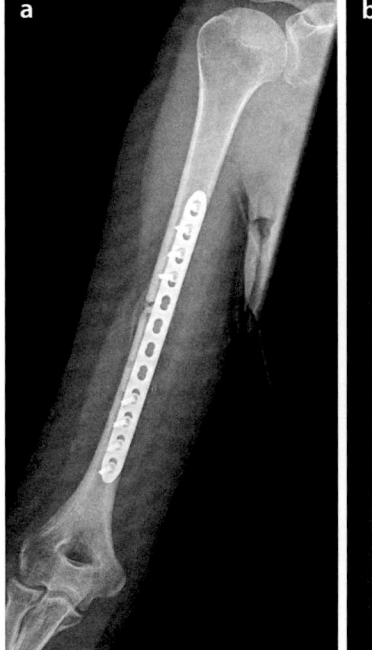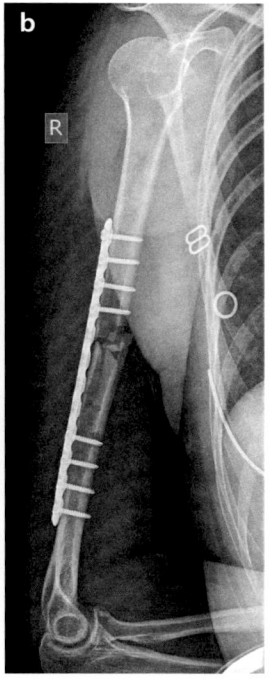

□ **Abb. 26.6 a, b** Zustand 5
Monate nach Revisionseingriff mit
partieller Kallusüberbrückung,
Frakturspalt noch einsehbar

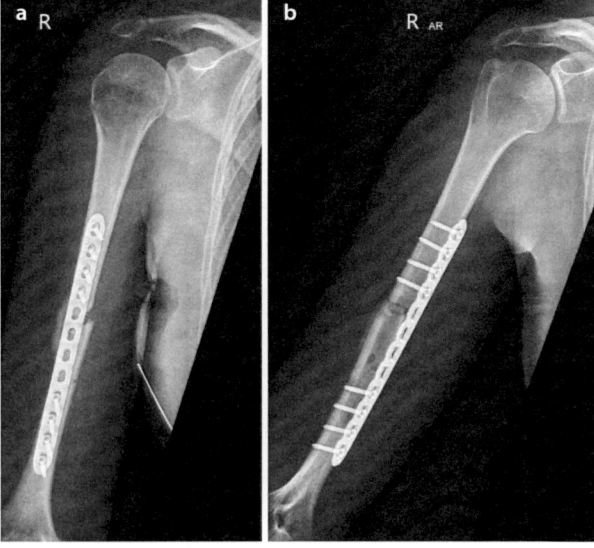

- Am 03.01.2018 wegen erneuter Schmerzen im rechten Oberarm computertomografische Kontrolle der Frakturzone: Nur partielle Frakturheilung. Defekt anteromedial mit flau einsehbaren Frakturspalten (■ Abb. 26.8). Szintigraphisch Pseudarthrose bestätigt.

- Am 12.01.2018 erneute Revision über einen anterolateralen Zugang: Pseudarthroseanfrischung, Spongiosaplastik mit bikortikalem Beckenspan sowie weicher Spongiosa dem rechten Beckenkamm entnommen, Plattenosteosynthese mit 12-Loch-3,5 mm – LCP-Platte (■ Abb. 26.9a, b).

■ **Abb. 26.7** **a, b** Zustand 1 Jahr nach Revisionseingriff: Kräftige Kallusbildung bei weitgehender Frakturheilung

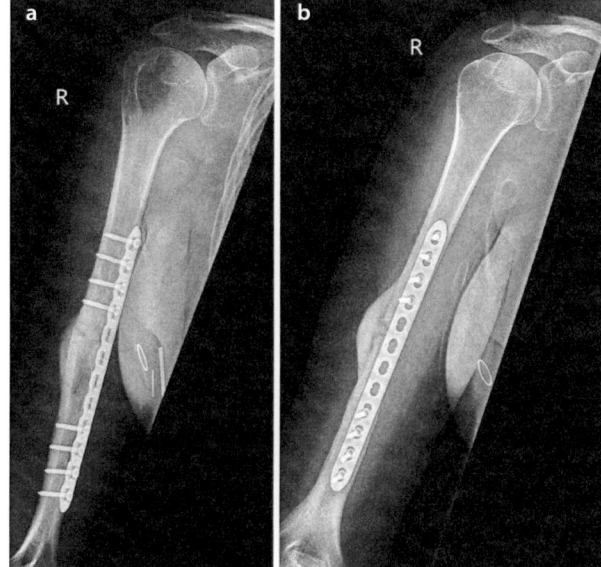

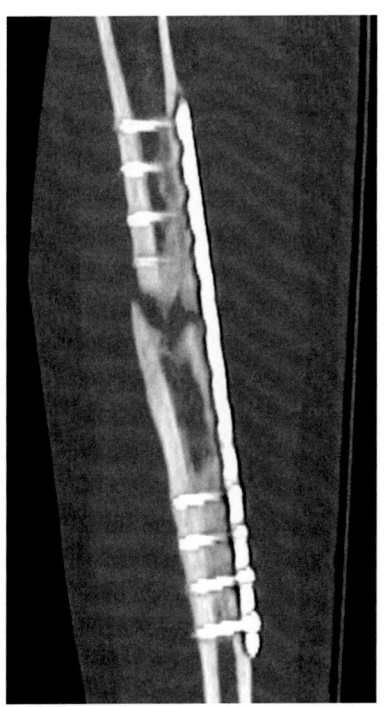

■ **Abb. 26.8** Ein knappes Jahr nach Plattenosteosynthese Pseudarthrose-Bildung computertomographisch bestätigt

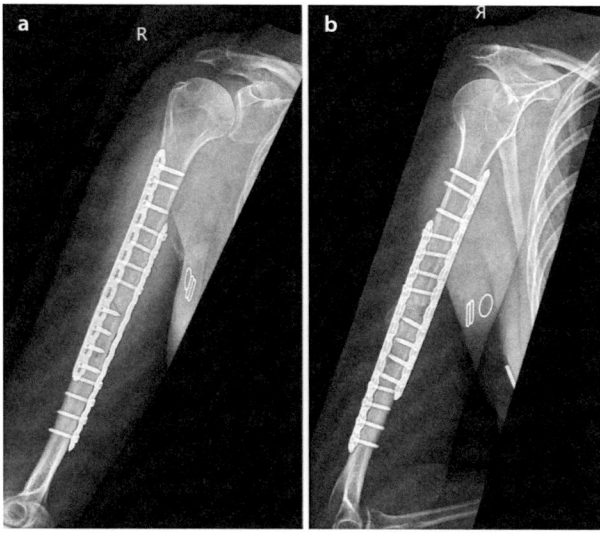

Abb. 26.9   a, b Revisionseingriff mit Pseudarthroseanfrischung, bikortikalem Beckenspan und zusätzlicher Plattenosteosynthese 7 Wochen postoperativ

26.2 Diskussion

Hätte diese Schrägfraktur in Humerusschaftmitte wirklich primär operativ angegangen werden müssen? Im Jahre 2000 publizierte Sarmiento eine Studie, welche 620 Patienten mit Humerusschaftfrakturen analysierte, die mit einem Cast bracing angegangen wurden. 90 % der Primärfrakturen heilten, wobei auch Patienten mit primären Radialis-Paresen miteingeschlossen wurden. – In unseren Breitengraden ist die osteosynthetische Versorgung solcher Frakturen die Therapie der Wahl. Gestützt auf die Bildgebung, hat sich die Marknagel-Osteosynthese bei dieser kurzen Schrägfraktur angeboten als sogenannt minimal-invasive Variante. Bei der genauen Betrachtung der Röntgenbilder fällt aber ein sehr enger Markkanal auf. Insofern wäre die primäre Plattenosteosynthese diskussionswürdig gewesen, wenn auch von der Exposition her etwas invasiver.

Bei der Ausführung der Marknagelosteosynthese muss eine Markraumaufbohrung bei engem Markkanal erfolgen. Dies hat zu einer nicht balancierten Osteosynthese geführt, weil lediglich 1/3 des Marknagels das distale Fragment fasst.

Postoperativ wird neu eine Nervus radialis-Parese dokumentiert. Dies führt dann zur ersten Revision. Der eine Verriegelungsbolzen wird bei unmittelbarer Nachbarschaft zum Nervus radialis entfernt. Postoperativ neu zusätzlich subjektives Instabilitätsgefühl.

Notfallmässige Übernahme der Patientin durch unsere Klinik. Der Vater der Patientin ist freundschaftlich mit mir verbunden. Die Indikation zur erneuten Revision wird aus folgenden Überlegungen gestellt: Einerseits kann durch den extern gewählten Zugang die Darstellung des Nervus radialis nicht komplett gewährleistet werden. Andererseits besteht durch die Entfernung des einen Verriegelungsbolzens keine Rotationsstabilität mehr. Durch den gewählten dorsalen Zugang nach Gerwing konnten wir den Nervus radialis in seiner Gesamtlänge darstellen. Der Nerv war in Kontinuität erhalten. Korrelierend zum Erstoperateur zeigt das intraoperative Bild die unmittelbare Gefährdung des Nervus radialis durch den Verriegelungsbolzen bei zu kurz gewähltem Marknagel (**Abb. 26.10**). Da der Markraum eng war, konnte der Nagel nicht genügend nach distal vorgetrieben werden. Deshalb sind die Verriegelungsbolzen in unmittelbarer Nachbarschaft des Nervus radialis zu liegen gekommen. Man kann nur von Glück reden, dass der Nervus radialis durch den Verriegelungsbolzen nicht aufgewickelt wurde. – Nach Darstellung des Nervus radialis erfolgte die Plattenosteosynthese und auch der Tatbestand, dass wir ein 3,5 mm-Implantat wählen mussten, dokumentiert die grazilen Knochenstrukturen. Bei der Plattenosteosynthese wurde darauf geachtet, die Schraubenfixation distal der Marknagelendigung anzubringen, um nicht zusätzlich die periostale Durchblutung des Fragmentes, welches aufgebohrt wurde, zu kompromittieren.

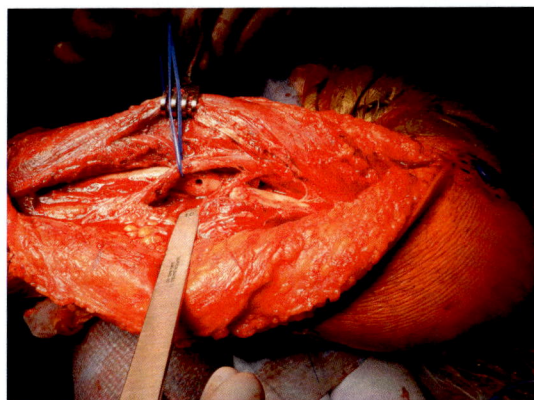

Abb. 26.10   Darstellung der Gefährdung des Nervus radialis durch den Verriegelungsbolzen

Die Kallusüberbrückung der Fraktur wurde unsererseits fehlgedeutet. Denn retrospektiv handelt es sich hierbei um Unruhe-Kallus bei manifester Pseudarthrose. Für die Patientin, welche schon durch die Radialis-Parese höchst traumatisiert war und der Nervus radialis sich komplett erholte, war der Gedanke, nochmals operiert zu werden, ein Horror.

Gestützt auf die konventionelle radiologische Bildgebung sowie die computertomografische Dokumentation, welche den Defekt anteromedial zeigen und bei dorsaler Kallusbildung sowie stabilem Implantat ohne Schwingungs- und Lysesäume um das dorsale Plattenlager, entschliessen wir uns zur erneuten Revision über einen erweiterten lateralen Zugang mit Pseudarthroseanfrischung auf Höhe des anteromedialen Defektes, Spongiosaanlagerung und ventraler Plattenosteosynthese. Somit musste der Nervus radialis nicht nochmals dargestellt werden. Die posttraumatische Belastungsstörung der Patientin durch die Nervus radialis-Parese zeigt sich wiederum postoperativ, indem die Patientin über 12 Stunden eine Radialis-Symptomatik zeigte. Bereits am ersten postoperativen Tag nach Beruhigung der Patientin war die Nervus radialis-Symptomatik nicht mehr nachweisbar.

Die Bildgebung (■ Abb. 26.9a, b) knapp 7 Wochen nach zuletzt durchgeführtem Eingriff ist vielversprechend bezüglich des Durchbaus der Pseudarthrose. Der weitere Verlauf ist abzuwarten.

Dieser Verlauf dokumentiert zurecht, wie der gewählte Titel schon besagt, die Widerspenstigkeit dieses Frakturtyps.

Bei subkapitaler Humerusfraktur Philosplatte ventral – 73° Rotationsfehler nicht banal

F. Moro und R.-P. Meyer

© Springer-Verlag GmbH Deutschland, ein Teil von Springer Nature 2020
R.-P. Meyer et al. (Hrsg.), *Misslungene Interventionen in der Extremitäten- und Wirbelsäulenchirurgie*, https://doi.org/10.1007/978-3-662-59412-4_27

27.1 Der Fall

— Sturz der 55-jährigen Patientin auf der
   Treppe, subkapitale Humerusfraktur rechts
   (◘ Abb. 27.1a, b).
— Osteosynthetische Versorgung mit ventral
   angebrachter Philos-Platte an einem auswär-
   tigen Krankenhaus (◘ Abb. 27.2a, b).
— Übergabe der Nachsorge an uns auf Wunsch
   der Patientin.

27

◘ **Abb. 27.1   a, b** Subkapitale Humeruskopffraktur
rechts

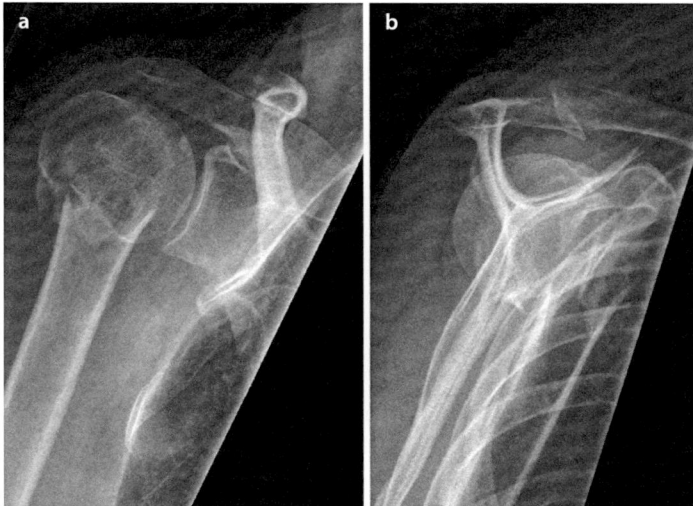

◘ **Abb. 27.2   a, b** Osteosynthetische Versorgung mit ventral
angebrachter Philosplatte

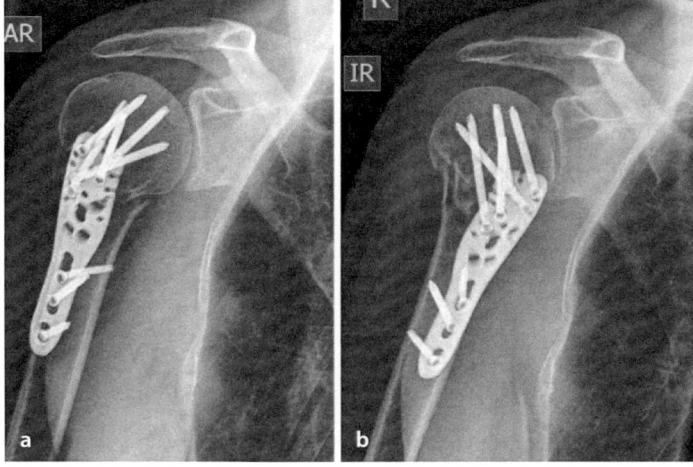

— Klinisch festgestelltes Aussenrotationsdefizit, durch Computertomografie bestätigt. Rotationsfehler mit Retrotorsion von 73° (◘ Abb. 27.3a, b).

— Revision der rechten Schulter mit Metallentfernung, Derotation und Re-Osteosynthese mit 3-Loch-Philos-Platte und 5-Loch-Viertelrohrplatte (◘ Abb. 27.4a–c).

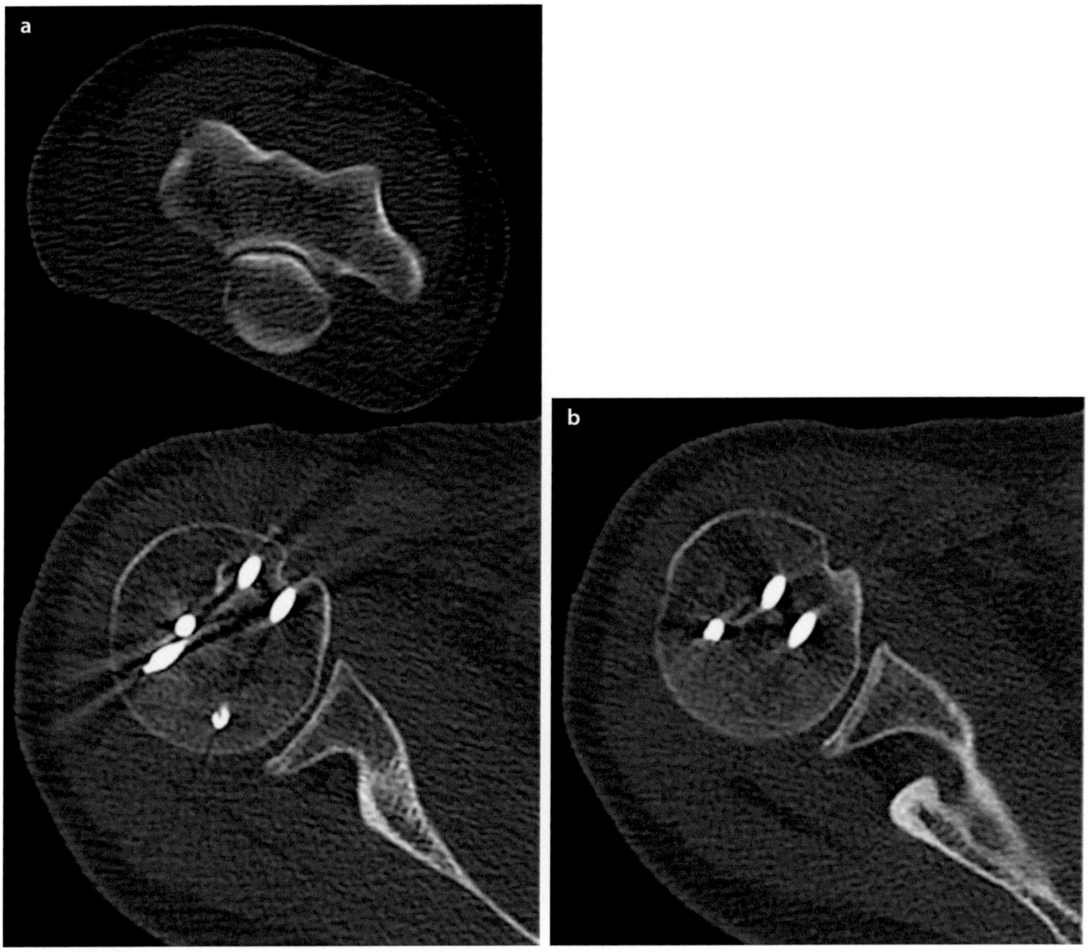

◘ **Abb. 27.3** **a, b** Computertomographisch bestätigter Rotationsfehler

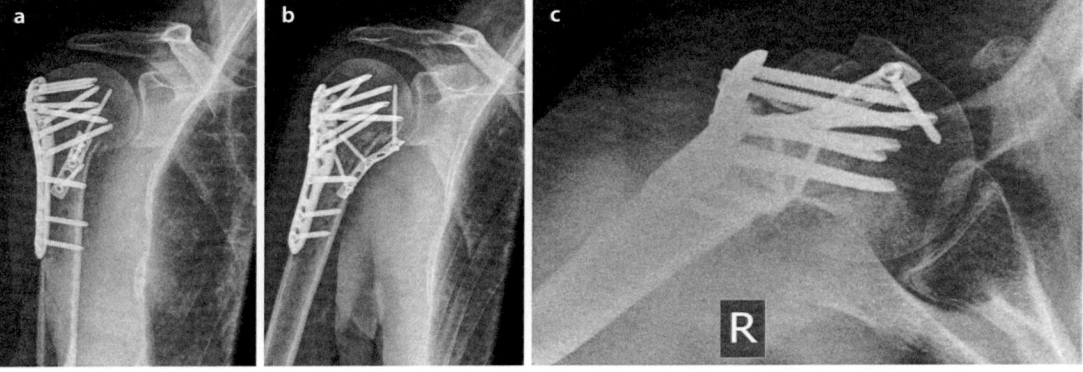

◘ **Abb. 27.4** **a–c** Status nach Revision der rechten Schulter

27

- 3 Monate nach dem Revisionseingriff zunehmende Normalisierung der Schulterfunktion rechts bei weitgehender Konsolidation der Fraktur (◘ Abb. 27.5a–c).
- 6 Monate nach dem Zweiteingriff nahezu seitengleiche Schulterbeweglichkeit bei radiologisch kongruenten Gelenkverhältnissen mit konsolidierter Fraktur (◘ Abb. 27.6a–c).

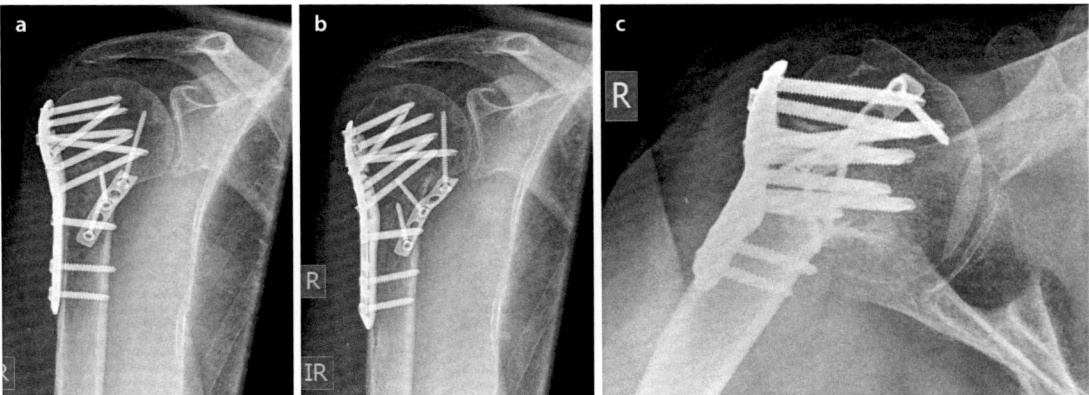

◘ **Abb. 27.5   a–c** Zustand 3 Monate nach Revisionseingriff

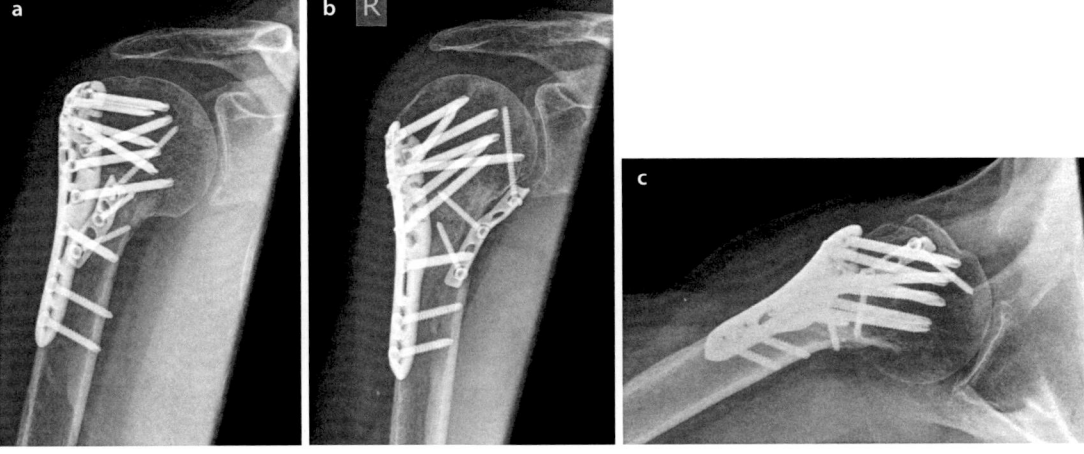

◘ **Abb. 27.6   a–c** Zustand 6 Monate nach Revisionseingriff

- 1 Jahr nach Reintervention symmetrische Schultergelenksbeweglichkeit bei radiologisch regelrechter Lage des Osteosynthesematerials und anatomischen Stellungsverhältnissen (◘ Abb. 27.7a–c).
- Die Metallentfernung erfolgt 1 Jahr nach der Revision bei klinischer und radiologischer Restitution.

27.2 Diskussion

Die einfache subkapitale Humerusfraktur im Sinne einer 2-Fragment-Fraktur wurde osteosynthetisch nicht korrekt versorgt. Bereits in den ersten postoperativen Röntgenbildern suggeriert die gewählte Plattenlage einen Rotationsfehler.

Nachdem die Patientin bei uns vorstellig wurde, und wir ihr eröffnet haben, dass eine Computertomographie zur Rotationsbestimmung nötig sei, war sie völlig überrascht. Die Rotationsbestimmung im Computertomogramm zeigte dann eine Retrotorsion von 73°, was unsere Vermutungsdiagnose bestätigte. Die Indikation zur operativen Revision wurde gestellt. Der weitere Verlauf war dann unkompliziert.

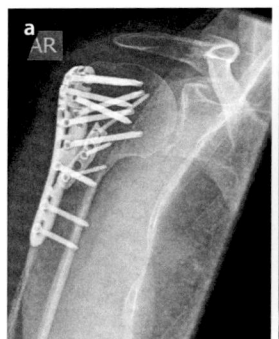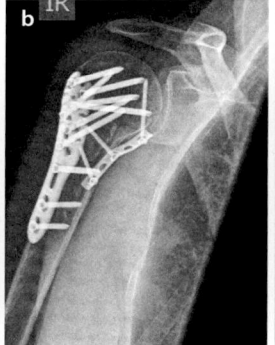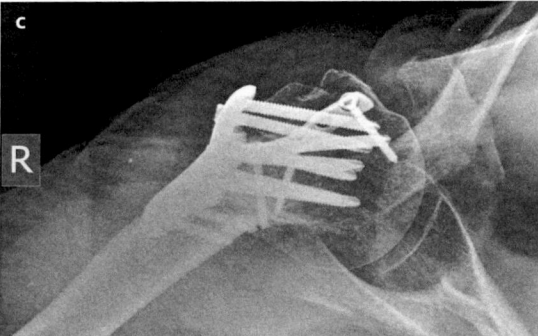

◘ **Abb. 27.7**   **a–c** Zustand 1 Jahr nach Revisionseingriff

Schraubensalat im Ellbogengelenk

F. Moro und R.-P. Meyer

© Springer-Verlag GmbH Deutschland, ein Teil von Springer Nature 2020
R.-P. Meyer et al. (Hrsg.), *Misslungene Interventionen in der Extremitäten- und Wirbelsäulenchirurgie*, https://doi.org/10.1007/978-3-662-59412-4_28

28.1 Der Fall

- Sturz des 45-jährigen Mannes am 31.12.2014: Ellbogenluxationsfraktur links mit zusätzlicher Koronoid- und Radiuskopffraktur (○ Abb. 28.1).
- Am 15.01.2015 Osteosynthese des Radiuskopfes bei gleichzeitiger transossärer Bänderrefixation radialseits.
- Postoperativ Reluxation des Ellbogens und Reinsertion mit Re-Osteosynthese des Radiuskopfes, transossärer Fixation des medialen Seitenbandes und Anlegen eines dynamischen Fixateurs am 20.01.2015 (○ Abb. 28.2a, b).

28

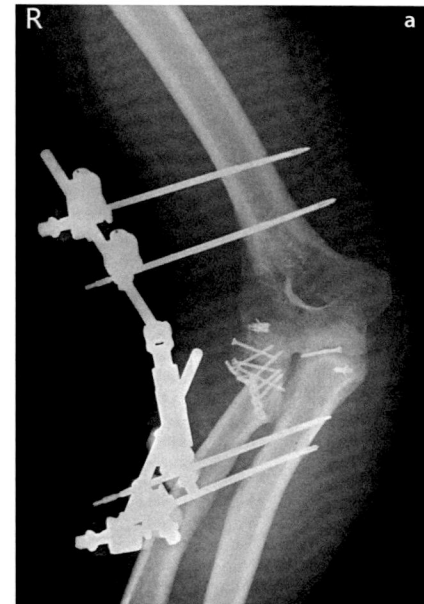

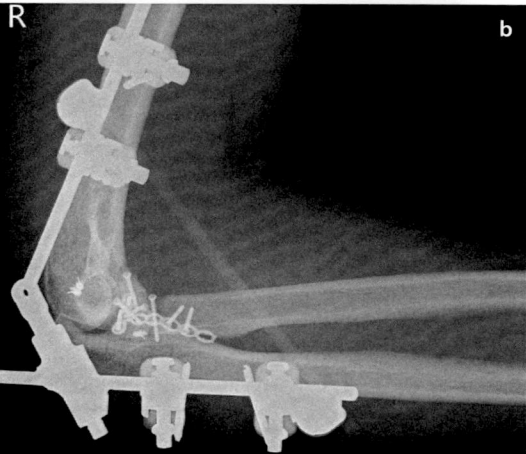

○ **Abb. 28.2**   **a, b** Status nach Reosteosynthese

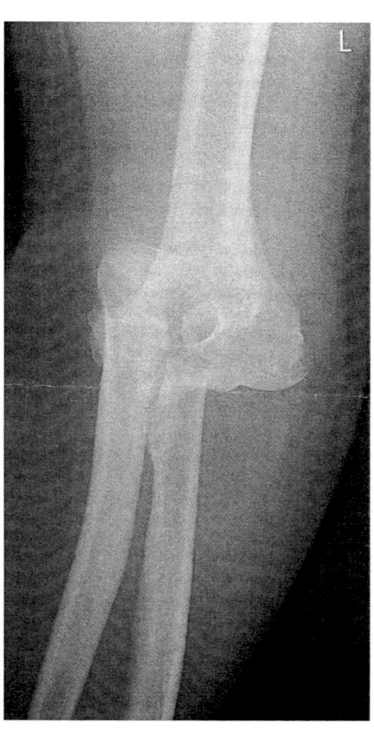

○ **Abb. 28.1**   Ellbogenluxationsfraktur

— Entfernung des Fixateur externe am
04.03.2015 und funktionelle Nachbehandlung. Bei progredienten Bewegungsschmerzen Röntgenkontrolle inklusive Computertomografie am 04. respektive 22.05.2015:

Subluxationsstellung des distalen Humerus,
beginnende trikompartimentelle Ellbogenarthrose, Pseudarthrose des Radiuskopfes mit
partieller Osteosynthesemateriallockerung
und Plattenbruch (◘ Abb. 28.3a–d).

◘ **Abb. 28.3**　a–d Nach
Entfernung des Fixateurs
Subluxationsstellung des
distalen Humerus, Pseudarthrose des Radiuskopfes und
Lockerung des Osteosynthesematerials

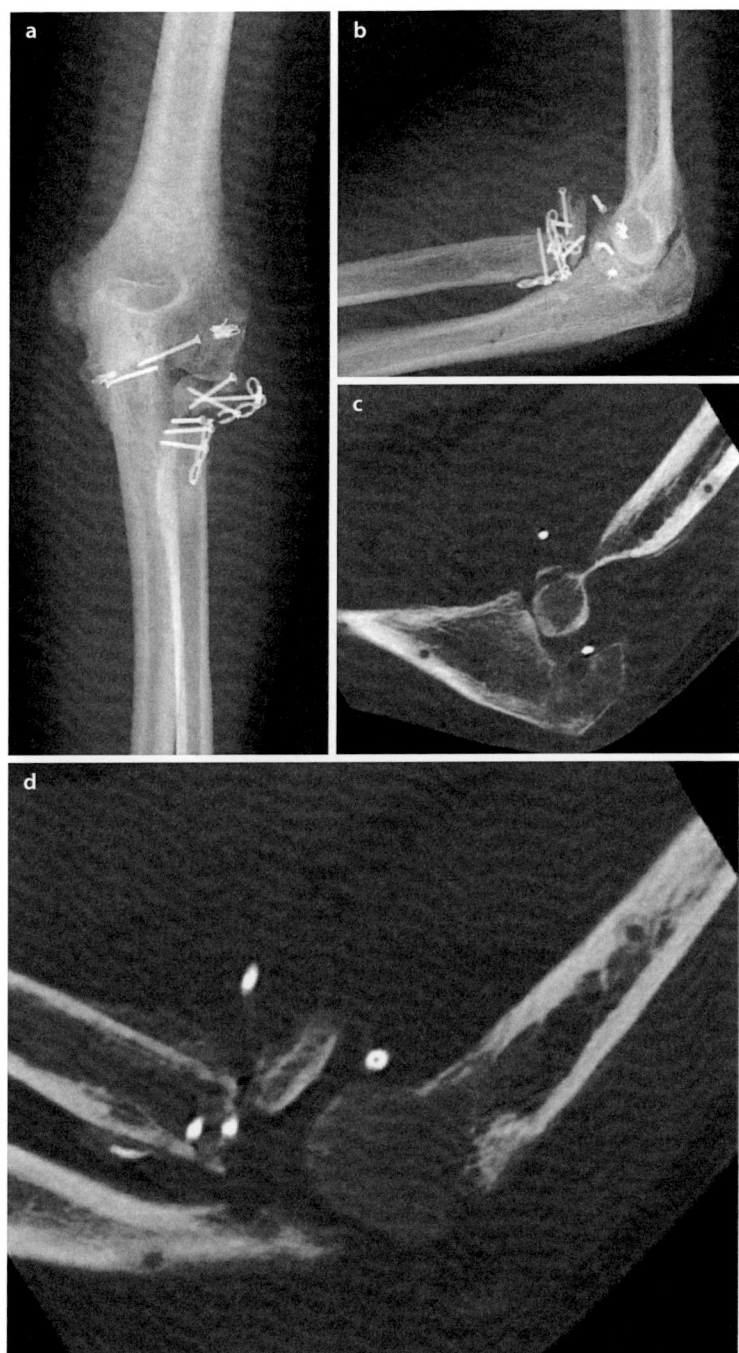

- Am 02.06.2015 Überweisung an unsere Klinik zur Behandlungsübernahme: Bei zunehmender Debricollage des Osteosynthesematerials und freien Schrauben in der Fossa olecrani bei Subluxationsfehlstellung (■ Abb. 28.4a, b) Indikation zur neuerlichen Revision gegeben.
- Am 11.06.2015 offene Revision über einen erweiterten radialen Zugang mit Entfernung

des Osteosynthesematerials, Resektion des pseudarthrotisch verheilten Radiuskopfes, Synovektomie, Anlegen eines Bewegungsfixateurs, Interpositionsarthroplastik mit Musculus anconeus und Seitenbandrekonstruktion ulnar mit Semitendinosus-Allograft (■ Abb. 28.5a, b).

28

■ **Abb. 28.4   a, b**
Überweisung zwecks
Second Opinion

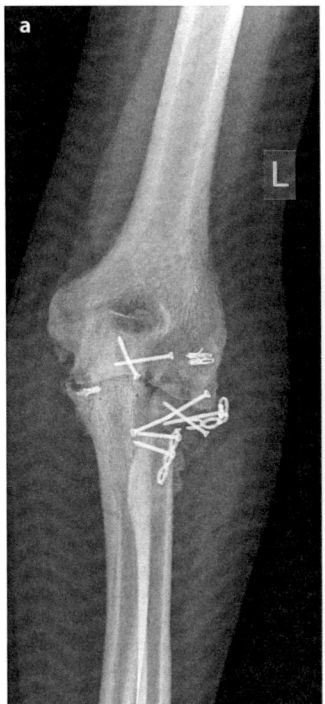
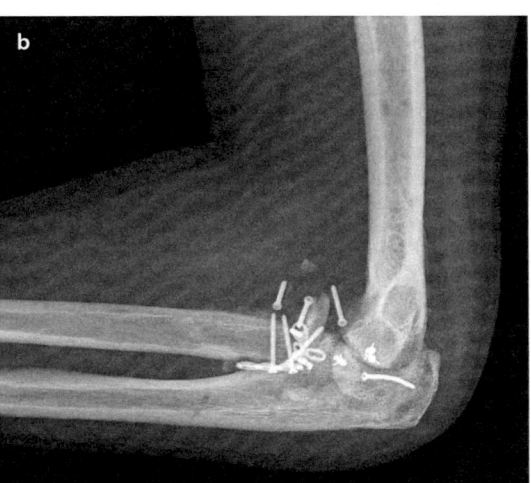

■ **Abb. 28.5   a, b**
Status nach erneutem
Revisionseingriff

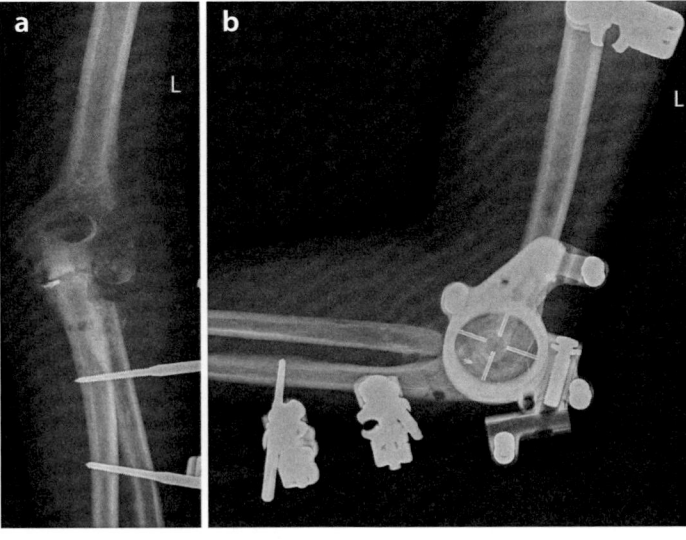

— Am 04.08.2015, 8 Wochen nach dem zweiten Revisionseingriff, Patient beschwerdefrei, Ellbogenbeweglichkeit Flexion/Extension 130/20/0°, Pro-/Supination 80/0/70°, radiologisch regelrechte Zentrierungsverhältnisse (◘ Abb. 28.6a, b). Entfernung des Fixateurs externes am 06.08.2015.

— 3 Monate nach der Intervention ist der Patient schmerzfrei, klinisch leichtgradiger Cubitus valgus. Ellbogenbeweglichkeit Flexion/Extension 130/20/0°, Pro-/Supination 80/0/80°. Radiologisch etwas vermehrter Cubitus valgus, in der seitlichen Projektion leichtgradige Subluxationsstellung (◘ Abb. 28.7a, b).

◘ Abb. 28.6 a, b Zustand 8 Wochen nach 2. Revisionseingriff

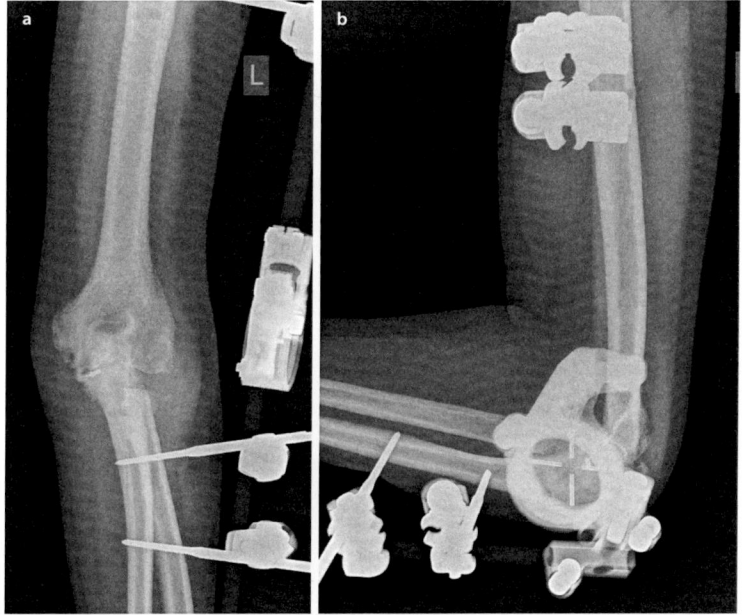

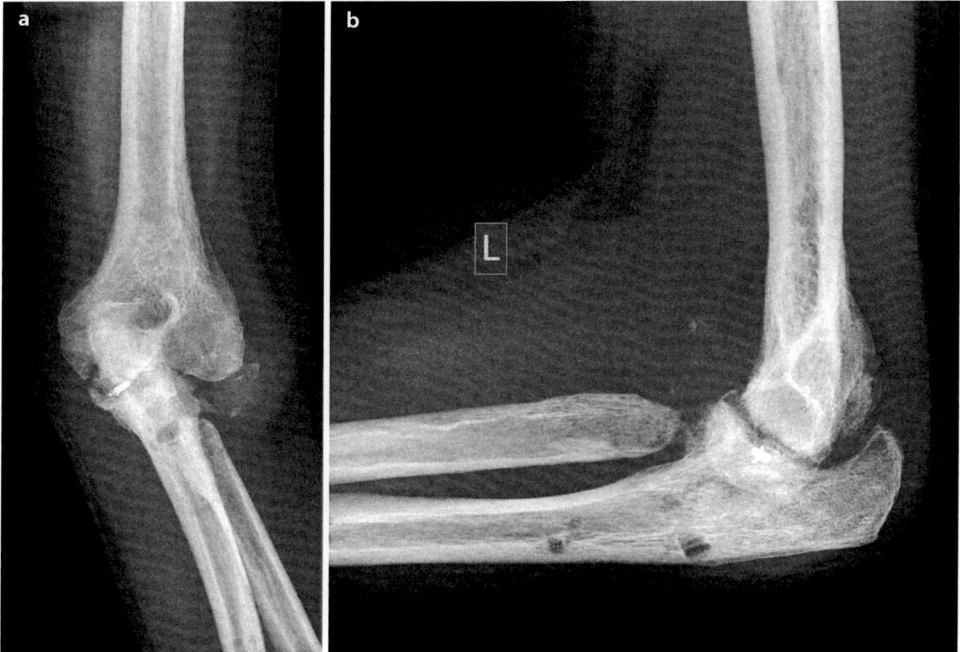

◘ Abb. 28.7 a, b Zustand 3 Monate nach 2. Revisionseingriff und entferntem Fixateur externe

- 1 Jahr nach dem Eingriff subjektiv und objektiv zufriedenstellende Situation, Patient schmerzfrei, linker Ellbogen funktionstüchtig mit Flexion/Extension 130/5/0° und seitengleiche freie Pro-/Supination. Radiologisch regelrechte Zentrierung, fortgeschrittene trikompartimentelle Ellbogenarthrose, klinisch stumm (◘ Abb. 28.8a, b).

- 2 Jahre nach Revisionsintervention Patient im beruflichen Alltag als Psychiater sowie bei sportlicher Aktivität beschwerdefrei. Leichtgradiger Cubitus valgus bei weitgehend symmetrischer Beweglichkeit, klinisch keine Hinweise für eine posteroradiale Restinstabilität. Radiologisch regelrechte Zentrierung, bekannte trikompartimentelle Ellbogenarthrose (◘ Abb. 28.9a, b).

28.2 Diskussion

Die Ellbogenluxationsfrakturen sind die zweithäufigsten Luxationsfrakturen nach dem Schultergelenk. Die Inzidenz beträgt 6 auf 100.000 Personen, wobei die posterolaterale Ellbogenluxationsfraktur mit 90 % überwiegt. Bei solch seltenen und komplexen osteoligamentären Verletzungen stellt sich einmal mehr die Frage, ob das Outcome nicht besser wäre, wenn diese Patienten mit solchen Läsionen primär in einem spezialisierten Zentrum versorgt würden. In dieser Situation konnte bei dem jungen Patienten eine Second Line of Defense-Chirurgie gelenkserhaltend angewandt werden. Eine andere vernünftige chirurgische Option – wir denken an den Ellbogengelenkersatz – kommt bei einem jungen Patienten eher nicht infrage. Dies wiederum gestützt auf die bekannte Literatur mit hohen Revisionsraten und kürzeren Standzeiten.

◘ **Abb. 28.8** **a**, **b** Zustand 1 Jahr nach 2. Revisionseingriff

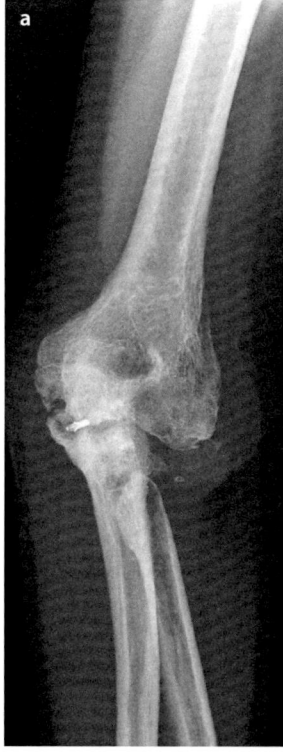
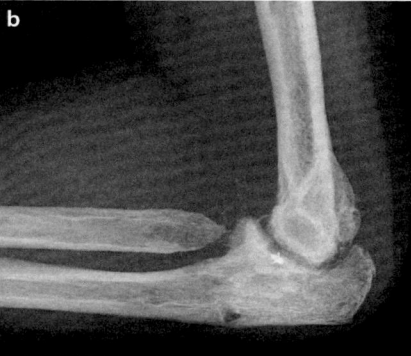

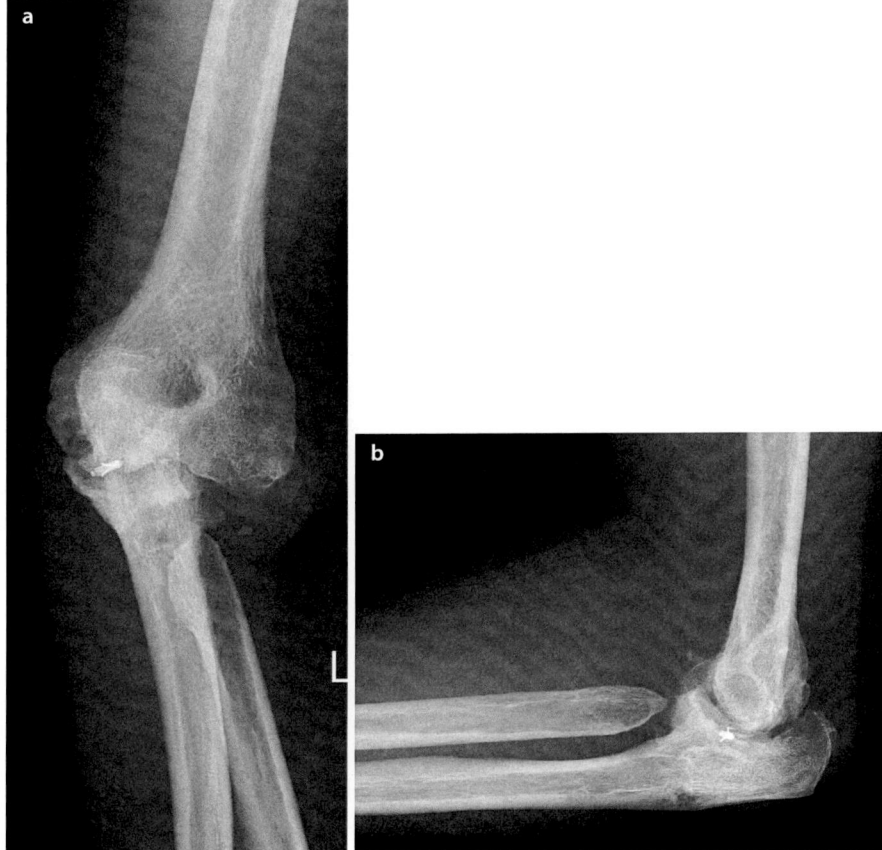

▣ **Abb. 28.9**   **a, b** Zustand 2 Jahre nach 2. Revisionseingriff

Femurschaftfraktur und Coxarthrose: Konsequenzen einer Fehleinschätzung in zwei Fällen

B. Purbach und P. Siney

© Springer-Verlag GmbH Deutschland, ein Teil von Springer Nature 2020
R.-P. Meyer et al. (Hrsg.), *Misslungene Interventionen in der Extremitäten- und Wirbelsäulenchirurgie*, https://doi.org/10.1007/978-3-662-59412-4_29

29.1 Fall

Ein 68-jähriger Patient stellt sich mit Coxarthrose der rechten Hüfte vor. Die Indikation für einen Gelenkersatz wird gestellt. Als Zwanzigjähriger erleidet der Patient eine rechtsseitige Femurschaftfraktur und wird mit Traktion konservativ behandelt. Die Fraktur heilt seinerzeit ohne Komplikation Seit zu Seit aus. Der Patient berichtet bis zur Vorstellung wegen rechtsseitiger Hüftschmerzen über keine grossen Probleme in seinem Arbeitsleben. In der Anamnese berichtet der Patient über Herzklappenchirurgie und entsprechende postoperative Medikation, ist aber kardial ansonsten stabil (◘ Abb. 29.1a, b).

Der Chirurg entscheidet, gleichzeitig zum Gelenkersatz mit einer Metall-Metallpaarung eine Osteotomie der Fraktur durchzuführen und diese mit einer langen Femurschaftprothese zu überbrücken, um eine End-zu-Endstellung der Fraktur zu erreichen.

Diese Überbrückung gelingt nicht vollständig. Die Osteotomie ist nur minimal überbrückt und der laterale Kortex ist kompromittiert (◘ Abb. 29.2).

Der Patient wird vorsichtig mobilisiert und die Fraktur zeigt gute Kallusformation medial offensichtlich mit dem Potential zu heilen.

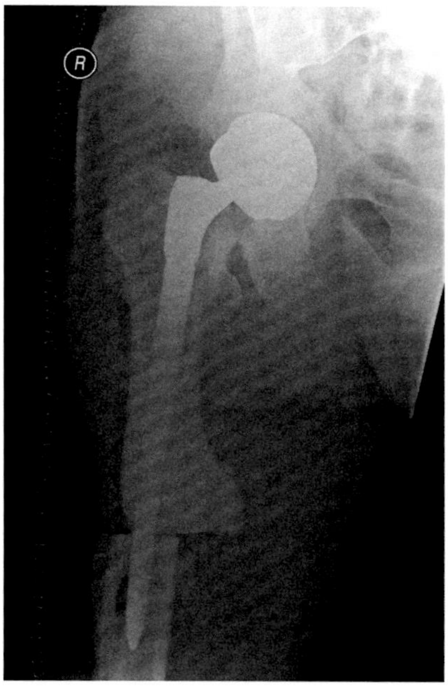

◘ Abb. 29.2 Zustand nach operativem Eingriff: die Osteotomie ist nur minimal überbrückt und der laterale Kortex ist kompromittiert

◘ Abb. 29.1 **a, b** Status nach konservativer Therapie einer Femurschaftfraktur

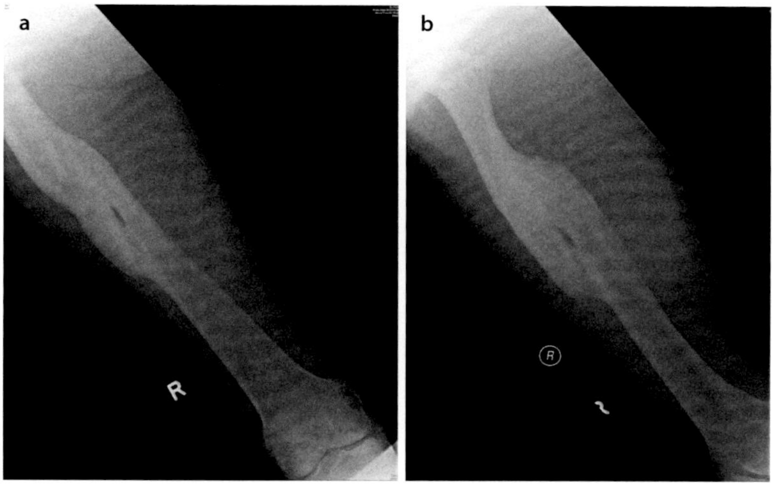

Das Femur beginnt sich nach medial zu verschieben (◘ Abb. 29.3a, b). Der Chirurg versucht dies aufzuhalten mit einer langen Platte distal verschraubt und proximal mit Cerclage gehalten (◘ Abb. 29.4a–c). Die Fraktur verschiebt sich weiter nach varus. Der Patient erhält zusätzlich zum chirurgischen Versuch, die Fraktur zu heilen, elektrische Stimulation der Pseudarthrose.

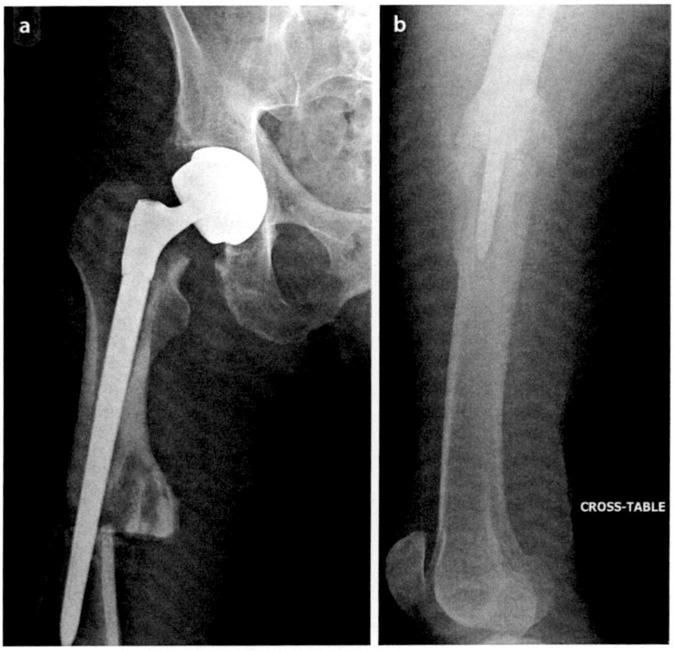

◘ **Abb. 29.3** **a, b** Das Femur beginnt sich nach medial zu verschieben

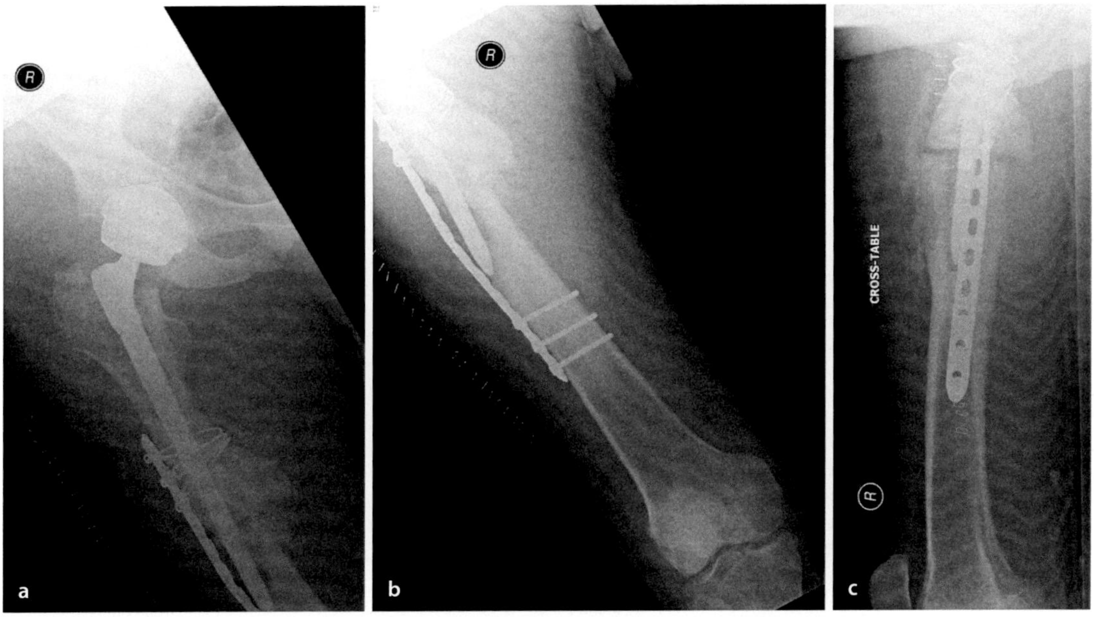

◘ **Abb. 29.4** **a–c** Nach Osteosynthese instabile Frakturzone, Ausbildung einer Pseudarthrose

Dies spielt sich im ersten postoperativen Jahr ab. Nach Zuweisung zu einer Zweitmeinung 13 Monate nach dem Ersteingriff ist der Patient ausser Haus mobil mit zwei Gehstöcken. Die Beschwerden in Ruhe sind erträglich, bei Mobilisation klagt der Patient über moderate bis ausgeprägte Schmerzen um die Frakturzone, in der Mitte des Oberschenkels, aber auch über Leistenschmerzen und ausstrahlende Schmerzen zum Kniegelenk rechts. Das Kniegelenk selbst zeigt auch radiologisch Zeichen von Osteoarthrose, ohne direkt die Ursache für Gelenkschmerzen zu sein (■ Abb. 29.5a, b).

Bei der Vorstellung zur Zweitmeinung wird das Spektrum der operativen Möglichkeiten mit dem Patienten besprochen, der auf einer weiteren Therapie besteht:

1. Den Gelenkersatz und das Osteosynthesematerial ausbauen und mit intramedullärer Fixierung die Osteotomie überbrücken. Möglicherweise müsste die Osteotomie erneut durchgeführt werden, um die mediale Kurvatur des Femurs auszugleichen. Die Pseudarthrose der Hüfte und die daraus resultierende reduzierte Mobilität würde dabei in Kauf genommen werden, um die Femurschaftfraktur zur Heilung zu bringen.
2. Den Gelenkersatz und das Osteosynthesematerial ausbauen und mit einer noch längeren Femurschaftprothese überbrücken, ebenfalls unter dem Caveat, dass die Osteotomie nochmals durchgeführt werden muss.

3. Den Gelenkersatz und das Osteosynthesematerial ausbauen und einen „konventionellen" Gelenkersatz durchführen, die Pseudarthrose intraoperativ testen und gegebenenfalls mit kurzer Plattenosteosynthese und Verschraubung stabilisieren.

Intraoperativ bestätigt sich die klinische Vermutung, dass die Pseudarthrose stabil ist. Die nicht-zementierten Komponenten sind fest verankert, können aber via des routine-mässigen trochanteren Zugangs ohne weiteren Knochenschaden entfernt werden. Der Gelenkersatz wird mit Knochenspan-Unterfüttern in der Charnley-Wroblewski Technik durchgeführt und die Komponenten (C-Stem, Depuy, Stainless Steel Kopf 22.225 mm und Goflball UHMW Polyethylenpfanne) zementiert. Der Defekt in der Femurkortikalis wird mit Kortikalis und demineralisiertem Knochen aufgefüllt. Es treten keine intra- oder postoperativen Komplikationen auf (■ Abb. 29.6).

Bereits am ersten postoperativen Tag bemerkt der Patient, dass das Gelenk sich anders verhält und der Schmerz im Femur verschwunden ist. Der Patient wird mit halbem Körpergewicht für 12 Wochen mobilisiert. Kallusformation ist nach 6 Wochen lateral beobachtbar.

Der Patient stellt sich zur Routinekontrolle 6 Jahre nach dem Revisionseingriff vor. Er gibt keine klinischen Beschwerden an und mobilisiert ohne Gehhilfe. Der Bewegungsumfang ist

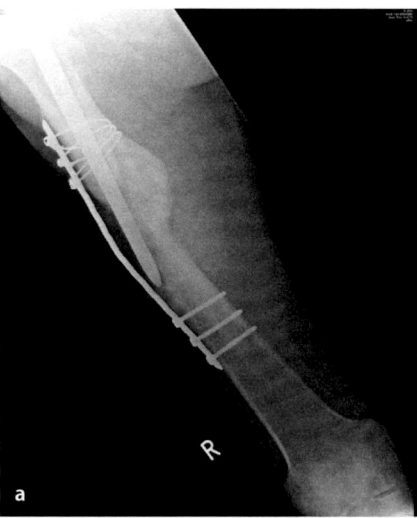
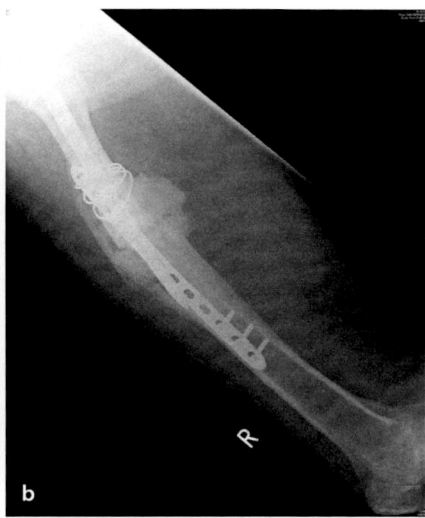

■ **Abb. 29.5** **a, b** 13 Monate nach dem Ersteingriff: Hüftschmerzen und Schmerzen um die Frakturzone

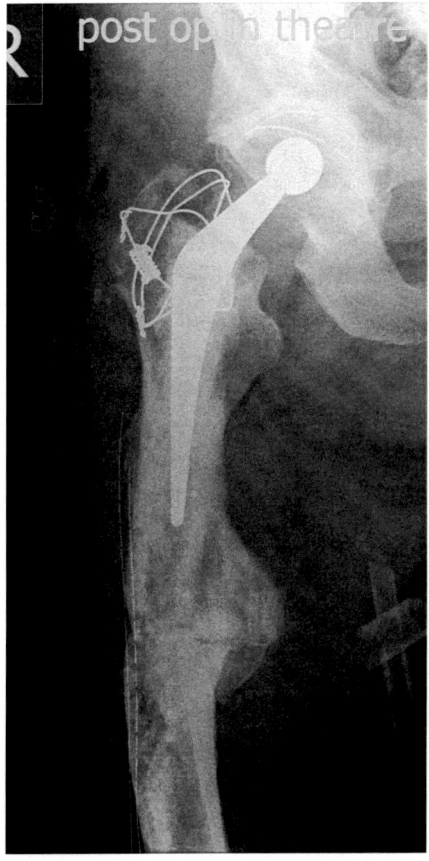

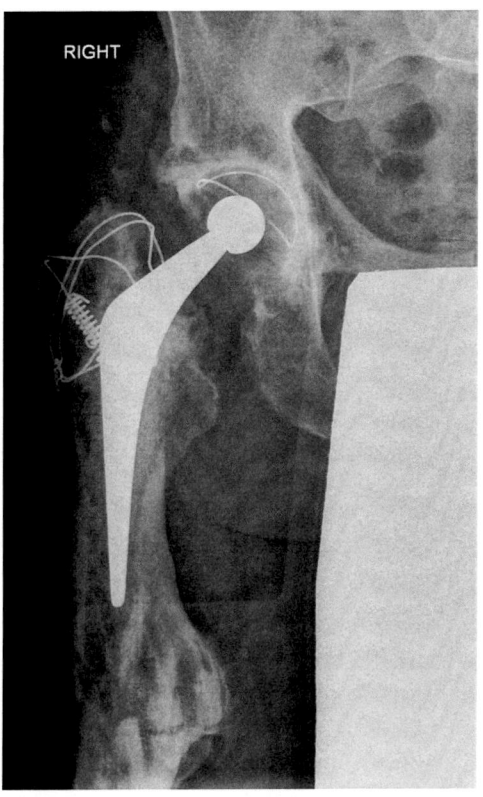

☐ **Abb. 29.7**   Zustand 6 Jahre nach Revisionseingriff

☐ **Abb. 29.6**   Revisionseingriff ohne intra- oder postoperative Komplikationen

schmerzfrei und er hat einen negativen Trendelenburg-Test. Auffallend ist die Remodellierung des Femur mit dem Ansatz der Rekanalisierung sowie das gut erhaltene proximale Femur (☐ Abb. 29.7).

29.2 Fazit

Die Beurteilung der Femurschaftfraktur als Fehlheilung ist nicht völlig nachvollziehbar. Gemäss den vorliegenden präoperativen Röntgenuntersuchungen des Femurs besteht keine massgebliche Fehlangulation noch übermässige Fehlrotation oder übermässige Längendifferenz. Die Fraktur hat sich mit Seit-zu-Seit-Konsolidierung stabilisiert und hat als Fraktur im mittleren Drittel keinen Einfluss auf das Schaftimplantat. Diese Fehl-

einschätzung führt aber zur Osteotomie, die mit dem geplanten Schaft ungenügend stabilisiert wird. Die Metall-Metall-Kombination erzeugt hohe Friktion im Gelenk (im Gegensatz zu Charnley's „low frictional torque arthroplasty") und ist sehr wahrscheinlich der Grund, warum die hypertrophe Pseudarthrose nicht heilt. Der Patient klagt ausserdem über Schmerzen im Femur, die bis in das Knie ausstrahlen. Dies ist möglicherweise auf den gut fixierten langen Schaft zurückzuführen. Die lange, relativ schmale Osteosyntheseplatte ist zu biegsam, ganz besonders weil sie nur ungenügend proximal befestigt ist. Kabelsysteme sind zwar weniger anfällig für Metallermüdung und -bruch als Cerclage-Drähte, aber vom Prinzip her für Elastizität und nicht für Stabilität konzipiert.

Hätte die Osteotomie sich als instabil während der Operation gezeigt, wäre eine kurze Osteosynthese-Platte mit Verschraubung sowohl proximal als auch distal zur Anwendung gekommen.

29

29.3 Fall

Zur besseren Darstellung dieser Problematik eignet sich der nächste Fall, bei dem zweimal der Versuch unternommen wird, mit proximalen Cerclage-Kabeln genügend Stabilität zu erreichen.

Die Patientin erhielt einen rechtsseitigen Charnley-Wroblewski Hüftgelenkersatz ohne perioperative Probleme. Osteopenie des Knochens ist offensichtlich (◘ Abb. 29.8a, b).

Zwei Jahre nach dem Gelenkersatz erleidet die Patientin mit geringem Trauma eine transverse Femurschaftfraktur unterhalb der Femurprothese. Die Fraktur wird mit Plattenosteosynthese distal verschraubt und proximal mit Kabelcerclage versorgt. Es zeigt sich gute Kallusbildung und eine hypertrophe Pseudarthrose. Die Platte bricht und wird mit demselben System ersetzt. Erneut führt diese Art der Stabilisierung zum Plattenbruch (◘ Abb. 29.9).

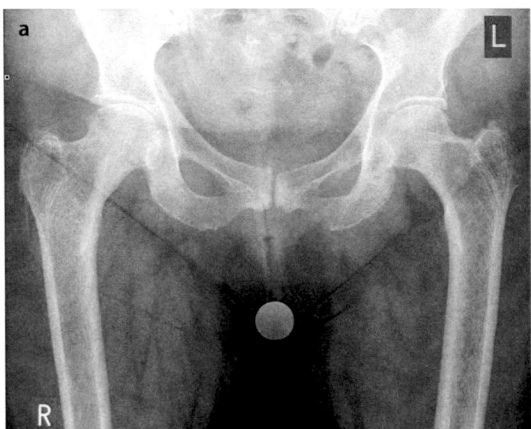
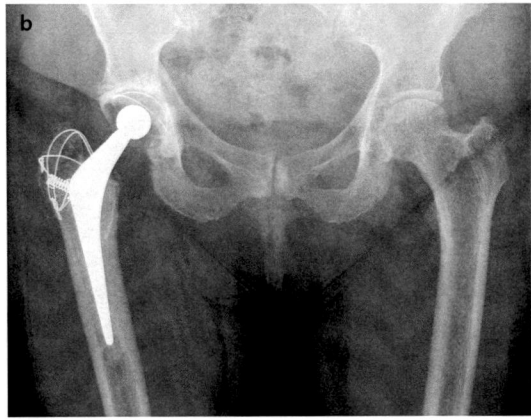

◘ **Abb. 29.8   a, b** Rechtsseitiger Charnley-Wroblewski Hüftgelenkersatz

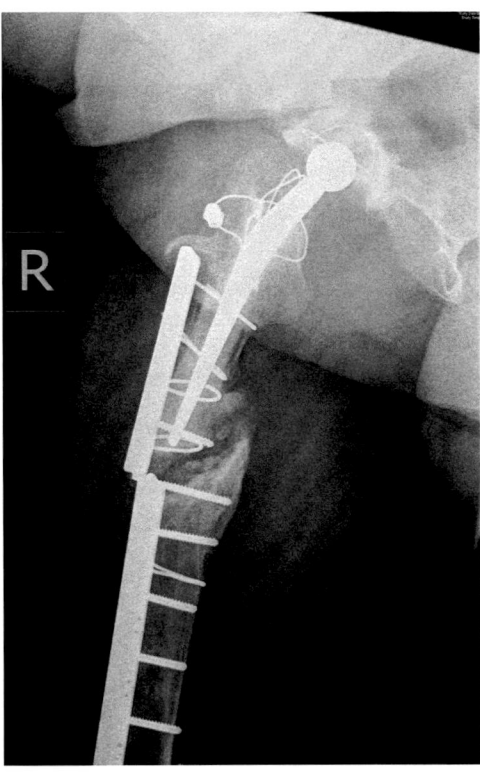

◘ **Abb. 29.9**   Zweimaliger Plattenbruch nach insuffizienter Osteosynthese

Die Patientin lässt sich an unsere Abteilung verlegen und wird mit einer kurzen Platte und Verschraubung in beide Fragmente behandelt. Zusätzlich wird demineralisierter Knochen medial platziert. Innerhalb von 6 Wochen kommt es zur Kallusbildung und Stabilisierung (■ Abb. 29.10a, b). Die Patientin wird über 12 Wochen mit halbem Körpergewicht mobilisiert.

Die Nachkontrolle nach 7 Jahren zeigt eine konsolidierte Fraktur, gut erhaltenes Femur mit fixiertem Implantat (■ Abb. 29.11).

29.4 Fazit

Gerade bei weichem oder kompromittiertem Knochen gibt die Verankerung mit Schrauben gute Stabilität (pathologische Frakturversorgung!). Die Herausforderung für den Chirurgen besteht darin, die Schrauben in den Zementmantel möglichst dicht neben das Implantat zu platzieren. Ideal ist eine Verteilung anterior und posterior im Femurkanal.

In beiden Fällen wurde keine weitere Diagnostik mit MRT, CT oder Knochenszintigramm vorgenommen, da diese keine bessere Prognostik hinsichtlich der Frakturheilung ergeben hätten als die vorliegenden konventionellen Röntgenbilder.

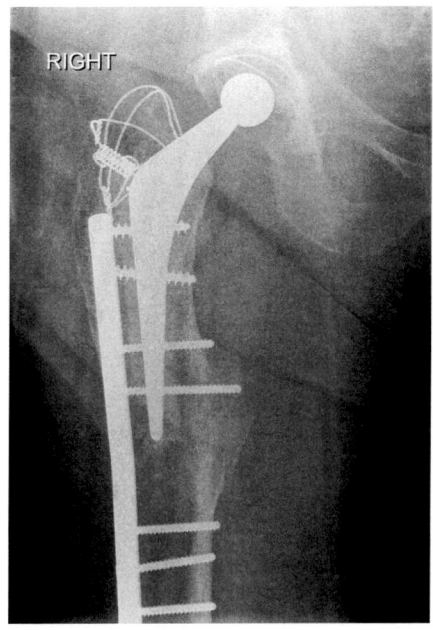

■ **Abb. 29.11**   Nachkontrolle nach 7 Jahren

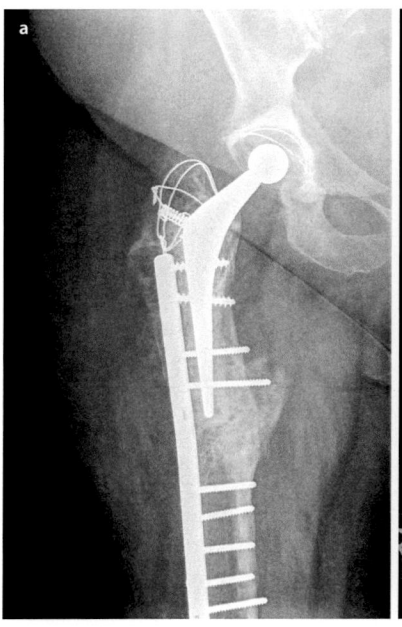
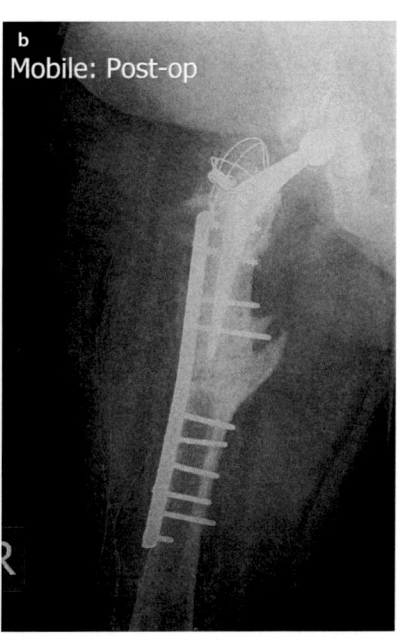

■ **Abb. 29.10**   **a, b** Kallusbildung und Stabilisierung innerhalb von 6 Wochen nach Re-Re-Osteosynthese

Chirurgische Stabilisation einer medial instabilen OSG-Prothese: eine riskante Option

P. Rippstein, V. Longhino und S. Zwicky

© Springer-Verlag GmbH Deutschland, ein Teil von Springer Nature 2020
R.-P. Meyer et al. (Hrsg.), *Misslungene Interventionen in der Extremitäten- und
Wirbelsäulenchirurgie*, https://doi.org/10.1007/978-3-662-59412-4_30

30.1 Der Knicksenkfuss als erstes Problem

Bei einer 1952 geborenen Architektin wurde im Alter von 34 Jahren die Diagnose einer rheumatoiden Arthritis gestellt und im Anschluss daran fachärztlich behandelt.

Dreizehn Jahre später entwickelte die Patientin im Rahmen ihrer entzündlichen Erkrankung einen zunehmenden Knicksenkfuss auf der rechten Seite bei progressiver Insuffizienz der Tibialis posterior-Sehne und additiver Chopart-Arthrose. Dieser Befund wurde durch eine Triple-Arthrodese behandelt mit gutem objektivem und subjektivem Erfolg (◗ Abb. 30.1).

Nach einem Jahr kam es zu rezidivierend auftretenden, schmerzhaften Schwellungszuständen des oberen Sprunggelenkes derselben Seite. Nachdem durch konservative Therapiemassnahmen keine Besserung erreicht werden konnte, entschied man sich bei noch gut erhaltenen Gelenkverhältnissen im oberen Sprunggelenk für eine arthroskopische Synovektomie, durch welche eine Beschwerdefreiheit für die nachfolgenden sieben Jahre erreicht werden konnte.

30.2 Das obere Sprunggelenk wird arthrotisch

Während dieses beschwerdefreien Intervalls entwickelte sich jedoch progressiv eine Arthrose des oberen Sprunggelenkes, die sich schlussendlich mit Schmerzen und einer zunehmenden Gehbehinderung manifestierte (◗ Abb. 30.2). Aufgrund der noch gut erhaltenen OSG-Beweglichkeit und der bei Status nach Triple-Arthrodese aufgehobenen Beweglichkeit der übrigen Rückfussgelenke, die im Falle einer OSG-Arthrodese kompensatorisch eingesetzt werden, gab man dem prothetischen Gelenksersatz den Vorzug. Bei einer zusätzlichen Valgusfehlstellung des Rückfusses wurde im Rahmen dieses Eingriffs auch eine um 9 mm medialisierende Calcaneus-Osteotomie

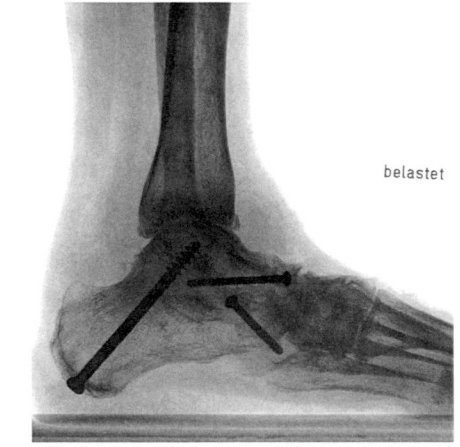

belastet

◗ Abb. 30.1 Der mittels Triple-Arthrodese aufgerichtete Knicksenkfuss

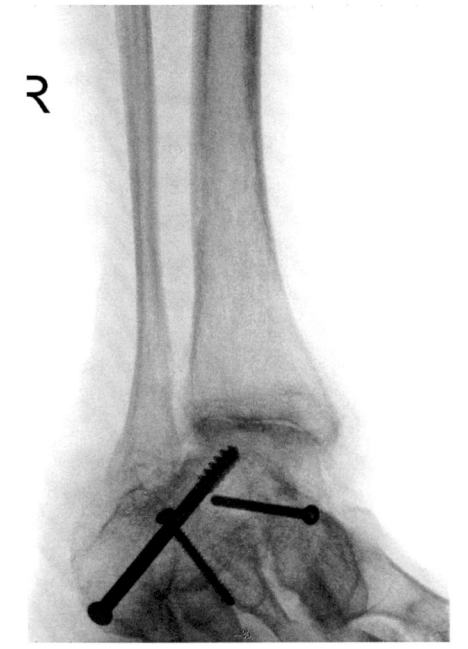

◗ Abb. 30.2 Sieben Jahre nach der Triple-Arthrodese hat sich progressiv eine schwere OSG-Arthrose mit Valgusfehlstellung entwickelt

durchgeführt (◘ Abb. 30.3a, b). Das Ergebnis übertraf alle Erwartungen: Die Patientin wurde nicht nur beschwerdefrei im Alltag, sie konnte auch wieder den ihr wichtigen Sportaktivitäten wie Skifahren, Nordic Walking und Schwimmen ohne Einschränkungen nachgehen.

30.3 Das Kunstgelenk des oberen Sprunggelenkes wird medial instabil

Sieben Jahre nach Implantation der Sprunggelenksprothese stellte sich die zwischenzeitlich 61-jährige Patientin aufgrund immobilisierender Schmerzen notfallmässig in unserer Sprechstunde vor. Ein Trauma war nicht erinnerlich. Die Röntgenbilder zeigten eine Valgus-Subluxation der Endoprothese bei neu aufgetretener Insuffizienz des Ligamentum deltoideum (◘ Abb. 30.4). Ein Zustand, der leider gelegentlich bei mit OSG-Prothesen versorgten Rheumapatienten beobachtet wird.

Die Stabilisierung einer medial instabilen OSG-Prothese gilt als sehr schwierig und stellt in unserer Klinik die Indikation für einen Prothesenausbau und die Durchführung einer

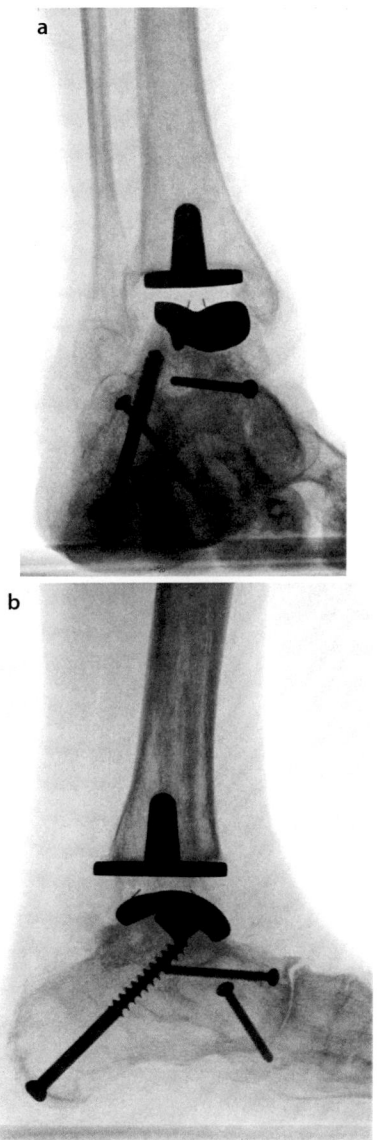

◘ **Abb. 30.3**   a, b Status ein Jahr nach Implantation einer OSG-Prothese (MobilityTM, DePuy) und medialisierender (9 mm) Calcaneus-Osteotomie mit sehr gutem objektivem und subjektivem Resultat

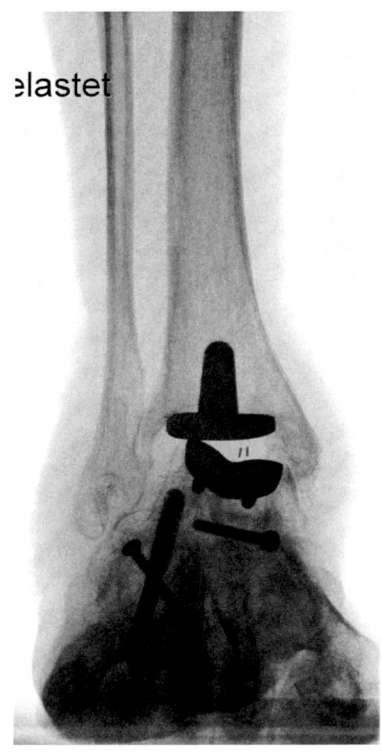

◘ **Abb. 30.4**   Sieben Jahre nach Implantation des Kunstgelenkes wurde das OSG medialseitig ohne Trauma schwer instabil

Interpositionsarthrodese dar. Da die Patientin jedoch über einen Zeitraum von sieben Jahren äusserst zufrieden war mit dem Ergebnis ihres Kunstgelenkes, dieser Zustand auch mit einer sehr guten Funktionalität korrelierte und es keinen Hinweis auf eine Lockerung des Implantats gab, entschieden wir uns – auch auf Wunsch der Patientin – und ermuntert durch eine kürzlich erschienene Publikation über die mögliche Rekonstruktion des insuffizienten Ligamentum deltoideum bei medial instabilen OSG-Prothesen, das Kunstgelenk in situ zu belassen und dieses mit einem Semitendinosus-Transplantat medialseits zu stabilisieren (◘ Abb. 30.5).

30.4 Das Kunstgelenk wird entfernt

Trotz intraoperativ erreichter medialer Stabilität entwickelte sich bereits fünf Monate postoperativ ein Rezidiv der Valgusfehlstellung (◘ Abb. 30.6). Man entschied sich nun für die Explantation der Sprunggelenksprothese und die Durchführung einer Interpositionsarthrodese mit autologen trikortikalen Beckenspänen. Nach einem Jahr zeigte sich eine gute knöcherne Konsolidierung der Arthrodese bei korrekten Achsenverhältnissen (◘ Abb. 30.7). Da die Patientin jedoch über lokale Schmerzen im Bereich des Malleolus medialis klagte, welche durch eine knöcherne Exostose so-

30

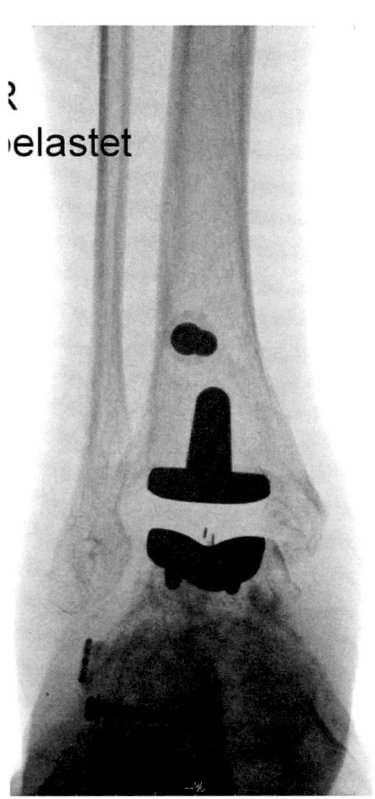

◘ **Abb. 30.5**   Status sechs Wochen nach Rekonstruktion des Deltoid-Ligamentes mit einem homologen Semitendinosus-Transplantat: das OSG ist medial stabil

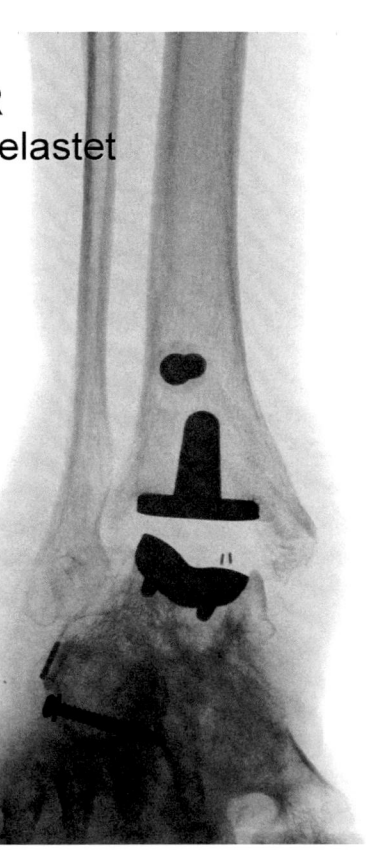

◘ **Abb. 30.6**   Fünf Monate nach der operativen Stabilisation kommt es zu einer erneuten progressiven OSG-Instabilität medial

wie eine Schrauben-Überlänge verursacht wurden, führten wir eine partielle Metallentfernung sowie Exostosenabtragung durch. In der Folge waren die Schmerzen vollständig regredient und auch Skifahren erneut über mehrere Stunden möglich.

30.5 Der Infekt

Zwei Jahre später entwickelte die Patientin eine ähnliche Symptomatik auf der Aussenseite des Sprunggelenkes, zudem kam es hier zu rezidivierend auftretenden Ulzerationen. Erneut konnten zwei Arthrodese-Schrauben und eine Exostose der Fibula für die Beschwerden verantwortlich gemacht werden (◘ Abb. 30.8). Die bei partieller Knochenresorption im Bereich der Interpositionsarthrodese zu lang gewordenen Schrauben und die sich um diese Schraubenspitzen gebildete Exostose mussten zwingend entfernt werden.

Zwei Tage nach dem Eingriff entleerte sich Pus aus der lateralen Wunde, das Sprunggelenk wurde umgehend in Narkose gespült und ausgiebig debridiert. Trotz allem dehnte sich der Infekt weiter aus, sodass die Patientin nach zwei Wochen erneut bei drohender Sepsis notfallmässig

revidiert wurde. Dabei wurde das noch verbliebene Osteosynthesematerial entfernt und der weich gewordene Knochen im Bereich der Arthodese reseziert. Bei persistierender Sekretion und kontinuierlich erhöhten Infektparametern folgten zwei weitere Revisionen im Verlauf von 14 Tagen. Die Antibiotikatherapie wurde Resistenz-gerecht in enger Zusammenarbeit mit unseren Infektiologen durchgeführt.

Schliesslich konnte nach fünf Monaten bei normalisierten Infektparametern und geschlossenen sowie reizfreien Narbenverhältnissen eine erneute Interpositionsarthordese des oberen Sprungglenkes mit autologen trikortikalen Beckenspänen und einem Fixateur externe durchgeführt werden (◘ Abb. 30.9a, b). Bei zunehmender knöcherner Konsolidierung (konventionell und

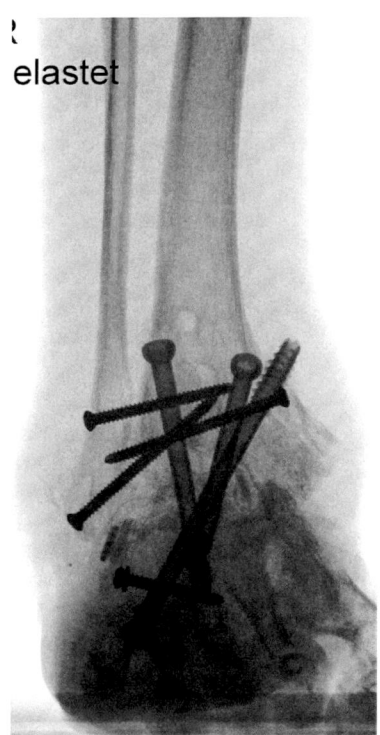

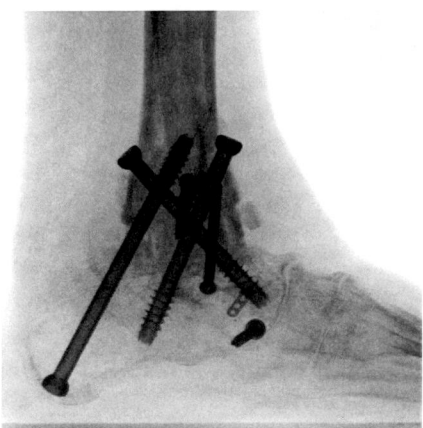

◘ **Abb. 30.7** Konsolidierte OSG-Interpositionsarthrodese mit autologen trikortikalen Beckenspänen nach Explantation der OSG Prothese, 1 Jahr postoperativ

◘ **Abb. 30.8** Durch sekundäre Resorption des Knocheninterponates entstandene relative Überlänge einer Schraube mit chronischen Ulzerationen in der Folge

CT) wurde der Fixateur externe vier Monate postoperativ entfernt und für weitere acht Wochen ein Unterschenkelliegegips angelegt.

Nur einige Wochen nach der Gipsentfernung, nachdem es der Patientin auch unter Belastung subjektiv sehr gut gegangen war, kam es zu einer erneuten Sekretion im Bereich des medialen Zugangs mit lokaler Rötung und deutlichem Anstieg des CRP-Wertes. Pus sowie nekrotische Knochenfragmente wurden bei der anschliessend durchgeführten Revision entfernt, eine Pseudarthrose hatte sich entwickelt (◘ Abb. 30.10).

Aufgrund von weiter stark sezernierenden lokalen Verhältnissen und kontinuierlich erhöhten Infektparametern waren insgesamt noch drei weitere Spülungen mit additivem Debridement in den nachfolgenden Wochen vonnöten.

30.6 Das chronische Leiden wird radikal angegangen

Die Situation war in diesem Stadium sehr komplex geworden. Nach multiplen Eingriffen bei persistierendem Infekt hatte man es mit einer infizierten OSG-Pseudarthrose zu tun, die von einer – durch die Polyarthritis bedingten – Schwächung des Immunsystems begleitet und damit verkompliziert wurde. Die Option eines radikalen Knochendebridements mit anschliessender Rearthrodese unter

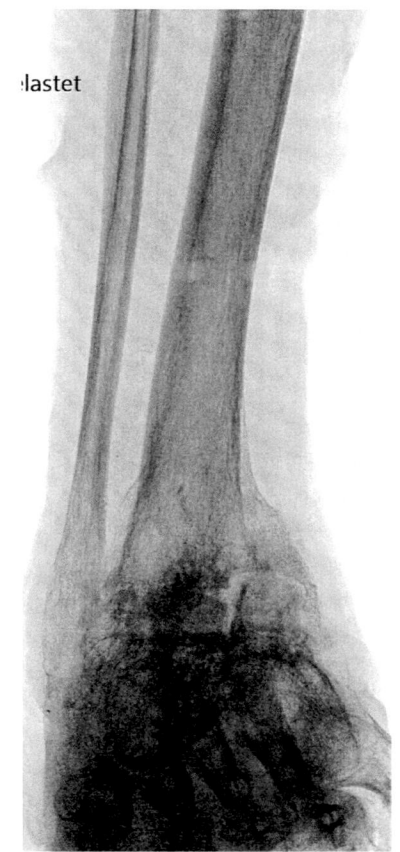

◘ **Abb. 30.10** Entscheidung der Patientin zur Durchführung einer Amputation bei chronischer Osteomyelitis im Bereich der OSG-Pseudarthrose und Immunschwäche im Rahmen einer chronischen Polyarthritis

◘ **Abb. 30.9 a, b** Die zweite Interpositionsarthrodese mit autologen trikortikalen Beckenspänen wurde mit einem Fixateur externe über einen Zeitraum von vier Monaten stabilisiert. Die Abbildung zeigt den Status nach vier Wochen

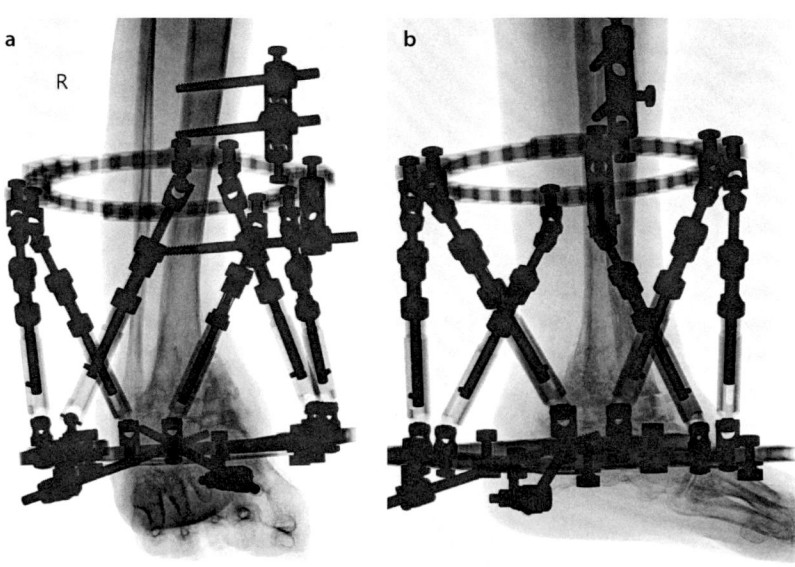

der Verwendung vaskularisierter Knochenspäne wurde diskutiert. Da die Patientin jedoch aufgrund des letztlich frustrierenden Verlaufes eine Lösung mit sicherer Erfolgsaussicht wünschte, entschied sie sich nach langer und ausführlicher Überlegung für die Durchführung einer Unterschenkelamputation. Von dieser erholte sich die Patientin rasch. Vier Jahre nach der primären Revision der OSG-Prothese fand die lange Leidensgeschichte endlich ein Ende.

30.7 Fazit

Auch wenn chirurgische Optionen mit besserer Funktionalität zur Verfügung stehen, sollte man sich – bei entsprechender Indikation und Konstellation des Patienten – für den sichereren Eingriff entscheiden, selbst wenn dieser mit Funktionseinbussen des entsprechenden Gelenkes einhergeht. Die mediale Instabilität des oberen Sprunggelenkes bei einliegender Prothese bleibt bis heute eine chirurgische Herausforderung, deren Outcome unsicher ist.

Retrospektiv betrachtet wäre es im Fall oben genannter Patientin sehr wahrscheinlich sinnvoller gewesen, man hätte bereits primär eine Explantation der instabil gewordenen Prothese mit anschliessender Interpositionsarthrodese durchgeführt. Man sollte sich sogar fragen, ob bereits die Implantation des Kunstgelenkes hätte vermieden werden sollen.

Diesbezüglich denken wir jedoch, dass die Entscheidung richtig war – insbesondere da unsere Patientin bei rheumatoider Arthritis unter weiteren Gelenkproblemen litt und die nach einer OSG-Arthrodese kompensatorisch eingesetzten Gelenke – USG und Talonavikulargelenk – bereits im Vorfeld durch eine Triple-Arthrodese ausser Funktion gesetzt worden waren. Es ist zudem wissenschaftlich belegt, dass rheumatische Patienten nach Implantation einer OSG-Prothese bessere Langzeitresultate aufweisen als Patienten mit primärer oder posttraumatischer Arthrose. Auch stellt die Arthrodese nach Explantation eines Kunstgelenkes einen Revisionseingriff mit recht guten Erfolgsaussichten dar.

Folgen der frühen endoprothetischen Versorgung bei juveniler rheumatoider Arthritis

H. Rüdiger und T. Schwering

© Springer-Verlag GmbH Deutschland, ein Teil von Springer Nature 2020
R.-P. Meyer et al. (Hrsg.), *Misslungene Interventionen in der Extremitäten- und
Wirbelsäulenchirurgie*, https://doi.org/10.1007/978-3-662-59412-4_31

31.1 **Der Fall**

Eine heute 49-jährige Patientin leidet seit ihrem 3. Lebensjahr an juveniler rheumatoider Arthritis und ist im Rahmen dieser Erkrankung bis zum Sturzereignis bereits mehr als 15 Mal an den unteren Extremitäten operiert worden. Die endoprothetische Versorgung beider Hüft- und Kniegelenke erfolgte im jungen Erwachsenenalter (Hüft-Totalprothese rechts als 18-jährige; im Alter von 23 erfolgte dann die Hüft-TP links, sowie beidseitige Knie-TPs).

Bei einem Sturz im Jahr 2008 zog sich die Patientin interprothetische Femurfrakturen zwischen den Schaftspitzen der Knie- und Hüftprothesen beidseits zu. Diese wurden im Rahmen der primären Traumaversorgung im Ausland mit Plattenosteosynthesen versorgt.

Aufgrund ausgeprägter Schmerzen unter Belastung und einer Fehlstellung mit einer beidseitigen Achsabweichung ähnlich einer „windswept-deformity" war die Patientin in der Folge gehunfähig. In der Auswertung der radiologischen Diagnostik zeigte sich eine hypertrophe Nonunion des linken und eine Malunion in Antekurvation/Varusstellung des rechten Femurs. Zusätzlich war die rechte Hüftpfanne bei grossem knöchernem Substanzdefekt und Zustand nach mehrfachen Pfannenwechseln erneut gelockert und kranialisiert (siehe ◘ Abb. 31.1, 31.2, 31.3, und 31.4).

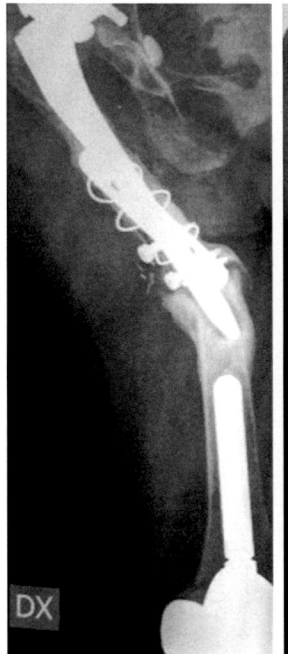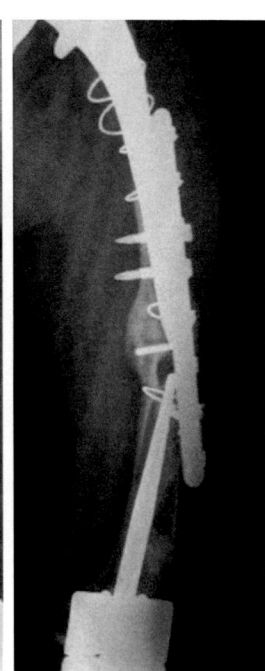

◘ **Abb. 31.1**   „windswept" deformity

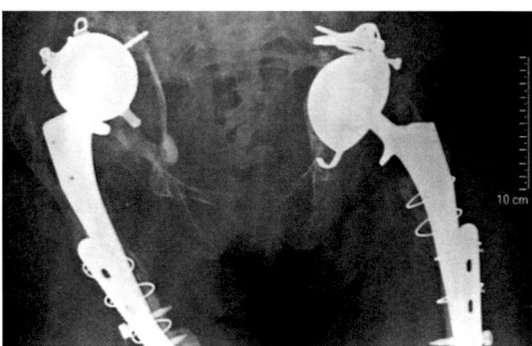

◘ **Abb. 31.2**   Pfannenlockerung rechts mit Substanzdefekt und Cranialisierung

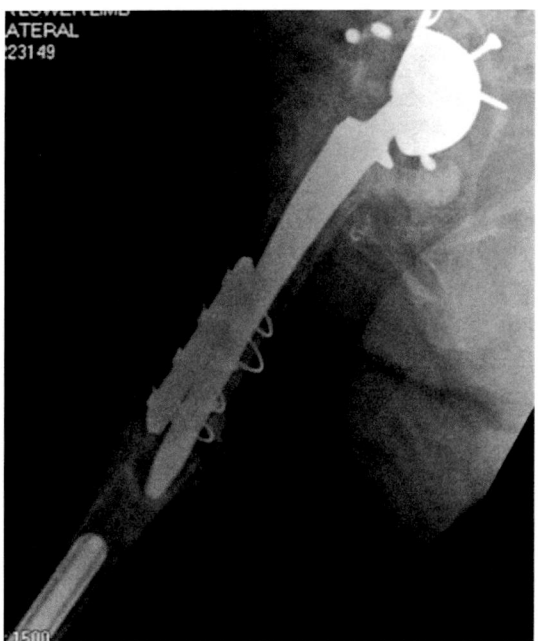

◘ Abb. 31.3   Hypertrophe Nonunion links

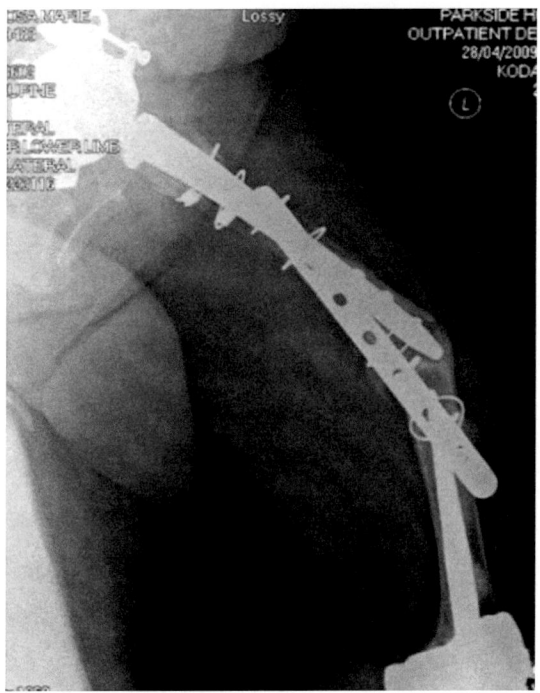

◘ Abb. 31.4   Malunion in Antekurvation/Varusstellung rechts

31.2 Second Opinion

Die Patientin stellte sich 2011 im Alter von 43 Jahren in unserer Klinik vor. Bis zu diesem Zeitpunkt hatte sich die Patientin bereits multiplen Revisionsoperationen unterziehen müssen, unter anderem viermaliger Pfannenrevision rechts und zweimaliger Pfannenrevision links.

Klinisch litt die Patientin sowohl unter belastungsabhängigen Schmerzen als auch unter einer Nacht- und Ruheschmerzsymptomatik. Eine hochdosierte tägliche Analgesie war notwendig.

Bei hohem Leidensdruck wurde die Indikation zur Korrekturosteotomie mit Re-Plattenosteosynthese beidseits und einem Pfannenwechsel mit einem Knochenaufbau rechts gestellt. Diese Operationen wurden zweizeitig in einem heimatnahen Spital der Patientin durchgeführt.

Circa 6 Monate nach dem 2. Eingriff stellte sich die Patientin mit zunehmenden Schmerzen im linken Knie und linken Oberschenkel sowie drohender Hautperforation erneut in der Schulthess Klinik vor. Bei hochgradigem Infektverdacht erfolgte eine Punktion mit Nachweis eines *Staphylococcus lugdunensis*.

31.3 Revisionseingriffe

Da wir eine vollständige Implantat-Entfernung bei sehr grossem knöchernem Defekt vermeiden wollten, wählten wir ein zweizeitiges Vorgehen: In einem ersten Schritt wurde ein grosses Prothesen-erhaltendes Debridement, Synovektomie und eine Biopsie-Entnahme links durchgeführt. Die Abheilung der grossen Weichteilwunde konnte *per secundam* über zwei Monate unter antibiotischer Suppressionstherapie erreicht werden.

Bei Aggravation der Infektsituation unter der resistenzgerechten Suppressionstherapie wurde die Indikation zur erneuten Revision gestellt. Es erfolgte eine Explantation der Knie-Totalprothese links, ein aggressives Debridement, eine vollständige Cerclagen- und Plattenentfernung, eine Resektion des distalen Femurs und die Implantation eines Zementspacers. In den intraoperativen Gewebeproben wurde ein zweiter Keim (Staph. epidermidis) nachgewiesen.

Nach Anpassung der Antibiose konnte 6 Monate später ein totaler Femur-Ersatz mit acetabulärer Rekonstruktion erfolgen (siehe ◘ Abb. 31.5).

Von diesem grossen Eingriff erholte sich die Patientin gut und es zeigte sich ein zufriedenstellender postoperativer Verlauf mit guter Belastbarkeit und Stabilität der linken unteren Extremität.

Zwischenzeitlich entwickelte die Patientin im rechten Bein zunehmende belastungsabhängige Schmerzen sowie eine Instabilität und progrediente Valgus- und Innenrotationsfehlstellung. Radiologisch zeigte sich ein Bruch der Revisions-Hüftpfanne rechts mit kranialer Migration, grossem knöchernem Beckendefekt sowie eine Nonunion des bereits re-osteosynthetisierten Femurschaftes.

Komplizierend kam eine Rotationsfehlstellung der femoralen Komponente der Knie-Totalprothese und eine Beinverkürzung von 3 cm hinzu.

Im August 2016 erfolgte bei prekären ossären Verhältnissen des Femurs ein totaler Femurersatz rechts mit Pfannenwechsel und acetabulärer Rekonstruktion mittels Trabecular-Metal-Augment. Der tibiale Anteil der Knieprothese konnte dabei belassen werden (siehe ◘ Abb. 31.6).

Zu diesem Zeitpunkt war die Patientin 48 Jahre alt und hatte bereits mehr als 20 grosse operative Eingriffe an den unteren Extremitäten hinter sich gebracht. Aktuell ist die Patientin an 2 Gehstöcken schmerzarm gehfähig und arbeitet in ihrem Beruf als Lehrerin.

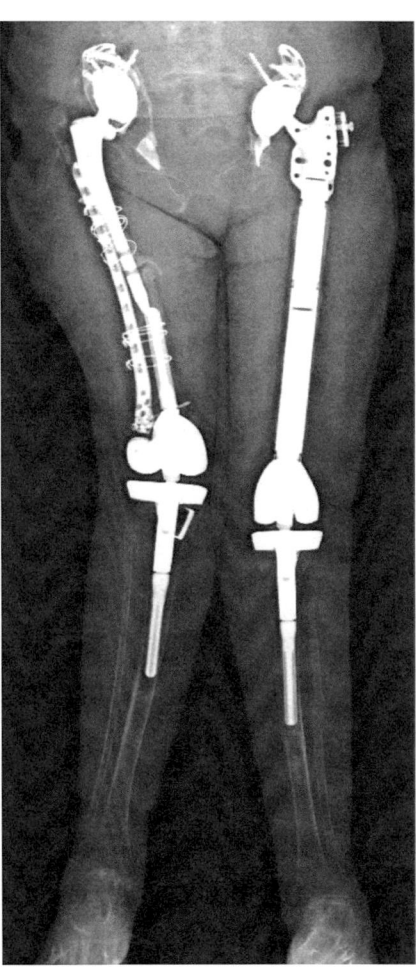

◘ Abb. 31.5   total femur links

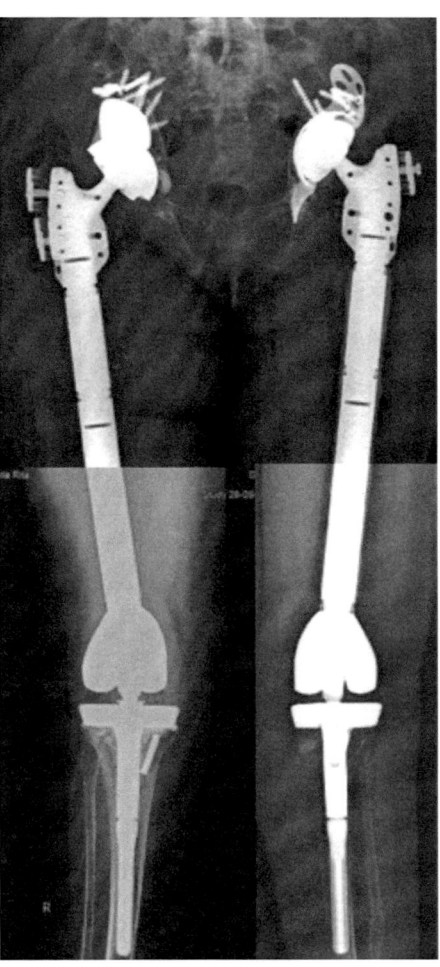

◘ Abb. 31.6   total femur beidseits

31.4 Analyse

Bei der Implantation der ersten Endoprothese war die Patientin erst 18 Jahre alt und mit 23 Jahren waren bereits beide Hüft- und Kniegelenke endoprothetisch versorgt.

Die Versorgung von immer jüngeren Patienten ist eine der grossen Herausforderungen der modernen Endoprothetik. Sowohl der hohe Anspruch der Patienten bezüglich Beweglichkeit und Belastbarkeit, als auch die begrenzte Haltbarkeit der Kunstgelenke mit der Notwendigkeit von gegebenenfalls multiplen Revisionen sind zu berücksichtigen.

31.5 Endoprothetik bei juveniler rheumatoider Arthritis

Entgegen des Trends der deutlich ansteigenden Prothesenzahlen für die Indikation der primären Arthrose ist bei den rheumatoiden Erkrankungen ein Rückgang der OP-Zahlen zu beobachten. So sind in den USA die Zahlen für die Endoprothetik der grossen Gelenke (Schulter, Knie und Hüfte) bei juveniler rheumatoider Arthritis fast um 50 % zurückgegangen. Das Alter der Erstimplantation ist von 31 Jahren 1991 auf 37 Jahre 2005 angestiegen.

Dies ist vor allem auf Verbesserungen der medikamentösen Therapie der rheumatoiden Grunderkrankung zurückzuführen. Hier kann durch den Einsatz von nicht-steroidalen Antirheumatika (NSAR), Cortisonpräparaten und sogenannte DMARDs (Disease Modifying Antirheumatic Drugs = krankheitsmodifizierende Medikamente) eine suffiziente Suppression der Entzündungsmechanismen erzielt und die Gelenksdestruktion verlangsamt werden.

31.6 Interprothetische Frakturen

Eine interprothetische Fraktur tritt zwischen der einliegenden Hüft- und Knieprothese auf. Dies ist eine seltene, aber schwerwiegende Komplikation in der Endoprothetik. Die Häufigkeit von interprothetischen Frakturen wird in der Literatur mit einer Inzidenz von bis zu 1,25 % (bei Patienten mit ipsilateraler Hüft- und Knieprothese) angegeben. Insbesondere bei Schaftprothesen kommt es durch die starren Schäfte zu einer Zunahme der mechanischen Belastung in dem kurzen „Schaft-freien" diaphysären Segment zwischen den Prothesenspitzen. Hierbei ist der resultierende Stress nicht nur abhängig von der Distanz zwischen den Prothesenspitzen, sondern auch von der Kortikalisstärke. In einer finite element Studie konnten Soenen et al. (Soenen et al. 2011) zeigen, dass eine Distanz von mindestens 110 mm zwischen beiden Prothesenspitzen als Empfehlung für eine stabile knöcherne Brücke gilt. Klassifiziert werden interprothetische Frakturen wie periprothetische Frakturen nach der Vancouver Klassifikation für die Hüfte und nach der SoFCOT-Klassifikation bei Kniegelenknahen Frakturen French Orthopedic and Traumatologic Surgery Society (Société fran çaise de chirurgie orthopédique et traumatologique: SoFCOT) (Tricoire et al. 2006; Solarino et al. 2014). Es gibt Vorschläge, die Vancouver-Klassifikation um 1 Kategorie für die interprothetischen Frakturen zu erweitern, jedoch hat sich dies noch nicht durchgesetzt.

In der Versorgung gilt die ORIF (open reduction internal fixation) als Mittel der Wahl bei stabilen Prothesenverhältnissen. Bei einer gelockerten Prothese muss zusätzlich ein Schaftwechsel erfolgen.

31.7 Die Infektion

Das Risiko einer periprothetischen Infektion liegt für die Primärimplantation einer Hüftprothese bei unter 1 %. Im Revisionsfall steigt dieses Risiko bereits um das 4-fache und ist bei multiplen Voroperationen und zusätzlichen Risikofaktoren (z. B. rheumatoide Arthritis, Adipositas, Koagulopathien, präoperative Anämie, Diabetes mellitus, Immunsuppression etc.) noch weiter erhöht. Bei den hier beschriebenen Eingriffen besteht somit ein sehr hohes Riskio einer periprothetischen Infektion mit dem Risiko einer Streuung auf andere prothetisch versorgte Gelenke.

31.8 Totaler Femurersatz (TFA)

Die Hauptindikation für die Implantation eines totalen Femurersatzes ist die Extremitätenerhaltende Operation bei Sarkomen. Nichtonkologische Indikationen sind selten und beinhalten Komplikationen nach periprothetischen Frakturen oder die aseptische Lockerung mit grossem Knochendefekt.

Der Eingriff ist mit einer hohen Komplikationsrate assoziert. In der Literatur werden Infektionsraten von bis zu 35 % und Instabilitätsraten (Luxation der Hüftkomponente) mit bis zu 30 % angegeben. Insgesamt müssen über 30 % aller totalen Femurprothesen mehrfach operiert werden. Es besteht eine durchschnittliche 5 Jahres Überlebensrate von 70 %. Diese Resultate zeigen, dass die Indikation restriktive gestellt, und der erhoffte Benefit gegen die hohe Komplikations- und Revisionsrate vorsichtig abgewogen werden sollten.

Wie dieses Fallbeispiel zeigt, kann der totale Femurersatz eine deutliche, wenn auch wahrscheinlich nur temporäre Verbesserung der Lebensqualität ermöglichen.

Literatur

Soenen M et al (2011) Interprosthetic femoral fractures: analysis of 14 cases. Proposal for an additional grade in the Vancouver and SoFCOT classifications. Orthop & Traumatol Surg Res 97:693–698

Solarino G et al (2014) Interprosthetic femoral fractures – A challenge of treatment. A systematic review of the literature. Injury 45:362–368

Tricoire JL et al (2006) Classification radiologique des fractures autour des PTG. Rev Chir Orthop 92(suppl): S57–S60

31

Revisionschirurgie am Handgelenk: „Wie zerstöre ich mit einer Osteosynthese das Handgelenk?"

St. F. Schindele

© Springer-Verlag GmbH Deutschland, ein Teil von Springer Nature 2020
R.-P. Meyer et al. (Hrsg.), *Misslungene Interventionen in der Extremitäten- und Wirbelsäulenchirurgie*, https://doi.org/10.1007/978-3-662-59412-4_32

32.1 Der Fall

Eine 56-jährige, sehr sportliche Physiotherapeutin ist beim Fahrradfahren an ihrem Wohnort unglücklich auf das linke nichtdominate Handgelenk gestürzt. Die ersten Abklärungen auf der Notfallabteilung des nahegelegenen Krankenhauses zeigten eine intraartikuläre mehrfragmentäre distale Radiusfraktur mit erheblicher Dislokation nach palmar (◘ Abb. 32.1a, b).

Die Indikation zur offenen Reposition und Osteosynthese wurde gestellt, und gleichentags erfolgte der operative Eingriff, wobei ein palmarer Standardzugang und eine palmare Osteosynthese mit einem winkelstabilen Implantat gewählt wurde (◘ Abb. 32.2). Die Patientin hatte den Eingriff sehr gut überstanden. Wenige Tage postoperativ wurde jedoch an der gleichen Einrichtung das erzielte Ergebnis in Frage gestellt und die Indikation zur Revison und erneuten Plattenosteosynthese gestellt. Im Anschluss an diesen zweiten Eingriff traten deutlich stärkere Beschwerden auf, als nach dem

ersten Eingriff wenige Tage zuvor. Der Operateur war jedoch mit dem erzielten Ergebnis zufrieden (◘ Abb. 32.3). Im weiteren Verlauf wurde eine Handgelenksmanschette angepasst und das Handgelenk vorsichtig aus dieser heraus aktiv mobilisiert. Die Wundverhältnisse heilten trotz des Traumas und der kurz aufeinanderfolgenden Eingriffe schnell ab, und es zeigten sich keine Hinweise für eine Dystrophie oder ein chronisch regionales Schmerzsyndrom (CRPS, Sudeck, Algodystropie). Da die Patientin als selbstständige Physiotherapeutin medizinisch geschult und sehr motiviert war, konnte auf weitere Handtherapie verzichtet werden. Im weitern Verlauf der Rehabilitation zeigte sich jedoch nur eine leichtgradige Besserung der inital starken Schmerzhaftigkeit. Zudem war die aktive selbstständige Mobilisation des betroffenen

Handgelenks stark behindert. Da dies auch Wochen nach dem Eingriff keine Besserung gezeigt hatte, hat sich die Patientin zu einer Zweitmeinung entschlossen.

32

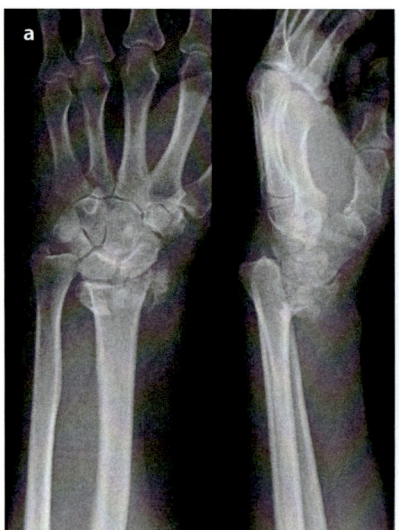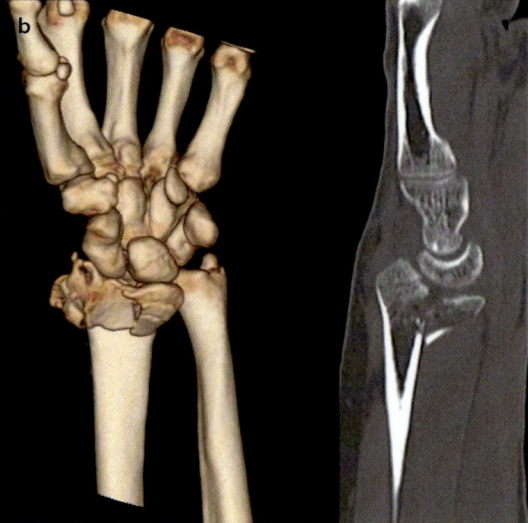

◘ **Abb. 32.1**   **a, b** Intraartikuläre mehrfragmentäre distale Radiusfraktur mit erheblicher Dislokation nach palmar

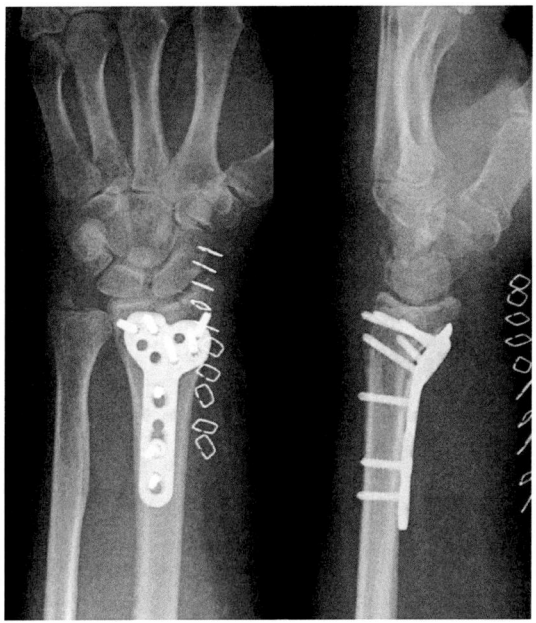

◘ **Abb. 32.2** Operative Versorgung der Fraktur

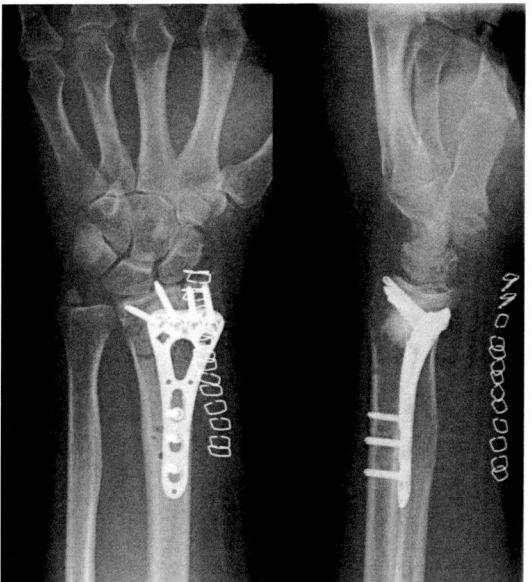

◘ **Abb. 32.3** Zustand nach 1. Revisionseingriff wenige Tage nach der ersten operativen Versorgung

32.2 Second Opinion

Im Rahmen der Zweitmeinung gut 4 Monate nach dem Trauma und den beiden vorhergegangen Eingriffen, zeigte sich klinisch eine deutliche Bajonett-Fehlstellung des Handgelenks mit noch deutlicher Schwellung der umliegenden Weichteile. Die radiopalmar liegende Narbe selbst war noch deutlich induriert und livide verfärbt, aber ansonsten reizlos.

Die Handgelenksbeweglichkeit in allen Ebenen stark limitiert. Einschränkend war neben der massiven Streck- und Beugebehinderung auch die erhebliche Einschränkung der Umwendbewegungen – Supination nur bis 20° Grad möglich. Die Fingerbeweglichkeit war normal, jedoch bestand ein deutliches Kraftdefizit mit einer Faustschlusskraft von 8 kg (gesunde Gegenseite 28 kg). Zudem ein erheblich druckschmerzhaftes Handgelenk – streck – wie auch beugeseitig.

Die neu angefertigten Röntgenaufnahmen zeigten eine komplette Destruktion der artikulären Gelenkfläche mit einer massiven Verkürzung des gesamten distalen Radius und einem Ulnavorschub von 7–8 mm (◘ Abb. 32.4). Die radiocarpale Gelenkfläche zeigte auch in der computertomografischen Darstellung erhebliche Stufenbildungen der Fragmente und zudem intraartikulär liegende Schrauben. Der Carpus selbst war mittlerweile komplett nach palmar abgerutscht und subluxiert (◘ Abb. 32.5).

Nach eingehender Analyse der Gesamtsituation ist klar, dass eine Rekonstruktion der Gelenkfläche radiocarpal aufgrund der ausgeprägten Gelenksdestruktion nicht mehr möglich ist. Betroffen war nicht nur das Radiocarpalgelenk, sondern auch das distale Radiuulnargelenk (DRUG), in welchem die Umwendbewegungen (Pro/Supination) durchgeführt werden. Bei kompletter Zerstörung sämtlicher Gelenkflächen mit starker Verkürzung des Radius und Luxation des Carpus nach palmar konnte nur noch eine partielle Rekonstruktion mit Teilarthrodese des Handgelenkes (Radio-scapho-lunäre Arthrodese) in Erwägung gezogen werden. Zum Längengewinn und Rekonstruktion des DRUG zudem Knochenaufbau mit grossen Beckenkammspänen. Da bereits 2 Eingriffe von palmar erfolgt sind und gleichzeitig auch noch das fehlplazierte palmare Osteosynthesematerial entfernt werden musste, hat man sich zu einem weiteren Eingriff von palmar entschieden. Dies auch um die dorsale Vaskularität des umliegenden Weichteilgewebes nicht zusätzlich zu kompromitieren.

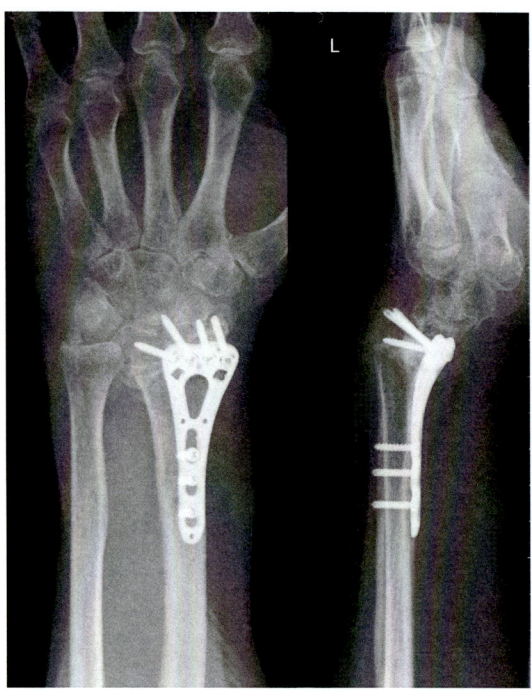

☑ **Abb. 32.4**   Neu angefertigte Röntgenaufnahmen nach dem 1. Revisionseingriff: Destruktion der artikulären Gelenkfläche, Ulnavorschub

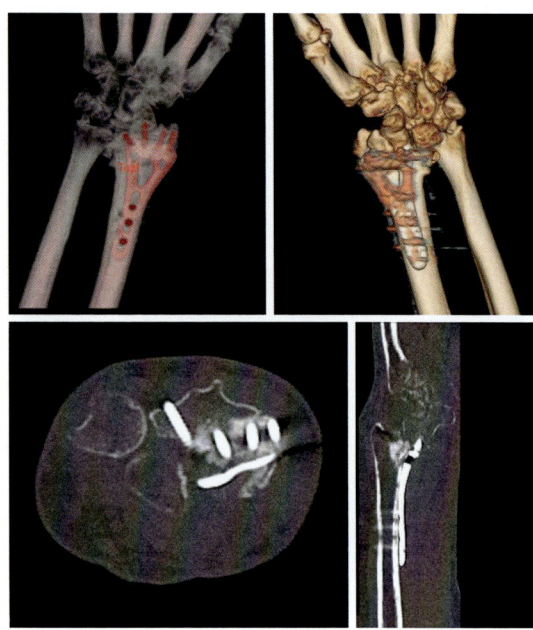

☑ **Abb. 32.5**   CT-Aufnahmen nach dem 1. Revisionseingriff: Intraartikulär liegende Schrauben

32.3 Revisionseingriff

Bei fortbestender Schmerzsituation und gleichbleibender Bewegungseinschränkung wurde dann 6 Monate nach den ersten beiden Operationen der Revisionseingriff durchgeführ. Das primär eingebrachte Osteosynthesematerial wurde problemlos entfernt (☑ Abb. 32.6). Intraoperativ bestätige sich dann die ausgeprägte Destruktion der radialen Gelenkfläche und zudem auch die Defektzonen an der proximalen carpalen Reihe (Skaphoid und Lunatum).

Die Fragmente der Sigmoidnotch waren verkippt und teilweise fehlend. Es wurden 2 grosse Beckenkammspäne von jeweils 15 mm Dicke entnommen und so der Defekt erst ulnar und dann radial wieder überbrückt (☑ Abb. 32.7a–d), zudem streckseitig reichlich Spongiosa angelagert. Hierdurch konnte ein Längengewinn von 15 mm erzielt werden. Die Fragmente der Sigmoidnotch wurden gedreht und eingepasst und die Defektzonen mit autologer Spongiosa unterfüttert. So konnte die Sigmoidnotch wieder weitgehend rekonstruiert werden. Nach präliminärer Fixation mit Kirschnerdrähten wurde dann

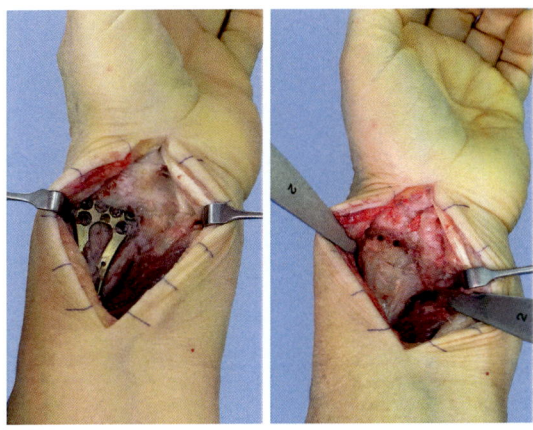

◘ Abb. 32.6   2. Revisionseingriff 6 Monate nach den ersten beiden Operationen: Entfernung des Osteosynthesematerials

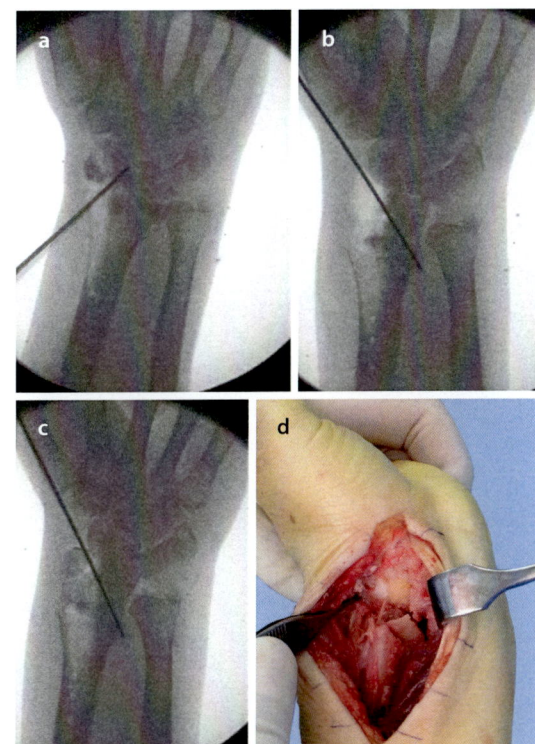

◘ Abb. 32.7   **a–d** Überbrückung des Defektes mit 2 grossen Beckenkammspänen

eine palmare winkelstabile Rekonstruktions-platte angelegt und stabil mit diversen Schrauben fixiert (◘ Abb. 32.8). Der postoperative Verlauf verlief komplikationslos, und schon direkt im An-schluss an den Eingriff waren Umwendbewegun-gen für die Supination wieder möglich. Nach er-folgter Wundheilung wurde die aktive Mobilisation des Handgelenks belastungsfrei aus einer Man-schette heraus aufgenommen. Die Patientin zeigte rasch eine deutlich Besserung der Schmerzsitua-tion und Steigerung der aktiven Beweglichkeit in allen Ebenen. Radiologisch konnte der komplette knöcherne Durchbau nach 3 Monaten dokumen-tiert werden (◘ Abb. 32.9). Ein Jahr anschliessend erfolgte die Metallentfernung bei sehr zufriedener und schmerzfreier Patientin (◘ Abb. 32.10). Die Kraft bei Faustschluss konnte von initial 8 kg auf 20 kg (gesunde Gegenseite 28 kg) gesteigert und die Behandlung somit abgeschlossen werden.

Abb. 32.8 Anlage einer palmaren winkelstabilen Rekonstruktionsplatte

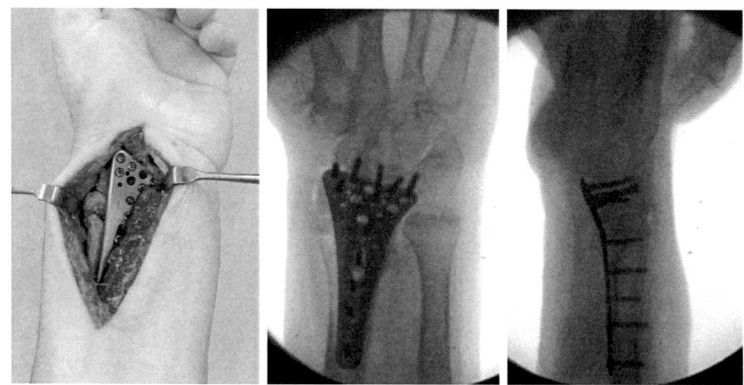

Abb. 32.9 **a–e** Zustand 3 Monate nach Revisionseingriff: Kompletter knöcherner Durchbau

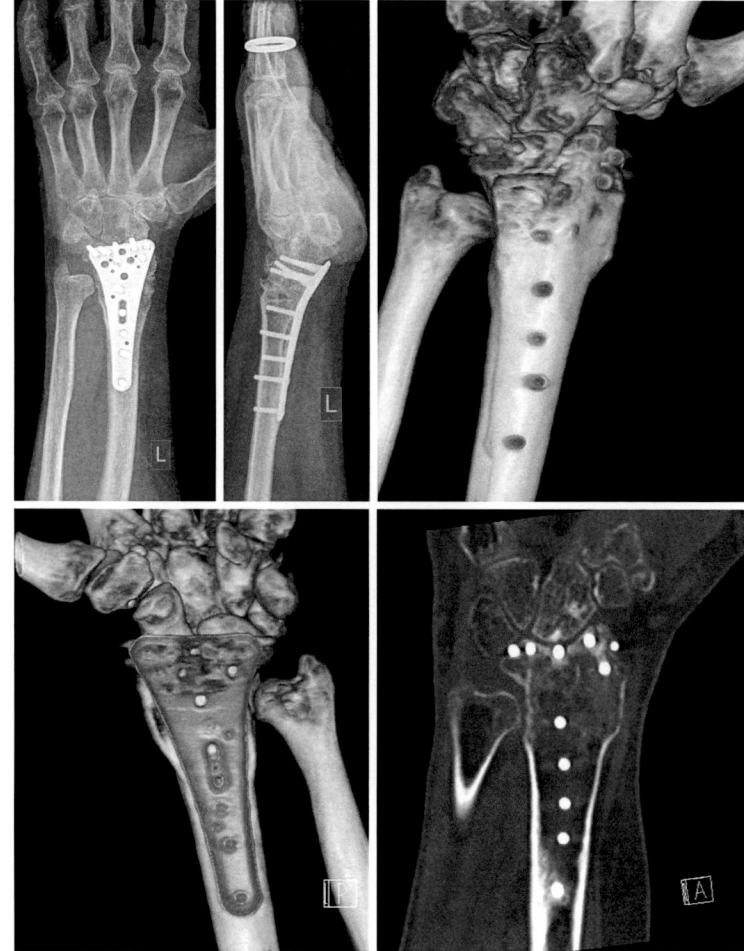

32

32.4 Fazit

Es handelt sich in diesem Fall um eine weniger häufige palmare Flexionsfraktur des distalen Radius. Die typischen distalen Radiusextensionsfrakturen zeigen eine Dislokation nach dorsal und das Frakturmuster unterliegt in solchen Fällen anderen biomechanischen Gesetzmässigkeiten. Eine konservative Therapie von nach palmar dislozierten Frakturen ist in der Regel nicht möglich, da der kräftige Zug der beugeseitigen Muskel-/Sehneneinheit nach primärer Reposition konsequent eine sekundäre Dislokation verursacht. Somit wurde in diesem Fall die Indikation zur offenen Reposition und palmaren Osteosynthese korrekt gestellt, da eine palmare Abstützung mit einer Platte Grundvoraussetzung ist, eine sekundäre Dislokation zu verhindern. Das postoperative Ergebnis war ordentlich, aber aufgrund der Gelenkstufe intraartikulär sicher nicht als optimal zu werten. Zumindest konnte das wichtige ulnare „Säulenfragment" von palmar mit der Platte abgestützt werden. Der Versuch in einem zweiten Eingriff die intraartikuläre Gelenkfläche ohne Gelenkstufe zu rekonstruieren, endete dann in einer Fehlplazierung der palmaren Radiusplatte, wobei die jetzt so wichtige ulnare Abstützung nicht mehr realisiert werden konnte. Diese immens wichtige ulnare Säule zeigte dann relativ schnell eine sekundäre Dislokation nach palmar und konsekutiv dann des gesamten Carpus mit Zerstörung des gesamten Radiocarpalgelenks.

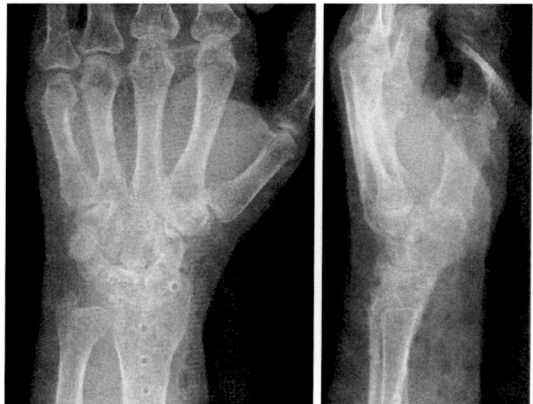

◘ **Abb. 32.10**   **a,b:** Zustand nach Metallentfernung ein Jahr später

Leidensweg eines Patienten mit operiertem Morbus Scheuermann

D. Schlencka und M. Mattila

© Springer-Verlag GmbH Deutschland, ein Teil von Springer Nature 2020
R.-P. Meyer et al. (Hrsg.), *Misslungene Interventionen in der Extremitäten- und Wirbelsäulenchirurgie*, https://doi.org/10.1007/978-3-662-59412-4_33

33.1 Der Fall

Ein 14-jähriger Junge wurde wegen einer juvenilen Kyphose zur Beurteilung überwiesen. Er war ansonsten gesund und spielte regelmäßig Tennis auf Amateurniveau. Die Deformität war während der vorangegangenen zwei Jahre sichtbar geworden und hatte langsam zugenommen. Hin und wieder hatte er Belastungsschmerzen in den paravertebralen Muskeln auf Höhe der Kyphose. Sein Tennisspiel wurde durch die Beschwerden nicht behindert. Er benötigte keine Analgetika.

Klinisch befand er sich in sehr gutem Allgemeinzustand. Körpergösse 187 cm. Die Wirbelsäule war sowohl frontal als auch sagittal in der Balance. Es bestand eine erhebliche, tiefthorakale Kyphose, die sich bei Flexion verstärkte und in Extension teilweise aufrichtete. Das Becken war leicht nach links geneigt; thorakolumbal zeigte sich eine geringgradige linkskonvexe Skoliose ohne Rotation. Es bestand kein Palpationsschmerz der Wirbelsäule bzw. der paravertebralen Muskulatur. Die aktive Beweglichkeit der Wirbelsäule war schmerz-frei. Der Finger-Boden-Abstand bei Vorwärtsbeugung betrug 20 cm. Die Muskeleigenreflexe der unteren Extremität und der Abdominalreflex sowie die Hautsensibilität und die peripheren Pulse waren normal.

Die Gelenkbeweglichkeit der unteren Extremität war frei, das Gangbild unauffällig.

Auf der Wirbelsäulenganzaufnahme im Stehen zeigte das Seitbild deutliche typische Scheuermann-Veränderungen in der unteren Brustwirbelsäule. Die thorakale Kyphose betrug 95 Grad mit dem Apex bei T10, die sich auf der Extensionsaufnahme der BWS in Rückenlage auf 65 Grad korrigierte (◘ Abb. 33.1a, b) Bei der Nummerierung der Wirbel wurde beachtet, dass der Patient sechs freie Lendenwirbel hat. Die lumbale Lordose betrug 70 Grad. In der p.-a. Projektion bestanden ein Beckenschiefstand nach links durch Beinverkürzung links von 1 cm, eine rechtskonvexe Thorakalskoliose von 11 Grad und eine linkskonvexe Thorakolumbalskoliose von 17 Grad ohne sichtbare Rotation (◘ Abb. 33.1c). Das Skelettalter entsprach dem kalendarischen Alter.

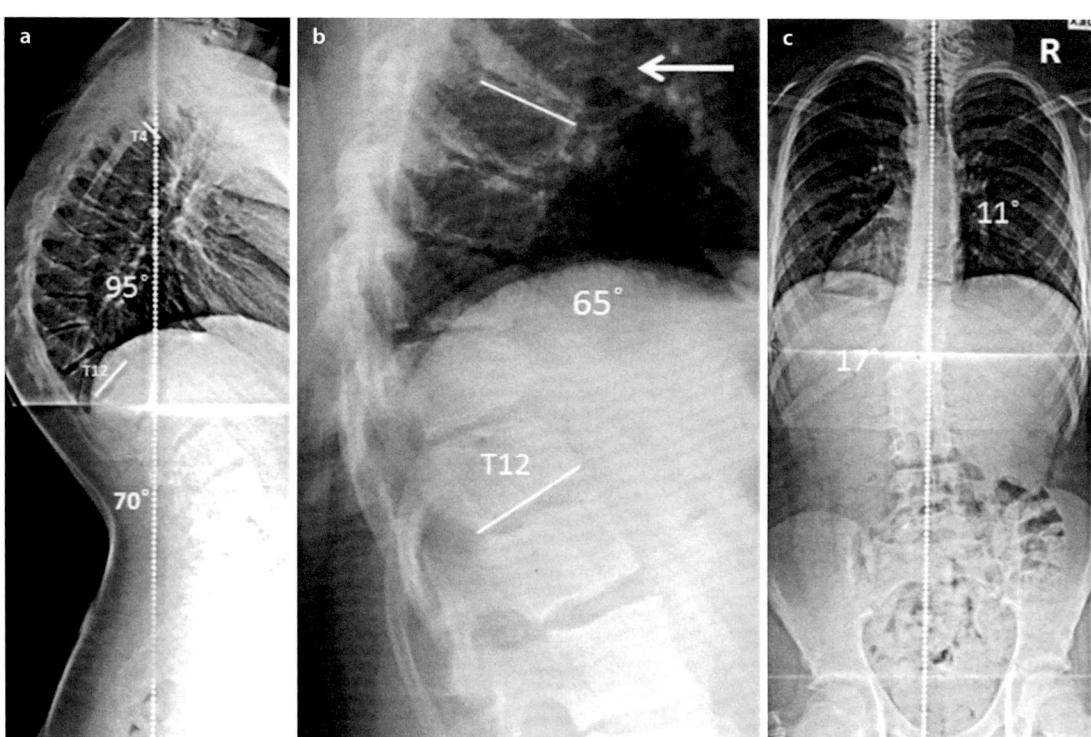

◘ Abb. 33.1   Präoperative Röntgenaufnahmen des 14-jährigen Patienten mit juveniler Kyphose (Morbus Scheuermann). **a** Seitlich WS-Ganzaufnahme im Stehen. Thorakale Hyperkyphose 95 Grad. **b** Extensionsaufnahme der BWS in Rückenlage. Osteochondrotische Veränderungen der Wirbelkörper T8-T12. Korrektur der Kyphose auf 60 Grad. **c** Posterior-anterior Aufnahme im Stehen. Geringgradige Skoliose thorakal und thoracolumbal. Beckenneigung nach links

Die gelegentlichen Rückenschmerzen beeinträchtigten den Patienten nicht. Er fühlte sich aber erheblich durch die abnormale Form der Wirbelsäule gestört und war besorgt über eine Verschlimmerung der Deformität.

Eine Möglichkeit zur Korsettbehandlung wurde wegen des hohen Kyphosewinkels und der signifikanten strukturellen Veränderungen nicht gesehen.

In der ausführlicher Diskussion mit dem Patienten und den Eltern wurde auf den an und für sich gutartigen natürlichen Verlauf der juvenilen Kyphose hingewiesen. Der Patient empfand jedoch die kosmetische Beeinträchtigung als sehr störend, zumal aufgrund der schon bestehenden Kyphose von 95 Grad und des noch verbleibenden Längenwachstums eine Progression mit ziemlicher Sicherheit zu erwarten war. Deshalb entschied er sich für die Operation.

Im routinemäßigen präoperativen MRT der Wirbelsäule gab es außer den bekannten Scheuermann-Veränderungen in der unteren BWS keine weiteren pathologischen Befunde (◘ Abb. 33.2a, b).

Es wurde eine posteriore Mobilisation (sog. Ponte Osteotomien T8-T12), eine Korrektur mittels Hybrid-Instrumentation T3-L3 sowie eine posteriore Spondylodese mit allogenem Bankknochen durchgeführt. Die Operation verlief komplikationslos, die postoperative Phase war unauffällig. Der Patient lokalisierte jedoch den postoperativen Wundschmerz besonders im kranialen Bereich der äußerlich reizlosen Wunde. Die Röntgenaufnahme am 7. postoperativen Tag zeigte dann auch, dass die

Haken des Claw-grip bei T3 und T4 disloziert waren. Die Pedikelhaken bei T6 waren in regelrechter Position, wodurch die Korrektur des hyperkyphotischen Abschnittes unverändert erhalten geblieben war (◘ Abb. 33.3a, b).

Bei der Reoperation am folgenden Tag zeigte sich eine Fraktur der Querfortsätze von T3 und ein Ausriss der Pedikelhaken bei T4. Die Ursache

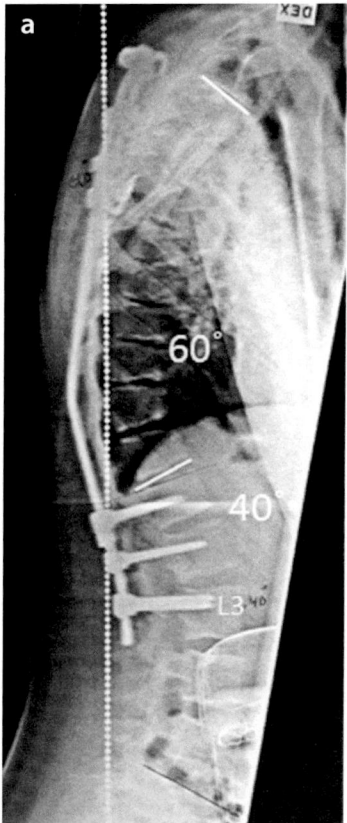

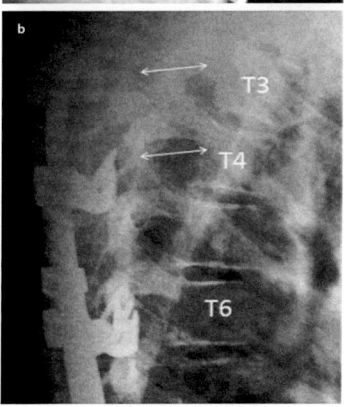

◘ **Abb. 33.3**   Röntgenseitaufnahmen im Stehen 7 Tage nach dorsaler Instrumentation, Korrektur der Hyperkyphose und Spondylodese von T3 bis L3 **a** Thorakale Kyphose 60 Grad **b** Ausriss der Haken bei T3 und T4

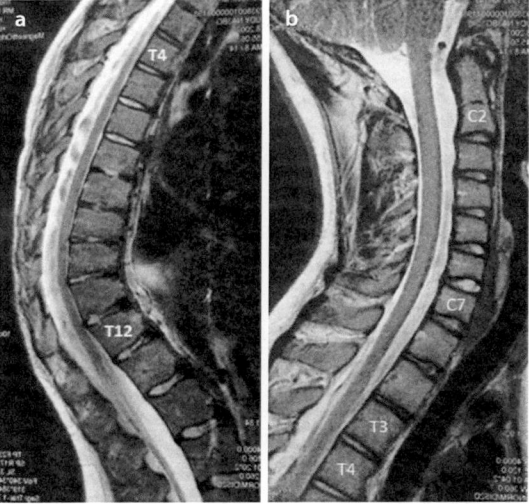

◘ **Abb. 33.2**   Präoperative MRT-Bilder **a** Brustwirbelsäule **b** Halswirbelsäule

dafür ist darin zu sehen, dass die Flexibilität des proximalen Wirbelsäulenabschnittes überschätzt worden war und die Stäbe mehr in Kyphose hätten gebogen werden müssen. Da die Querfortsätze von T4 und die Wirbelgelenke T4-5 intakt waren, entschied man sich, den Claw-grip auf T4-5 zu setzen (◘ Abb. 33.4).

Der Verlauf nach der Reoperation war komplikationslos, die Wunde heilte primär. Das kosmetische Ergebnis war sehr zufriedenstellend*.

Bei der ambulanten Kontrolluntersuchung vier Monate nach der Reoperation war der Patient zufrieden trotz leichter Schmerzen am oberen Ende der Instrumentation. Klinisch war das Korrekturergebnis unverändert gut, die Narbe reizlos. Auf der Röntgenaufnahme wurde jedoch eine junktionale Kyphose T3-T5 von 30 Grad festgestellt (◘ Abb. 33.5a, b).

---

*   Der Patient hat die vorhandenen klinischen Fotos des Verlaufes nicht zur Veröffentlichung freigegeben.

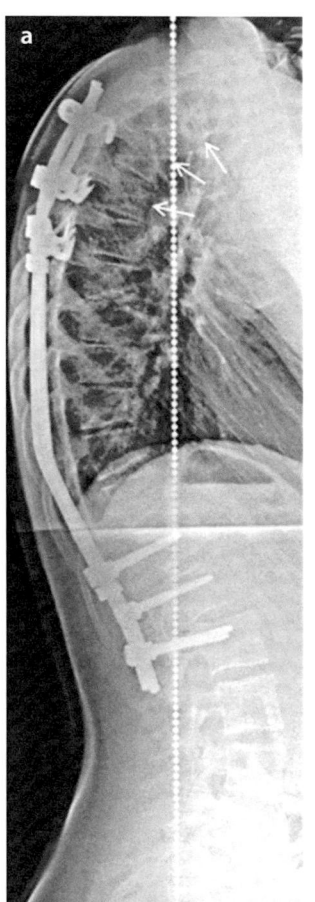

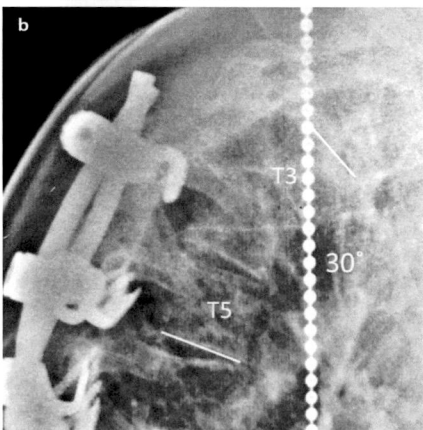

◘ **Abb. 33.5**   Röntgenseitaufnahme im Stehen 4 Monate nach Reoperation. **a** Korrekturergebnis unverändert. Kraniale Anschlusskyphose. **b** Die Kyphose von T3-T5 beträgt 30 Grad

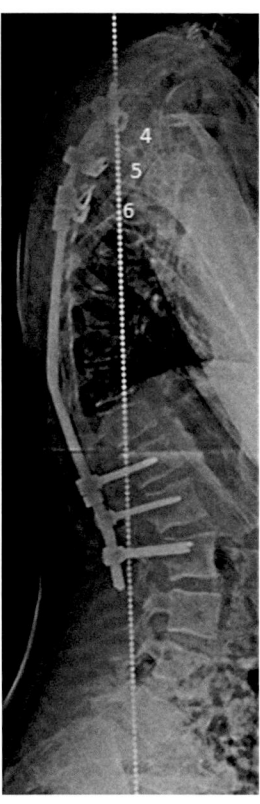

◘ **Abb. 33.4**   Röntgenseitaufnahme im Stehen nach Umsetzen und Refixation der kranialen Haken auf T4 und T5

33

Die Implantate waren in unveränderter Position. Da der Patient nur geringe Beschwerden hatte, beschloss man, zunächst abzuwarten.

Im weiteren Verlauf verschlimmerte sich die Kyphose und betrug nach zwei Jahren 58 Grad (◘ Abb. 33.6).

Es wurde eine Korrekturoperation vorgeschlagen und ambulante präoperative Untersuchungen geplant, die jedoch nicht durchgeführt wurden, da der Patient nicht wiedererschien.

Die nächste ambulante Vorstellung erfolgte 4 ½ Jahre nach der Primäroperation. Abgesehen von der Prominenz der Instrumentation am proximalen Ende hatte der Patient keine Beschwerden. Die Neurologie war normal. Die Kyphose betrug nun 73 Grad (◘ Abb. 33.7).

Im MRT lag keine Medullakompression vor. Einen Korrektureingriff lehnte der Patient unverändert ab.

Nach weiteren 16 Monaten wurde der prominente proximale Anteil der Instrumentation entfernt, da es zur Hautreizung gekommen war. Die Kyphose betrug 85 Grad. Das MRT zeigte erhebliche strukturelle Veränderungen der Wirbelkörper T3 und 4 (◘ Abb. 33.8), die ursprünglich völlig normal ausgebildet waren (vgl. ◘ Abb. 33.2b). Eine Korrektur mit Verlängerung der Instrumentation nach kranial lehnte der Patient jedoch auch dann ab.

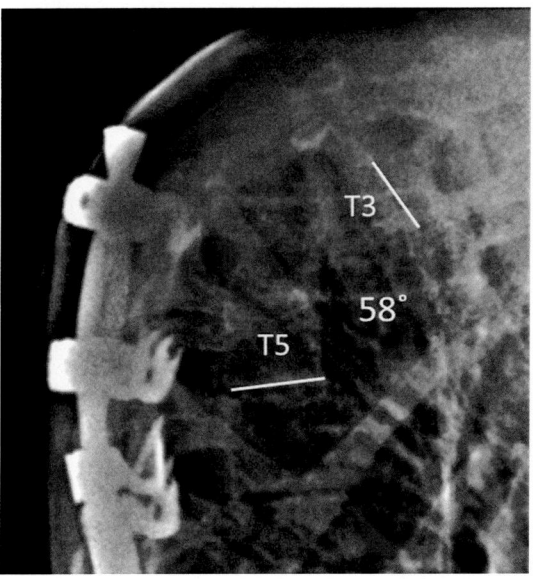

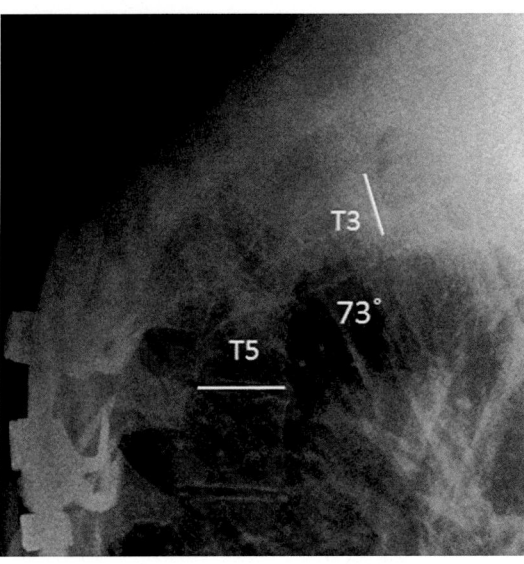

◘ **Abb. 33.7** Viereinhalb Jahre nach Reoperation beträgt die Kyphose 73 Grad

◘ **Abb. 33.6** Progression der Kyphose T3-T5 auf 58 Grad zwei Jahre nach Reoperation

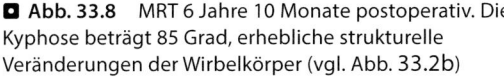

◘ **Abb. 33.8** MRT 6 Jahre 10 Monate postoperativ. Die Kyphose beträgt 85 Grad, erhebliche strukturelle Veränderungen der Wirbelkörper (vgl. Abb. 33.2b)

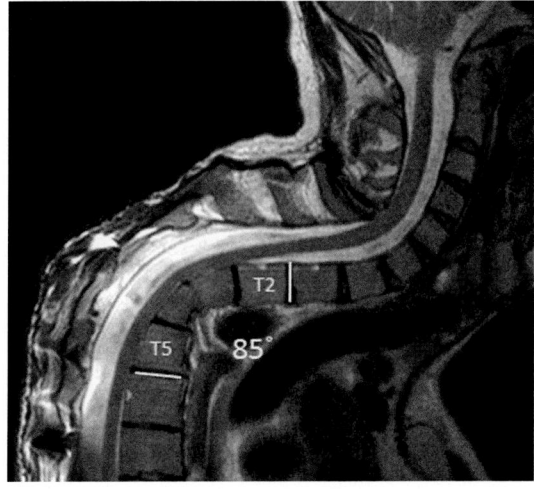

Drei Jahre später, 8 Jahre und 5 Monate nach der Primäroperation, stimmte der Patient dann einer Korrekturoperation zu, da er inzwischen Probleme hatte, horizontal zu sehen, ohne die Kniegelenke zu beugen. Es wurde eine dorsale Keilosteotomie bei T3/4 einschließlich Instrumentation und Spondylodese bis C7 durchgeführt. Intra- oder postoperative Komplikationen traten nicht auf. Das Korrekturergebnis war sowohl klinisch als auch radiologisch sehr zufriedenstellend (◘ Abb. 33.9 und 33.10).

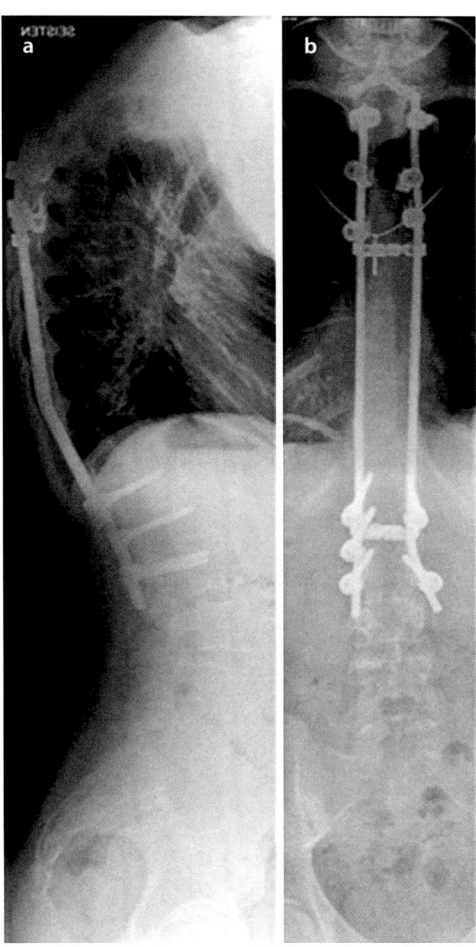

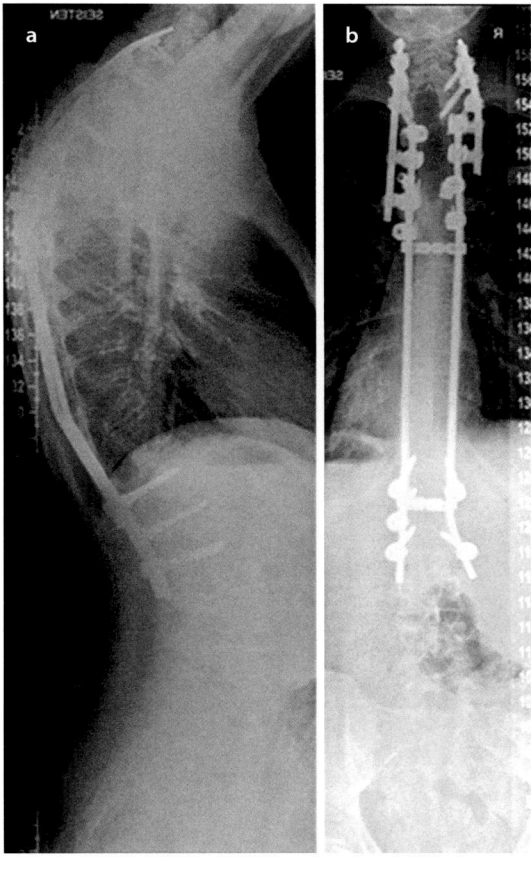

◘ Abb. 33.10   Wirbelsäulenganzaufnahmen nach der Korrekturosteotomie **a** Seitliches Bild **b** P.-a. Bild

◘ Abb. 33.9   Wirbelsäulenganzaufnahmen vor der Korrekturosteotomie **a** Seitliches Bild **b** P.-a. Bild

❏ Abb. 33.11a–b demonstriert die deutliche Verbesserung des sagittalen Profils im Vergleich zwischen dem präoperativen MRT und der postoperativen Röntgenaufnahme in entsprechendem Maßstab. Verlässliche prä- und postoperative Winkelmessungen zur Bestimmungen der Korrektur der Kyphose waren aufgrund der mangelhaften Qualität der Röntgenbilder nicht möglich.

Zwei Jahre nach dem Eingriff ist der Patient unverändert beschwerdefrei und zufrieden, das Korrekturergebnis ist stabil. Die Körpergröße beträgt 199 cm, vor der letzten Operation betrug sie 192 cm.

33.2 Analyse

Die Ursachen für diesen Verlauf sind eindeutig. Bei der Primäroperation wurden die dorsalen Weichteilstrukturen zwischen T3 und T4 geschwächt, was normalerweise keine negativen Folgen hat, da das Segment innerhalb der Instrumentation lag. Die dadurch entstandene Insuffizienz der dorsalen Zuggurtung verstärkte sich durch die Fraktur der Querfortsätze T3. Bei der Reoperation wurde T4 als kranialer Endwirbel der Instrumentation gewählt, statt eine Verlängerung nach T2 durchzuführen. So lag nun ein deutlich instabiles kraniales Anschlusssegment vor.

Die extremen sekundären strukturellen Veränderungen und die Schwere der Kyphosierung sind wohl teilweise auch dadurch zu erklären, dass sich der Patient zur Zeit des Ersteingriffes noch im Wachstumsspurt befand, und dass er danach noch reichlich gewachsen ist. Seine Körpergröße betrug präoperativ 187 cm. Achteinhalb Jahre später, zum Zeitpunkt der Korrekturosteotomie, betrug seine Körpergröße trotz des erheblichen Höhenverlustes der Wirbelsäule durch die schwere Kyphosierung immerhin 192 cm.

Die Tatsache, dass der Patient sich nicht früher zu der empfohlenen Reoperation entschließen konnte, hat natürlich auch zur Verschlimmerung der Situation beigetragen.

Es ergeben sich hier die Fragen, ob im Zeitalter der Pedikelschraube die Verwendung von Haken im sog. Claw-grip obsolet und ob T4 als kranialer Endwirbel bei der operativen Korrektur einer Scheuermann-Kyphose in jedem Fall „zu kurz" ist? Dem steht entgegen, dass die Hybrid-Instrumentation mit proximalem Claw-grip in den vorangegangenen 21 konsekutiven entsprechenden Fällen angewendet wurde, ohne dass Frakturen der Querfortsätze, Hakenausrisse oder junktionale Kyphosen auftraten. Dabei wurde grundsätzlich, wie auch in dem hier beschriebenen Fall, bis zum kraniale Endwirbel der Kyphose instrumentiert (4 × T2, 8 × T3, 8 × T4, 1 × T5).

Fazit: Ein instabiles Segment sollte immer in die Instrumentation einbezogen werden.

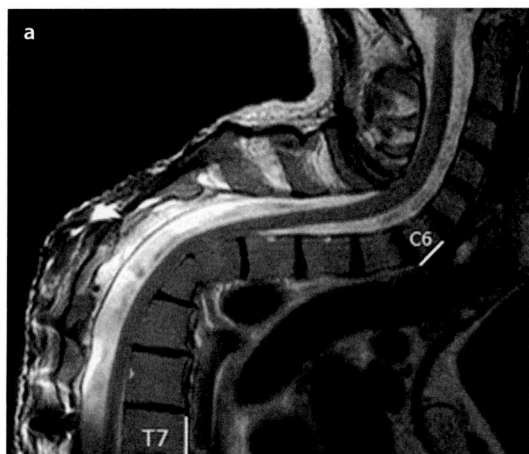

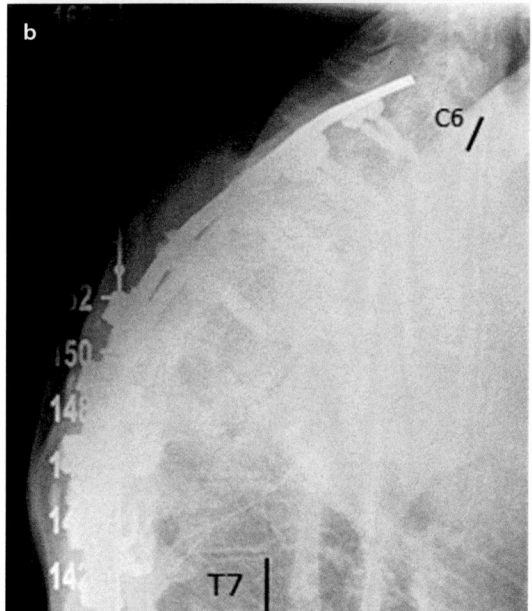

❏ **Abb. 33.11**   Deutliche Verbesserung des sagittalen Profils der zerviko-thorakalen Wirbelsäule im Vergleich zwischen dem präoperativen MRT **a** und dem postoperativen Röntgenbild **b**

Benötigt dieser Frakturtyp eine Schulterkopfprothese?

H.-K. Schwyzer und R.-P. Meyer

© Springer-Verlag GmbH Deutschland, ein Teil von Springer Nature 2020
R.-P. Meyer et al. (Hrsg.), *Misslungene Interventionen in der Extremitäten- und Wirbelsäulenchirurgie*, https://doi.org/10.1007/978-3-662-59412-4_34

34.1 Der Fall

— Am 18.06.2012 wird bei der damals 53-jährigen Frau die Diagnose einer traumatischen intervallnahen Rotatorenmanschetten-Ruptur links an unserer Klinik gestellt (◘ Abb. 34.1a, b). Die arthroskopische Cuff-Rekonstruktion wird empfohlen, von der Patientin jedoch abgelehnt.

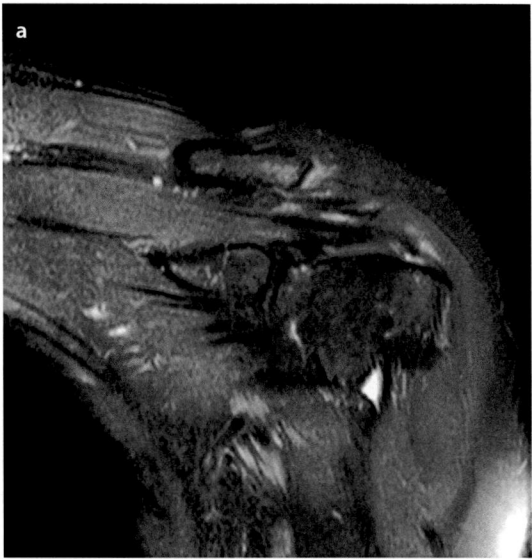

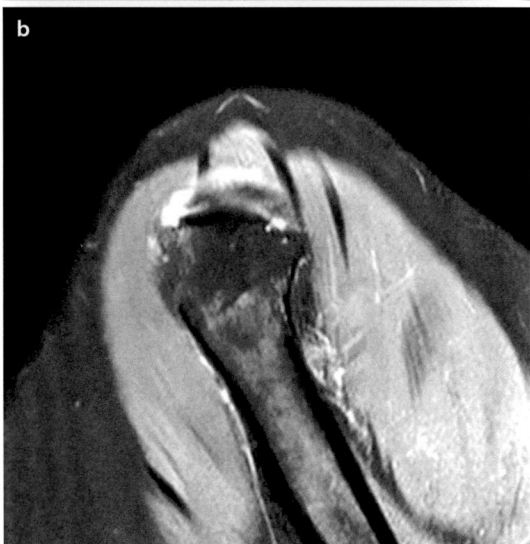

◘ **Abb. 34.1   a, b**: Traumatische intervallnahe Rotatorenmanschetten-Ruptur links

- Am 11.09.2015 Sturz mit dem Fahrrad: Proximale 3-Part-Humerusluxationfraktur links (◘ Abb. 34.2a–c). Implantation einer anatomischen Fraktur-Prothese Typ Aequalis am 12.09.2015 an auswärtigem Krankenhaus (◘ Abb. 34.3a, b). Posttraumatisch/postope- rativ Nervus axillaris-Neurapraxie links. Persistierende Schulterschmerzen bei erheblicher Funktionseinbusse.
- Am 06.03.2017, 1 ½ Jahre nach dem Unfall- ereignis, Einholen einer Zweitmeinung an unserer Klinik: Schulterfunktion links

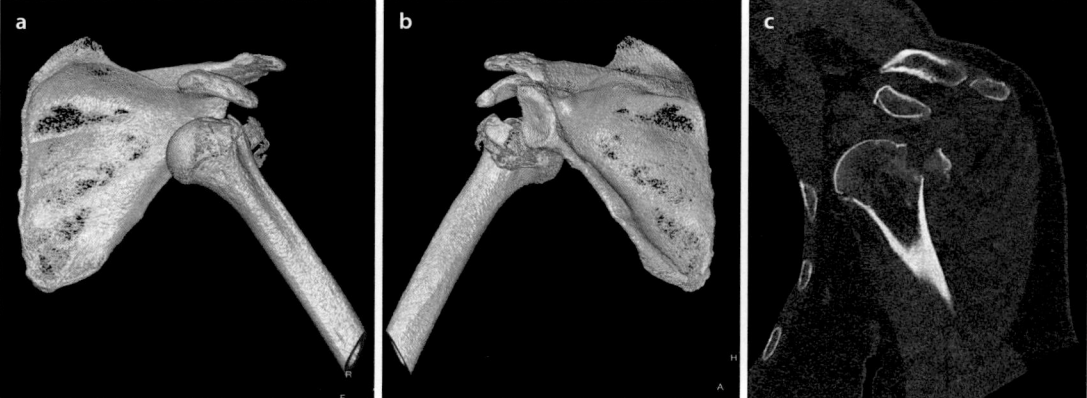

◘ **Abb. 34.2**   **a-c:** Proximale 3-Part-Humerusluxationsfraktur links

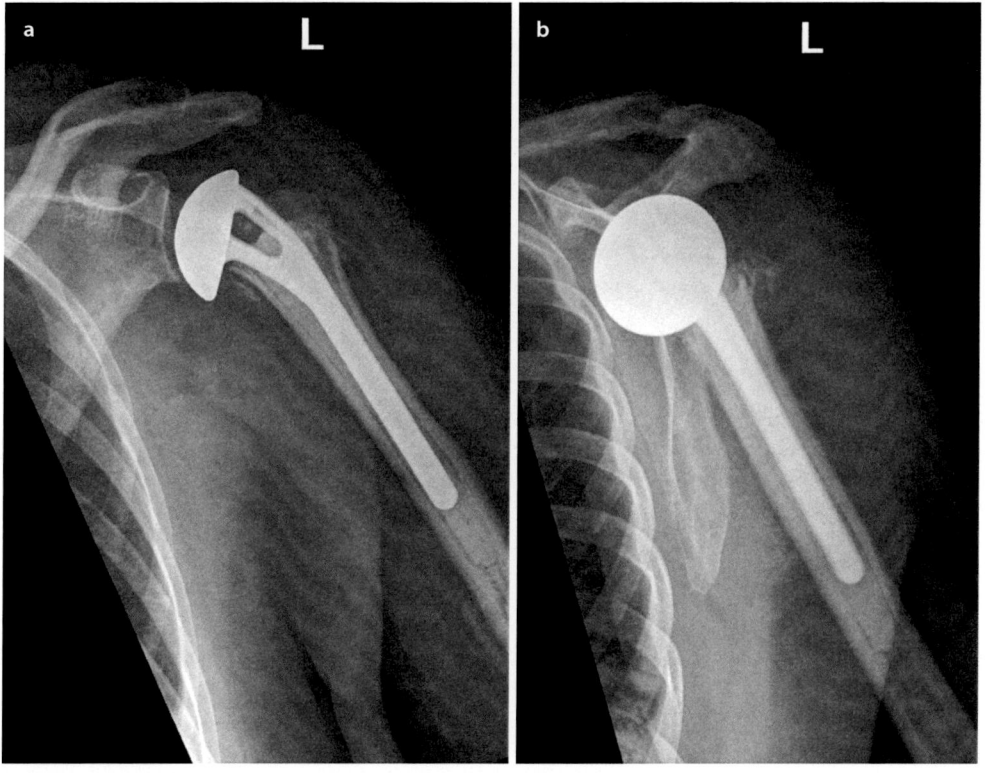

◘ **Abb. 34.3**   **a, b:** Posttraumatisch/postoperativ Nervus axillaris-Neurapraxie links nach Prothesenimplantation

Abduktion 65°, Vorwärts-/Rückwärtsheben 80/0/30°, Aussen-/Innenrotation in Neutralstellung 20/0/50°, Deltoidinnervation intakt. Radiologisch: Status bei implantierter Schulterkopfprothese, zementiert, mit Höhertreten des Prothesenkopfes in Aussenrotation (◘ Abb. 34.4a–c).

— Im SPECT-CT keine Anhaltspunkte für Infekt- oder Schaftlockerung, im Nativ-MRI partielle Cuff-Läsion. Neurologisch Nervus axillaris-Neurapraxie weitgehend erholt.

— Unserer Vorschlag: Umbau der Kopfprothese in eine inverse Schulter-Totalprothese. Aus im Letzten unklaren Gründen lehnt die Patientin den von uns vorgeschlagenen Eingriff ab.

— Nach telefonischer Rücksprache mit der Patientin im März 2018 wurde die linke Schulter bisher noch nicht chirurgisch angegangen. Es gehe nach wie vor nicht gut, erwähnt die Patientin.

34.2 Diskussion

Diese 3-Fragment-Humeruskopffraktur mit einer mehrfragmentären Tuberculum majus-Fraktur hätte nach unserer Einschätzung osteosynthetisch versorgt werden sollen.

Mit der Implantation einer Hemiprothese bei dieser 55-jährigen Patientin wurde weit über das Ziel hinausgeschossen. – Wir wissen um die Kontroversen der Versorgung dieser Frakturen. Die Hemiprothese hätte dennoch nicht erste Wahl sein sollen. Urteilen Sie selbst!

◘ **Abb. 34.4** **a–c** 1 1/2 Jahre postoperativ Höhertreten des Prothesenkopfes in Aussenrotation

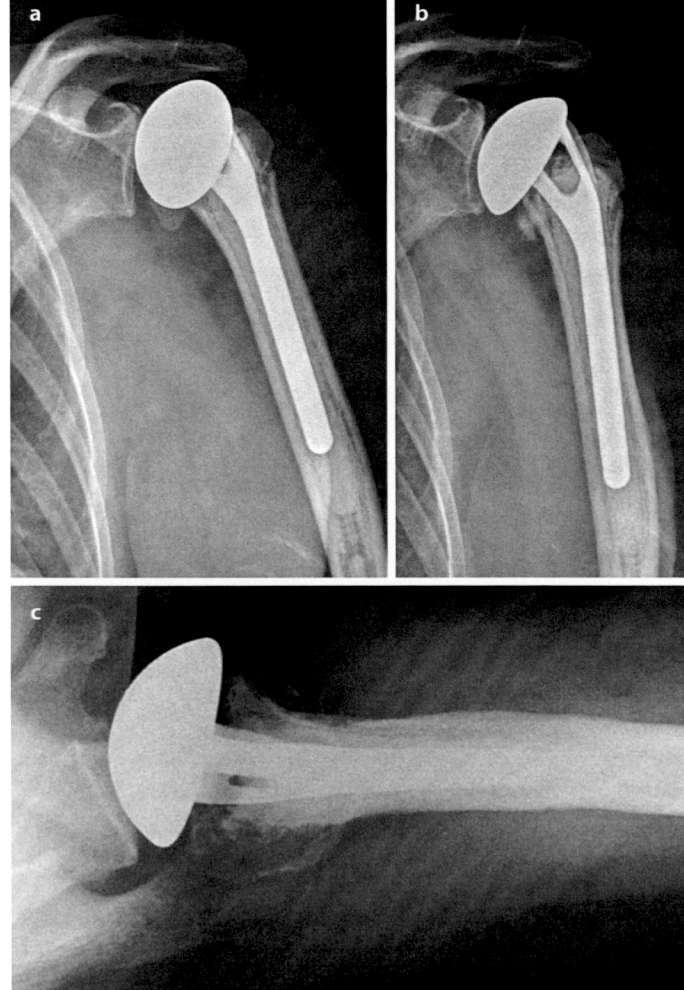

Die rebellische Schulterinstabilität – 3 Interventionen bis zum Erfolg

H.-K. Schwyzer und R.-P. Meyer

© Springer-Verlag GmbH Deutschland, ein Teil von Springer Nature 2020
R.-P. Meyer et al. (Hrsg.), *Misslungene Interventionen in der Extremitäten- und
Wirbelsäulenchirurgie*, https://doi.org/10.1007/978-3-662-59412-4_35

35.1 Der Fall

- Erstmalige ventrokaudale Schulterluxation rechts bei dem 13-jährigen Mädchen ohne adäquates Trauma. Konservative Therapie, Persistieren der Subluxationstendenz bei generalisierter Kapselbandlaxität.
- Mit 20 Jahren arthroskopische Kapselraffung rechte Schulter. Reluxation nach 6 Monaten.

- Mit 23 Jahren offene Schulterstabilisierung rechts nach Latarjet mit Intervallverschluss und inferiorer Kapselraffung (◘ Abb. 35.1a–d).
- Reluxation nach 8 Monaten (◘ Abb. 35.2a, b). Radiologisch leichtgradige Kaudalpositionierung des Humeruskopfes nach Reposition (◘ Abb. 35.3). Vorschlag einer Restabilisierung mit zusätzlich eingebrachtem Beckenspan kaudal durch den Operateur. Second

◘ **Abb. 35.1**   **a–d** Status nach Latarjet-Intervention mit 23 Jahren

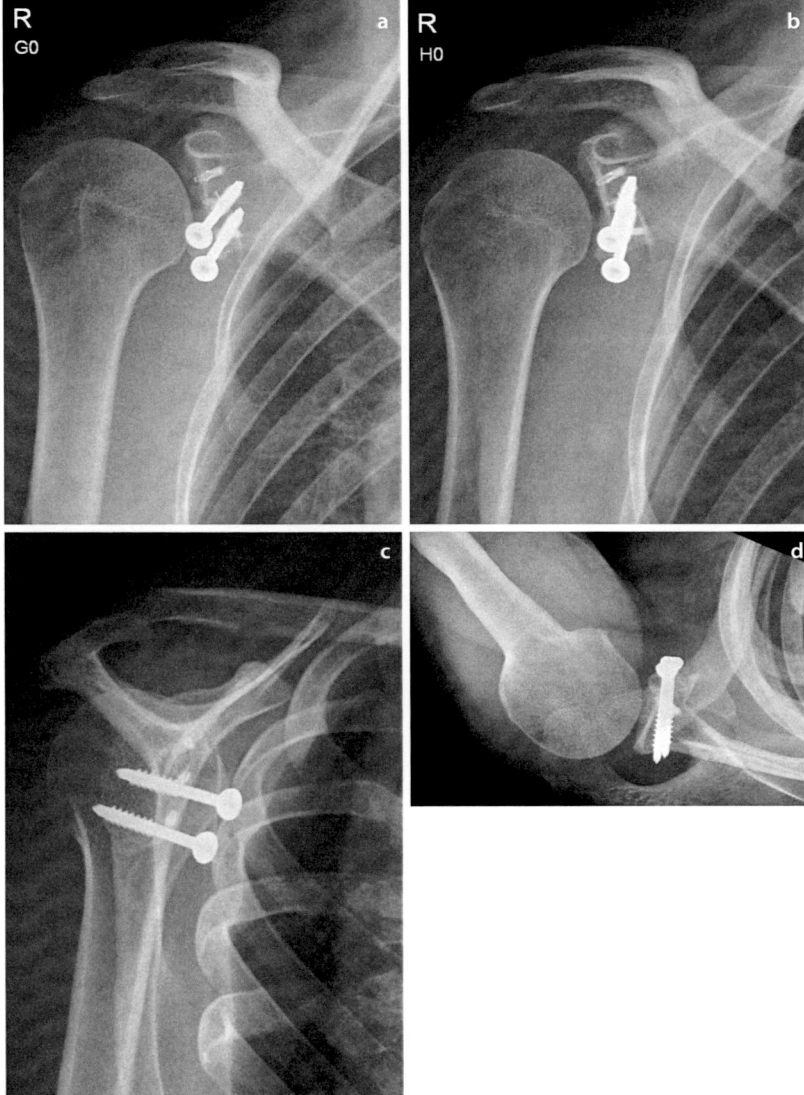

35

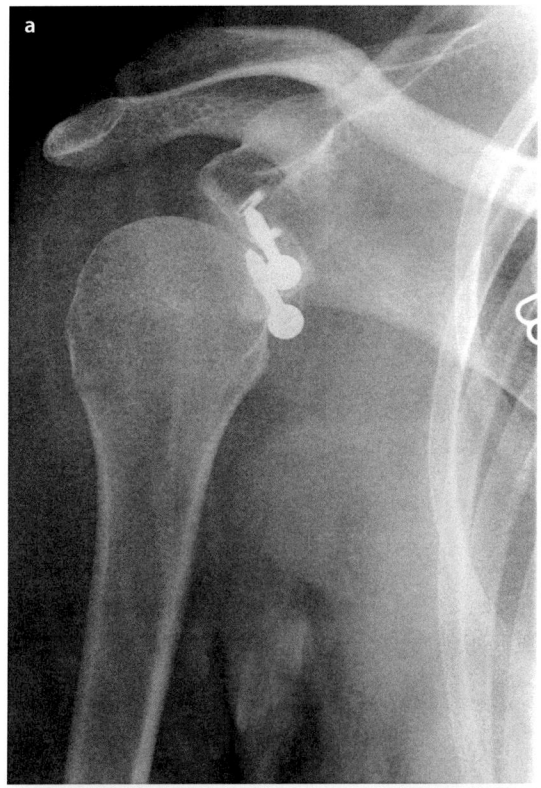

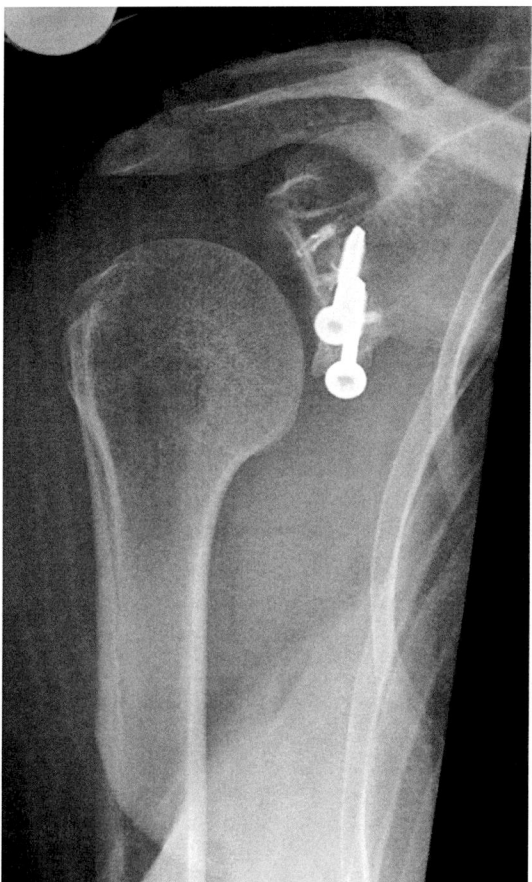

◘ Abb. 35.3   Radiologisch leichtgradige Kaudalpositionierung des Humeruskopfes nach Reposition

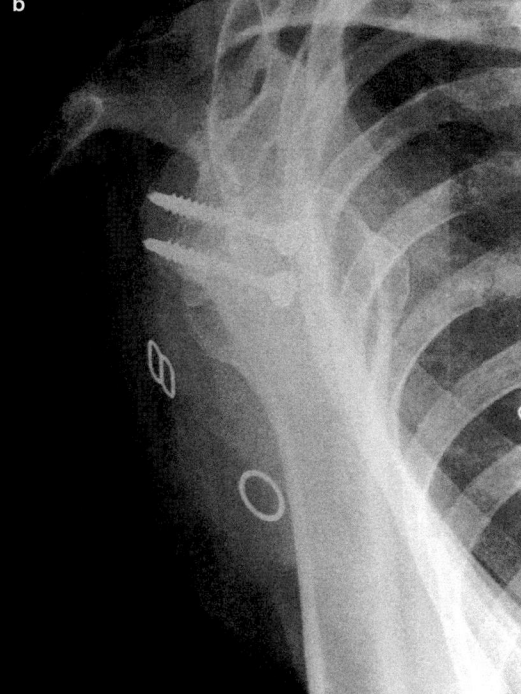

◘ Abb. 35.2   a, b Reluxation 8 Monate nach
Latarjet-Intervention

Opinion von der Patientin durch uns gewünscht.

- Am 13.06.2016 Einschätzung an unserer Klinik: Persistierende Subluxationstendenz der rechten Schulter ventrokaudal mit entsprechenden klinischen Befunden. Bildgebung bei uns: Statische kaudoinferiore Dezentrierung nicht ersichtlich (◘ Abb. 35.4a–c). Im SPECT-CT keine Hinweise für Low-Grade-Infekt. Im Arthro-CT ist die transferierte Coracoidspitze integriert ohne Hinweise für Schraubenimpingement (◘ Abb. 35.5).
- Eine Restabilisierung nach Latarjet bringt hier kaum etwas. Die Hauptluxationstendenz geht nach kaudal. Bei bereits diskreten Arthrosezeichen besteht bei zusätzlicher knöcherner Stabilisierung das Risiko einer rascheren Progredienz der Arthrose. Die erneute ventrokaudale Schulterstabilisierung arthroskopisch mit Limbusrefixation wird vorgeschlagen.
- 13.12.2016: Arthroskopische Kapselraffung mit Intervallverkürzung und Verkleinerung des Recessus axillaris bei Limbusrefixation durch uns.
- 4 Monate postoperativ subjektiv und objektiv zufriedenstellende Situation, keine Reluxationen-/Subluxationen mehr (◘ Abb. 35.6a–c).
- 13.04.2017: Es besteht insgesamt ein korrekter postoperativer Verlauf trotz der doch komplexen Anamnese. Eine thoraco-scapuläre Dyskoordination wird physiotherapeutisch angegangen. Zur festgelegten Kontrolle im Juni 2017 erscheint die Patientin nicht mehr.

35

◘ **Abb. 35.4   a–c** Statische kaudoinferiore Dezentrierung nicht ersichtlich

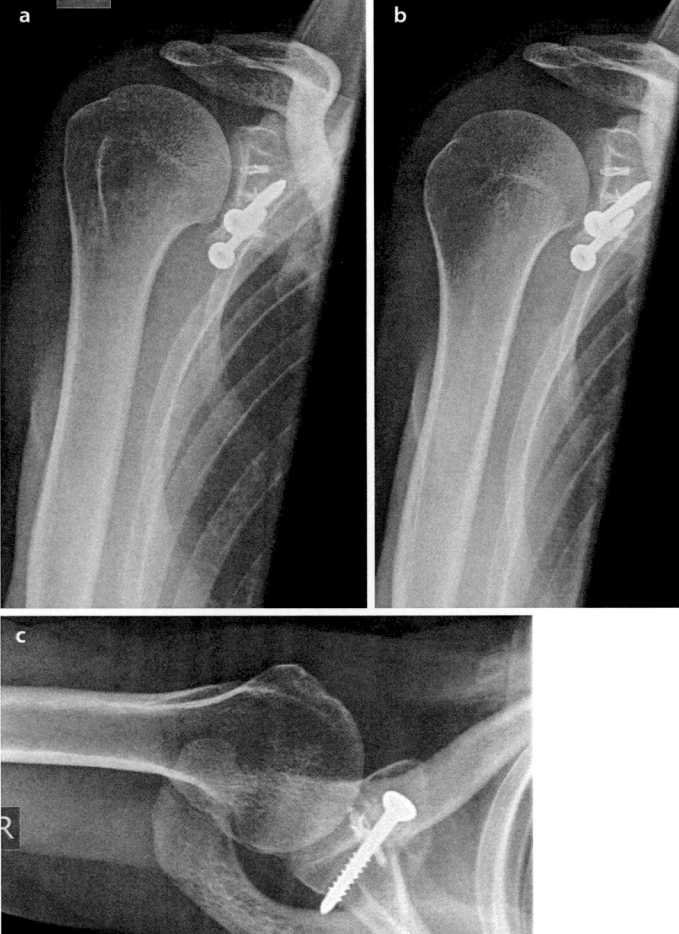

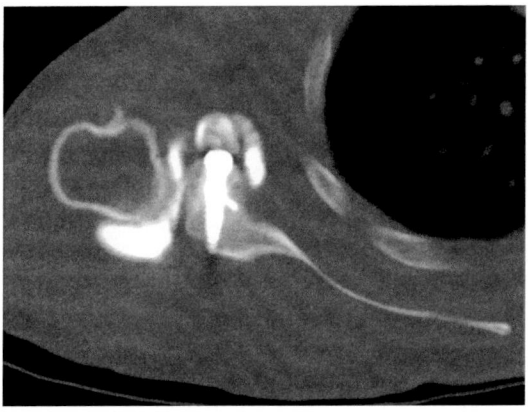

◘ Abb. 35.5 Im Arthro-CT ist die transferierte Coracoid-spitze integriert ohne Hinweise für Schraubenimpingement

35.2 **Diskussion**

Hätte diese Patientin an ihrer rechten Schulter jemals stabilisiert werden sollen? Die Anamnese mit dokumentierter generalisierter Hyperlaxität, welche per se eine konstitutionelle Situation und keine Pathologie darstellt sowie das Alter der Patientin bei der Erststabilisierung stimmen uns diesbezüglich skeptisch.

Hätte trotz dreimaligen Eingriffen bei dieser jungen Frau das gleiche Resultat nicht auch ohne jegliche Chirurgie erzielt werden können? Eine berechtigte Frage. Hier streifen wir den Begriff: „Corriger la nature!"

◘ Abb. 35.6   **a–c** Zustand 4 Monate postoperativ, keine Reluxationen mehr

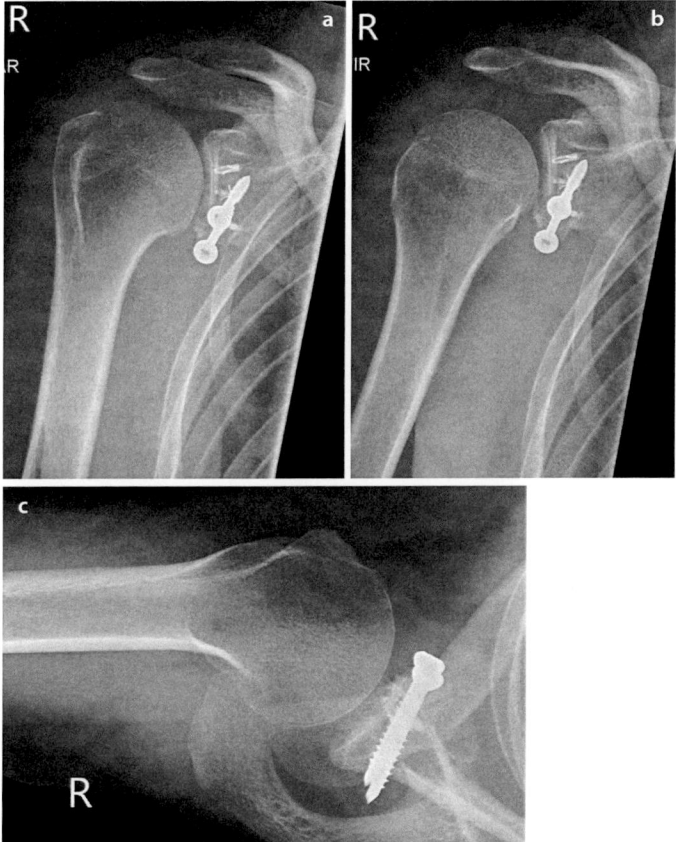

Ein subjektiv und objektiv unangenehmer Verlauf bei posttraumatischer Schultertotalprothese

H.-K. Schwyzer, F. Moro und R.-P. Meyer

© Springer-Verlag GmbH Deutschland, ein Teil von Springer Nature 2020
R.-P. Meyer et al. (Hrsg.), *Misslungene Interventionen in der Extremitäten- und Wirbelsäulenchirurgie*, https://doi.org/10.1007/978-3-662-59412-4_36

36.1 Der Fall

- Sturz des 39-jährigen Mannes beim Skilaufen am 07.02.2004, 4-Part-Fracture Humeruskopf links, vorerst konservative Therapie (◘ Abb. 36.1a–c).
- Überweisung zur weiteren Therapie an uns. Bei persistierenden Beschwerden im linken Schultergürtel wird am 02.09.2004 eine arthroskopische Gelenkstoilette durchgeführt. Bei sich abzeichnender Humeruskopf-Teilnekrose Indikation zum prothetischen Ersatz gestellt.
- Am 11.11.2004 Implantation einer Schultertotalprothese links vom Typ Promos mit unzementiertem Schaft, gleichzeitig Tenodese der langen Bizepssehne und Tuberoplastik. Radiologische Bildgebung vom 21.12.2004 (◘ Abb. 36.2a–c).
- 6 Monate nach dem Eingriff gute Schulterfunktion links, diskrete Restbeschwerden ventral, radiologisch korrekter Prothesensitz (◘ Abb. 36.3a–c).
- Am 24.10.2005, 1 Jahr postoperativ, ideale Schulterbeweglichkeit links, Restschmerzen im distalen Narbenbereich, neurologisch keine pathologischen Befunde. Radiologisch fester korrekter Sitz der Prothesenkomponenten, keine Ossifikationen ventral, tenodesierte lange Bizepssehne im Sulcus ohne Erguss, Ultraschall dokumentiert (◘ Abb. 36.4a–c).

36

◘ **Abb. 36.1**   a–c 4-part-Fracture Humeruskopf links, vorerst konservative Therapie

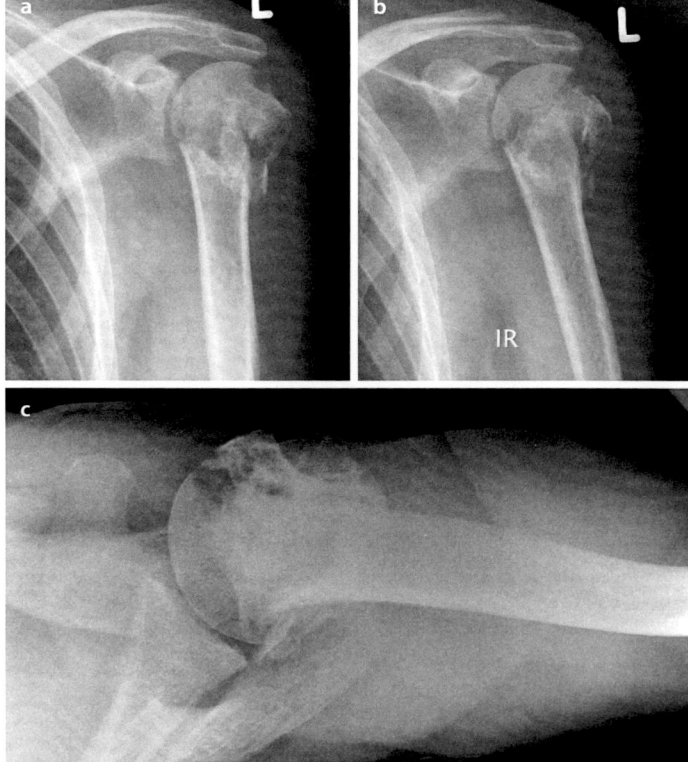

— Am 07.06.2006 wegen anhaltender ventraler Weichteilschmerzen Narbenrevision mit erneuter Tenodese der langen Bizepssehne und transossärer Reinsertion der kranialen Pectoralis major-Sehne.

— 3 Jahre nach Implantation der Schultertotalprothese links funktionell und radiologisch ideales Resultat (◻ Abb. 36.5a–c). Verbleibende Restschmerzen im ventralen Schulterbereich links nach Narbenrevision.

— 5 Jahre postoperativ nach posttraumatisch indizierter Schultertotalprothese links gutes funktionelles Resultat nach Narbenrevision

◻ **Abb. 36.2   a–c** Bei Humeruskopfnekrose Implantation einer Schultertotalprothese 10 Monate post Trauma

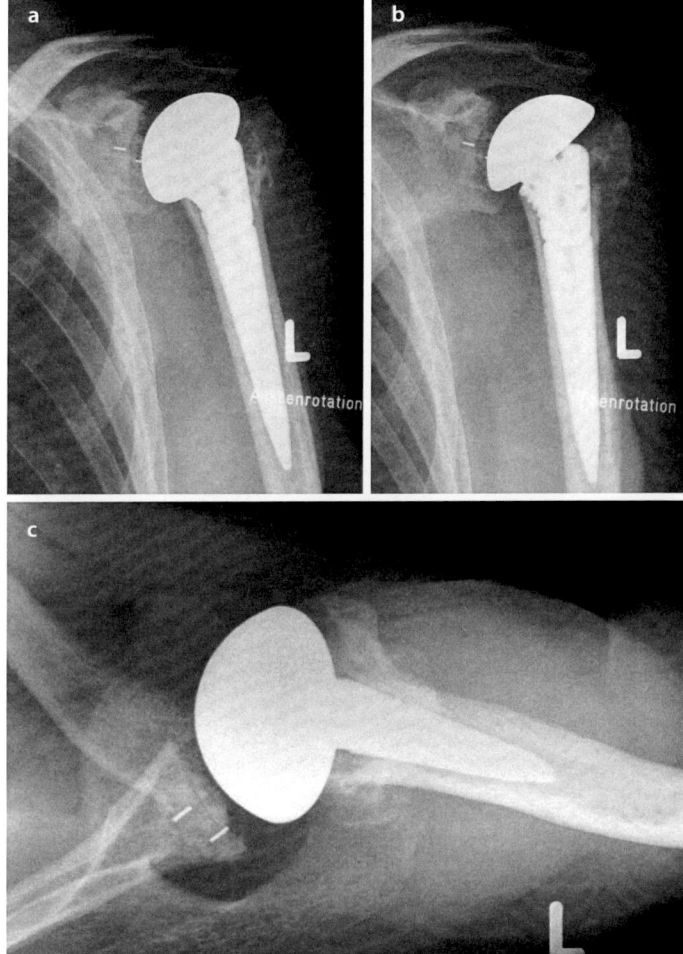

■ **Abb. 36.3   a–c** Zustand 6 Monate
nach operativem Eingriff mit korrektem
Prothesensitz

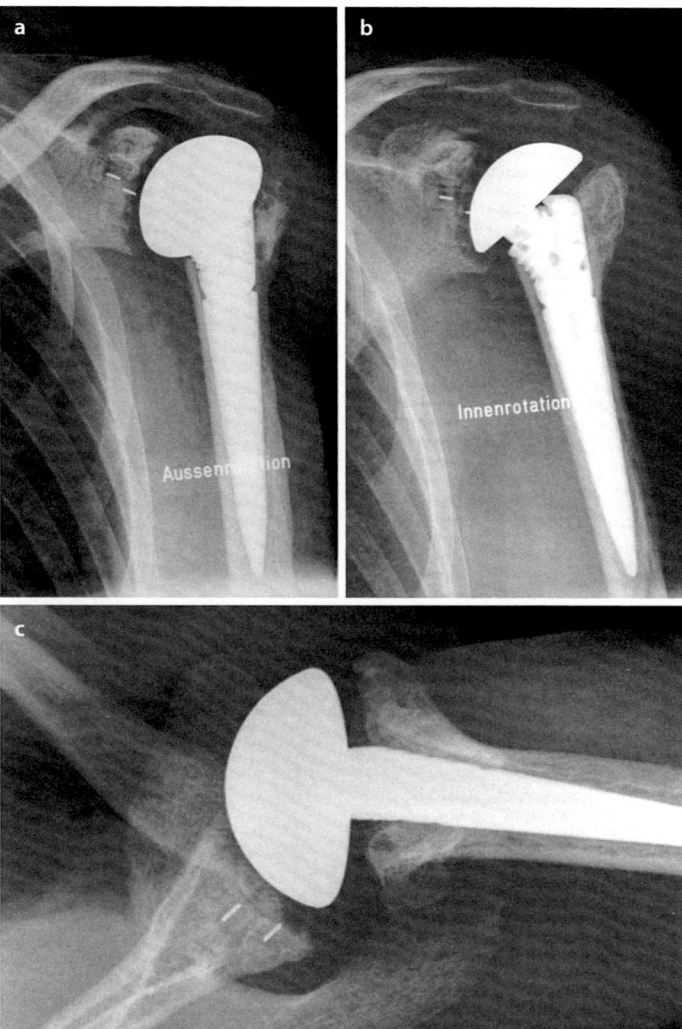

◘ Abb. 36.4 a–c Zustand 1 Jahr nach operativem Eingriff mit idealem Resultat

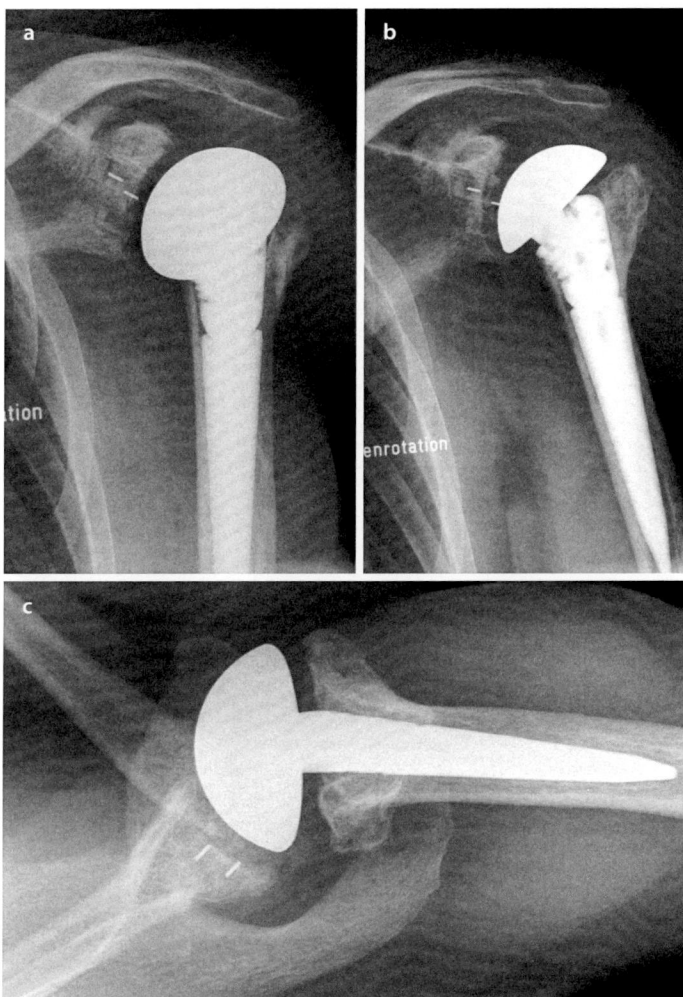

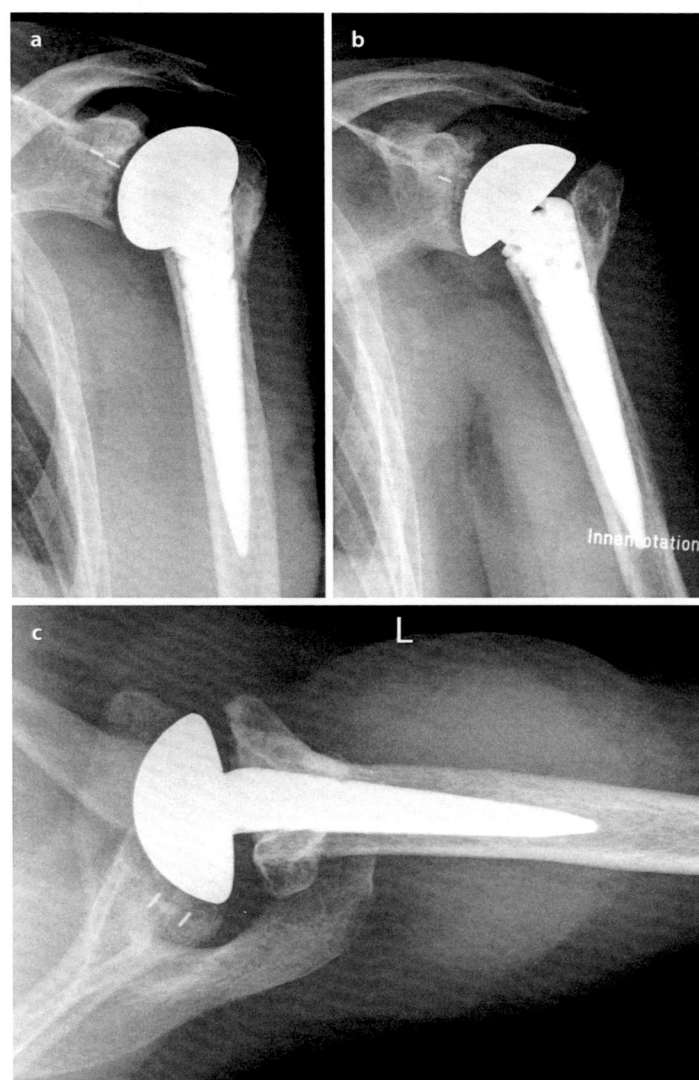

◼ **Abb. 36.5   a–c** Zustand 3 Jahre nach Implantation der Schultertotalprothese links

noch geringe Restbeschwerden ventral (◼ Abb. 36.6a–c).

– 7 ½ Jahre nach Prothesenimplantation zunehmender Osteolysesaum am Glenoid mit Zeichen einer Zementfragmentierung glenoidal (◼ Abb. 36.7a–c). Bestätigung des Befundes am Glenoid im Computertomogramm: Prothesenschaft intakt (◼ Abb. 36.8a, b).

– Am 10.07.2012 Revision mit Glenoid-Komponentenwechsel und partiellem Humeruskomponentenwechsel der Promos-Schultertotalprothese links (◼ Abb. 36.9a, b).

– Die Bebrütung der entnommenen Gewebsproben ergibt: Proprioni acnes in 5 von 6 Proben, Staphylococcus capitis in 2 von 6 Proben. 6-monatige Antibiotikatherapie.

◻ **Abb. 36.6**   **a–c** Zustand 5 Jahre nach Implantation der Schultertotalprothese links

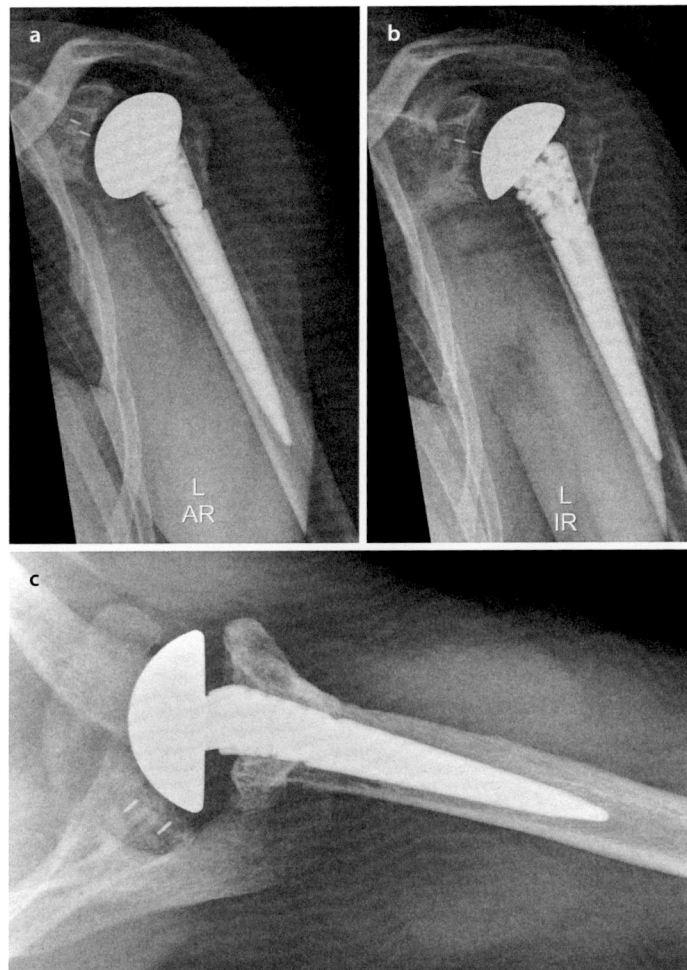

— 6 Monate nach der Revision günstiges Resultat subjektiv und funktionell. Radiologisch fester korrekter Sitz der Prothesenkomponenten, keine Lockerungszeichen, gute glenohumerale Korrespondenz (◻ Abb. 36.10a–c).

— 1 Jahr nach Reintervention sowohl klinisch wie radiologisch und auch subjektiv gutes Resultat. Radiologisch korrekter fester Sitz der Prothesenkomponenten (◻ Abb. 36.11a–c).

Weitere Kontrollen im Rahmen der Kunstgelenknachsorge.

— 5 Jahre nach partiellem Prothesenwechsel an der linken Schulter mit Spätinfekt (Proprioni acnes und Staphylococcus capitis) erneut Verdacht auf Lockerung der Glenoidkomponente mit Osteolysezeichen (◻ Abb. 36.12a–c). In der 3-Phasen-Skelettszintigraphie und dem SPECT-CT Lockerung der Glenoidkomponente bei festem Prothesenschaft.

■ Abb. 36.7   a–c Zustand 7 ½ Jahre nach
Implantation der Schultertotalprothese links
mit Osteolysesaum am Glenoid

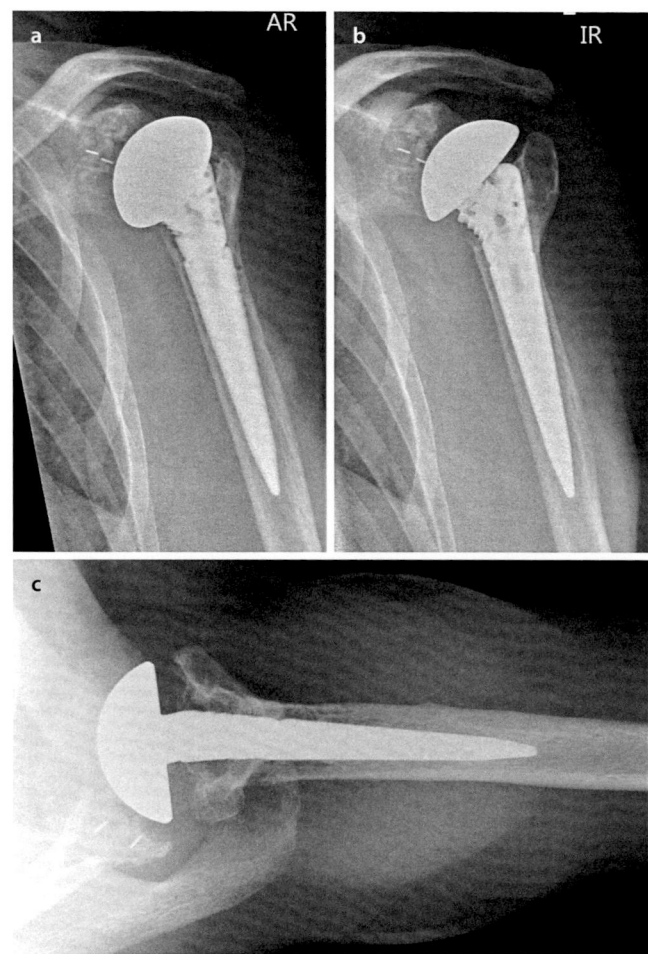

■ Abb. 36.8   a, b
Bestätigung des Befundes
am Glenoid im CT

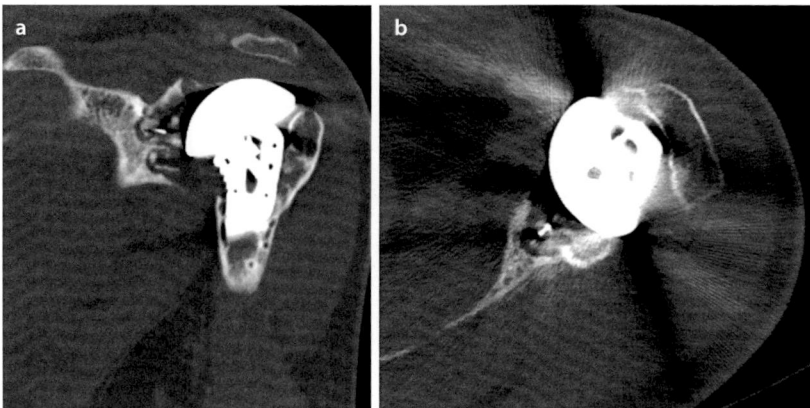

Abb. 36.9 a, b Revisionseingriff mit Glenoidkomponentenwechsel und partiellem Humeruskomponentenwechsel

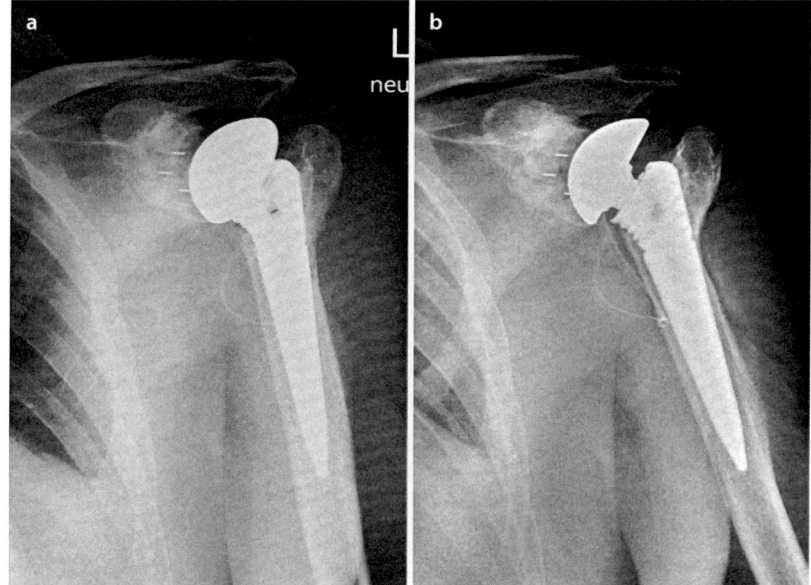

Abb. 36.10 a–c Zustand 6 Monate nach Revisionseingriff mit günstigem Resultat

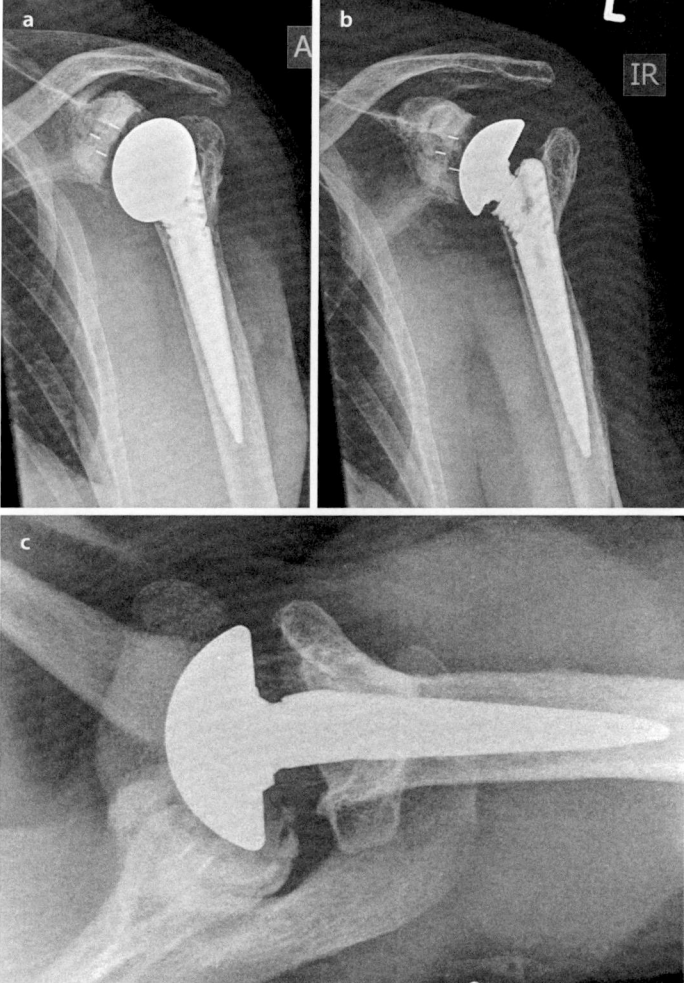

◘ Abb. 36.11 a–c Zustand 1 Jahr nach Reintervention: Fester Sitz der Prothesenkomponenten

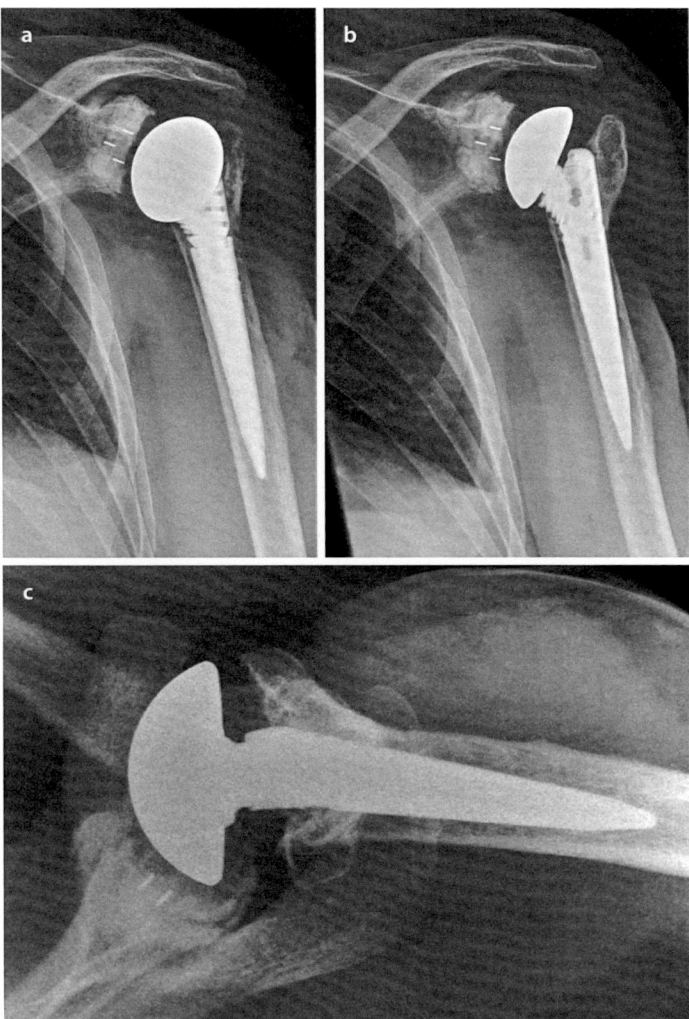

— Am 27.09.2017 Revision der linken Schulter mit Teilprothesenentfernung-Glenoid, Prothesenkopf und Inklinationsset – sowie trikortikalem Beckenspanaufbau am Glenoid (◘ Abb. 36.13).

— Wegen des persistierenden Propioni-Infektes werden am 29.11.2017 der Prothesenschaft sowie die drei isolierten Schrauben am Glenoid entfernt unter Belassung einer abgebrochenen Restschraube (◘ Abb. 36.14a–d).

— Am 24.01.2018 Wiedereinbau einer inversen Schulterarthroplastik links vom Typ Lima mit zusätzlicher proximaler Humerus-Cerclage (◘ Abb. 36.15a, b).

— Wegen periprothetischer Humerusschaftfraktur links (◘ Abb. 36.16) Wechsel auf Langschaftprothese Typ Lima, Plattenosteosynthese und Augmentation des defizitären Knochens mit Allograft (◘ Abb. 36.17a, b).

○ Abb. 36.12   a–c Zustand 5 Jahre nach Reintervention: Mit Verdacht auf erneute Lockerung der Glenoidkomponente

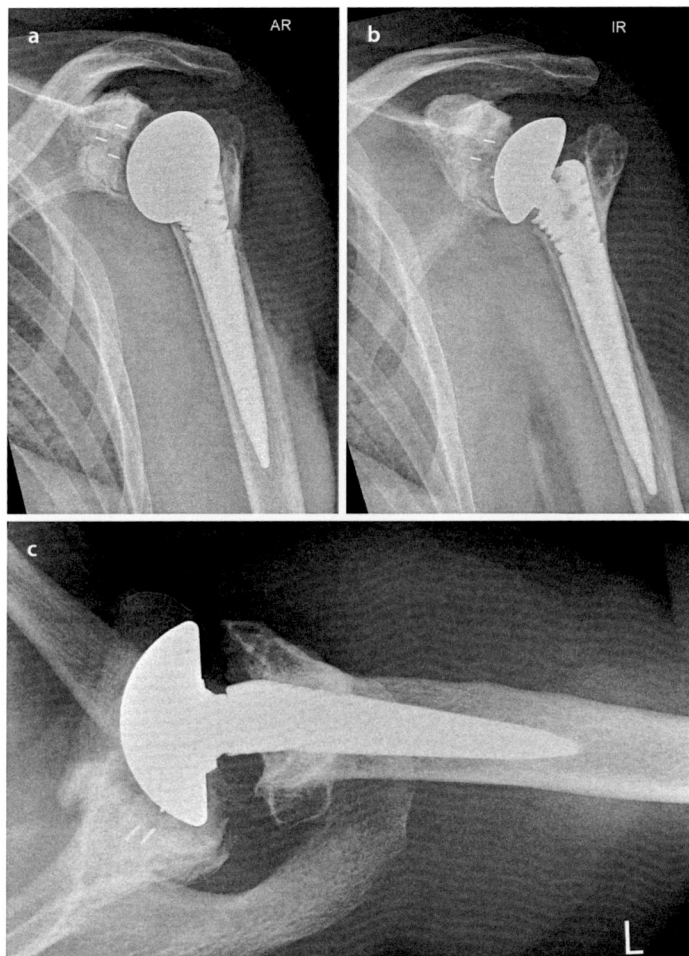

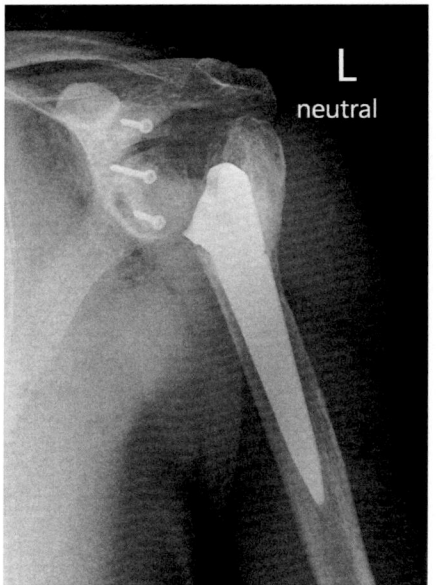

○ Abb. 36.13   Erneute Revision der linken Schulter mit Teilprothesenentfernung und Glenoidaufbau mit Beckenspan

36.2 Diskussion

Hätte man diesen schicksalshaften Verlauf vermeiden können, wenn schon beim ersten Infektnachweis konsequenter Weise eine Resektionsarthroplastik bis zur definitiven Sanierung des Infektes vorgenommen worden wäre?

Der Ausbau einer unzementierten Langschaftprothese am Humerus ist schwierig und – wie auch hier in diesem Fall – gelang dies nur mit iatrogen gesetzter Fraktur metaphysär. Beim Revisionseingriff, welcher zur Implantation der inversen Prothese führte, hätte man dem Knochendefekt wohl mehr Beachtung schenken sollen. Die Revision hätte in Allograft-Bereitschaft erfolgen sollen. Auch die intraoperative Bildgebung mittels Bildwandler hätte bedacht werden sollen.

Die iatrogene-periprothetische Fraktur wurde erst postoperativ radiologisch und im Computer-

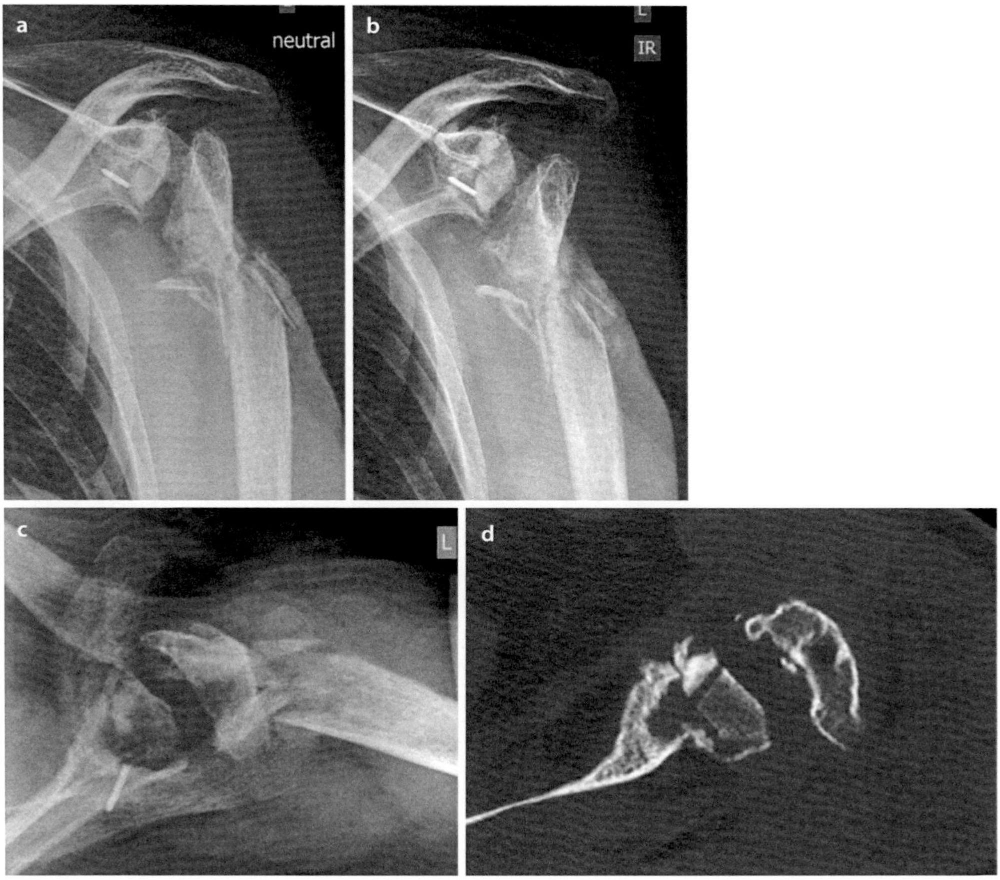

Abb. 36.14 **a–d** Der Prothesenschaft sowie die drei isolierten Schrauben am Glenoid werden entfernt unter Belassung einer abgebrochenen Restschraube bei persistierendem Propioni-Infekt

Abb. 36.15 **a, b** Wiedereinbau einer inversen Schulterarthroplastik links vom Typ Lima mit proximaler Humerus-Cerclage

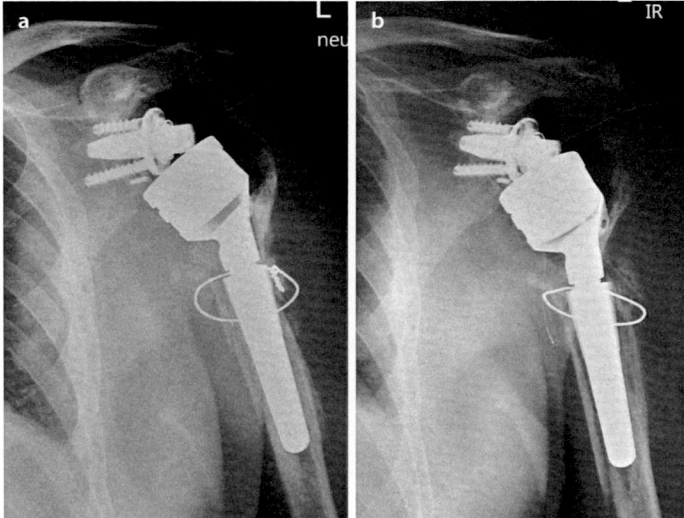

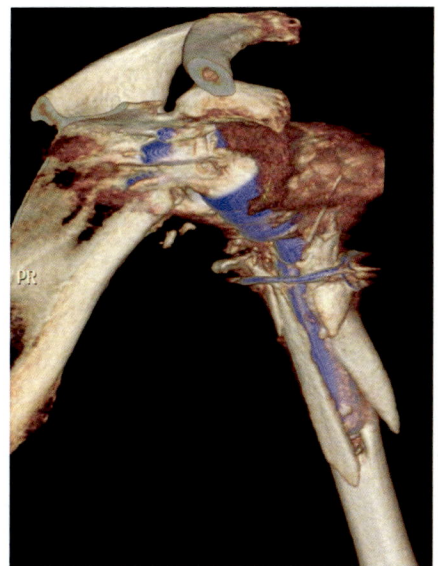

▣ Abb. 36.16   Periprothetische Humerusschaftfraktur
links

tomogramm bilanziert. Vielleicht hätte durch
eine primäre Osteosynthese ein weiterer komplexer Folgeeingriff vermieden werden können.

Dieser Verlauf soll aber auch zeigen, wie
schwer man sich tut bei der Versorgung komplexer proximaler Humerusfrakturen.

Wir glauben auch an die primäre Rekonstruktion. Denn ein prothetischer Ersatz kann letztendlich so schicksalshaft verlaufen wie in diesem
Fall. Der weitere Verlauf muss auch hier noch ab-
gewartet werden. Wir denken hier insbesondere
an die Standzeit und das funktionell zu erwartende Resultat nach multiplen Voreingriffen.

▣ Abb. 36.17   **a**, **b** Wechsel auf
Langschaftprothese Typ Lima, Plattenosteosynthese und Augmentation des
defizitären Knochens mit Allograft

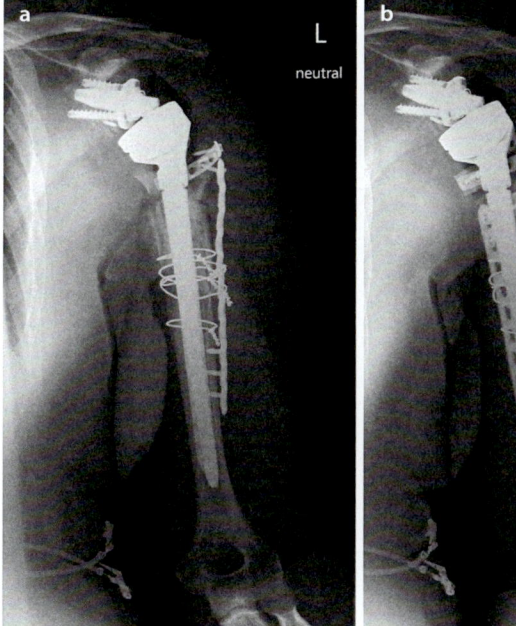
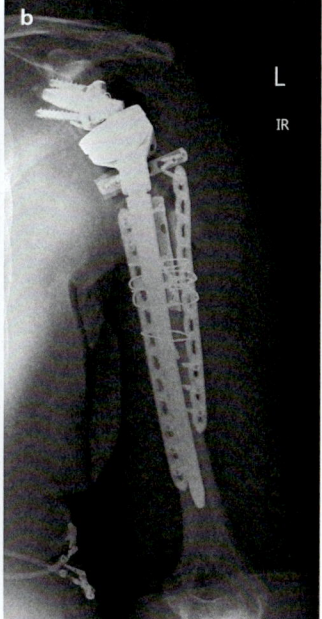

Gehört ein Low-Grade-Infekt mit Propioni acnes an der Schulter mit einer Deltoidlappenplastik versorgt?

H.-K. Schwyzer und R.-P. Meyer

© Springer-Verlag GmbH Deutschland, ein Teil von Springer Nature 2020
R.-P. Meyer et al. (Hrsg.), *Misslungene Interventionen in der Extremitäten- und Wirbelsäulenchirurgie*, https://doi.org/10.1007/978-3-662-59412-4_37

37.1 Der Fall

- Mit 22 Jahren ventrocaudale Schulterluxation rechts des sportlichen Mannes bei adäquatem Trauma.
- Mit 23 Jahren Stabilisierungsoperation offen nach Putti-Platt an auswärtigem Krankenhaus, verbleibende Restinstabilität.
- Mit 26 Jahren Reintervention mit offener Stabilisierung mit der modifizierten Technik nach Putti-Platt an unserer Klinik, in der Folge stabiles rechtes Schultergelenk.
- Mit 47 Jahren Schmerzen im rechten Schulter- und HWS-Bereich. Sanierung einer zervikalen Diskushernie Januar 2016, postoperativ beschwerdefrei.
- Bei verbleibendem Kraftdefizit im rechten Schultergürtel MRI-Abklärung mit Dokumentation einer Rotatorenmanschetten-Läsion.
- Arthroskopische Sanierung mit Reinsertion der Supraspinatus- und Subscapularissehne am 08.03.2016 an einem auswärtigen Krankenhaus.
- Verbleibende Restbeschwerden im rechten Schultergürtel mit MRI geklärt: Es zeigt sich eine Ankerlockerung und Vorderrand-Reruptur der Supraspinatussehne (◘ Abb. 37.1a, b).
- Am 07.07.2016 Rearthroskopie der rechten Schulter mit Faden- und Ankerentfernung sowie Reinsertion der Supraspinatussehne durch denselben Operateur.
- Postoperativ ist es nach Aussagen des Patienten „nicht mehr gut!". Im Arthro-MRI ventraler Supraspinatussehnendefekt ca. die Hälfte der Sehne betreffend, Subscapularissehne im Ansatzbereich ausgedünnt (◘ Abb. 37.2a, b).
- Am 13.09.2016 3. Arthroskopie durch denselben Operateur: Ausgedehntes Débridement, Arthrolyse, Biopsieentnahme. Postoperativ persistierende Schmerzen bei weitgehend funktionslosem rechtem Schultergelenk. Vom Operateur wird eine Deltoidlappenplastik für den 27.09.2016 geplant. Der Patient wünscht eine Zweitmeinung durch uns.
- 23.09.2016 Konsultation an unserer Klinik: Ausgeprägte Schulterschmerzen, rechter Arm funktionslos, Rotatorenmanschette schmerzbedingt klinisch nicht prüfbar, willkürliche

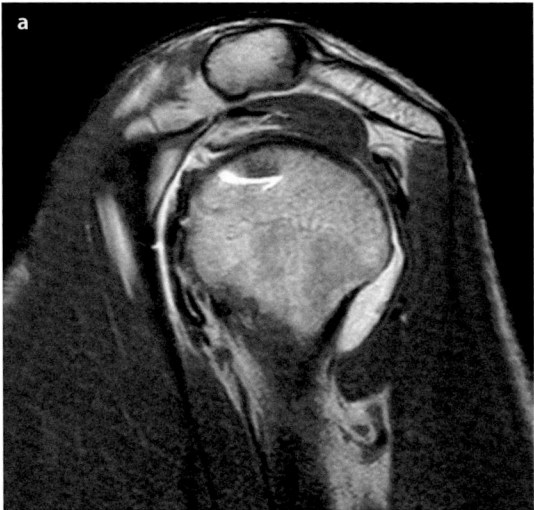

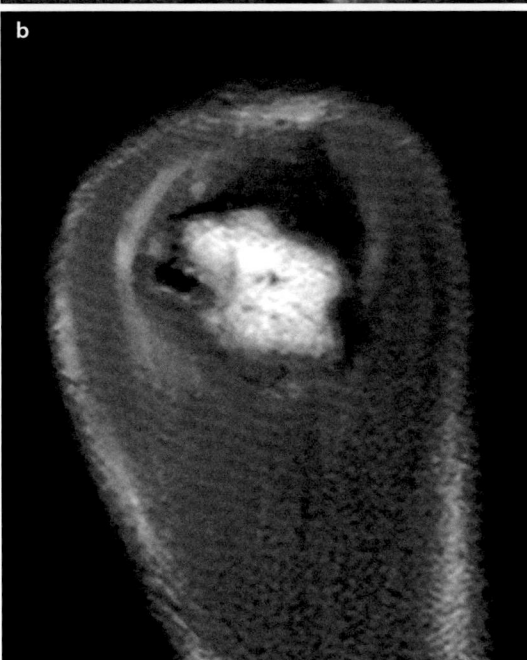

◘ **Abb. 37.1**   **a, b** Restbeschwerden im rechten Schultergürtel bei Ankerlockerung im MRI

Innervation der Deltoidmuskulatur möglich. Radiologisch: Zystische Alterationen im Humeruskopf iatrogen, verbleibende Zysten im Sulcus bicipitalis-Bereich vermutlich nach Ankerentfernung, 4 Fixationsanker im Humeruskopf, 4 Anker am vorderen Glenoidrand, diskrete Omarthrosezeichen (◘ Abb. 37.3a–c).
- Unser Vorschlag: Blutentnahme mit Frage Infekt? SPECT-CT zum Infektausschluss sowie der Frage einer beginnenden Kopfnek-

◘ **Abb. 37.2   a, b**
Postoperativ ventraler
Supraspinatussehnendefekt

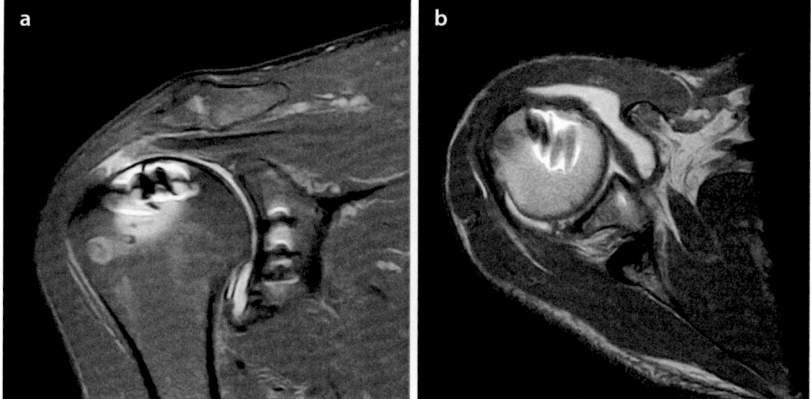

◘ **Abb. 37.3   a–c** Zystische Alterationen
im Humeruskopf iatrogen je 4 Fixationsanker
im Humeruskopf respektive vorderem
Glenoidrand

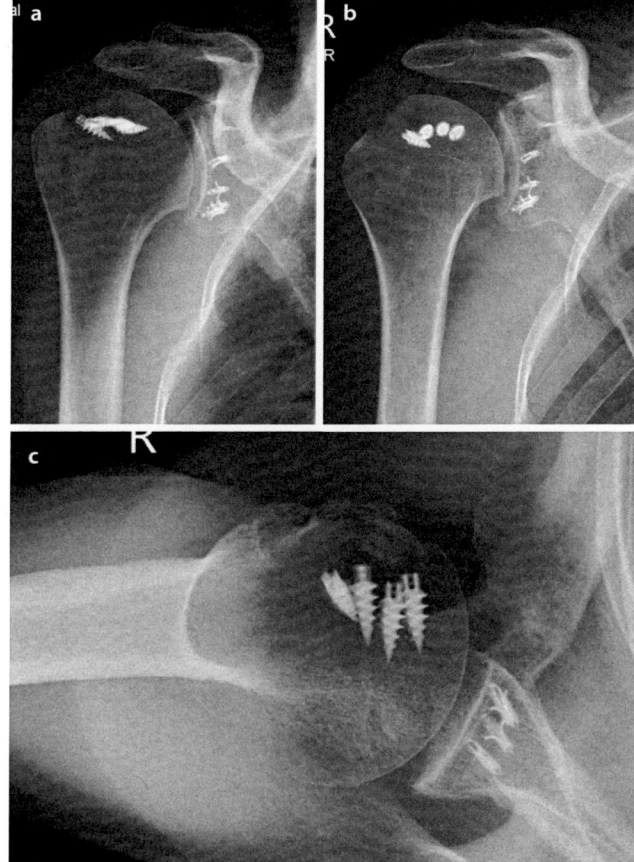

rose, neurologisch Standortsbestimmung
bezüglich Restbefunde im HWS- und Nervus
axillaris-Bereich. Absage der geplanten Delto-
idlappenplastik.
- Differenziertes Blutbild mit CRP 19.8 mg/l,
BSR 39 mm/h. Nervus axillaris intakt.
SPECT-CT ohne sichere Anhaltspunkte für
Low-Grade-Infekt.

- Zwischenzeitlich trifft das Resultat von der
Punktion vom 13.09.2016 aus der Bursa
subacromialis der rechten Schulter ein:
Propioni acnes-Bakterium. Unser Vorschlag:
Arthroskopie mit Gewebeprobeentnahmen
und Débridement mit anschliessender
antibiotischer Therapie parenteral resistenz-
gerecht.

- 11.10.2016 Arthroskopie rechte Schulter mit Probebiopsien und ausgedehntem Débridement. Propioni acnes-Bakteriuminfekt bestätigt, ebenso Reruptur der Rotatorenmanschette. 3 Monate Doppelantibiotikatherapie, die ersten 2 Wochen parenteral.
- 3 Monate postoperativ Laborkontrolle ohne Infekthinweise, Patient beschwerdefrei, Schulterbeweglichkeit rechts zunehmend normalisiert. Radiologisch: Glenohumeral ordentlich gut zentriert, Gelenkspalt erhalten (☐ Abb. 37.4a–c).

- 1 Jahr nach arthroskopischem Débridement und Infektbehandlung Patient im Alltag beschwerdefrei, Schulterbeweglichkeit seitengleich, Schwimmen möglich. Radiologisch verbesserte Zentrierung glenohumeral in beiden Ebenen trotz des Rotatorenmanschettendefektes (☐ Abb. 37.5a–c). – Bei korrekt saniertem Propioni-Bakterium acnes-Infekt besteht trotz Re-Re-Ruptur der Rotatorenmanschette subjektiv und objektiv ein günstiges Resultat. Spezifische Massnahmen sind zurzeit nicht notwendig. Kontrollen bei Bedarf.

☐ **Abb. 37.4   a–c** Zustand 3 Monate postoperativ: Gute Zentrierung glenohumeral, Gelenkspalt erhalten

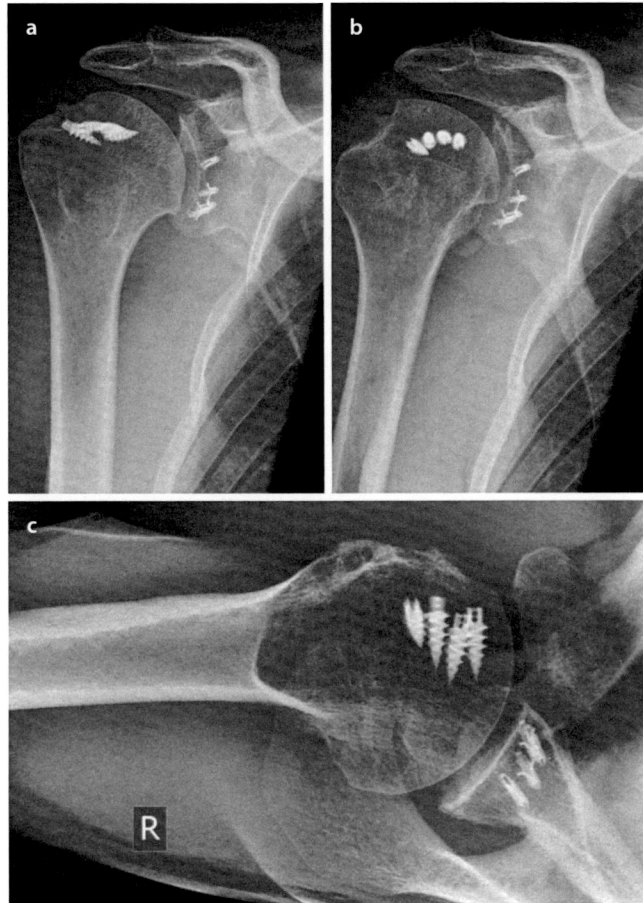

37

◨ **Abb. 37.5**   **a–c** Zustand 1 Jahr nach arthroskopischem Débridement und Infektbehandlung, Patient beschwerdefrei

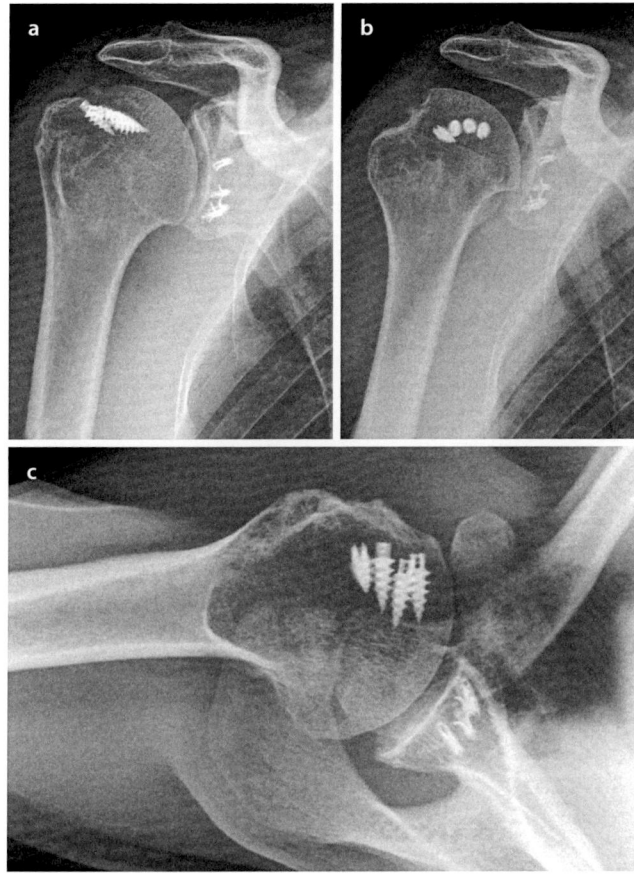

37.2 Diskussion

Die hier vorliegenden Rerupturen könnte man als schicksalshaften Verlauf werten. Der Tatbestand des Nachweises einer Low-Grad-Infektion erklärt aber die Rerupturen bei weitem. Die dem Patienten vorgeschlagene Deltoidlappenplastik hätte den weiteren Verlauf sicher verschlechtert. Der Infekt gehört immer noch *vorgängig* saniert.

Humeruskopfluxationsfraktur – Primäre Osteosynthese – Re-Osteosynthese – Re-Re-Osteosynthese – Kopfprothese – inverse Schulter-Totalprothese – was so alles *missraten* kann

H.-K. Schwyzer und R.-P. Meyer

© Springer-Verlag GmbH Deutschland, ein Teil von Springer Nature 2020
R.-P. Meyer et al. (Hrsg.), *Misslungene Interventionen in der Extremitäten- und Wirbelsäulenchirurgie*, https://doi.org/10.1007/978-3-662-59412-4_38

38.1 Der Fall

— Sturz des 45-jährigen Mannes mit dem Fahrrad am 19.06.2013. Humeruskopfluxationsfraktur rechts, Primärosteosynthese mit Philosplatte gleichentags. Postoperativ massive Fehlrotation nach dorsal sowie zusätzlich Nervus axillaris-Neurapraxie. Re-Osteosynthese mit Rotationskorrektur am 27.06.2013. Bei verzögerter Konsolidation Re-Re-Osteosynthese am 10.10.2013 mit Beckenspaninterposition. Entwicklung einer Humeruskopfnekrose. Implantation einer Humeruskopfprothese rechts am 14.04.2014 (◘ Abb. 38.1a, b). Postoperativ weitgehend funktionsuntüchtiges Schultergelenk rechts.

— Am 03.12.2015 Einholung einer Zweitmeinung an unserer Klinik: Massiv eingeschränkte, schmerzhafte Schulterbeweglichkeit rechts, deutliche Atrophie der Schultergürtelmuskulatur insbesondere der Pars clavicularis des Musculus deltoideus. Radiologisch: Status bei implantierter Kopfprothese, zementfrei, korrekter Sitz,

korrekte Zentrierung in beiden Inzidenzen. Proximaler Humerus ossär alteriert nach mehrfacher Plattenosteosynthese (◘ Abb. 38.2a–c).

■ **Zusatzuntersuchungen:**
— Im differenzierten Blutbild keine Infektzeichen.
— SPECT-CT ohne entzündliche Veränderungen, bei intaktem Cuff.
— Im Nativ-MRI Rotatorenmanschette intakt ohne relevante Muskelverfettung, Atrophie des anterioren Anteils der Pars acromialis sowie der Pars clavicularis des Musculus deltoideus.
— Neurologisch in der Pars anterior des Musculus deltoideus Denervationszeichen ohne nachweisbare Willküraktivität, restliche Deltoidinnervation unauffällig.

■ **Unser Vorschlag**
Wechsel von der Kopfprothese auf eine inverse Schulter-Totalprothese rechts. Je nach postoperativer Entwicklung unter Umständen zu einem späteren Zeitpunkt noch zusätzlich Musculus pectoralis-Umkehrplastik.

◘ **Abb. 38.1** a, b Implantation einer Humeruskopfprothese rechts nach Entwicklung einer Humeruskopfnekrose

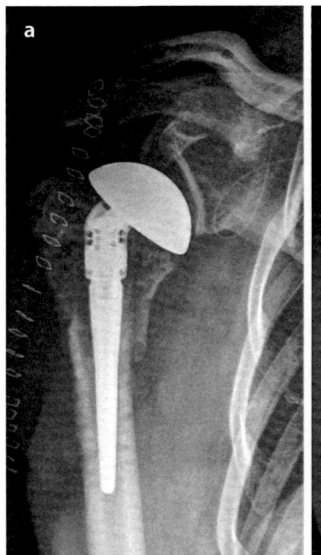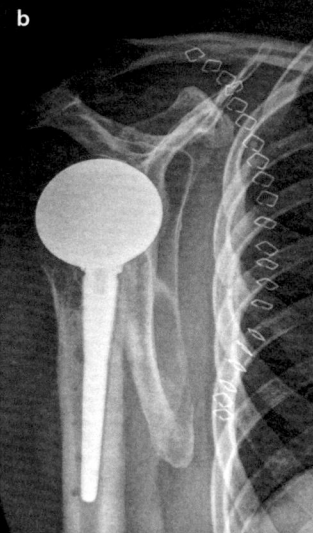

38

◘ Abb. 38.2   a–c Korrekter Sitz
der implantierten Kopfprothese

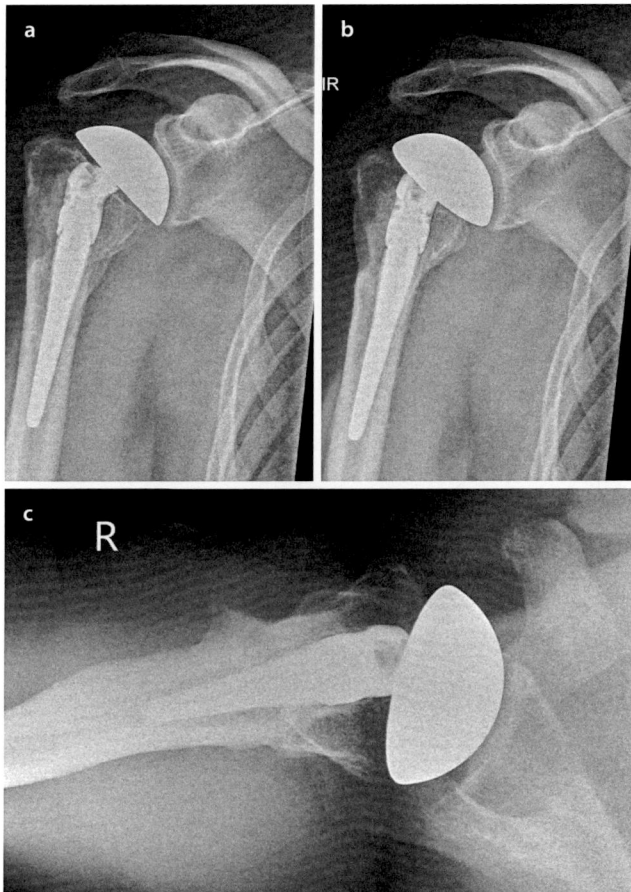

— Am 23.08.2016 Prothesenwechsel auf inverse Schulter-Totalprothese (◘ Abb. 38.3a, b). Aus versicherungstechnischen Gründen Intervention in Deutschland mit nachhaltig exzellentem Effekt bei Schmerzfreiheit und guter Schulterfunktion bis heute Oktober 2018 (◘ Abb. 38.4a, b). Ein zusätzlicher Muskeltransfer steht zurzeit nicht zur Diskussion.

38.2 Diskussion

Die Humeruskopfluxationsfrakturen haben mit Sicherheit eine hohe Inzidenz an Humeruskopfnekrosen. Bei 3 Osteosyntheseversuchen muss man aber nicht erstaunt sein, wenn die Nekrose dann eintritt. Die passagere Nervus axillaris-Parese hat den Verlauf auch nicht vereinfacht. Deshalb stand unter anderem bei der Konversion der Hemi in eine inverse Totalprothese auch eine Umkehrplastik des Musculus pectoralis zur Diskussion.

Hätten dem Patienten 4 chirurgische Interventionen erspart werden können, wenn die Primärversorgung in Händen erfahrener Chirurgen stattgefunden hätte? Wir glauben, dass diese Frage berechtigt ist!

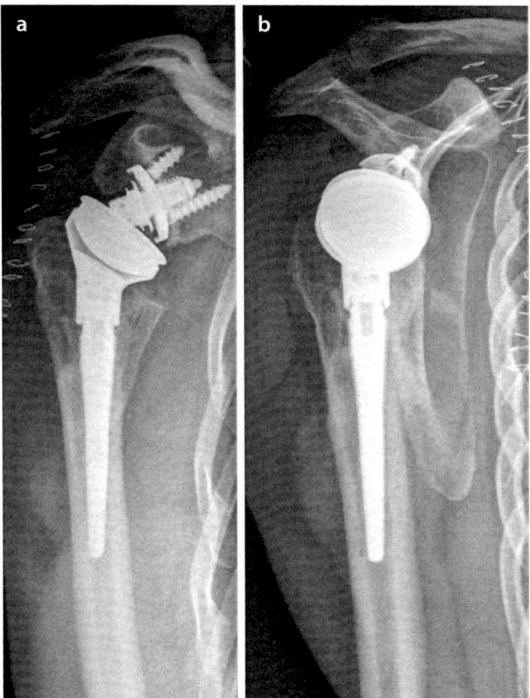

⬛ Abb. 38.3   a, b Prothesenwechsel auf inverse
Schulter-Totalprothese

⬛ Abb. 38.4   a, b
Zufriedenstellender
Zustand 2 Jahre nach
Prothesenwechsel

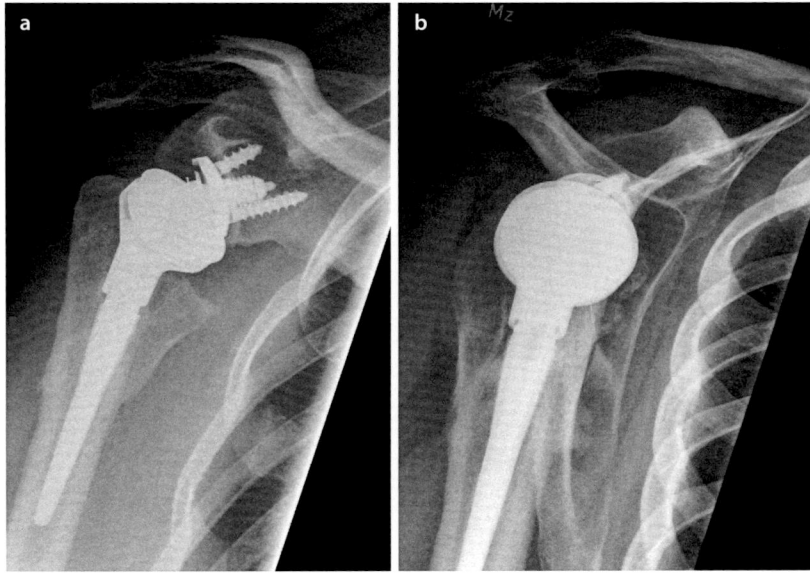

38

Schultertotalprothesen-implantation ≠ Hüfttotal-prothesenimplantation

H.-K. Schwyzer und R.-P. Meyer

© Springer-Verlag GmbH Deutschland, ein Teil von Springer Nature 2020
R.-P. Meyer et al. (Hrsg.), *Misslungene Interventionen in der Extremitäten- und Wirbelsäulenchirurgie*, https://doi.org/10.1007/978-3-662-59412-4_39

39.1 Der Fall

- Mit ca. 18 Jahren Sturz beim Skilaufen mit subkapitaler Humerusfraktur rechts. Nach erfolgloser Extensionsbehandlung offene Kirschnerdraht-Fixation, korrekte Funktion in der Folge.
- Ca. 15 Jahre nach dem Unfallereignis mässig schmerzhafte Bewegungseinschränkung, insbesondere der Innenrotation.
- 40 Jahre nach Fraktur am 24.09.2001 arthroskopische Arthrolyse der rechten Schulter ohne Effekt.
- Ab ca. 2012, das heisst mit etwa 68 Jahren, Zunahme der Bewegungseinschränkung im rechten Schultergürtel bei eher mässigen Beschwerden. Radiologisch fortgeschrittene posttraumatische Omarthrose rechts (◘ Abb. 39.1), im MRI bestätigt (◘ Abb. 39.2), Rotatorenmanschette intakt.
- Implantation einer anatomischen Schulterprothese am 13.12.2012 durch einen versierten Hüftchirurgen. Radiologisch unmittelbar postoperativ nach proximal subluxierter Prothesenkopf mit nicht korrekt implantierter Glenoidkomponente (◘ Abb. 39.3a, b). Zusätzlich partielle Plexusparese.
- Beurteilung an unserer Klinik am 13.05.2013, ein halbes Jahr nach dem Eingriff: Weitgehend funktionslose rechte Schulter bei ausgeprägten Bewegungsschmerzen. Diskrete Restsymptome bei regredienter unterer Armplexus-Parese. Radiologisch Schulter-Totalprothese mit kranialisiertem Humerusprothesenkopf und mal-positionierter Glenoidkomponente (◘ Abb. 39.4a–c). Im SPECT-CT keine Infektzeichen.

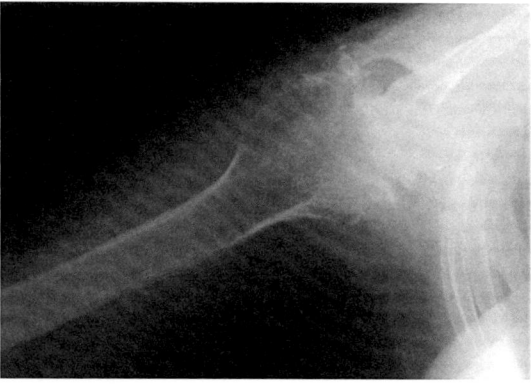

◘ **Abb. 39.1** Radiologisch fortgeschrittene posttraumatische Omarthrose rechts

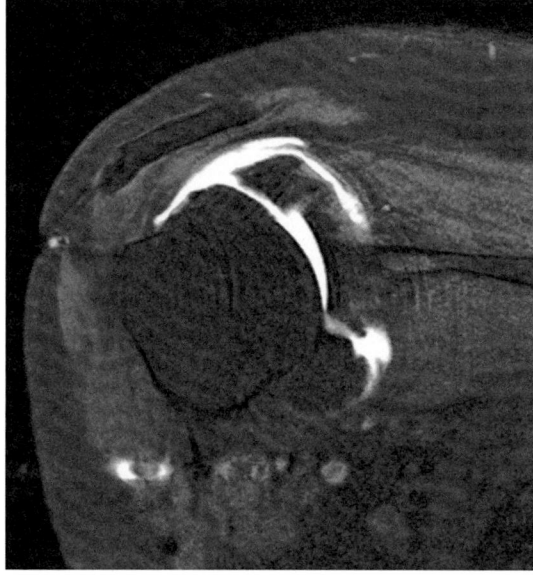

◘ **Abb. 39.2** Bestätigung im MRI, Rotatorenmanschette intakt

39

◘ **Abb. 39.3   a,b** Implantation einer anatomischen Schulterprothese mit unmittelbar postoperativ nach proximal subluxiertem Prothesenkopf mit nicht korrekt implantierter Glenoidkomponente

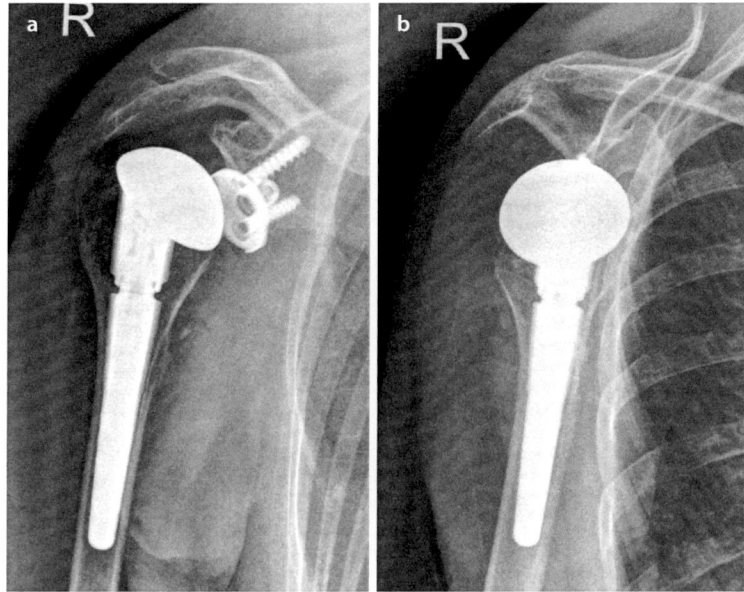

◘ **Abb. 39.4   a–c** Second Opinion 6 Monate postoperativ: Kranialisierter Humerusprothesenkopf und mal-positionierter Glenoidkomponente

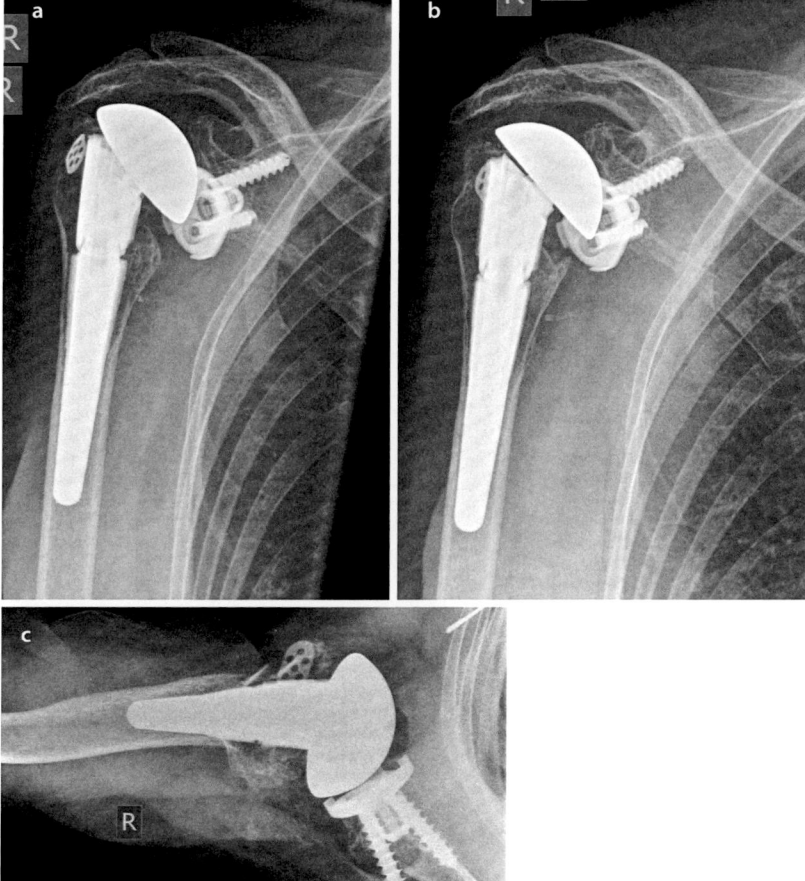

— Am 17.09.2013 Konversion der anatomischen Schulter-Totalprothese zu einer inversen Schulter-Totalprothese rechts mit Neupositionierung der Baseplate (◘ Abb. 39.5a, b).
— 6 Monate nach Revision noch eingeschränkte Schulterbeweglichkeit rechts, Aktiv-Flexion/Elevation/Abduktion ca. 50°, passiv insgesamt 90°. Nackengriff bis zum Ohr, Schürzengriff bis gluteal. Radiologisch regelrechte Lage der Schulterprothesenkomponenten. Knochenabbau Höhe proximaler Schaft an der lateralen proximalen Humeruskortikalis unterhalb des Tuberculum majus (◘ Abb. 39.6a–c).

◘ **Abb. 39.5** **a, b** Konversion zu inverser Schulter-Totalprothese rechts

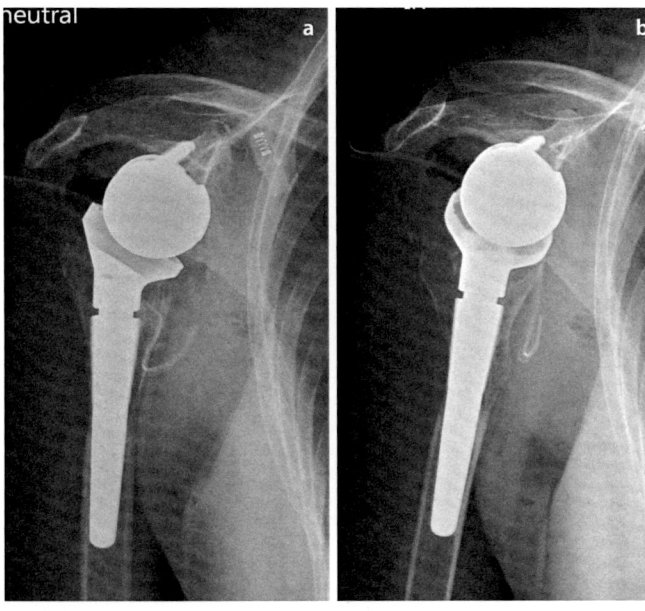

◘ **Abb. 39.6** **a–c** Zustand 6 Monate nach Revisionseingriff: Knochenabbau Höhe proximaler Schaft an der lateralen proximalen Humeruskortikalis distal des Tuberculum majus

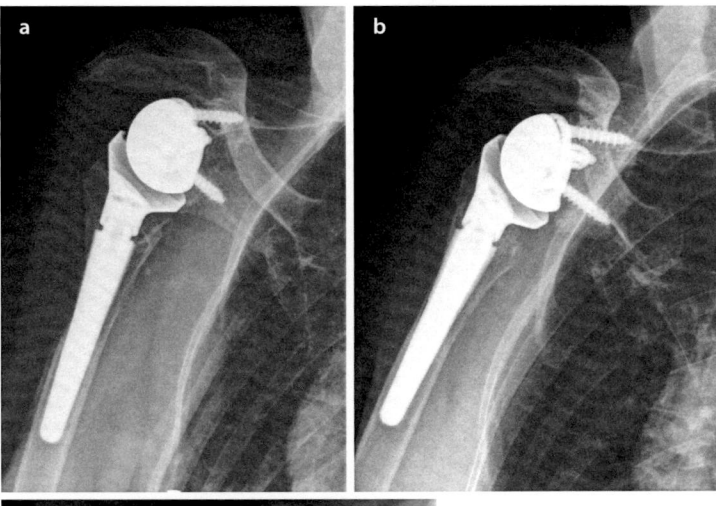

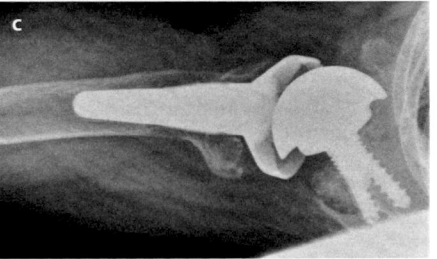

39

- 1 Jahr postoperativ Beweglichkeit der rechten Schulter eingeschränkt, jedoch keine wesentlichen Schmerzen. Abduktion und Flexion je 70°, adduzierte Aussenrotation 10°, abduzierte Aussenrotation 10°. Radiologisch unverändert korrekter Prothesensitz (Röntgenbilder nicht greifbar).
- 2 Jahre nach Schulterprothesenwechsel keine Verbesserung der Schulterbeweglichkeit, Flexion/Elevation 80°, Abduktion 60°, Nackengriff bis Hals, Schürzengriff bis lumbosakral. Radiologisch keine Lockerung der Prothesenkomponenten. Deutliche Knochenresorption im lateralen Humerusbereich (◘ Abb. 39.7a–c).
- 3 Jahre nach dem Revisionseingriff Situation an der rechten Schulter aus subjektiver Sicht unverändert. Im SPECT-CT vom 12.10.2016 unverändert schmaler Resorptionssaum um den proximalen humeralen Prothesenschaft, keine Hinweise für Lockerung auch im Bereiche der glenoidalen Komponente (◘ Abb. 39.8a, b). Weitere Kontrollen im Rahmen der Kunstgelenknachsorge in 2 Jahren vorgesehen.

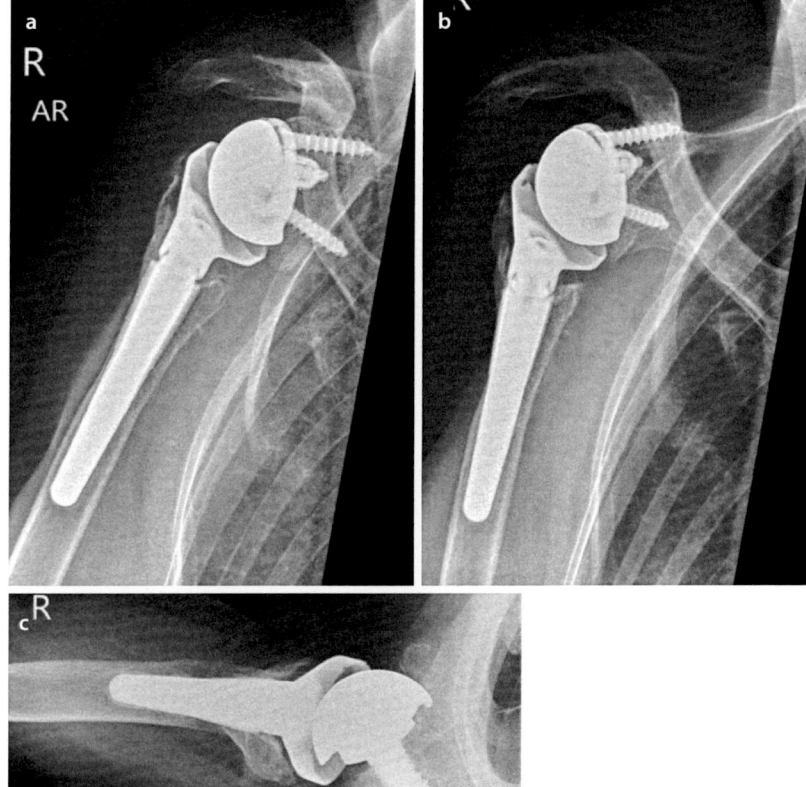
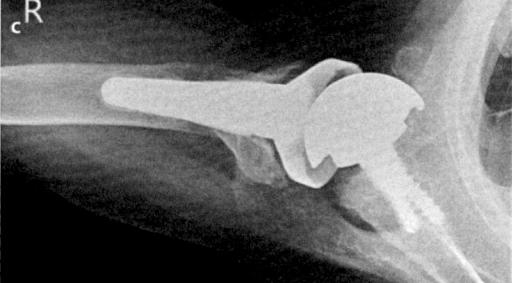

◘ **Abb. 39.7** **a–c** Zustand 2 Jahre nach Revisionseingriff: Deutliche Knochenresorption im lateralen Humerusbereich bei festem Prothesensitz

◘ **Abb. 39.8**   **a, b** Zustand 3 Jahre nach Revisionseingriff: Im SPECT-CT keine Hinweise für Lockerung

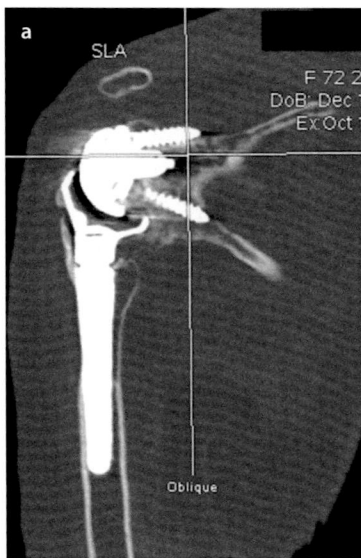
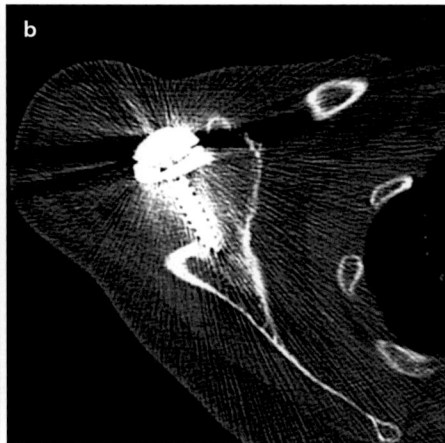

39.2 Diskussion

Die Indikation für die Schultertotalprothesenimplantation war gestützt auf die klinische Symptomatologie und die Bildgebung korrekt. Die Anamnese mit zwei Voreingriffen wurde in der Retrospektive sicher unterschätzt. Dies lässt vermuten, dass der Zugang bedingt durch die Vernarbung schwierig war und deshalb die Baseplate durch eine ungenügende Darstellung des Glenoids fehlplatziert wurde. Die Tatsache, dass postoperativ noch eine Plexusparese dokumentiert wurde, ist auch ein indirekter Hinweis für die intraoperativen Schwierigkeiten, die der Operateur offensichtlich hatte. Die traktionsbedingte Schädigung des Plexus, die ungenügende prothetische Versorgung hat dann zum schicksalshaften Verlauf geführt.

Zwar konnte durch die Revision eine Verbesserung erzielt werden. Dennoch verbleiben für die Patientin relevante Handicaps. Kritisch zu hinterfragen ist die Tatsache, ob der Operateur qualifiziert war, einen solchen Eingriff durchzuführen. Komplikationen sind ein Bestandteil der chirurgischen Tätigkeit. Dennoch hätte hier wahrscheinlich durch eine korrekte Ausführung des Eingriffes dieser Verlauf verhindert werden können.

So kann Schulter-Endoprothetik enden

H.-K. Schwyzer und R.-P. Meyer

40.1 Der Fall

— Bei schmerzhafter Omarthrose links
(◐ Abb. 40.1) wird bei der damals 63-jähri-
gen Frau am 15.02.2001 eine Schulter-
Totalprothese vom Typ Aequalis (DePuy) an
unserer Klinik implantiert (◐ Abb. 40.2). In
der Folge geht es der Patientin gut.

— 2016, das heisst 15 Jahre nach Totalprothesenimplantation, Auftreten von Beschwerden
bei Verdacht auf Prothesenlockerung. Am
14.03.2016 Schulter-Totalprothesenwechsel
links auf inverse Prothese mit offenbar
homologem Knochenspan glenoidal an
auswärtiger Klinik. Röntgenbilder nicht
greifbar. Am 14.09.2016 Revision durch
denselben Operateur: Entfernung des
homologen Knochenspans sowie der glenoidalen Komponente und Implantation einer
Hemiprothese mit übergrossem Kopf
(◐ Abb. 40.3a, b, c).

— Am 03.04.2017 Einholung einer Zweitmeinung an unserer Klinik: Linke Schulter
schmerzbedingt funktionsuntüchtig. Keine
pathologischen, neurologischen Befunde. Im
SPECT-CT keine Infektzeichen, Prothesenschaft stabil. Eine Arthroskopie zur Gewebe-
probeentnahme mit Débridement wird
vorgeschlagen.

— Am 14.08.2017 Arthroskopie der linken
Schulter mit Gewebeprobeentnahmen: ad
Bakteriologie 6, ad Histologie 2 Proben.
Probebiopsien allesamt negativ. Low-Grade-
Infekt weitgehend ausgeschlossen.

— 1 ½ Jahre nach arthroskopischem Débridement Situation etwas beruhigt, Schulterfunktion verbessert. Weitere Kontrolle 1 Jahr nach
Arthroskopie geplant.

40.2 Diskussion

Durch den Ausbau dieses zementierten Prothesenschaftes mit Ersatz durch eine inverse Schulter-
Totalprothese links, ein- oder zweizeitig, könnte
der Schaden am linken Schultergürtel unter Umständen noch grösser werden wie heute vorlie-
gend. Die Humeruscorticalis ist hauchdünn, zum
Teil perforiert. Der Prothesenschaft ist zementiert
und fest, auch im SPECT-CT. Zusätzlich ist ein
Wiederaufbau des Glenoids mit körpereigenem
Knochen aufwendig.

Aufgrund der sehr komplexen Situation
kommt eine Revision auch auf Wunsch der Patientin nicht in Betracht. Die inzwischen 79-jährige
Frau wird sich mit der Situation abfinden müssen.
Wir beobachten den weiteren Verlauf.

40

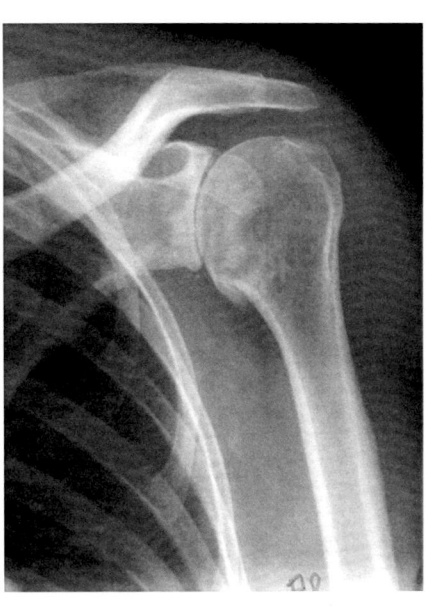

◐ **Abb. 40.1**   Schmerzhafte Omarthrose links

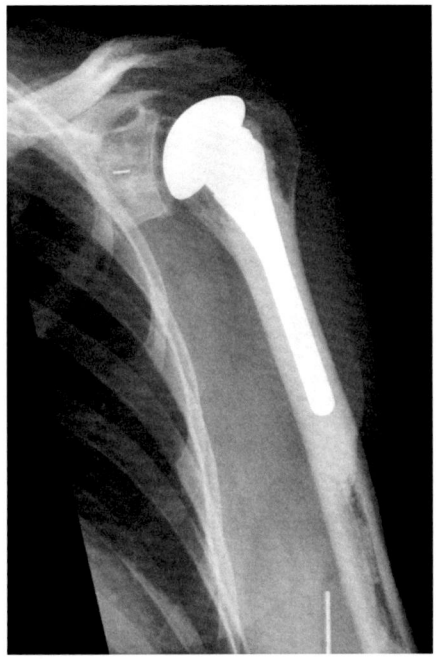

◐ **Abb. 40.2**   Schulter-Totalprothese

Die Revisionen von Schulterprothesen sind komplexe, aufwendige Eingriffe und gehören zu Recht in spezialisierte Kliniken.

Dass die Röntgenbilder vom Totalprothesenwechsel auf eine inverse Totalprothese uns nicht zur Verfügung stehen, suggeriert eine ungenügende Versorgung, welche früh zum Ausbruch der Glenoidkomponente geführt hat. Nur so lässt sich erklären, dass wiederum eine Revision nötig war mit Konversion auf eine Hemiprothese mit grossem Kopf.

Dies stellt ein Rückzugsverfahren dar, welches bei insuffizientem glenoidalem bone stock angewandt werden kann. Die funktionellen Resultate sind bekannterweise schlecht, wenn auch die Patienten bezüglich Schmerzlinderung profitieren können.

Die Überlegung einer erneuten Konversion auf eine inverse Totalprothese ist zwar noch nachvollziehbar, aber im Endresultat nicht voraussehbar, dies sowohl bezüglich Funktion als auch in Bezug auf die zu erwartenden Komplikationen. Weniger ist manchmal mehr!

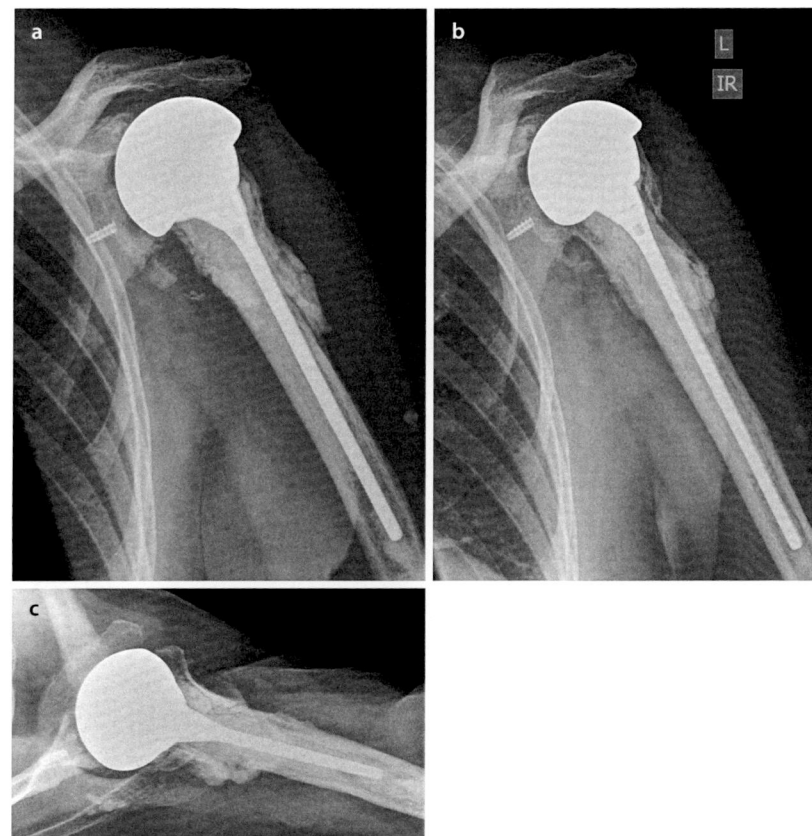

◘ **Abb. 40.3   a–c:** Zustand 15 Jahre nach Totalprothesenimplantation und zusätzlichen Eingriffen Einbau einer Hemiprothese mit übergrossem Kopf

Via dolorosa bei einer 14-jährigen Patientin mit ventrocaudaler Schulterinstabilität

H.-K. Schwyzer und R.-P. Meyer

© Springer-Verlag GmbH Deutschland, ein Teil von Springer Nature 2020
R.-P. Meyer et al. (Hrsg.), *Misslungene Interventionen in der Extremitäten- und Wirbelsäulenchirurgie*, https://doi.org/10.1007/978-3-662-59412-4_41

41.1 **Der Fall**

— Im Frühjahr 2000 erste Sprechstundenkont-
rollen auswärts bei dem damals 11 ½ -jähri-
gen Mädchen. Unter Last beim Schulturnen
Subluxationsphänomene glenohumeral rechts
bei generalisierter Kapselbandlaxität. Konservative Therapie.

— 2003 bei zunehmend störenden, schmerzhaften
Subluxationen rechts arthroskopische Stabilisierung mit Bankart-Repair glenohumeral rechts.

— 2005 offene Stabilisierung nach Latarjet
glenohumeral rechts bei Rezidiv-Instabilität.
Postoperativ unbefriedigender Verlauf,
subjektiv persistierende Instabilität im rechten
Schultergelenk, sportliche Aktivität deutlich
reduziert. Auf Höhe der rechten Scapula
Synovialzyste mit Druckdolenz bei überste-
henden Fixationsschrauben nach Coracoid-
transfer (◘ Abb. 41.1a–d).

— Zweitmeinung an unserer Klinik gewünscht.
Am 13.12.2006 arthroskopische Bestandesauf-
nahme rechte Schulter bei gleichzeitiger

Entfernung der beiden Malleolarschrauben.
Intraartikulär erhebliche Unregelmässigkeiten
am vorderen Glenoidrand unterhalb der
Notch-Region, einer beginnenden Instabili-
tätsarthrose glenohumeral entsprechend.
Konservative Therapie.

6 Monate nach Arthroskopie mit Schraubenentfernung gute, nahezu symmetrische Schulterfunktion, Apprehension-Test rechts nur leichtgra-
dig positiv, radiologisch Humeruskopf zentriert,
ossäre Unregelmässigkeit mit kaudal am Glenoid
vorstehender ehemaliger Coracoidspitze bei Status nach Latarjet-Intervention. Ossäre Unregelmässigkeiten am vorderen unteren Glenoidrand
(◘ Abb. 41.2a–c). Bei korrekter Zentrierung glenohumeral zurzeit keine Indikation für eine erneute Stabilisierungsoperation.

— Am 07.05.2009 bei zunehmend störendem
Instabilitätsgefühl glenohumeral rechts
Arthro-MRI-Abklärung: Ventrales Labrum
am vorderen Pfannenrand praktisch vollstän-
dig fehlend mit diffusem Knorpelabbau
(◘ Abb. 41.3a, b).

◘ **Abb. 41.1   a–d** Status bei
Stabilisierung nach Latarjet,
überstehende Fixationsschrauben

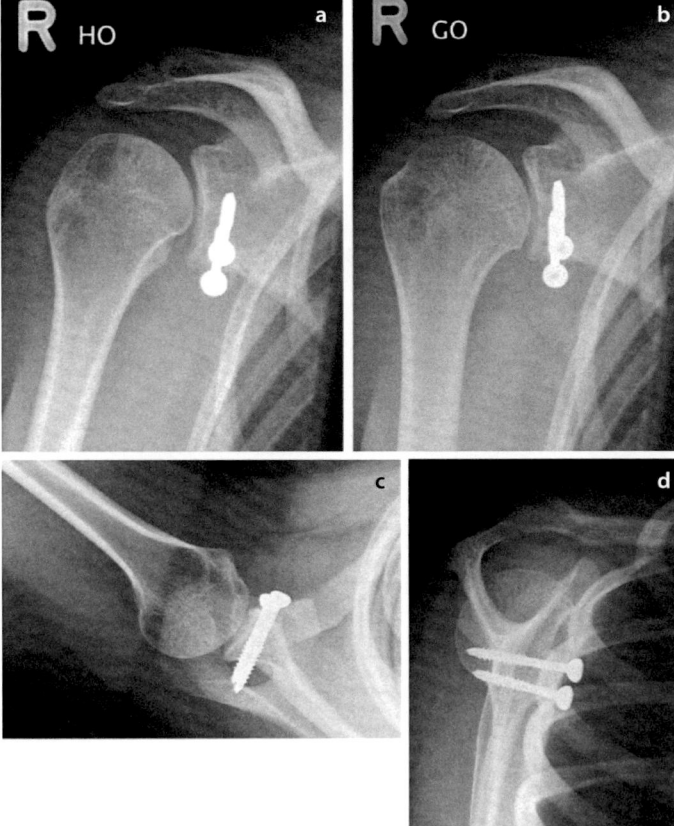

◘ **Abb. 41.2** **a–c** Status 6 Monate nach Schraubenentfernung und arthroskopischer Exploration, Unregelmässigkeit am Glenoid distal

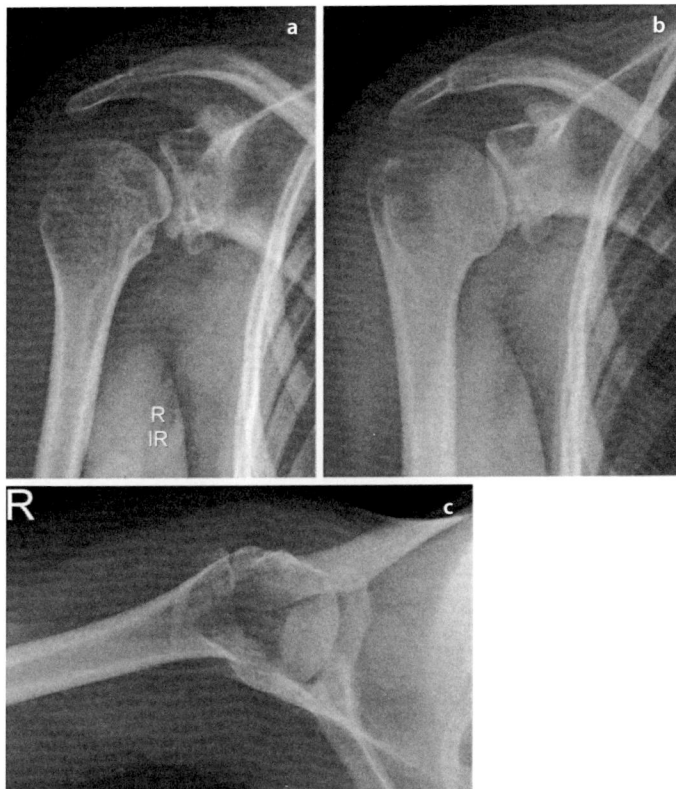

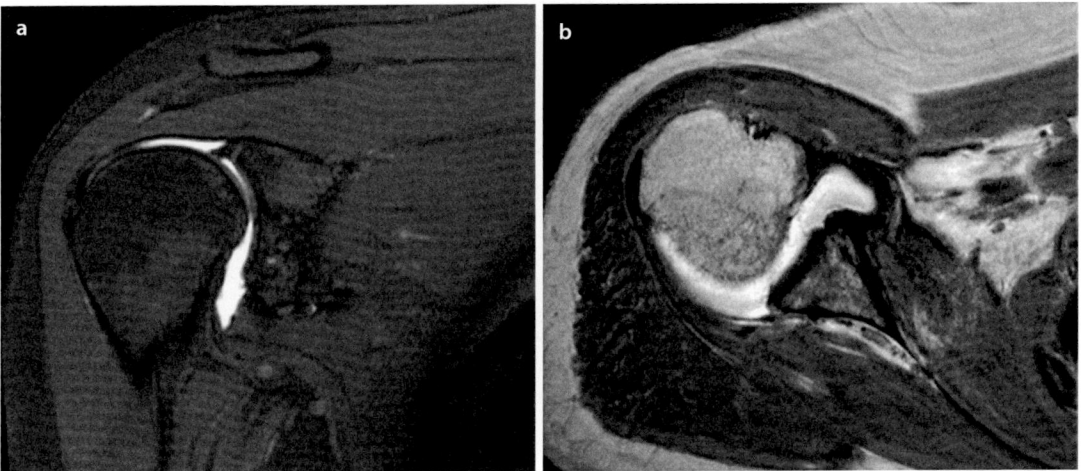

◘ **Abb. 41.3** **a, b** Arthro-MRI-Abklärung 3 Jahre nach Schraubenentfernung wegen zunehmender Instabilität, ventrales Labrum weitgehend fehlend

- Am 01.09.2009 arthroskopische Schulterstabilisierung ventrocaudal mit Limbus-Kapselrefixation.
- 1 Jahr nach Intervention aus subjektiver Sicht verbesserte Schulterstabilität rechts, Belastbarkeit der rechten Schulter subjektiv jedoch deutlich eingeschränkt. Radiologisch verbesserte Zentrierung des Humeruskopfes im Vergleich zu den früheren Aufnahmen (◘ Abb. 41.4a–c). Weiterhin konservative Therapie.
- Am 19.10.2015 Kontrolle auf Wunsch der Patientin bei persistierenden Beschwerden auch nachts. Subjektiv empfundene Instabilität ohne eigentliche Luxationen. Klinisch keine Instabilitätszeichen bei symmetrischer Schulterbeweglichkeit. Radiologisch Coracoidspitze nach Latarjet-Intervention am vorderen Glenoidrand verheilt, ein G2-Mitek-Anker am unteren Glenoidpol. In der Ap-Ausrichtung zentrierter Humeruskopf, in der axialen Inzidenz vermehrt ventral positioniert. Gelenkspalt erhalten, keine

wesentlichen osteophytären Rand-Reaktionen (◘ Abb. 41.5a–c).
- Am 02.11.2015 Arthro-MRI rechte Schulter: Cuff intakt, postoperative Veränderungen an der Gelenkpfanne mit Resorptionszyste im kranialen ventralen Glenoidbereich. Abbau des Labrums mit narbigen Veränderungen der Gelenkkapsel ventral (◘ Abb. 41.6a, b).
- Am 16.12.2015 3-Phasen-Skelettszintigraphie und Computertomografie inklusive SPECT-CT: Keine Hinweise für einen Low-Grade-Infekt. Um die Resorptionszyste am Glenoid kranial kein pathologisch vermehrter Knochenabbau. Postoperative Veränderungen im Glenoid, beginnende Omarthrose, jedoch nur angedeutet aktiviert (◘ Abb. 41.7).
- Prozedere: Konservative Therapie mit Chondroprotektiva, Viskosupplementation, allenfalls ACP (Autologous Conditioned Plasma). Kontroll-MRI-Untersuchung in einem Jahr geplant.

41

◘ **Abb. 41.4   a–c** Zustand 1 Jahr nach arthroskopischer Schulterstabilisierung mit Limbus-Kapselrefixation, Humeruskopfzentrierung verbessert

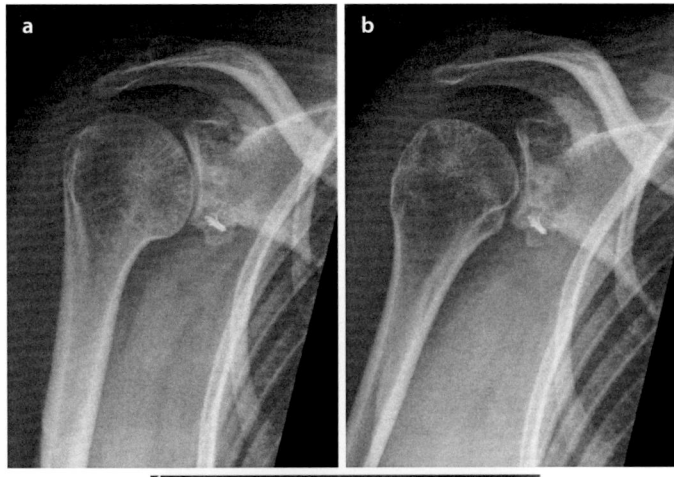

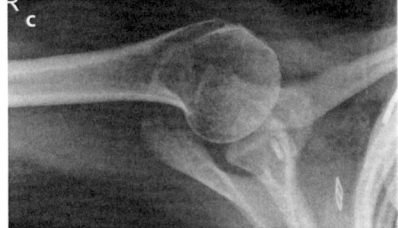

◘ **Abb. 41.5   a–c** Röntgenkontrolle 6
Jahre nach arthroskopischer Stabilisierung, im axialen Bild Humeruskopf etwas
vermehrt ventralisiert

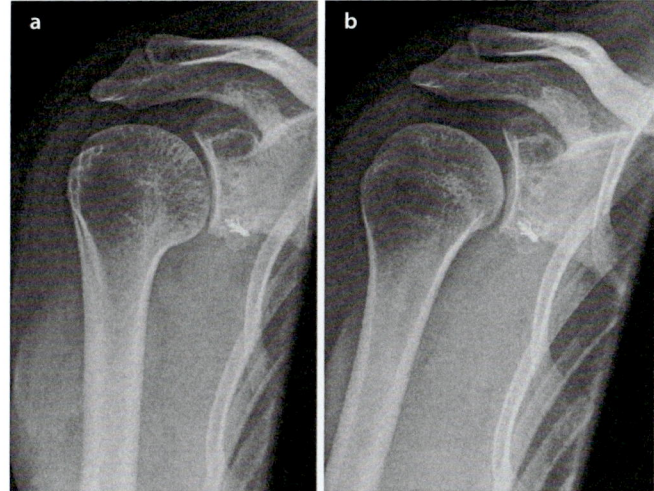

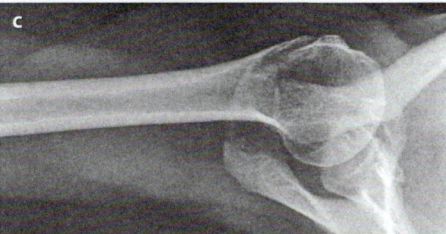

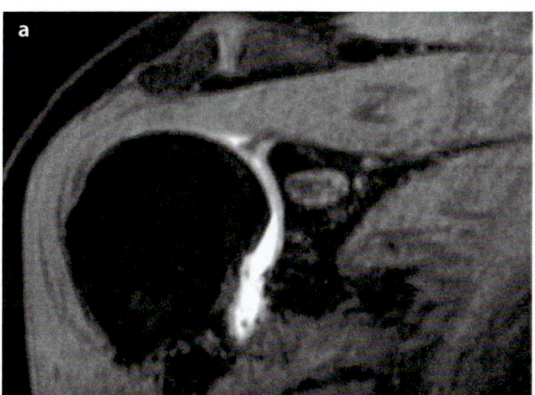

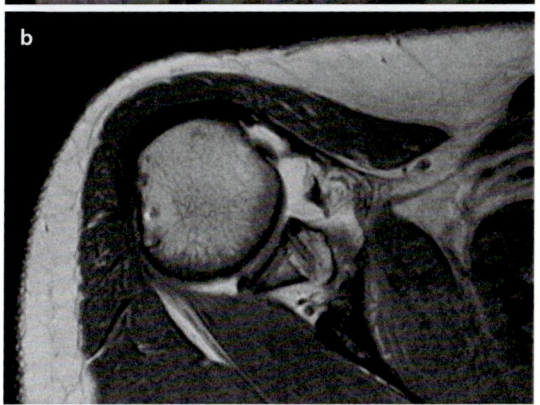

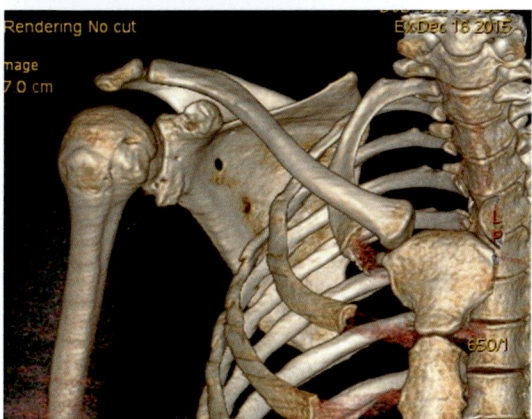

◘ **Abb. 41.7**   Postoperative Veränderungen im Glenoid,
beginnende Omarthrose

◘ **Abb. 41.6   a, b** Arthro-MRI rechte Schulter mit
Resorptionszyste im kranialen ventralen Glenoid, Labrum
mit narbigen Veränderungen ventral

41.1.1 Diskussion

Die 14-jährige Patientin wird wegen ihrer ventro-kaudalen Schulterinstabilität rechts von äusserst erfahrenen Schulterchirurgen operiert. Dennoch verbleibt ein subjektives Instabilitätsgefühl. Des Weiteren stört das Osteosynthesematerial bedingt durch die Überlänge der Fixationsschrauben, welche zu einer Irritation des Infraspinatus führen mit rezidivierenden Schwellungen. Nach Einholen einer Zweitmeinung bei einem weiteren sehr erfahrenen Schulterchirurgen wird die Indikation zur diagnostischen Arthroskopie und Schrauben-entfernung gestellt, korrelierend zur Beurteilung des Erstoperateurs.

Der weitere Verlauf ist nach wie vor unbefriedigend und führt zu einem erneuten arthroskopischen Stabilitätsversuch mit Kapsel-Labrum-Raffung inferior.

– Die Geschichte bei diesem 14-jährigen Mädchen, inzwischen erwachsen, zeigt, wie trotz hohen Erfahrungen aller beteiligten Operateure das Outcome dennoch unbefriedigend ist. Wir stellen die Frage in den Raum: Wäre weniger nicht besser gewesen? Die Instabilitätsarthrose, die bei der letzten Dokumentation 2015 sich bereits abgezeichnet hat, wird im Verlaufe der Zeit mit hoher Wahrscheinlichkeit zunehmen. Weitere Eingriffe bis zum prothetischen Gelenkersatz sind nicht auszuschliessen.

41

Das ewige Kreuz mit dem Band: Zwei Fälle eines gerissenen vorderen Kreuzbandes

R. Sheikh

© Springer-Verlag GmbH Deutschland, ein Teil von Springer Nature 2020
R.-P. Meyer et al. (Hrsg.), *Misslungene Interventionen in der Extremitäten- und Wirbelsäulenchirurgie*, https://doi.org/10.1007/978-3-662-59412-4_42

Die Behandlung des gerissenen vorderen Kreuzbandes führt immer wieder zu heftigen Diskussionen. Relativ unbestritten scheint, dass die Struktur und Funktion des primären Bandes einzigartig ist und auch mittels operativer Verfahren nicht vollumfänglich zu rekonstruieren ist. Die Idee der operativen Rekonstruktion ist, instabilitätsbedingte degenerative Gelenksveränderungen zu verhindern. Dass dies aber auch gelingt, beziehungsweise dass nicht operativ versorgte Kreuzbandrisse unwillkürlich zu einer raschen Arthrose führen, konnte bisher auch mit zahlreichen Studien nicht belegt werden. Daneben scheint es auch Patienten, sogenannte Coper, zu geben, welche ohne operative Therapie keine relevante Instabilität zeigen und durchaus auch fähig sind, sportliche Aktivitäten beschwerdefrei auszuüben. Dies führt vielerorts dazu, dass die Indikation für die Therapie nicht isoliert von der Tatsache einer Ruptur abhängig gemacht wird, sondern von Faktoren wie Alter, Aktivitätslevel und vor allem auch vom Vorliegen von Begleitverletzungen wie Rupturen von anderen Stabilisatoren, Meniskusrissen sowie chondralen oder gar osteochondralen Läsionen.

Zu berücksichtigen gilt wohl auch, dass die operative Therapie häufig unterschätzt wird und durch die meisten Laien als kleiner Eingriff wahrgenommen wird, da dieser ja standardmässig arthroskopisch assistiert erfolgt, und fast jeder jemanden kennt, bei welchem das Band rekonstruiert wurde und der damit zufrieden scheint.

Dass dem nicht immer so ist, wurde mir erstmals schmerzlich bewusst, als ich einem Patienten mit einer Oberschenkelamputation begegnet bin, welcher bei einem Infekt nach Kreuzbandplastik offensichtlich nicht mehr anders zu therapieren war.

Dies ist sicher der Extremfall einer Komplikation, doch man kann auch durchaus mit weniger ernsthaften „missratenen" Operationsergebnissen konfrontiert werden beispielsweise bei falscher Operationstechnik. Dies auch heute noch, obwohl in den letzten Jahren ein Schwerpunkt der Forschung auch auf die Technik der richtigen Bohrkanalplatzierung gelegt wurde.

Im Folgenden kann ich zwei solcher Fälle in Wort und Bild dokumentieren:

42.1 Fall 1: Vordere Kreuzbandresektion: „Es lebt sich gut ohne vorderes Kreuzband"

Skiunfall als 40-jähriger Mann mit Ruptur des vorderen Kreuzbandes links. Beruflich als Aussendienstmitarbeiter tätig und in der Freizeit vor allem Biken, Schwimmen sowie im Winter auch Skifahren als Hobbies. Eineinhalb Monate nach dem Unfall erfolgte die vordere Kreuzband-rekonstruktion in Bone-Tendon-Bone-Technik. Dies bei anamnestisch schon vorbestehender Bewegungseinschränkung. In der Folge persistiert dann eine schmerzhafte Bewegungseinschränkung, weshalb nach knapp 5 Monaten eine artrhoskopische Arthrolyse erfolgte. Anschliessend sei eine deutliche Besserung eingetreten. Die Einschränkung bestand aber auch noch über 18 Monate nach dem 1. Eingriff.

Klinische Befunde bei Erskonsultation: Knie leicht überwärmt und geschwollen.

Beweglichkeit passiv Flexion/Extension 125°/10°/0° links, 145°/0°/0° rechts. Lachmann sehr straff. Rolimeter links 4 mm, rechts 6 mm. Pivot-shift negativ. Radiologisch zeigte sich eine Gelenkspaltverschmälerung medial sowie eine Patella bipartita (◘ Abb. 42.1). Eher anteriore Lage des tibialen und sehr hohe Lage des femoralen Kanals und senkrechter Verlauf des Kreuzbantransplantates (◘ Abb. 42.2). Computertomografisch konnte dann die Fehllage des femoralen Kanals sowie eine artikulärseitige Aufweitung des tibialen Kanals bestätigt werden (◘ Abb. 42.3 und 42.4). Zudem zeigte sich der Knochenblock tibial überstehend (◘ Abb. 42.4). Bei klarer Ursache für die Fehlfunktion wurde mit dem Patienten die Therapieoption einer Arthrolyse mit Resektion des Kreuzbandtransplantates besprochen und schliesslich auch durchgeführt. Intraoperativ Bestätigung der femoralen Fehllage. Neben der Resektion des Kreuzbandtranplantates war zur Wiedererlangung der vollen Streckung zusätzlich noch eine posteriore Arthroskopie mit Resektion von Narbengewebe sowie partieller Kapsulotomie notwendig. In der Folge dann unter physiotherapeutischer Nachbehandlung zunehmende Normalisierung der Beweglichkeit, sodass ein Jahr nach dem erneuten Eingriff die Behandlung bei subjektiver Patientenzufriedenheit abgeschlossen werden konnte.

Das ewige Kreuz mit dem Band: Zwei Fälle eines gerissenen vorderen ...

309   **42**

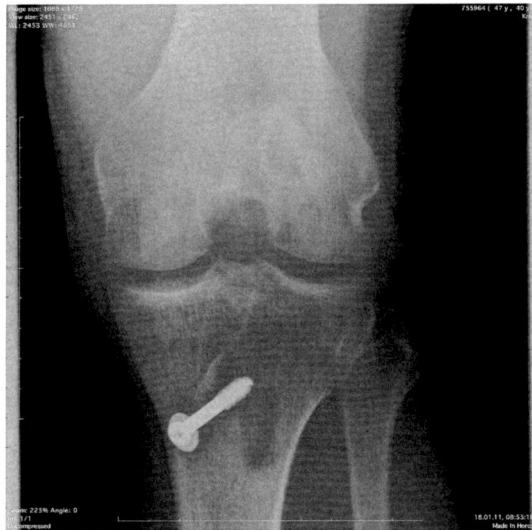

Abb. 42.1 Gelenkspaltverschmälerung medial sowie Patella bipartita

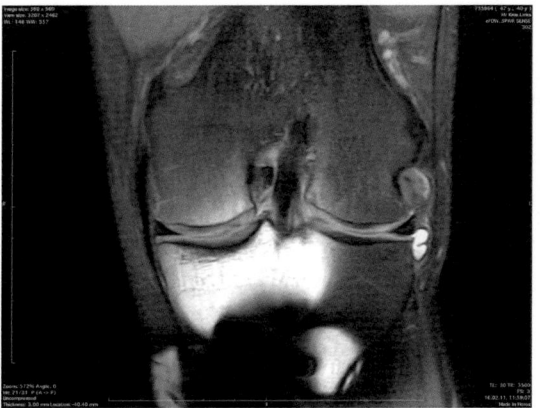

Abb. 42.2 Eher anteriore Lage des tibialen und sehr hohe Lage des femoralen Kanals und senkrechter Verlauf des Kreuzbantransplantates

Anlässlich der letzten Kontrolle 6 Jahre nach dem letzten Eingriff nach wie vor zufriedener Patient ohne subjektive Instabilität. Er treibt wieder Sport und fährt auch wieder Ski und leidet dabei gelegentlich unter patellofemoralen Beschwerden. Klinisch Flexion/Extension 140°/0°/0° links, 145°/0°/0° rechts. Lachmann mit dem Rolimeter 11 mm links, 6 mm rechts. Pivot-shift seitengleich negativ. Quadricepsumfang 54 cm rechts, 53 cm links. Radiologisch weitgehend unverändert leichte degenerative Veränderungen medial und femoropatellär.

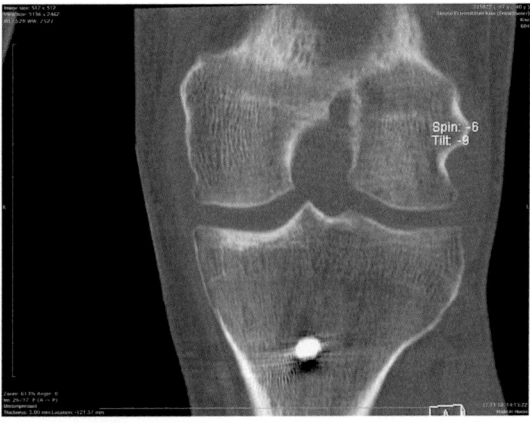

Abb. 42.3 Fehllage des femoralen Kanals sowie artikulärseitige Aufweitung des tibialen Kanals

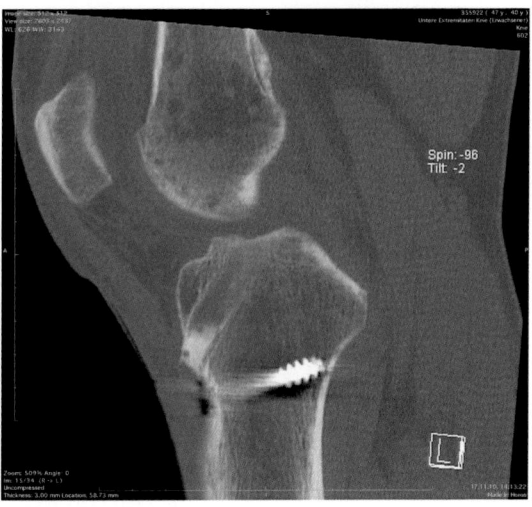

Abb. 42.4 Fehllage des femoralen Kanals sowie artikulärseitige Aufweitung des tibialen Kanals

42.2 Fall 2: Resektion und Rekonstruktion des vorderen Kreuzbandes: „Es lebt sich weniger gut ohne vorderes Kreuzband"

30-jährige adipöse Frau (BMI 38) zieht sich bei einem Skisturz eine Kniedistorsion links mit Ruptur des vorderen Kreuzbandes sowie eine mediale Seitenbandläsion zu. Beruflich ist sie in Teilzeit Pflegehilfe und ansonsten Mutter von 3 Kleinkindern. Sportliche Tätigkeit Walken sowie Skifahren im Winter. Initial konservative Behandlung durch den Hausarzt. Dann aber wegen anhaltenden

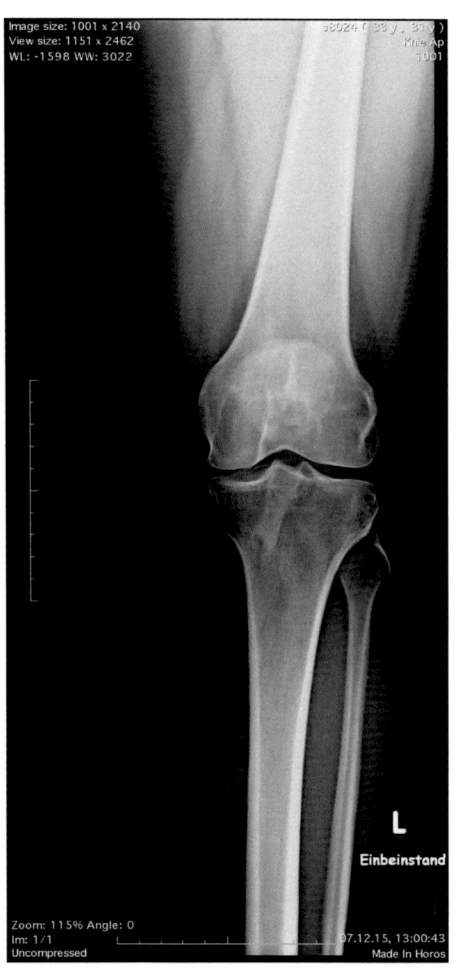

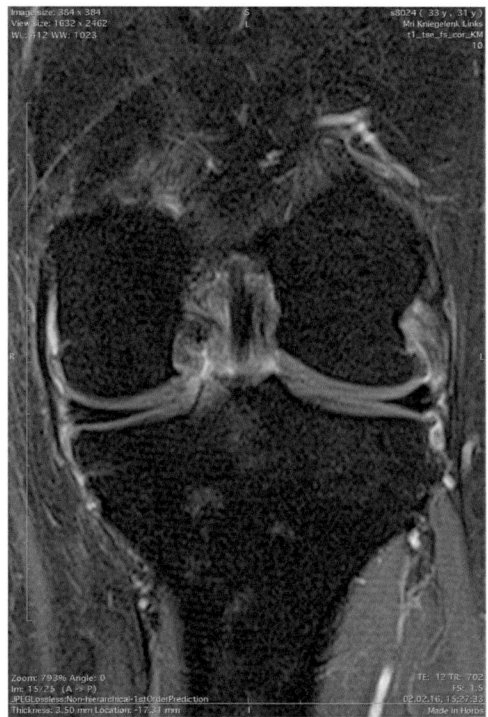

⬛ Abb. 42.6   Fehlpositionierung des Transplantates

⬛ Abb. 42.5   Beginnende arthrotische Veränderungen medial und Fehlplatzierung des femoralen Bohrkanals

Schmerzen chirurgische Vorstellung und operative Therapie 4 Monate post Trauma. Rekonstruktion des vorderen Kreuzbandes in Bone-Tendon-Bone-Technik. Primär unauffälliger Verlauf. Doch bereits 6 Monate postoperativ Streckhemmung und Schmerzen, welche auch unter physiotherapeutischer Behandlung nicht besserten. Gut 1 Jahr postoperativ Rearthroskopie mit Plica- und Zyklopsentfernung. Dies aber ohne Effekt. Bei der Erstkonsultation in meiner Sprechstunde 19 Monate nach dem 1. Eingriff zeigte sich folgender klinischer Befund: Knie links mit wenig Erguss. Flexion/Extension 120°/5°/0°. Lachmann mit hartem Anschlag, Pivot-shift +. Radiologisch beziehungsweise MR-tomografisch beginnende arthrotische Veränderungen medial und Fehlplatzierung des femoralen Bohrkanals, welcher zu kranial und anterior liegt (⬛ Abb. 42.5).

Bei klarer Fehlpositionierung des Transplantates (⬛ Abb. 42.6) und anhaltender Funktionseinschränkung wurde die Reartrhoskopie mit Resektion des Keuzbandtransplantates sowie Resektion von Narbengewebe und partieller Kapsulotomie posterior notwendig, um die volle Streckung wieder zu erlangen. Im weiteren Verlauf wurde innerhalb eines Jahres wieder eine gute, schmerzfreie Funktion erreicht Flexion/Extension 130°/0°/0° links, 140°/0°/5° rechts. Es persistiert aber ein subjektives Instabilitätsgefühl im Alltag, sowie auch klinisch ein positiver Lachmann- und Pivotshifttest links. Rolimeter links 10 mm, rechts 5 mm. Es erfolgt daher gut ein Jahr nach Arthrolyse und Kreuzbandresektion die erneute Rekonstruktion mittels Quadricepssehnentransplantat unter Verwendung des bestehenden Tibiakanals und eines neuen femoralen Kanals, wobei der Knochenblock tibial zu liegen kommt (⬛ Abb. 42.7) Diesmal tritt der gewünschte, gute Verlauf ein. 6 Monate postoperativ subjektiv und objektiv stabiles Knie bei negativem Lachmann- und negativem Pivotshifttest. Die bereits präoperativ bestandene Flexions- und Extensionseinschränkung von 10° beziehungsweise 5° im Seitenvergleich ist auch postoperativ weiter vorhanden, aber nicht störend.

42

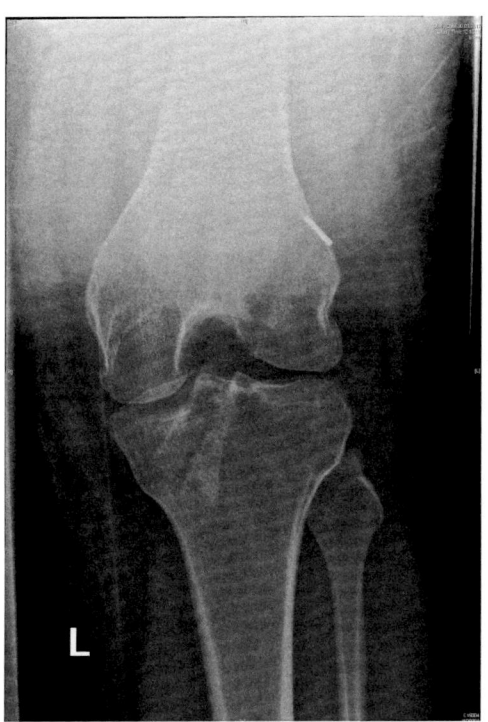

▶ Abb. 42.7 Revisionseingriff 1 Jahr nach Arthrolyse
und Kreuzbandresektion

42.3 Diskussion beider Fälle

In beiden Fällen wurde meiner Ansicht nach schon sehr früh eine Rekonstruktion durchgeführt, obwohl objektiv keine dringende Notwendigkeit dafür bestand. Auf Grund des Alters, des Aktivitätslevels sowie fehlenden gravierenden Begleitverletzungen hätte zunächst eine konservative Therapie versucht werden können. Zumindest der Patient im 1. Fall war subjektiv auch ohne vorderes Kreuzband stabil und blieb dies bisher auch über mehrere Jahre. Somit muss in solchen Fällen eine Operationsindikation zur Kreuzbandrekonstruktion sehr genau evaluiert werden.

Hüftprothesen-Infekt: Die scheiternde Vogel-Strauss-Therapie

R. Sheikh

© Springer-Verlag GmbH Deutschland, ein Teil von Springer Nature 2020
R.-P. Meyer et al. (Hrsg.), *Misslungene Interventionen in der Extremitäten- und Wirbelsäulenchirurgie*, https://doi.org/10.1007/978-3-662-59412-4_43

Periprothetische Infekte sind ein ernstzunehmendes Problem in der Endoprothetik. Es muss damit gerechnet werden, dass uns dies vor zunehmende Probleme stellen wird auf Grund der Zunahme der implantierten Endoprothesen. Zudem werden diese auch immer mehr bei jüngeren Patienten eingesetzt, wodurch auch das Lifetime-Risiko steigt, dass irgendwann ein Infekt hämatogen streuen könnte. Dann werden wir aber wohl auch vermehrt mit sogenannten multiresistenten Keimen konfrontiert werden bedingt durch die zu beobachtende Fähigkeit der Mikroorganismen Antibiotikaresistenzen zu bilden und auch heute noch immer wieder eine Antibiotikatherapie begonnen wird vor erfolgter Diagnostik. Daher scheint es unabdingbar, sich an ein standardisiertes Abklärungs- und Behandlungskonzept zu halten, um dadurch eine unnötige Behandlungsverzögerung zu vermeiden und auch der Tendenz der Resistenzentwicklung entgegen zu wirken.

Im folgenden Fall dokumentiere ich einen langdauernden periprothetischen Infekt, welcher schon bald nach Implantation aufgetreten war, aber während fast 16 Jahren nicht konsequent behandelt wurde.

43.1 Der Fall

Ein knapp 55-jähriger leicht adipöser Mann erhält im Mai 1998 eine Hüfttotalprothese linksseitig implantiert. Schon im frühen postoperativen Verlauf traten belastungsabhängige Trochanter- und Oberschenkelschmerzen auf. Bereits im Januar 1999 wurde in einer Punktion Propionibacterium acnes nachgewiesen und dann im Februar 1999 nach der Durchführung einer Skelett- und Infektszintigrafie ein infektverdächtiger Befund erhoben. Laborchemisch zeigte sich eine normale Leukozytenzahl im peripheren Blut. BSR und CRP waren geringfügig erhöht. Es wurde deshalb damals erstmalig eine Antibiotkatherapie mit Augmentin durchgeführt, worunter sich die Beschwerden besserten. Dann, zwei Jahre später bildete sich erstmalig ein Abszess, welcher sich spontan entleerte. Die Beschwerden waren dadurch spontan rückläufig und die Schmerzen gebessert. Auch radiologisch wurden infekttypische Veränderungen dokumentiert mit periostaler Verdickung, peritrochanteren Ossfikationen sowie Saum- und Granulombilungen im Bereich des zementierten Prothesenschaftes. Im Verlauf

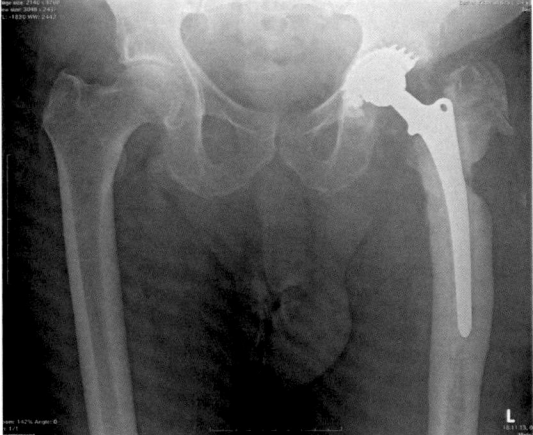

Abb. 43.1   Zunehmender Knochendefekt unterhalb des Trochanter major

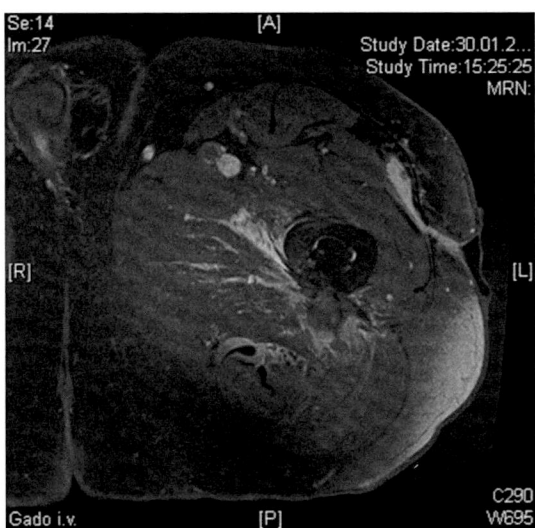

Abb. 43.2   Fisteln am lateralen Oberschenkel

auch zunehmender Knochendefekt unterhalb des Trochanter major (**Abb. 43.1**).

Dennoch wurde damals kein Entscheid zur Revision gefällt. Retrospektiv wohl vor allem, weil es dem Patienten subjektiv nie wirklich schlecht ging und er nie infekttypische klinische Symptome zeigte. So wurde schliesslich über ein Jahrzehnt die Situation beobachtet. Es kam immer wieder zu spontanen, vorwiegend serösen Entleerungen über zwei Fisteln, welche sich am lateralen Oberschenkel gebildet hatten (**Abb. 43.2**).

Über die Jahreswende 2013/2014 traten erstmals wieder starke Schmerzen im dorsalen distalen Oberschenkel auf, was sich insbesondere störend beim Sitzen auswirkte. Eine eingehen-

43

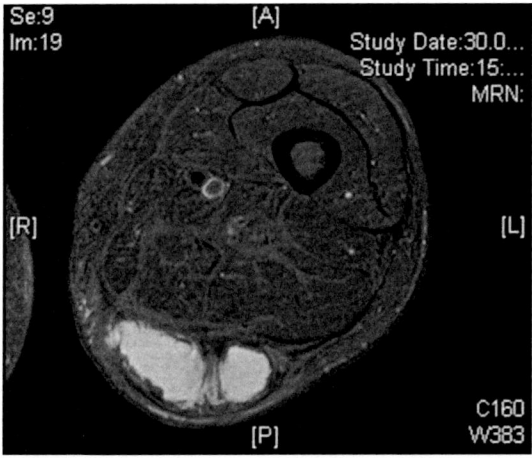

Abb. 43.3 Neuer großer Senkungsabszess

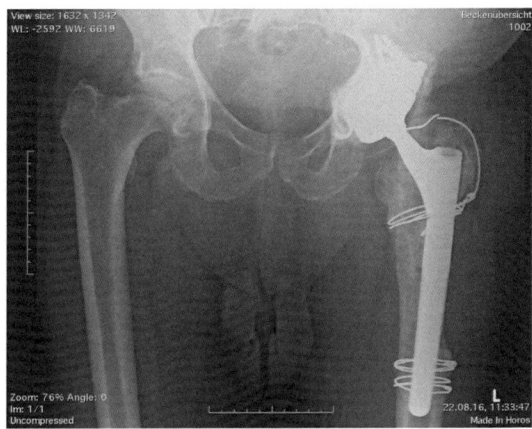

Abb. 43.5 Radiologisch stabile Situation bei im Verlauf gebrochener Drahtcerclage

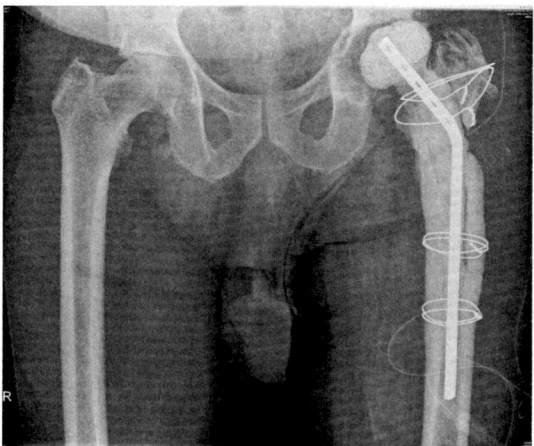

Abb. 43.4 Zustand bei zweizeitigem Prothesenwechsel

dere Abklärung hat dann einen neuen grossen Senkungsabszess gezeigt mit einem Ausmass von 10 × 15 cm (**Abb. 43.3**).

Anlässlich dieser Entwicklung wurde schliesslich der Entscheid gefällt, es nicht mehr bei einer alleinigen lokalen Behandlung zu belassen, sondern den Infekt radikal zu sanieren. Es wurde deshalb im Februar 2014 ein zweizeitiger Prothesenwechsel durchgeführt über einen transfemoralen Zugang mit gleichzeitiger Abszessausräumung und Einlage eines Gentamicin-Rifampicin-Zementspacers welcher zusätzlich mit Vancomycin angereichert wurde (**Abb. 43.4**).

Es konnte Staphylokokkus epidermidis und Propionibacterium acnes in allen intraoperativ entnommenen Proben nachgewiesen werden. Postoperativ wurde eine Antibiotikatherapie mit Augmentin begonnen, welche dann im Verlauf

resistenzgerecht angepasst wurde. Postoperativ musste in einem weiteren Eingriff noch ein grosses Serom evakuiert werden. Die Reimplantation einer Hüfttotalprothese erfolgte schliesslich zwei Monate nach dem Prothesenausbau. Die resistenzgerechte Antibiotikatherapie initial mit Augmentin/Rimactan und dann mit Amoxicillin/Ciproxin/Rimactan wurde für insgesamt 3 Monaten nach Reimplantation weitergeführt. Im weiteren Verlauf über 3 Jahre sind keine erneuten Infektzeichen aufgetreten, weder klinisch, laborchemisch noch radiologisch. Es verbleibt aber eine Funktionseinschränkung sowie ein gewisser belastungsabhängiger Schmerz im Trochanterbereich. Klinisch Beinverlängerung links von 1 cm. Hüftgelenksfunktion links mit Flexion/Extension 90°/0°/0°, IR/AR 5°/0°/20°, Abduktion 20°. Radiologisch stabile Situation bei im Verlauf gebrochener Drahtcerclage (**Abb. 43.5**).

Der Patient ist mit der Situation insgesamt zufrieden.

43.2 Diskussion

Eine Supressionstherapie wird bei einem jungen aktiven Patienten wohl nie zum Erfolg führen. Vielmehr wird man damit konfrontiert, dass der ohnehin schon aufwendige Wechsel einer Totalprothese noch zusätzlich erschwert wird durch einen mehr oder weniger ausgedehnten Knochen- und Weichteildefekt. Eine Sanierung scheint aber auch nach über einem Jahrzehnt noch erfolgreich möglich zu sein und sollte deshalb nicht gescheut werden, um dem Patienten wieder eine gute Lebensqualität zurückzugeben.

Die Knietotalprothese und die lebensrettende Oberschenkelamputation

M. Spasojevic und H. Grehn

© Springer-Verlag GmbH Deutschland, ein Teil von Springer Nature 2020
R.-P. Meyer et al. (Hrsg.), *Misslungene Interventionen in der Extremitäten- und Wirbelsäulenchirurgie*, https://doi.org/10.1007/978-3-662-59412-4_44

44.1 Prodromi

Ein von langwieriger Rehabilitation durchzogener Fall begann bei der initialen Vorstellung einer 77-jährigen Patientin mit klassischer, linksseitiger Gonarthrose- Symptomatik und entsprechend grossem Leidensdruck (◻ Abb. 44.1). Aus operativ-therapeutischer Sicht konnte lediglich die Implantation einer Knie Totalprothese in Erwägung gezogen werden. Im Jahr 2010 wurde die endoprothetische Versorgung durchgeführt (◻ Abb. 44.2 und 44.3). Der anfängliche postoperative Verlauf gestaltete sich problemlos, mit adäquater Nachbehandlung und zunehmender Mobilisation.

44.2 Primärkomplikation

44.2.1 Teil 1 2010

Im darauffolgenden Jahr erlitt die Patientin ein Distorsiontrauma des Kniegelenkes mit anschliessend Belastungsschmerzen, Beinschwäche und

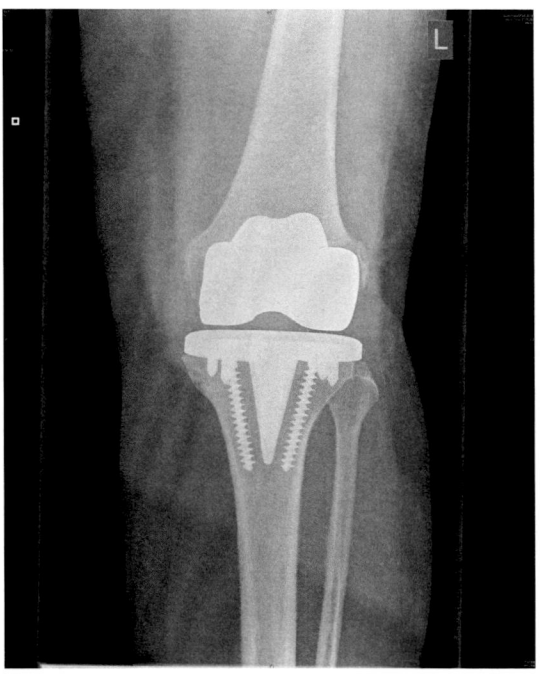

◻ **Abb. 44.2**   10.08.2010: Knie ap, 4 Monate postoperativ, regelrechte Lage des Implantats

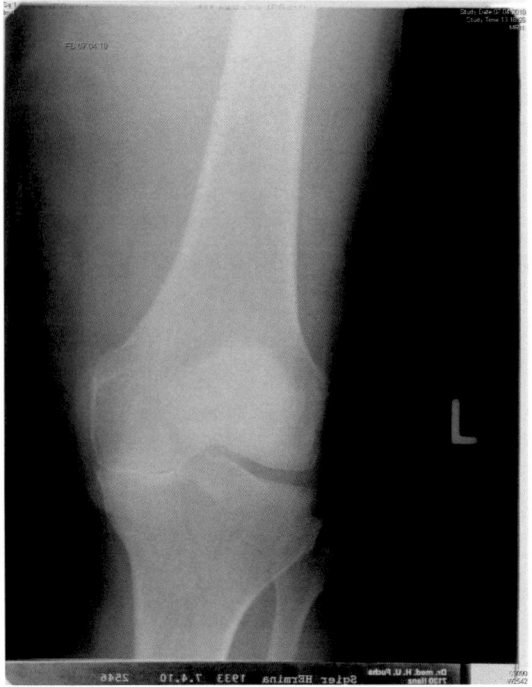

◻ **Abb. 44.1**   07.04.2010: Knie ap, präoperative Aufnahme, medial betonte Gonarthrose

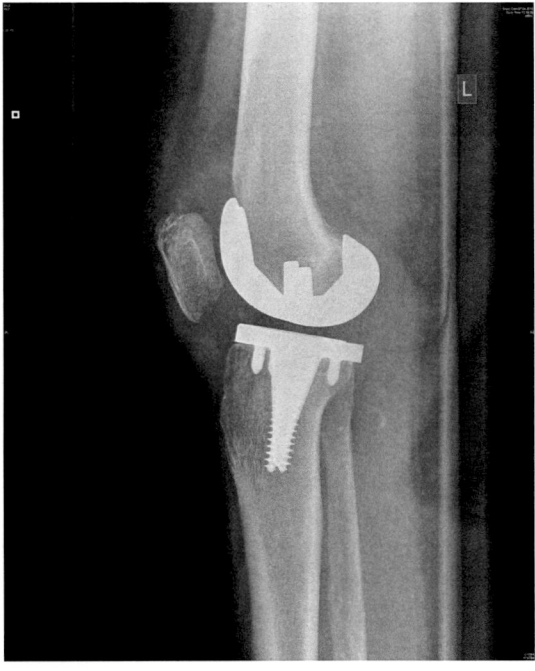

◻ **Abb. 44.3**   10.08.2010: Knie seitlich, 4 Monate postoperativ

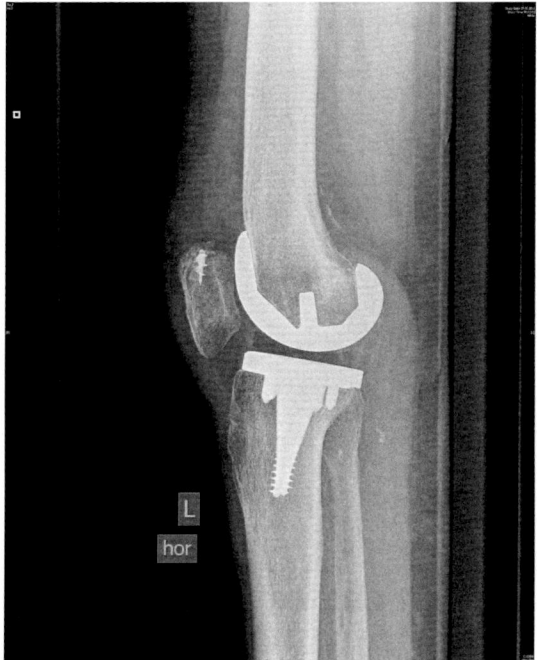

◻ Abb. 44.4 21.06.2011, Knie seitlich, 14 Monate postoperativ, Ankerfixaiton der Quadrizepssehne

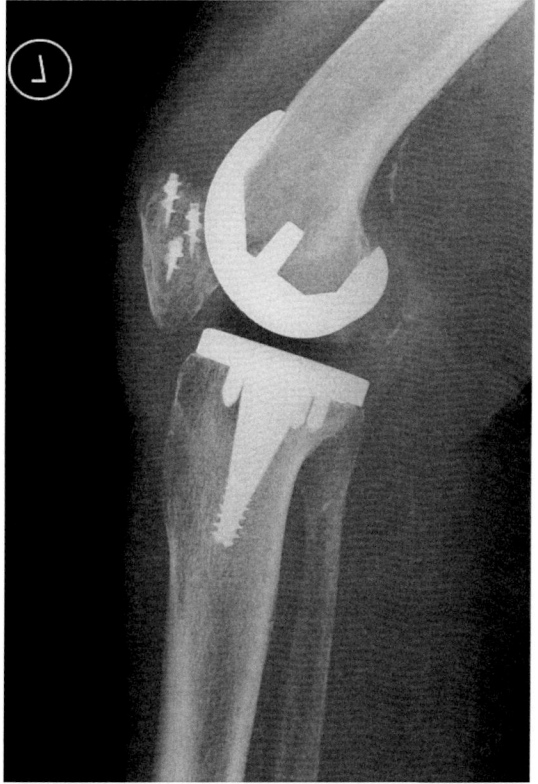

◻ Abb. 44.5 30.01.2013, Knie seitlich, 2 ¾ Jahre postoperativ sichtbare Ankerfixationen zunehmende Patella baja

Instabilitätsgefühl. Bei Persistenz der Beschwerden erfolgte eine sonographische Abklärung mit der Diagnose einer *partiellen Ruptur der Sehne des M. Quadrizeps*. Der Leidensdruck war hoch. Die Patientin willigte zur Refixation der Sehne 1 Jahr postoperativ ein (◻ Abb. 44.4). Leider wurde der Eingriff von einem erneuten postoperativen Distorsionstrauma begleitet, mit Re-Ruptur der Fixation. Eine zweite operative Refixation folgte. Auch bei dieser Operation wurden Metall-Fadenanker verwendet (◻ Abb. 44.5).

44.2.2 Teil 2 2012

Die Vorstellung an unserem Spital erfolgte 2 Jahre nach Initialversorgung. Ein äusserst protrahierter Verlauf lag vor mit entsprechend unzufriedener Patientin. Die zweimalige Fixation der Quadrizepssehne hatte die Stabilität nicht wesentlich verbessert. Gangunsicherheit und Giving-Way Symptomatik persistierten. Klinisch imponierte eine aktive Streckinsuffizienz mit Patella baja. Gleichzeitig bestand ein chro-

nisches Schmerzproblem. Mittels SPECT-CT schlossen wir eine Prothesenlockerung aus. Der Leidensdruck war hoch. Das zu erwartende Resultat bei einer dritten Revision ungewiss. Trotz der umfangreichen Aufklärung mit Abwägen aller Optionen und trotz des bisherigen komplikationsbehafteten Verlaufs wünschte die Patientin jedoch den Eingriff. Es folgte eine Revision mit erneuter Quadrizepssehnenrekonstruktion. Gleichzeitig wurde das Prothesen-Inlay gewechselt und erhöht, um die klinisch vorhandene mediolaterale Bandinstabilität zu stabilisieren.

44.2.3 Teil 3 2014

Es folgte eine Rehabilitation und konservative Therapie für insgesamt 1,5 Jahre. Überdies musste sich die Patientin zwischenzeitlich auch von einer

44

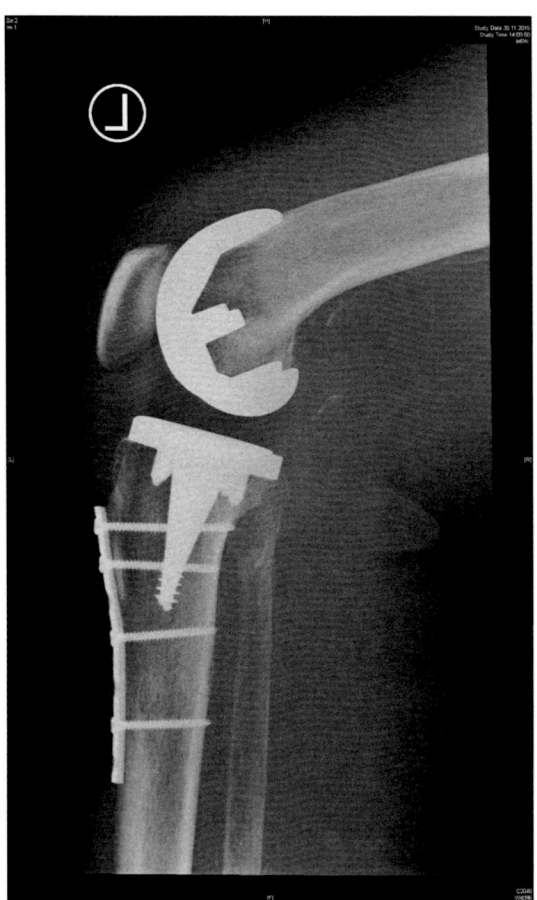

◘ Abb. 44.6   30.11.2015, Knie seitlich, Refixation Tuberositas

dekompensierten Herzinsuffizienz erholen. Der subjektive Erfolg nach der letzten Intervention war gering. Schmerzen, Instabilität und aktives Streckdefizit sind unverändert.

Operationstechnisch ergab ein Prothesenwechsel auf eine geführte Prothese (Constrained Prosthesis) bei massiver Patella baja wenig Sinn. Weitere mögliche operative Optionen wurden diskutiert. Die Kniearthrodese wurde von der Patientin abgelehnt. Als Alternative ergab sich die Möglichkeit der Rekonstruktion des Streckapparates mittels eines Allografts. Ein Allograft bestehend aus Tuberositas tibiae, Ligamentum patellae, Patella und Quadrizepssehne wurde in der Folge implantiert (◘ Abb. 44.6).

44.3 Outcome

44.3.1 Teil 1 2016

5 Jahre nach komplikationsreicher Primärimplantation einer Knietotalprothese und knapp 1 Jahr nach Allograftrekonstruktion des Streckapparates konnte von einer guten Rehabilitation gesprochen werden. Das funktionelle Resultat war für die Patientin zufriedenstellend, mit nun problemloser Alltagsaktivität. Zwischenzeitlich litt die Patientin auch an einer Gonarthrose der rechten Seite und war entschlossen, diese auch arthroplastisch versorgen zu lassen. Da zu diesem Zeitpunkt von einer kompletten Erholung der linken Seite gesprochen werden konnte, war die Indikation vertretbar. In der Folge kam es im Rahmen einer ausgeprägten Herzkrankheit zu einem postoperativen NSTEMI („Non ST elevated Myocard Infarct") (Lu et al. 2015).

44.3.2 Teil 2 2017

Linksseitig kam es 6 Jahre nach Primärarthroplastik und 1 Jahr nach endgültiger Rekonstruktion des Streckapparates zur notfallmässigen Vorstellung wegen einer Protheseninfektion. Das Gelenk wurde primär arthroskopisch beurteilt und gespült. Perioperativ erlitt die Patientin erneut einen NSTEMI (Lalmohamed et al. 2012). Ein grösserer operativer Eingriff mit korrektem Komponentenwechsel konnte aus kardialer Sicht nicht erfolgen (Widmer 2001). Es wurde ein Prothesenkomponentenwechsel mit Antibiotikatherapie eingeleitet (Keller et al. 2016; Prendki et al. 2017). Dies gelang nicht ausreichend suffizient. Eine endgültige operative Versorgung war von höchster Dringlichkeit. Der prinzipiell notwendige mehrzeitige Prothesenwechsel war mit einem kaum vertretbaren Risiko verbunden und mit liegendem kontaminiertem Strecksehnen-Allograft fraglich kurativ.

44.4 Definitive Versorgung

In dieser Situation mit akutem Handlungsbedarf beeinflussten folgende Faktoren den Entscheid: Einerseits bestand ein Status nach mehrfachen operativen Revisionen, allesamt mit nicht wunschgemässem Resultat bis hin zu einem Therapieversagen. Dies führte zu einer insgesamt schlechten lokalen Weichteilsituation. Begleitend bestand eine nicht ausreichend supprimierbare Protheseninfektion mit reduzierter Knochenqualität. Die Patientin war bereits in hohem Alter und infolge des komplikationsreichen Verlaufes bereits langjährig reduziert mobil bis immobil. Weiter mussten insbesondere kardiale Komorbiditäten berücksichtigt werden, wodurch eine letzte definitive Operation wünschenswert war. Somit wurde nach langem Abwägen aller Optionen und umfangreicher Aufklärung der Patientin eine Amputation beschlossen (Heikkinen et al. 2007). Aufgrund der Lokalisation und des als Infektherd zu wertenden Strecksehnenallograftes war lediglich mit einer Oberschenkelamputation eine adäquate Infektsanierung mit Resektion im Gesunden zu erzielen (◘ Abb. 44.7). Es erfolgt eine transfemorale Amputation mit myoplastischer Knochendeckung und proximaler Neurotomie. Es gelang eine gute Weichteildeckung des Femurs. Der stationäre Verlauf war komplikationslos. Die Patientin wurde bei intermittierenden Phantomschmerzen medikamentös und ergotherapeutisch begleitet. Die prothetische Versorgung durch den Orthopädietechniker erfolgte zeitgerecht. (◘ Abb. 44.8a, b).

44.5 Rehabilitation

Die Patientin erholte sich rasch vom operativen Eingriff. Während einer mehrwöchigen stationären Rehabilitation konnte bereits ein gehstockassistierter flüssiger Vierpunktegang mit einer provisorischen Prothese erreicht werden. Der Übergang ins häusliche Umfeld war bei entlegenen Wohnverhältnissen mit grösserer Distanz zu physiotherapeutischen und medizinischen Versorgungszen-

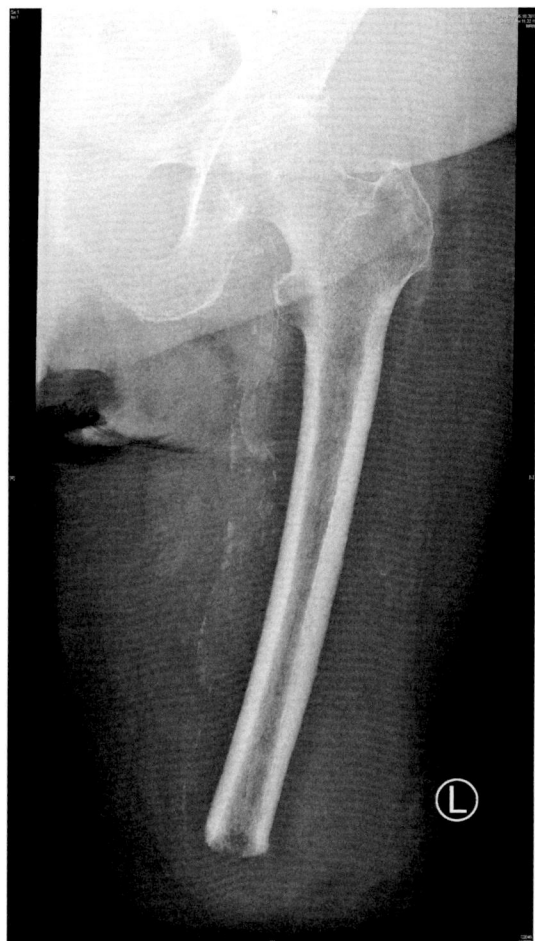

◘ **Abb. 44.7** 05.10.2017, Oberschenkel ap, Status nach Amputation

tren erschwert, wodurch es einige Monate nach Amputation zu einem Mobilisationsrückschritt kam. Aktuell 6 Monate nach Amputation ist die Patientin mit Hilfe von Physiotherapeuten, Ergotherapeuten, Orthopädietechnikern, Hausärzten und Orthopäden mobil und zufrieden. Die Patientin kann ihren Alltag in einer hochalpinen Region bewerkstelligen.

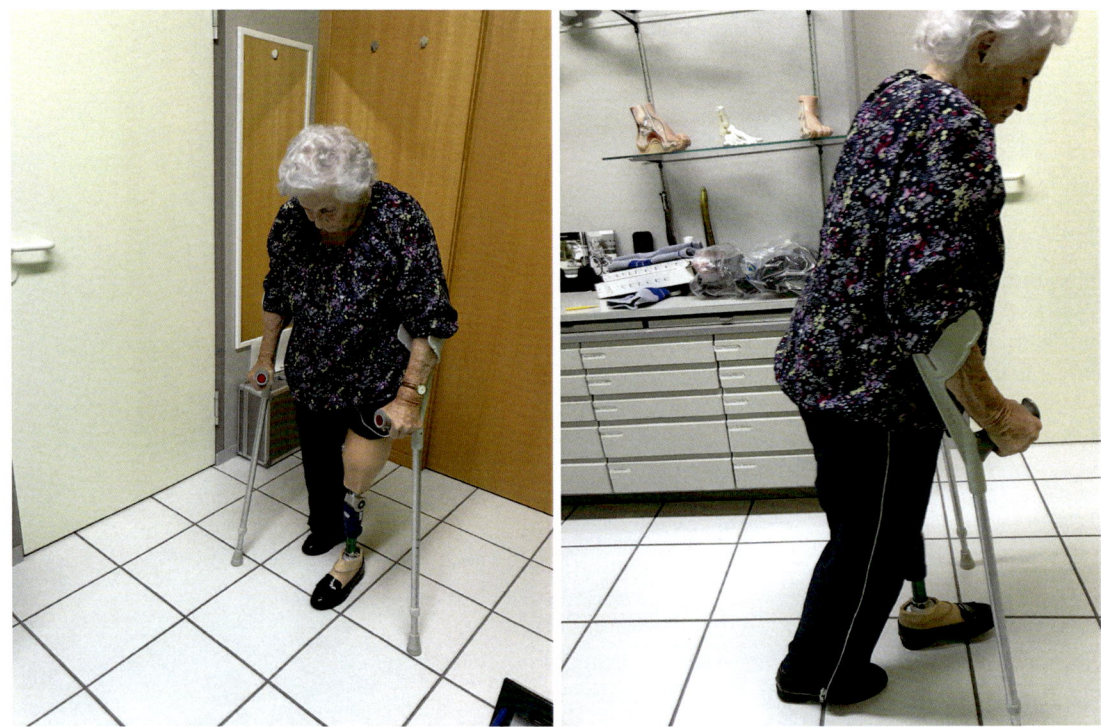

⬛ Abb. 44.8   **a** 31.08.2017, Mobilisation mit angepasster Prothese. **b** 31.08.2017, Mobilisation mit angepasster Prothese, seitliche Ansicht auf Belastung

Literatur

Heikkinen M, Saarinen J, Suominen VP, Virkkunen J, Salenius J (2007) Lower limb amputations: differences between the genders and long-term survival. Prosthetics Orthot Int 31(3):277–286. https://doi.org/10.1080/03093640601040244

Keller SC, Cosgrove SE, Higgins Y, Piggott DA, Osgood G, Auwaerter PG (2016) Role of suppressive oral antibiotics in orthopedic hardware infections for those not undergoing two-stage replacement surgery. Open Forum Infect Dis 3(4):ofw176. https://doi.org/10.1093/ofid/ofw176

Lalmohamed A, Vestergaard P, Klop C et al (2012) Timing of acute myocardial infarction in patients undergoing total hip or knee replacement. Arch Intern Med 172(16):1229. https://doi.org/10.1001/archinternmed.2012.2713

Lu N, Misra D, Neogi T, Choi HK, Zhang Y (2015) Total joint arthroplasty and the risk of myocardial infarction: a general population, propensity score-matched cohort study. Arthritis Rheumatol 67(10):2771–2779. https://doi.org/10.1002/art.39246

Prendki V, Ferry T, Sergent P et al (2017) Prolonged suppressive antibiotic therapy for prosthetic joint infection in the elderly: a national multicentre cohort study. Eur J Clin Microbiol Infect Dis 36(9):1577–1585. https://doi.org/10.1007/s10096-017-2971-2

Widmer AF (2001) New developments in diagnosis and treatment of infection in orthopedic implants. Clin Infect Dis 33(s2):S94–S106. https://doi.org/10.1086/321863

Schulter-Totalprothesenwechsel bei massivem Knochenverlust – better than before

Ch. Spormann

© Springer-Verlag GmbH Deutschland, ein Teil von Springer Nature 2020
R.-P. Meyer et al. (Hrsg.), *Misslungene Interventionen in der Extremitäten- und Wirbelsäulenchirurgie*, https://doi.org/10.1007/978-3-662-59412-4_45

45.1 Der Fall

Eine 75-jährige Patientin stellt sich in der Sprechstunde vor mit einer stark schmerzhaften linken Schulter, mit einem kompletten Verlust der aktiven Flexion, einer aktiven Abduktion bis knapp 45° sowie einem kompletten Aussenrotations-Verlust.

Bei der Patientin wurde im Alter von 52 Jahren ein primärer maligner Knochentumor am linken proximalen Humerus entfernt. Nach der Tumor-Exstirpation wurde eine totale Schulterprothese implantiert, die aber lediglich die Funktion eines Platzhalters erfüllte.

Es bestand seit Implantation der Prothese keine aktive Mobilität in Anteflexion und nur eine sehr reduzierte Abduktionsfähigkeit. Die Patientin hat seit gut 5 Jahren zunehmende Schmerzen in Ruhe und bei sämtlichen Bewegungen im Rahmen des sehr eingeschränkten Bewegungsausmasses.

Die Ruheschmerzen sind stark invalidisierend mit schweren Nachtschlafstörungen.

In der klinischen Untersuchung fällt eine antero-laterale transdeltoidale Narbe auf sowie eine komplette Muskelatrophie der pars clavicularis des M.deltoideus. Neurologisch wird bestätigt, dass eine Axonotmesis des Endastes des N.axillaris besteht, wodurch die Innervation der pars clavicularis des M.deltoideus ausfällt. Es handelt sich dabei um eine iatrogene Schädigung des Nervs, die durch den Zugang verursacht wurde.

Dadurch erklärt sich auch, dass die aktive Flexion nicht mehr möglich ist trotz erhaltener Abduktionsfähigkeit.

Die radiologischen Abklärungen zeigen eine Cranialisierung des Humerus mit Erosion des Acromions und deutlich asymmetrischem glenohumeralem Gelenkspalt.

Computertomographisch besteht humeralseitig ein vollständiger Verlust der Humerus-Metaphyse und der proximalen Diaphyse. Es besteht ein weitgehend vollständiger Verlust des Glenoids, und die Glenoid-Komponente der Prothese scheint nur noch an den Schrauben im Corpus scapulae fixiert zu sein. (◘ Abb. 45.1, 45.2, und 45.3a–c)

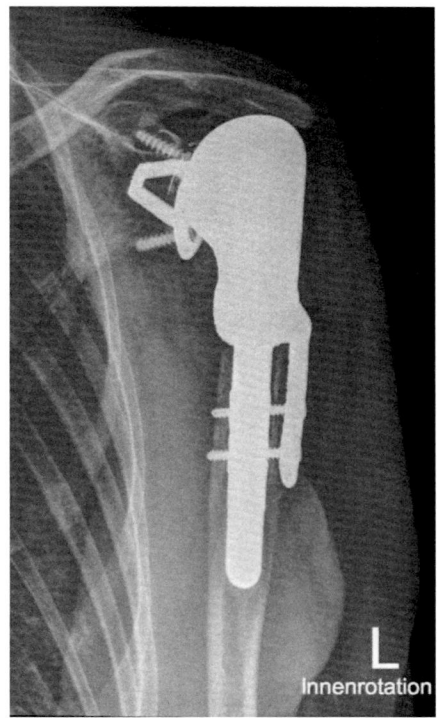

◘ **Abb. 45.1** Tumorprothese kranialisiert

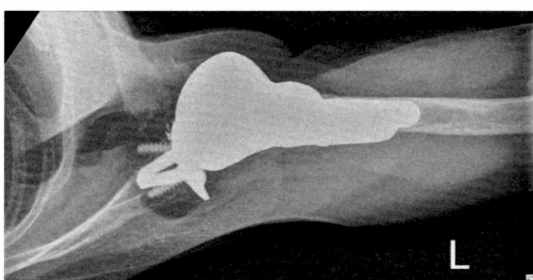

◘ **Abb. 45.2** Tumorprothese in der axialen Aufnahme

Bei der Planung des Revisions-Eingriffs wird das Ausmass des Knochendefektes am proximalen Humerus anhand der Gegenseite bestimmt und ein Humerus-Allograft-Knochen bestellt. Es wird geplant, den Knochen-Defekt am Glenoid mit einem trikortikalen Knochenblock der ipsilateralen Crista iliaca zu füllen in der Technik, die von T.R.Norris beschrieben wurde. (Norris und Phipatanakul 2006)

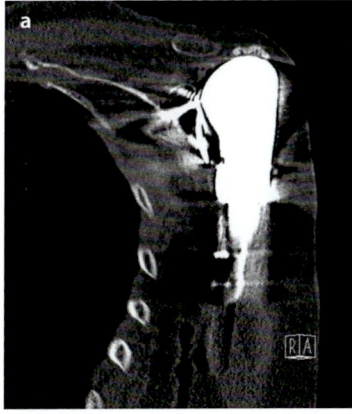
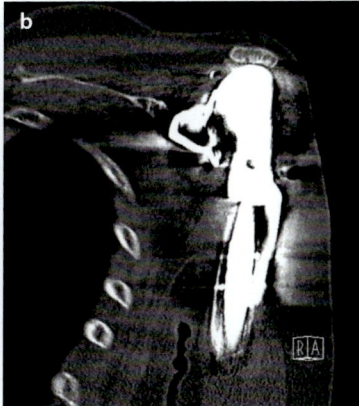
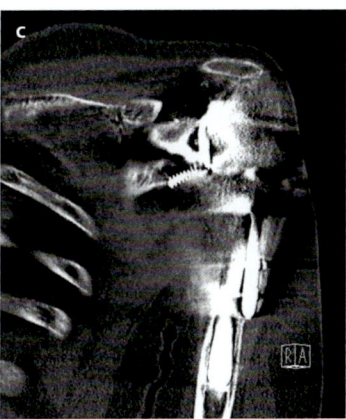

◻ **Abb. 45.3** **a–c** Die ap-Bilder der präoperativen CT-Untersuchung zeigen den Knochendefekt zentral im Glenoid

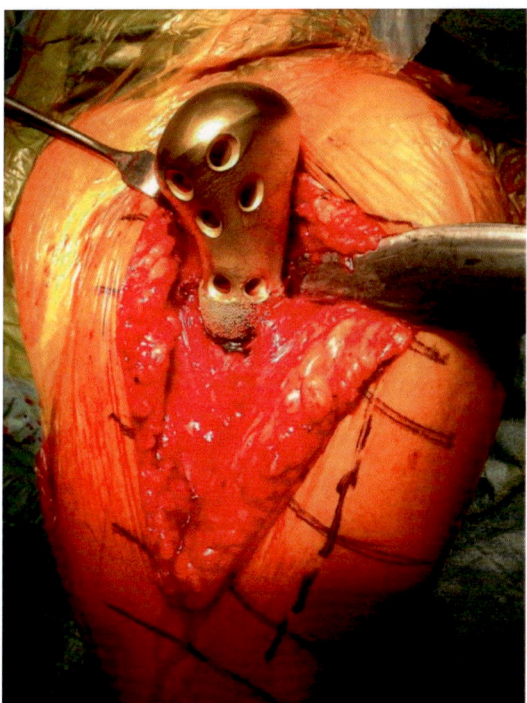

◻ **Abb. 45.4** Die Humeruskomponente in situ

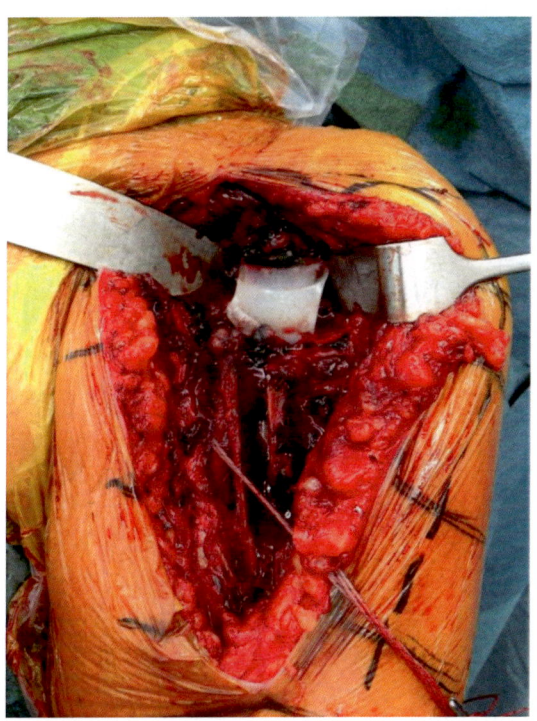

◻ **Abb. 45.5** Die osteotomierte Humerusdiaphyse nach Extraktion des Prothesenschaftes. Die Erosion der Glenoid-Komponenten ist sichtbar

45.2 Revisionseingriff: Technisches Vorgehen

Es wird ein delto-pectoraler Zugang gewählt. Zur Extraktion der Humerus-Komponente wird von ventral eine Osteotomie über 8 cm Länge und 10–15 mm Breite durchgeführt und so ein Kno-chenspan der ventralen Humerus-Diaphyse entnommen, der bis zum mittleren Drittel der Diaphyse verläuft. (Sperling und Cofield 2005) (◻ Abb. 45.4 und 45.5)

Die Glenoid-Komponenten sind kranial komplett erodiert, sowohl die metallische Baseplate als auch das Polyaethylen-Inlay. (◻ Abb. 45.5)

Die Humerus-Komponente kann ohne weiteren Knochendefekt aus der Diaphyse extrahiert werden. Es ist ein massives Implantat mit ovalem, abgeflachtem Kopfteil. (◘ Abb. 45.6a, b)

Es besteht ein massiver Knochendefekt am Glenoid, wo nur die Basis des Processus coracoideus und die Spina scapulae als Referenz palpierbar sind.

Die glenoidale Baseplate der inversen Schulterpothese wird in situ auf der ipsilateralen Crista iliaca fixiert. So wird ein tricorticaler Knochenblock von der Crista iliaca mitsamt der Baseplate für die inverse Schulterprothese entnommen. (Norris und Phipatanakul 2006) (◘ Abb. 45.7)

Diese Baseplate mit dem Knochenblock kann in kaudo-kranialer Orientierung in der Spina scapulae und mit einer Schraube an der Coracoid-Basis fixiert werden. (Neyton et al. 2007)

Darauf wird eine Glenosphäre mit 36 mm Durchmesser fixiert.

Am Humerus wird ein zementierter Fraktur-Schaft eingebracht mit metaphysärer Augmentation, um den Substanz-Verlust auszugleichen. Der am ventralen Humerus entnommene Knochenspan wird an den Entnahmeort angelegt und mit Fadencerclagen fixiert. (◘ Abb. 45.8)

Auf diese Art kann eine stabile Verankerung beider Prothesenkomponenten erreicht werden.

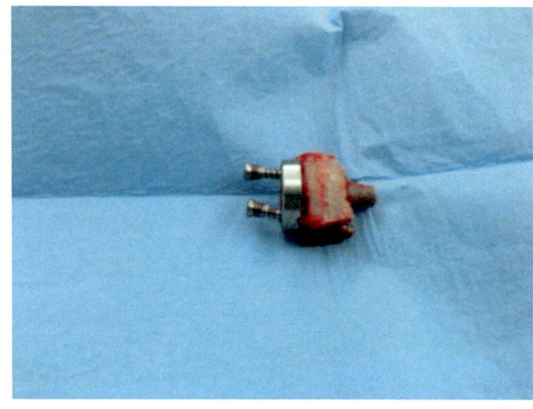

◘ **Abb. 45.7** Die Glenoid-Baseplate mit zentralem Zapfen (25 mm) mit dem Knochenblock der Crista iliaca

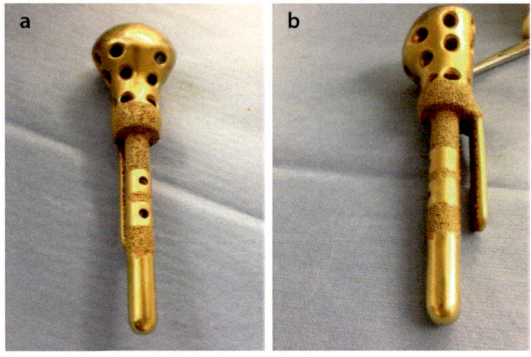

◘ **Abb. 45.6** **a, b** Die extrahierte Humeruskomponente

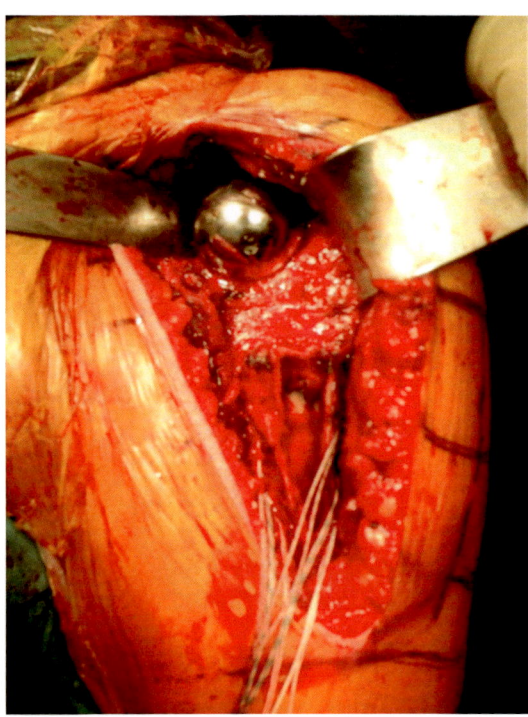

◘ **Abb. 45.8** Nach Implantation der Glenosphère erfolgt der Einbau der Humeruskomponente

45.3 Verlauf und Schlussfolgerungen

Nach dem einzeitigen Revisionseingriff wird die operierte linke obere Extremität während 4 Wochen nur durch passive Mobilisation und leichte Pendelübungen mobilisiert.

Die Patientin wird ab dem 3. postoperativen Tag praktisch schmerzfrei.

Sie kann nach 4 Wochen die linke Hand problemlos ans Gesicht führen und erlangt nach einem

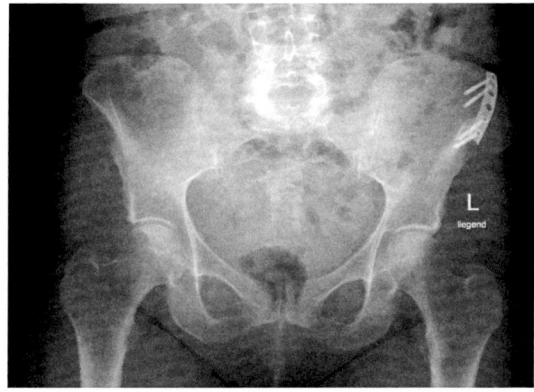

◘ Abb. 45.10   Die Entnahmestelle an der Crista iliaca wurde mittels Drittelrohrplatte stabilisiert, um die Fraktur des Os ilium zu verhindern

Jahr eine aktive Abduktion bis 70° und eine aktive Flexion bis knapp 30°.

Dadurch gewinnt sie ihre persönliche Autonomie zurück.

In den radiologischen Kontrollen nach 2 Jahren zeigen sich feste Prothesenkomponenten. (◘ Abb. 45.9a, b)

Der Defekt an der Crista iliaca wurde mit einer Drittelrohr-Platte stabilisiert, und es traten im weiteren Verlaufe keine Probleme am Entnahmeort auf. (◘ Abb. 45.10)

Auf die Verwendung eines Allo-Transplantates konnte in diesem Fall verzichtet werden.

Trotz des massiven Knochendefektes am Glenoid konnte mit autologem Knochenaufbau eine stabile Verankerung der Glenoid-Baseplate erreicht werden, was es erlaubt, eine Konversion auf die inverse Schulterpothese zu realisieren. Dadurch wird die Schmerzfreiheit erreicht und ein Bewegungsausmass, welches der Patientin die nötige Autonomie für ihre Alltagsaktivitäten ermöglicht.

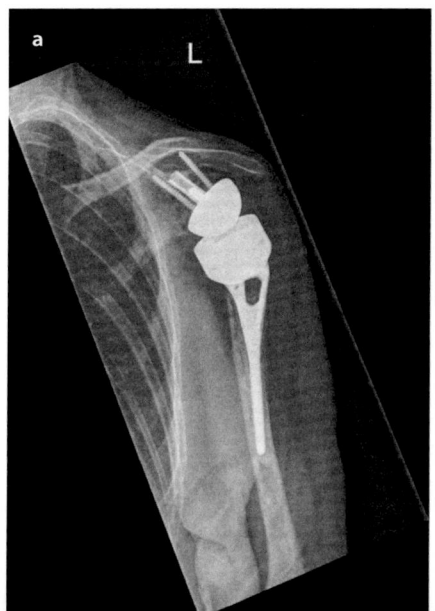

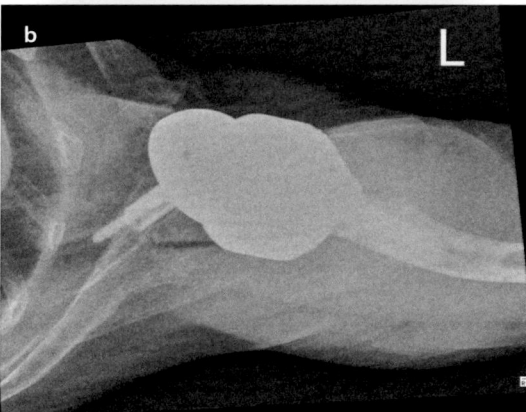

◘ Abb. 45.9   a, b 2 Jahre nach dem Prothesenwechsel zeigen die Prothesenkomponenten eine stabile Verankerung

Literatur

Neyton L, Boileau P, Nové-Josserand L et al (2007) Glenoid bone grafting with a reverse design prosthesis. J Shoulder Elb Surg 16:71S–78S

Norris TR, Phipatanakul WP (2006) Treatment of glenoid loosening and bone loss due to osteolysis with glenoid bone grafting. J Shoulder Elb Surg 15(1):84–87

Sperling JW, Cofield RH et al (2005) J Shoulder Elb Surg 14:258–263

Ellbogentotalprothesen – a never ending story

Komponentenwechsel bei Ellbogenprothese nach posttraumatischer Fehlstellung

Ch. Spormann

© Springer-Verlag GmbH Deutschland, ein Teil von Springer Nature 2020
R.-P. Meyer et al. (Hrsg.), *Misslungene Interventionen in der Extremitäten- und Wirbelsäulenchirurgie*, https://doi.org/10.1007/978-3-662-59412-4_46

46.1 Der Fall

Ein 57-jähriger Patient klagte über zunehmende Schmerzen im rechten Ellbogen.

Im Alter von 5 Jahren erlitt der Patient eine Luxationsfraktur des rechten Ellbogens, die lediglich durch eine dreiwöchige Ruhigstellung behandelt wurde.

Die Luxationsstellung wurde nicht reponiert und trotz der erheblichen Fehlstellung des Ellbogens konnte der Patient damit praktisch sämtliche Sportaktivitäten während gut 50 Jahren machen.

Seit dem 55. Lebensjahr nehmen die Schmerzen in Extension und Flexion sowie beim Heben von schon leichten Gewichten zu. Ausserdem nahm der Bewegungsumfang in Extension allmählich ab.

Der Ellbogen war in Varusfehlstellung fixiert und es bestand ein Bewegungsumfang in Flexion – Extension von: 140°-50°-0°. (■ Abb. 46.1a, b) Klinisch und sonographisch war die Triceps-Sehne komplett erhalten.

In dieser Situation wurde 2009 eine Ellbogen-Totalprothese vom Typ Discovery (Biomet-Zimmer) implantiert. Dabei konnte eine Achsenkorrektur erreicht werden und eine Verbesserung des Bewegungsumfangs in Flexion – Extension auf: 140°-10°-0°. Während 4 Jahren war der Patient beschwerdefrei. (■ Abb. 46.2a, b)

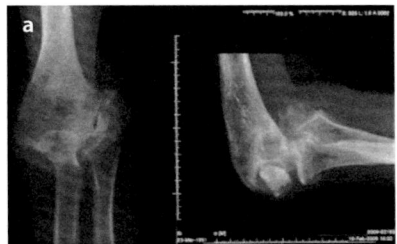

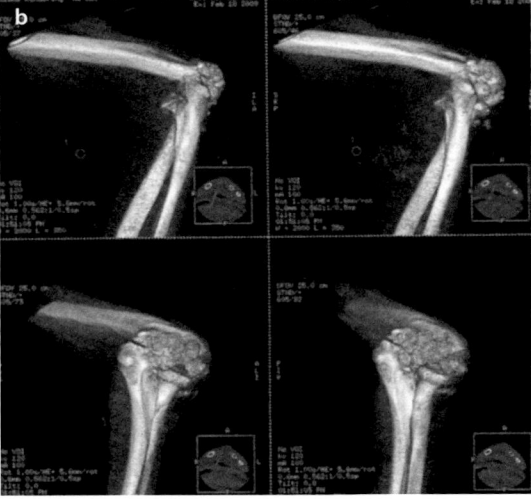

■ **Abb. 46.1**   **a, b** Schwer deformierter und in 50° Extensionsdefizit fixierter rechter Ellbogen nach kindlicher Luxationsfraktur

■ **Abb. 46.2**   **a, b** 4 Jahre nach Primärimplantation Ellbogen rechts ap und seitlich

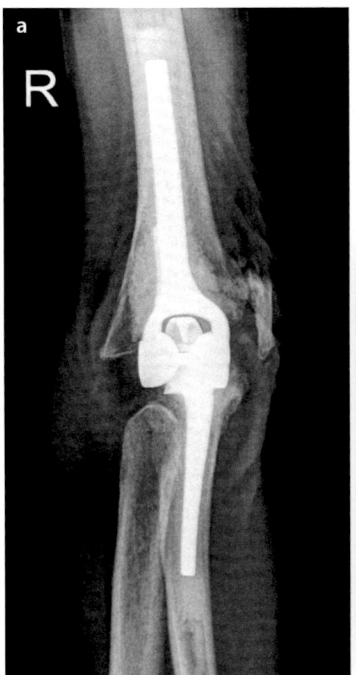

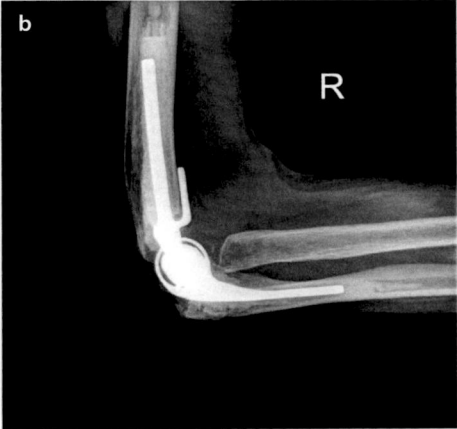

Seit 2014 spürte er ein schmerzhaftes Knirschen bei der Flexion. Zusätzlich kam es immer häufiger zu Schwellungszuständen.

Radiologisch war eine Schraube gelöst, mit der die Ulna- an die Humerus-Komponente gekoppelt ist. (❏ Abb. 46.3a, b)

Computertomographisch zeigte sich ein Bruch der Ulna-Komponente und eine gelockerte Kopplungsschraube. (❏ Abb. 46.4a–c)

Aufgrund der fehlenden Kondylen am distalen Humerus und der langjährigen Achsendeformität kommt es zu erheblichen Torsionskräften

❏ Abb. 46.3 a, b
Lockerung der Kupplungsteile durch Bruch der Polyaethylen-Buchsen und Schraubenlockerung

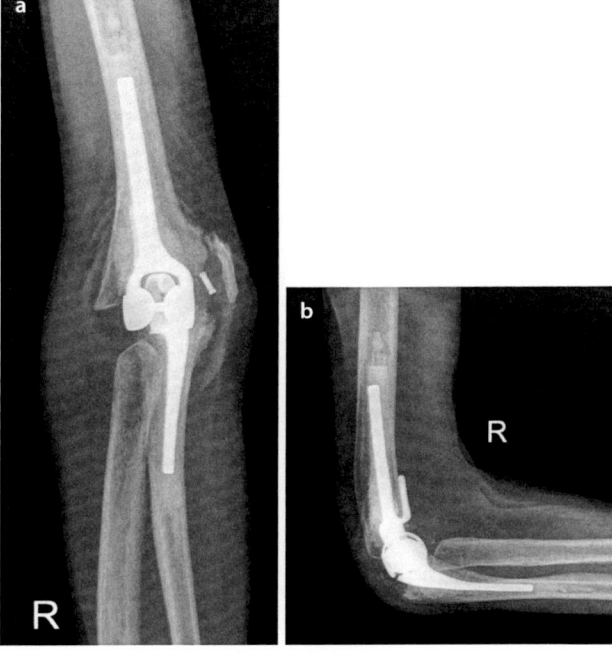

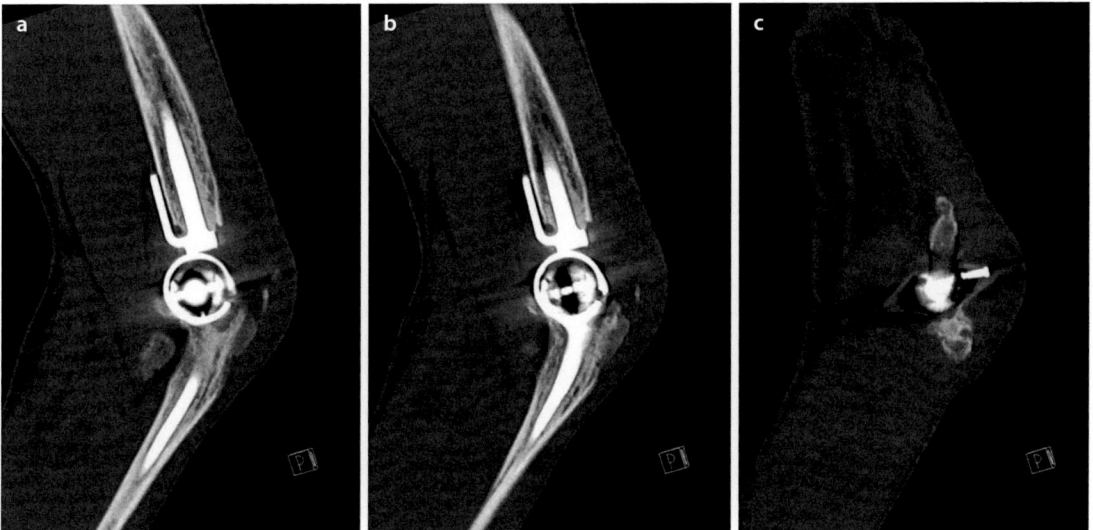

❏ Abb. 46.4 a–c Bruch des Metallrings der Ulnakomponente und Lockerung einer Schraube der Kupplungsbuchsen im seitlichen Strahlengang des CT

46

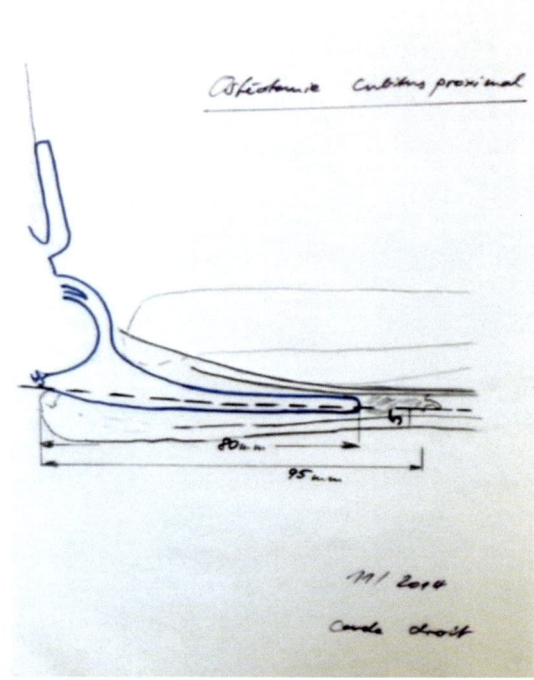

◘ Abb. 46.5   Planung der Osteotomie mit Erhalt des Olecranons

am Verbindungsstück zwischen Ulna und Humerus. Das führte allmählich zur asymmetrischen Erosion der Polyaethylen-Buchsen und schliesslich zum Bruch der Ulna-Komponente.

Bei radiologisch fest sitzender Humerus-Komponente, müsste in dieser Situation nur die Ulna-Komponente gewechselt werden. Da auch der Schaft der Ulna-Komponente fest zementiert war, stellt sich hier die Frage nach einer geeigneten Technik, um möglichst viel Knochen zu erhalten und den Streckapparat zu schonen.

In dieser Situation wurde ein einzeitiger Komponenten-Wechsel geplant durch eine Osteotomie der Ulna unter Erhalt des Streckapparates. (◘ Abb. 46.5)

46.2 Revisionseingriff: Technisches Vorgehen

Durch denselben dorsalen Zugang wie zur Prothesen-Implantation wird die proximale Ulna dargestellt sowie die Triceps-Sehne. Der Nervus ulnaris wird dargestellt und aus dem Operationsgebiet gehalten. Präoperativ wird die Länge des Ulna-Schaftes bestimmt. Von der ulnaren Seite her wird eine Längsosteotomie der Ulna nach distal gemacht über die Länge des gemessenen Prothesen-Schaftes. Die dorsale Hälfte der Ulna mit dem Olecranon und der daran fixierten Triceps-Sehne kann so nach radial aufgeklappt werden und erlaubt eine freie Sicht auf die gesamte Ulna-Komponente. (◘ Abb. 46.6a)

Der Prothesen-Schaft kann nun sehr einfach entfernt werden mitsamt den Zementresten. (◘ Abb. 46.6b, c)

Um die Ulna werden Cerclage-Drähte vorgelegt oder nicht-resorbierbare Fäden der Stärke 5 (Fiber-Wire, Arthrex®, Nice-Loop, Wright-Medical®), und anschliessend kann die neue Komponente in die Ulna eingesetzt werden. (◘ Abb. 46.7)

Es kann problemlos eine Probereposition durchgeführt werden. Anschliessend wird die definitive Ulna-Komponente einzementiert und der dorsale Knochenblock, an dem der Steckapparat fixiert ist, auf die Ulna gesetzt und mit den vorgelegten Cerclage-Drähten fixiert. Nach Aushärten des Zementes ist das Implantat sofort belastbar. (◘ Abb. 46.8)

Im vorliegenden Fall wurde eine normale Ulna-Komponente mit Standard-Länge verwendet. Dabei besteht das Risiko, dass der Prothesenschaft genau dort endet wo auch die Osteotomiezone endet, was einer Soll-Bruchstelle entspricht.

Die Komponenten sitzen in dieser Technik sehr stabil und nach funktioneller Mobilisation postoperativ war nach 6 Monaten eine ossäre Konsolidation im Bereich der Osteotomie-Zone radiologisch nachweisbar.

46.3 Fazit

Die Technik der Ulna-Osteotomie erlaubt es, in sicherer Form einen einzeitigen Wechsel der Ulna-Komponente durchzuführen, ohne den Streckapparat zu gefährden. Diese Technik kann problemlos kombiniert werden mit einer dorsalen Humerus-Osteotomie, um die gesamte

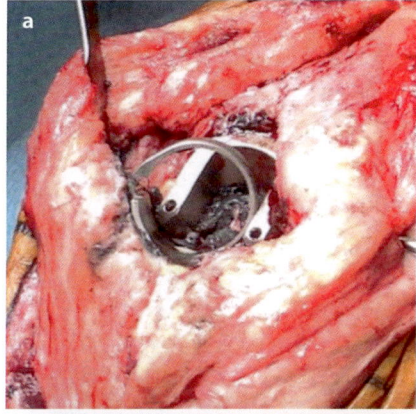

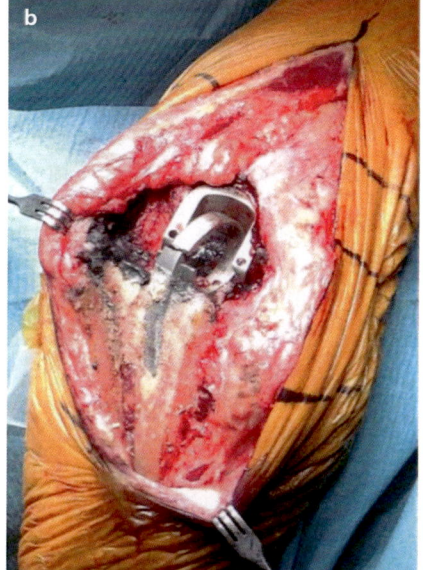

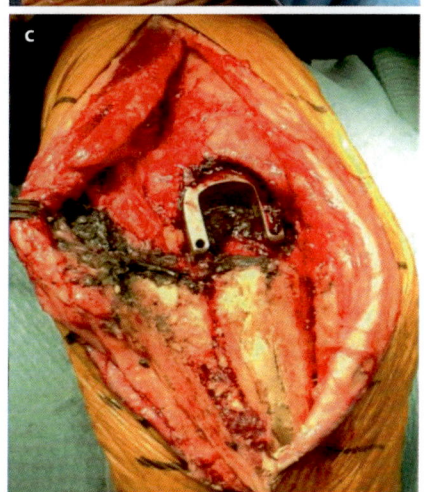

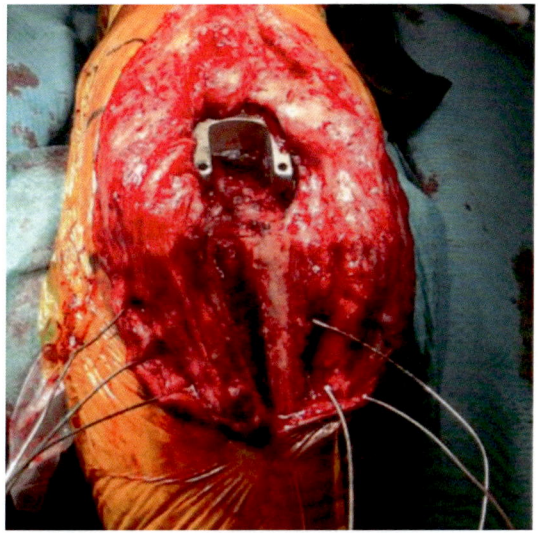

☐ **Abb. 46.7**   Nach Entfernung sämtlicher Zementreste werden die Cerclagen um die Ulna vorgelegt

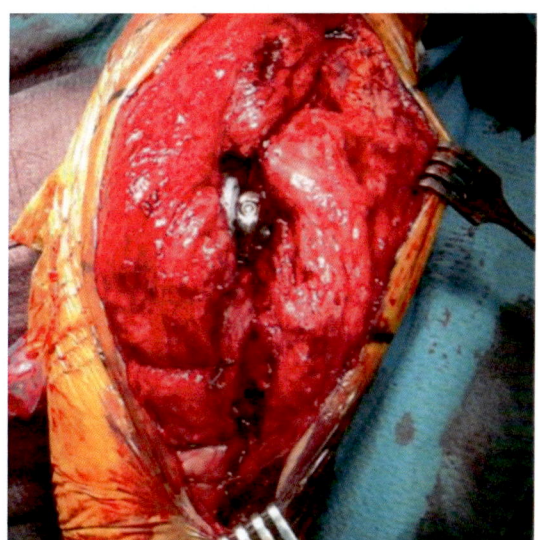

☐ **Abb. 46.8**   Nach Reimplantation der definitiven Ulna-Komponente mit Cerclage des osteotomierten Knochens samt Streckapparat

☐ **Abb. 46.6   a, b, c** Darstellung der gebrochenen Ulna-Komponente vor und nach Ulna-Osteotomie und schliesslich nach Entfernung der Ulna-Komponente. Die Osteotomie der Ulna erfolgt von radial so, dass die Knochenplatte mit der Triceps-Sehne nach ulnar aufgeklappt werden kann

Prothese zu entfernen und einzeitig oder zweizeitig zu wechseln, ohne einen Substanzverlust zu riskieren.

Im vorliegenden Fall war der Patient unmittelbar postoperativ schmerzfrei und erreichte nach einem Jahr wieder einen Bewegungsumfang in Flexion – Extension von: 140°-5°-0° bei seitengleicher Pro-Supination. (☐ Abb. 46.9a, b und 46.10a, b)

46

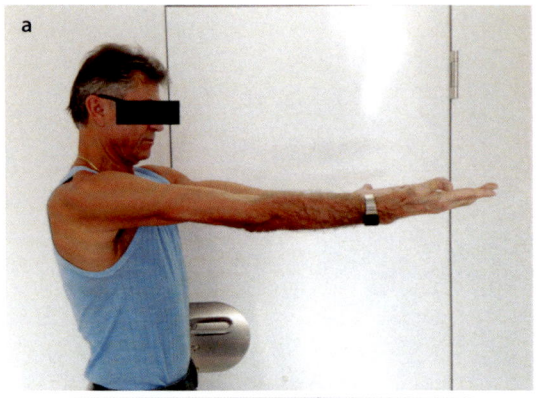

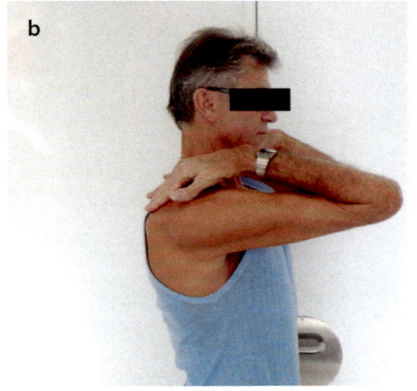

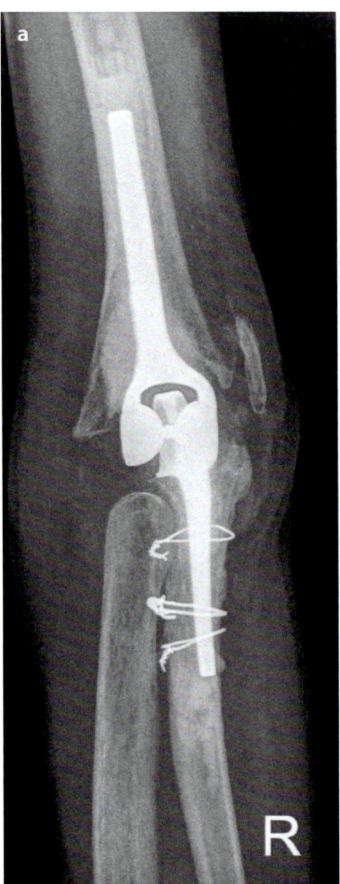

◻ Abb. 46.9   **a**, **b** Der Zustand ein Jahr nach erfolgtem Komponenten-Wechsel

46.4 Diskussion

Die Zahl der implantierten Ellbogen-Prothesen ist in den vergangenen 10 Jahren schweizweit relativ konstant geblieben. Bis zu Beginn des 21. Jahrhunderts wurden viele Ellbogen-Totalprothesen bei Patienten mit rheumatoider Arthritis implantiert. Durch die hoch-wirksame medikamentöse Behandlung der rheumatoiden Arthritis, insbesondere durch TNF-α-Inhibitoren hat der Gelenkersatz bei diesen Patienten drastisch abgenommen. Die Hauptindikation zur Ellbogen-Totalprothese stellen heute die posttraumatischen Zustände oder in seltenen Fällen die Panarthrose des Ellbogens dar.

Insbesondere bei posttraumatischen Zuständen haben die Patienten auf der Gegenseite ein sehr gut funktionierendes Ellbogengelenk. Dadurch besteht nach Implantation einer Ellbogen-Totalprothese die Tendenz, beidhändig wieder sehr aktiv zu sein, womit die operierten Ellbogen sehr stark belastet werden.

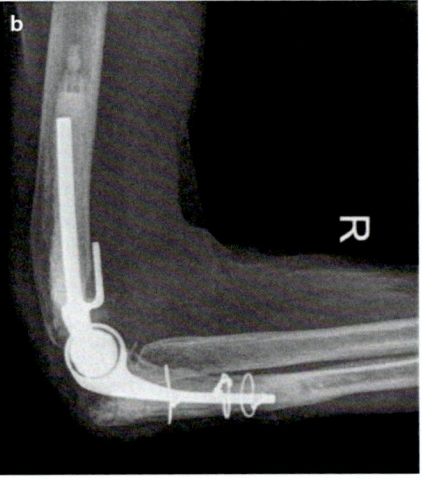

◻ Abb. 46.10   **a**, **b** Der radiologische Zustand 4 Jahre nach erfolgtem Komponenten-Wechsel bei weiterhin zufriedenem Patient

Da bei posttraumatischen Zuständen das Kondylenmassiv häufig teilweise oder ganz fehlt, bestehen sehr grosse Torsionskräfte auf die Kupplungsteile zwischen ulnarer und humeraler Komponente. Das kann nach wenigen Jahren zu einer Lockerung im Bereich der Polyaethylen-Buchsen führen oder zur Lockerung einer der Komponenten. Aus diesen Gründen ist bei Ellbogengelenkersatz nach posttraumatischen Zuständen vermehrt mit Wechseloperationen zu rechnen.

Idealerweise verwendet man zum Wechsel von gelockerten Prothesenkomponenten Revisionsschäfte, die eine Osteotomie-Zone oder Sollbruchstelle überbücken.

Im vorliegenden Fall wurde bewusst eine Standard-Komponente verwendet, da in der Zukunft mit weiteren Komponenten-Wechseln zu rechnen ist.

Die Revision von Prothesenschäften an der Ulna in der oben beschriebenen Technik ist gut reproduzierbar und es wird sofort eine stabile Situation mit belastbarem Streckapparat erreicht.

Die großen Herausforderungen von Compliance und Biologie am Beispiel einer Schultertotalprothese

Ch. Tinner und H. Grehn

© Springer-Verlag GmbH Deutschland, ein Teil von Springer Nature 2020
R.-P. Meyer et al. (Hrsg.), *Misslungene Interventionen in der Extremitäten- und Wirbelsäulenchirurgie*, https://doi.org/10.1007/978-3-662-59412-4_47

47

47.1 Der Fall

Im Jahr 2001 stellte sich der 53 jährige, sehr aktive und ansonsten gesunde Mann mit beidseitigen Schulterschmerzen, deutlichem Kraftverlust und bereits fortgeschrittener, beidseitiger Omarthrose in der orthopädischen Sprechstunde vor. Zuerst wird auf der beschwerdeführenden linken Seite eine inverse Schultertotalprothese implantiert. Hierbei zeigte sich über Jahre ein guter Verlauf. Bei erneuten Schmerzen 2015 wurde bei Abrieb des Inlays und Scapula-Notching (◘ Abb. 47.1) eine Revision durchgeführt (Lévigne et al. 2008). Dabei wurden alle Komponenten gewechselt und ein Beckenkammspan als Knochenaufbau des teildestruierten Glenoids eingebracht. Der postoperative Verlauf im Follow-up über 2 Jahre war problemlos (◘ Abb. 47.2).

Auch auf der rechten Seite wurde kurz nach der linksseitigen Versorgung eine inverse Schultertotalprothese im Jahr 2001 implantiert. Der Verlauf war während der folgenden 15 Jahre ebenfalls problemlos. Dann bemerkte der Patient ab 2016 erneut Schmerzen. Im Röntgen und CT zeigte sich ein Scapula-Notching Grad III nach Sirveaux mit kaudal komplett abgenutztem Inlay (◘ Abb. 47.3 und 47.4).

47.2 Erster Revisionseingriff

Eine Revisionsoperation mit Wechsel aller Komponenten wurde geplant. Intraoperativ wurde dabei umfangreich, vom Abrieb schwarz eingefärbtes, granulomatöses Gewebe entfernt. Des Weiteren zeigte sich ein komplett zerriebenes Inlay. Die Glenosphère, der Schaft und endomedullärer Zement wurden entfernt. Leider zeigte sich bei zwei Basisplattenschrauben ein überdrehter Imbus und ein kaltverschweißter Schraubenkopf, welcher selbst mit den Schraubenentfernungsinstrumenten nicht gelöst werden konnte. Somit wurde auf eine Entfernung der Basisplatte bei ansonsten sehr stabiler Verankerung im Knochen verzichtet, da eine Entfernung mit den zur Verfügung stehenden Instrumenten wohl einen nicht vertretbaren ossären Schaden am schon vorgeschädigten Glenoid verursacht hätte. Implantiert

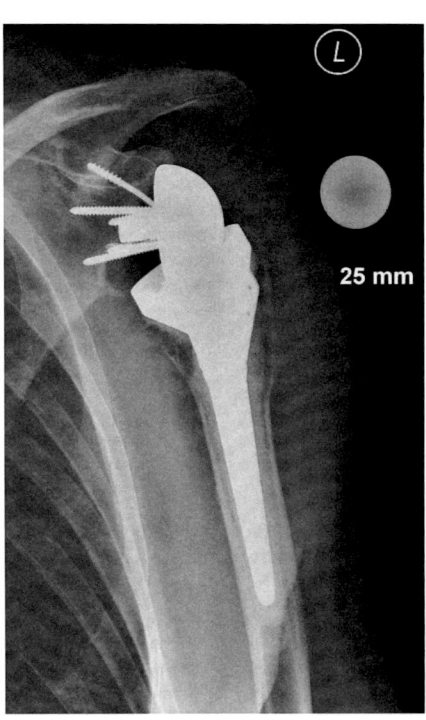

◘ **Abb. 47.1**   Schulterröntgen ap links 10/2015: 15 Jahre nach Implantation der inversen Schulterprothese mit neu progredienten Schmerzen bei deutlicher Inlayabnutzung und Scapula-Notching

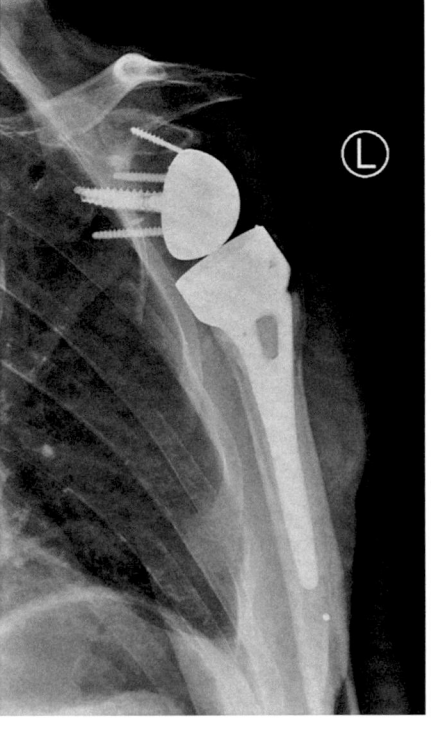

◘ **Abb. 47.2**   Schulterröntgen ap links 01/2016: Postoperative Verlaufskontrolle nach Revision der inversen Schulterprothese

Die großen Herausforderungen von Compliance und Biologie am Beispiel einer ...

339   **47**

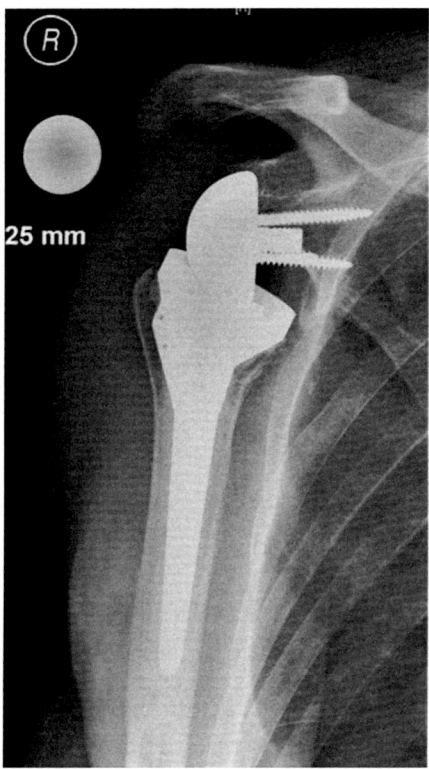

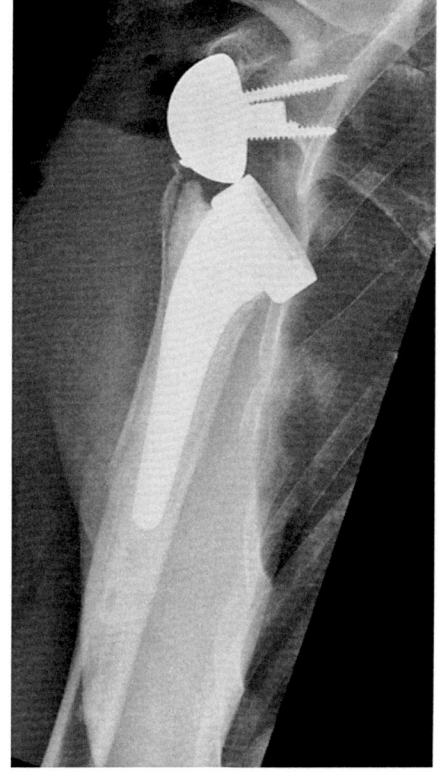

⊡ Abb. 47.3   Schulterröntgen ap rechts 10/2015: 15 Jahre nach Implantation der inversen Schulterprothese mit neu progredienten Schmerzen bei deutlicher Inlayabnutzung und Scapula-Notching

⊡ Abb. 47.5   Schulterröntgen ap rechts 10/2016: postoperative Röntgenkontrolle nach Revision, wo sich eine Prothesenluxation zeigt

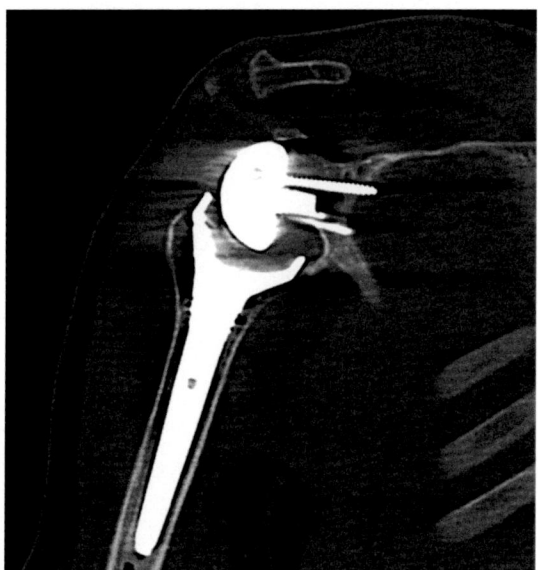

⊡ Abb. 47.4   CT Schulter rechts 09/2016: weitere Diagnostik, Scapula-Notching Grad III nach Sirveaux

wurde ein Schaft mit erhöhtem Body und Inlay, wodurch eine Verlängerung von 9 mm notwendig war, um die laxen Verhältnisse zu stabilisieren. Um ein weiteres Scapula-Notching zu verhindern, wurde eine inverse Prothese mit einem Inklinationswinkel von 145° gewählt. Postoperativ zeigte sich dennoch eine spontane Prothesenluxation (⊡ Abb. 47.5), weshalb erneut eine Revisionsoperation mit Wechsel von Humeral Body und Inlay mit zusätzlicher Verlängerung um nochmals ca. 5 mm durchgeführt wurde (⊡ Abb. 47.6). Intraoperativ zeigte sich zu diesem Zeitpunkt eine stabile Situation.

47.3 Nachbehandlung und Ergebnis

Es wurde eine zurückhaltende Nachbehandlung gewählt und mit dem Patienten ausgiebig besprochen, mit Gilchrist-Bandage für 6 Wochen und

47

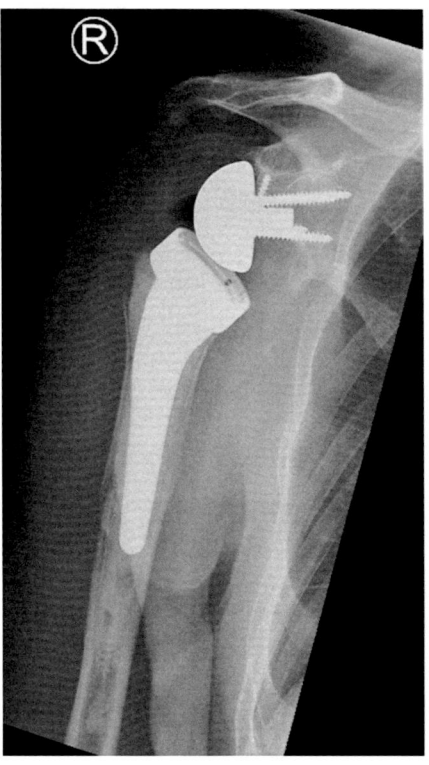

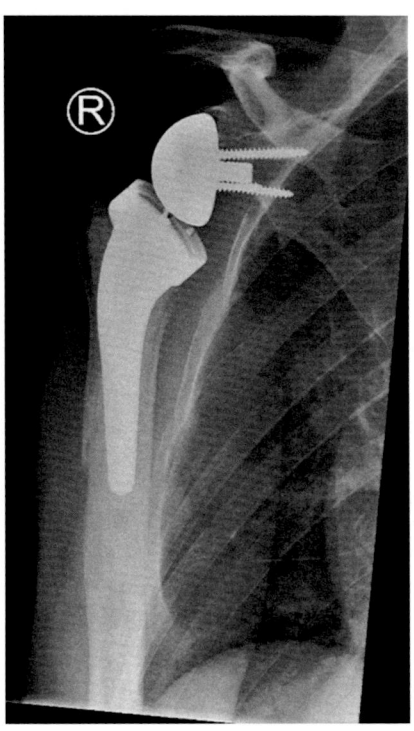

◘ **Abb. 47.7**   Schulterröntgen ap rechts 11/2016: 6 Wochen postoperativ zeigt sich ein stabiler Verlauf

◘ **Abb. 47.6**   Schulterröntgen ap rechts 10/2016: postoperativ nach offener Reposition und Verlängerung durch erhöhten Body/Inlay

Mobilisation erst ab der 3. Woche mit einer maximalen Abduktion von 60° und Anteversion von 90° bei IR/AR Bauch/0°/0°.

In der ersten klinisch-radiologischen Verlaufskontrolle 6 Wochen postoperativ zeigte sich ein guter Verlauf mit überdurchschnittlicher Beweglichkeit (Abduktion 130°, Flexion 140°, IR/AR gluteal/0/10°). Das Kontrollröntgen zeigte sich regelrecht (◘ Abb. 47.7). Auf Anfrage beschrieb der Patient, die Bandage schon ab der 3. postoperativen Woche weggelassen und mehrheitlich alles im Alltag unter lediglich leichter Schonung durchgeführt zu haben. Dem sehr aktiven Patienten wurde geraten, auf Abstützen und Außenrotation weiterhin zu verzichten.

10 Wochen postoperativ erfolgte eine außerplanmäßige Wiedervorstellung. Der Patient berichtet über Subluxationsereignisse mit jeweils spontaner und selbständiger Reposition in immer kleiner werdendem Intervall seit 2 Wochen. Bei der klinischen Untersuchung konnte eine gute Beweglichkeit mit deutlicher Instabilität bei unauffälligem Röntgenbefund festgestellt werden (◘ Abb. 47.8).

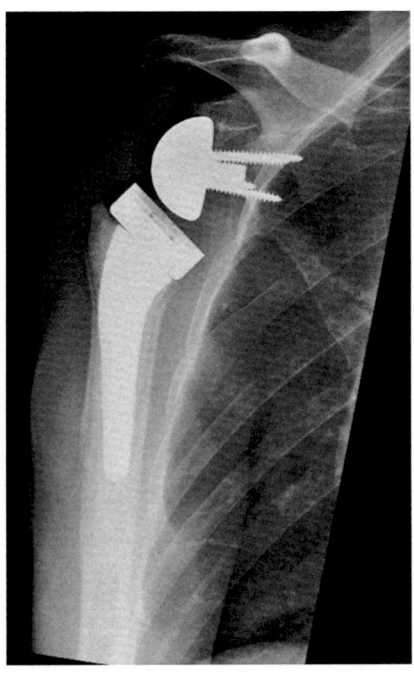

◘ **Abb. 47.8**   Schulterröntgen ap rechts 12/2016: 10 Wochen postoperativ zeigt sich eine klinische Instabilität mit rezidivierenden (Sub-) Luxationen bei unauffälligem Röntgenbild

Die großen Herausforderungen von Compliance und Biologie am Beispiel einer ...

341 **47**

47.4 Zweiter Revisionseingriff

Bei diesem Befund wurde eine erneute Revision geplant, bei der wie ursprünglich geplant die Glenosphère sowie die Basisplatte mit Diamantfräse und weiteren Spezialinstrumenten entfernt wurden. Die Basisplattenentfernung gelang mit den Spezialinstrumenten ohne zusätzlichen ossären Schaden des schon reduzierten Glenoids. Somit konnte ein ossärer Aufbau mittels autologem Beckenkamm-Span und Bio-RSA (reverse shoulder arthroplasty) Basisplatte durchgeführt und so eine Lateralisierung um 8 mm mit verstärkter Inklination erreicht werden.

47.5 Nachbehandlung und Ergebnis

Die weitere postoperative Nachbehandlung wurde wiederum mit zurückhaltender Mobilisation gewählt und konnte als komplikationslos beurteilt werden (◻ Abb. 47.9, 47.10, und 47.11). Bis zur Nachkontrolle 12 Wochen postoperativ bestätigte der Patient, sich nun streng an das limitierte Nachbehandlungsschema gehalten zu haben.

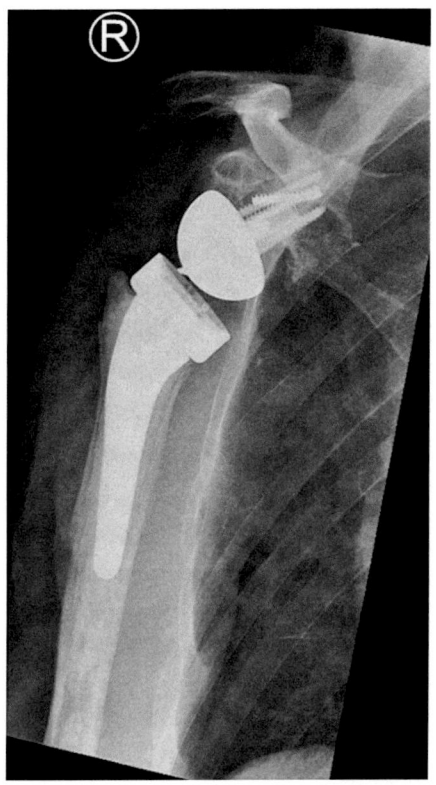

◻ **Abb. 47.10** Schulterröntgen ap rechts 02/2017: 6 Wochen postoperativ nach Revisionsoperation, stabiler Verlauf

47.6 Diskussion

Die Standzeit bei Schulter-Arthroplastiken ist limitiert. Je nach Implantat, Patient und Gelenk sind unterschiedliche Resultate zu erwarten (Barco et al. 2016). Bei Implantation einer Schulter-Totalprothese bei einem damals 53-jährigen Patienten ist bei einer durchschnittlichen Lebenserwartung von ca. 81 Jahren und einer mittleren Standzeit einer Schulterprothese von ca. 10 Jahren mit zwei Wechseln zu rechnen (Bacle et al. 2017). Grundsätzlich ist der Entscheid zur Implantation einer inversen Schulterprothese bei jungen Patienten vorsichtig zu fällen. Bei passender Indikationsstellung können jedoch gute Resultate erreicht werden (Samuelsen et al. 2017). Bei Revisionsoperationen muss je nach individueller Situation unterschiedlich vorgegangen werden (Boileau et al. 2013). In diesem Fall wurde die Basisplatte mit kalt verschweißten Schrauben aufgrund eines sehr stabilen Halts im Knochen belassen, um bei deren eigentlich geplanten Entfernung keinen größeren ossären Defekt zu verursachen. Dabei musste zu

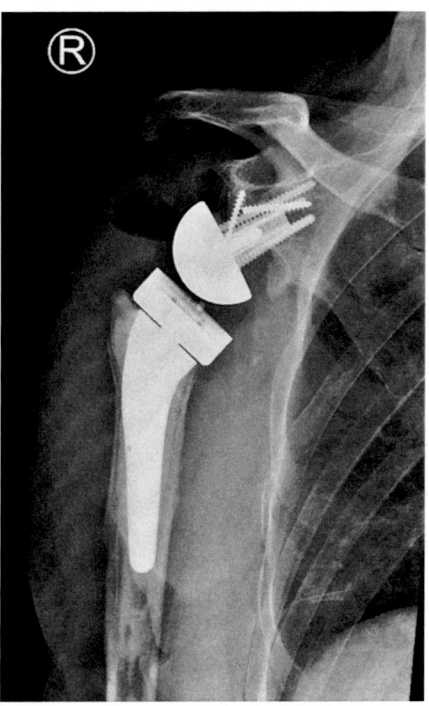

◻ **Abb. 47.9** Schulterröntgen ap rechts 01/2017: postoperativ nach Revisionsoperation mit weiterer Lateralisierung und ossärem Aufbau glenoidal

47

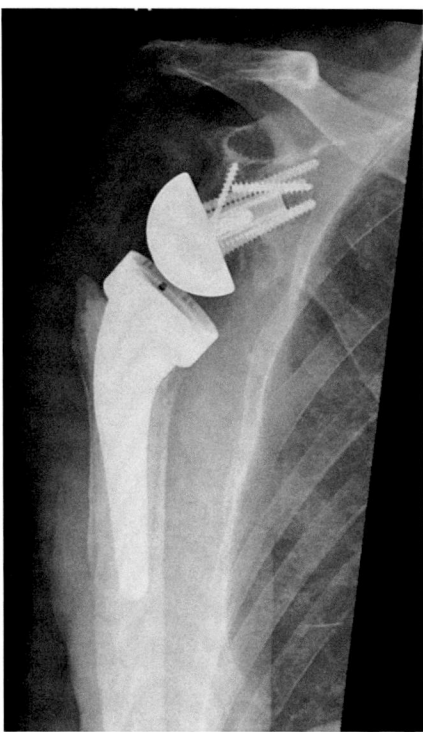

chungen von der Planung gut überlegt und diskutiert sowie mögliche Risiken abgewogen werden. Ein alternativer Plan B soll ebenso Teil der Planung und keine spontane Aktion sein. In solch speziellen Situationen bedarf es einen Blick über den Horizont mit Abwägung ungewöhnlicher Möglichkeiten. Der Erfolg wird letztendlich von dem Verständnis und Funktionsanspruch des Patienten mitgetragen. In diesem Fall war und ist die Compliance des Patienten deutlich reduziert, und selbst nach diesen umfangreichen Eingriffen an beiden Schultern beschreibt der Patient im Verlauf handwerkliche Tätigkeiten inklusive Überkopfarbeiten mit deutlich größerer Belastung als die empfohlenen 5–7 kg. Somit bleibt zu hoffen, dass die nächste Abnutzung und damit notwendige Revision noch sehr lange auf sich warten lässt.

◘ **Abb. 47.11**   Schulterröntgen ap rechts 04/2017: 12 Wochen postoperativ nach Revisionsoperation, stabiler Verlauf, schöne ossäre Integration des ossären Glenoidaufbaus

Ungunsten der Stabilität auf eine Lateralisierung verzichtet werden (Ernstbrunner et al. 2017). Instabilität gehört neben Infektionen zu den häufigsten Komplikationen der inversen Schulterarthroplastik, wobei nach Revisionen im Gegensatz zur Infektion keine erhöhte Komplikationsrate im Vergleich zur Primärimplantation auftritt (Trappey et al. 2011). Durch die Notwendigkeit, das umfangreiche granulomatöse Kapselgewebe debridieren zu müssen, war jedoch die Weichteilspannung stark reduziert. Durch die Verlängerung der Schaftkomponente alleine konnte keine suffiziente Spannung aufgebaut werden (Favre et al. 2010).

47.7   Fazit: Was kann man daraus lernen?

Zur suffizienten und effizienten Therapie gehören Planung und Umsetzung (Favre et al. 2010). Bei intraoperativen Schwierigkeiten müssen Abwei-

Literatur

Bacle G, Nové-Josserand L, Garaud P, Walch G (2017) Long-term outcomes of reverse total shoulder arthroplasty: a follow-up of a previous study. J Bone Joint Surg Am 99(6):454–461. https://doi.org/10.2106/JBJS.16.00223

Barco R, Savvidou OD, Sperling JW, Sanchez-sotelo J, Cofield RH (2016) Complications in reverse shoulder arthroplasty. Should Elb 1(march):72–80. https://doi.org/10.1302/2058-5241

Boileau P, Melis B, Duperron D, Moineau G, Rumian AP, Han Y (2013) Revision surgery of reverse shoulder arthroplasty. J Shoulder Elb Surg 22(10):1359–1370. https://doi.org/10.1016/j.jse.2013.02.004

Ernstbrunner L, Werthel J-D, Wagner E, Hatta T, Sperling JW, Cofield RH (2017) Glenoid bone grafting in primary reverse total shoulder arthroplasty. J Shoulder Elb Surg 26(8):1441–1447. https://doi.org/10.1016/j.jse.2017.01.011

Favre P, Sussmann PS, Gerber C (2010) The effect of component positioning on intrinsic stability of the reverse shoulder arthroplasty. J Shoulder Elb Surg 19(4):550–556. https://doi.org/10.1016/j.jse.2009.11.044

Lévigne C, Boileau P, Favard L et al (2008) Scapular notching in reverse shoulder arthroplasty. J Shoulder Elb Surg 17(6):925–935. https://doi.org/10.1016/j.jse.2008.02.010

Samuelsen BT, Wagner ER, Houdek MT et al (2017) Primary reverse shoulder arthroplasty in patients aged 65 years or younger. J Shoulder Elb Surg 26(1):e13–e17. https://doi.org/10.1016/j.jse.2016.05.026

Trappey GJ, O'Connor DP, Bradley Edwards T (2011) What are the instability and infection rates after reverse shoulder arthroplasty? Clin Orthop Relat Res 469(9):2505–2511. https://doi.org/10.1007/s11999-010-1686-9

Serviceteil

Nachwort – 344

© Springer-Verlag GmbH Deutschland, ein Teil von Springer Nature 2020
R.-P. Meyer et al. (Hrsg.), *Misslungene Interventionen in der Extremitäten- und Wirbelsäulenchirurgie*, https://doi.org/10.1007/978-3-662-59412-4

Nachwort

„Reste un petit goût amer" könnte man zum Schluss der Lektüre dieses Buches anfügen.

Ja – es bleibt ein etwas bitterer Nachgeschmack, wenn man vor seinem geistigen Auge all diese „missratenen Fälle" nochmals Revue passieren lässt. Wo liegt der initiale Fehler? Wo liegt der „Point of no return"? Wer überschätzt was und wen?

Bei einer nachträglichen Beurteilung ist es immer einfach, mit Fingern auf die Fehler zu zeigen.

Wir haben versucht, der Gefahr von Verurteilungen auszuweichen. Eine Verurteilung unserer Kollegen steht uns nicht an, wohl aber eine Beurteilung.

Was wir als Quintessenz aus dieser Art von chirurgischer Aktivität herauslesen möchten, ist:

Hochstehende Chirurgie lässt sich nur im Team bewältigen.

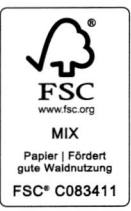

FSC
www.fsc.org
MIX
Papier | Fördert
gute Waldnutzung
FSC® C083411

Zeitfracht Medien GmbH
Ferdinand-Jühlke-Straße 7
99095 Erfurt, Deutschland
produktsicherheit@kolibri360.de